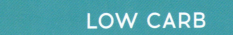

LOW CARB
A DIETA CETOGÊNICA – 125 RECEITAS

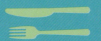

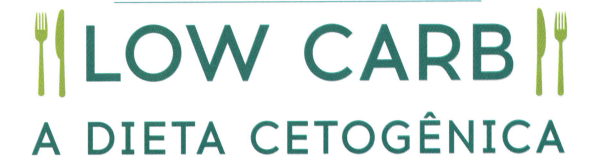

LOW CARB
A DIETA CETOGÊNICA

125 RECEITAS

LEANNE VOGEL

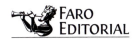

Copyright © A dieta cetogênica 2019 by Faro Editorial Eireli
The Keto Diet Copyright © 2017 by Leanne Vogel
All Rights Reserved.
Published by arrangement with the original publisher, Victory Belt Publishing Inc. c/o Simon & Schuster, Inc.

Todos os direitos reservados

Nenhuma parte desta publicação pode ser reproduzida ou distribuída de qualquer forma ou por qualquer meio, eletrônico ou mecânico, ou armazenada em um sistema de recuperação sem autorização prévia e por escrito dos editores.

A autora não é médica ou profissional licenciada da área médica e não oferece diagnósticos, tratamentos, sugestões ou aconselhamentos médicos. A informação contida neste livro não foi avaliada pela *U.S. Food and Drug Administration* e não tem a pretensão de diagnosticar, tratar, curar ou prevenir qualquer tipo de doença. Antes de começar ou modificar qualquer programa alimentar, de exercícios ou de estilo de vida é preciso obter o aval de um médico licenciado e informá-lo de todas as alterações nutricionais decorrentes.

A autora/detentora dos direitos autorais não se responsabiliza diante de qualquer pessoa ou entidade por nenhuma disfunção, perdas ou danos causados ou alegadamente causados direta ou indiretamente pelo uso, aplicações ou interpretações das informações deste livro.

Diretor editorial: Pedro Almeida
Coordenação editorial: Carla Sacrato
Fotos da capa e da quarta capa: Leanne Vogel e Nathan Elson
Projeto gráfico: Yordan Terziev e Boryana Yordanova
Tradução: Gabriela Erbetta
Preparação: Monique D'orazio
Revisão: Gabriela de Ávila, Barbara Parente e Marta Fagundes | CS EDIÇÕES
Adaptação de projeto gráfico e Diagramação: Cristiane Saavedra | CS EDIÇÕES

Dados Internacionais de Catalogação na Publicação (CIP)
Angélica Ilacqua crb-8/7057

Vogel, Leanne
 Low carb : a dieta cetogênica : 125 receitas / Leanne Vogel ; tradução de Gabriela Erbetta. - São Paulo : Faro Editorial, 2019.
 304 p. : il.

 ISBN 978-85-9581-083-9
 Título original: The keto diet

 1. Saúde 2. Bem-estar 3. Hábitos alimentares 4. Dieta cetogênica - Receitas 5. Dieta de emagrecimento 6. Dieta de baixo carboidrato - Receitas I. Título II. Erbetta, Gabriela

19-0487   CDD 613.25

Índice para catálogo sistemático:
1. Dieta cetogênica : receitas 613.25

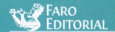

1ª edição brasileira: 2019
Direitos de edição em língua portuguesa, para o Brasil, adquiridos por FARO EDITORIAL

Avenida Andrômeda, 885 – Sala 310
Alphaville – Barueri – SP – Brasil
CEP: 06473-000 –Tel.: +55 11 4208-0868
www.faroeditorial.com.br

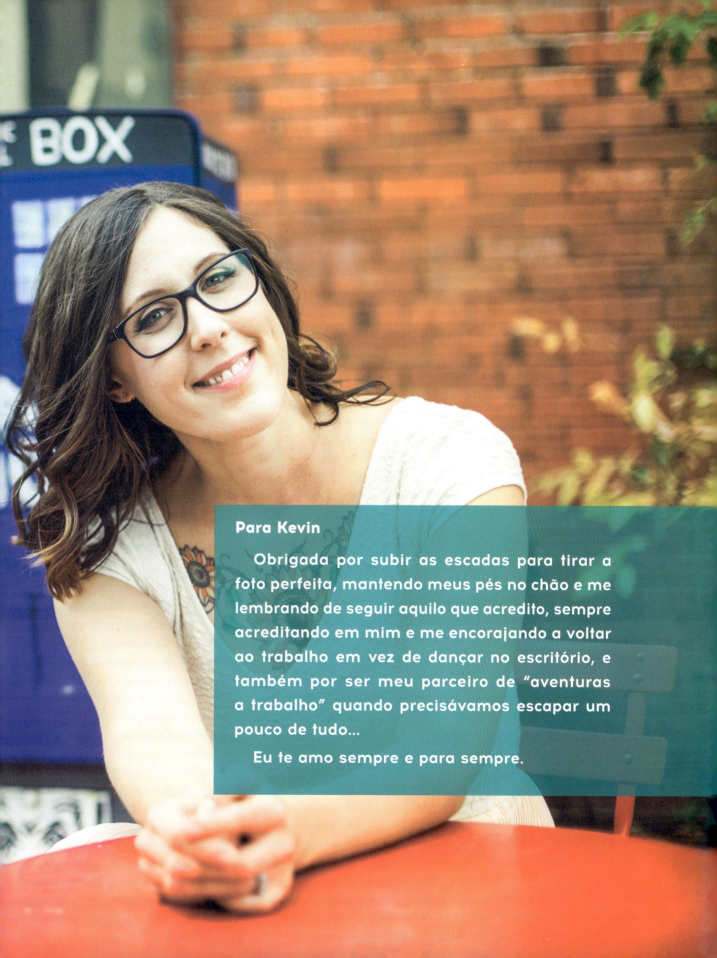

Para Kevin

 Obrigada por subir as escadas para tirar a foto perfeita, mantendo meus pés no chão e me lembrando de seguir aquilo que acredito, sempre acreditando em mim e me encorajando a voltar ao trabalho em vez de dançar no escritório, e também por ser meu parceiro de "aventuras a trabalho" quando precisávamos escapar um pouco de tudo...

 Eu te amo sempre e para sempre.

SUMÁRIO

INTRODUÇÃO / 9

PARTE 1:

A DIETA CETOGÊNICA NA COZINHA / 10

Capítulo 1
O BÁSICO / 11

Caldo de Ossos / 11

Sua Fábrica de Macarrão Pobre
em Carboidratos / 13

Preparando Oleaginosas e Sementes / 15

Como e Por que Derreter Gorduras / 18

Capítulo 2
DICAS, TRUQUES E ESTRATÉGIAS PARA COZINHAR AO ESTILO KETO / 21

Refeição de Uma Panela Só / 21

Truques e Atalhos / 23

Capítulo 3
COMO USAR AS RECEITAS / 25

Utensílios e Eletrodomésticos / 25

Ingredientes / 27

Para Entender as Receitas / 32

Capítulo 4
PLANEJAMENTO DE REFEIÇÕES E LISTAS DE COMPRAS / 34

Caminho 1 Keto Clássico / 36

Caminho 2 Keto Turbinado / 44

Caminho 3 Keto Completo / 52

Caminho 3 Keto Adaptado / 60

Caminho 3 Keto Total / 68

PARTE 2:

RECEITAS / 77

Capítulo 5
MOLHOS & TEMPEROS / 78

Capítulo 6
CLÁSSICOS DO CAFÉ DA MANHÃ / 96

Capítulo 7
PETISCOS & LANCHINHOS / 108

Capítulo 8
SOPAS & SALADAS / 136

Capítulo 9
CARNE BOVINA & CORDEIRO / 158

Capítulo 10
CARNE SUÍNA / 180

Capítulo 11
AVES / 196

Capítulo 12
FRUTOS DO MAR / 212

Capítulo 13
ACOMPANHAMENTOS / 224

Capítulo 14
DOCES / 250

Capítulo 15
BEBIDAS / 276

GUIA RÁPIDO DE RECEITAS / 292

ÍNDICE DE RECEITAS / 294

REFERÊNCIAS / 298

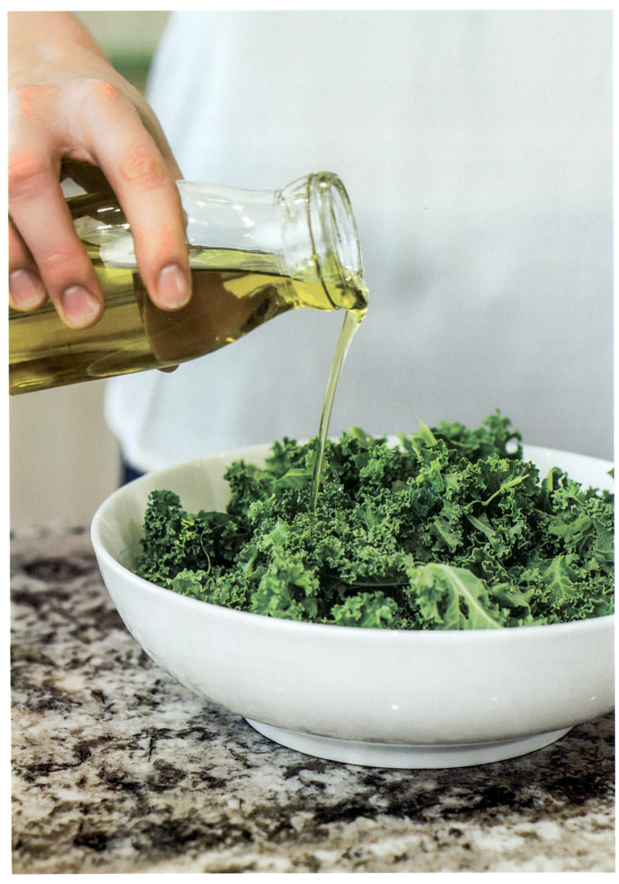

INTRODUÇÃO

Assuma o controle de sua saúde de um jeito novo, partindo do pressuposto de que tudo o que você sabe sobre nutrição e saúde está de ponta-cabeça, invertido e do avesso.

A cetose nutricional, estado em que o corpo obtém energia queimando gordura – e não açúcar –, é uma abordagem poderosa que beneficia a saúde radicalmente por meio de uma dieta que consiste na ingestão de muita gordura, pouco carboidrato e proteína em doses moderadas. Isso pode parecer paradoxal: a maioria de nós aprende que o melhor para a saúde é restringir o consumo de gorduras e aumentar o de carboidratos, principalmente dos chamados "grãos integrais saudáveis". Mas a verdade, comprovada por diversos estudos médicos avançados, é que comer mais gorduras e menos carboidrato traz benefícios para diversos problemas de saúde. Pode ajudar a perder peso, aprimorar a capacidade mental, aumentar a energia, estabilizar o açúcar do sangue, equilibrar hormônios e muito mais.

O livro que você tem em mãos é um guia abrangente – e que difere dos já existentes – sobre o estilo de alimentação rica em gorduras. Diferentemente de títulos tradicionais sobre a dieta cetogênica, conhecida por Keto ou low carb, este não se baseia em calorias, cálculo de macronutrientes ou regras rígidas. Ao contrário, ele dará liberdade e flexibilidade suficientes para que você possa fazer o que parecer certo para seu corpo e sua saúde.

Com as estratégias apresentadas aqui, você acabará com a obsessão, a ânsia e as restrições alimentícias ao adotar práticas nutricionais confiáveis e deliciosas refeições naturais que lhe permitirão alcançar o peso e a saúde desejados sem se odiar ou sentir culpa. Foi assim que eu finalmente perdi e mantive o peso, curei o desequilíbrio hormonal (que me deixou oito anos sem menstruar!), eliminei sintomas de transtorno do déficit de atenção com hiperatividade e fui capaz de substituir a negatividade por otimismo e alegria.

Meu objetivo é mostrar como as mesmas estratégias podem ajudá-la independentemente de qual seja sua situação atual: se estiver lutando contra a balança, com disfunções hormonais, problemas autoimunes e outras condições crônicas de saúde ou mesmo caso você apenas não esteja se sentindo bem – e tudo sem culpa nem raiva. Espero que o livro mostre como mudar sua alimentação (e a maneira de pensar a respeito dela) irá lhe ajudar a se amar, se apreciar e ser grata pela bela pessoa que você é.

E tudo se resume a comer gordura! Lá no fundo, consigo sentir que o mundo está pronto para deixar de culpar as gorduras e começar a enxergá-las como realmente são: uma ferramenta que pode ser usada para diminuir nossa cintura, combater doenças, aprimorar o paladar, modificar a relação com a comida e muito mais. Todos nascemos com um instinto inerente para consumir alimentos gordurosos e ricos em nutrientes. Mas alguma coisa se perdeu em algum momento, no meio do caminho. A dieta cetogênica ajuda o organismo a voltar aos eixos – e recupera a tendência natural do corpo de comer gorduras deliciosas e supernutritivas.

Talvez você já tenha começado a trilhar o caminho das gorduras, mas ainda não saiba direito como proceder. Acredite, eu entendo muito bem esse sentimento. Não há nada mais frustrante do que sentir que você sabe o que fazer para melhorar as coisas, mas não ter ideia de como agir. Aqui, você encontrará as estratégias necessárias para entender como aumentar o consumo de gorduras do jeito mais fácil possível. Verdade!

Pode ser que você esteja pensando que comer um monte de gorduras e reduzir os carboidratos seja uma privação das melhores coisas da vida, mas estou aqui para garantir que você sentirá exatamente o oposto quando começar. Peço que encare as soluções deste livro para a cozinha do dia a dia e para o planejamento de refeições como ferramentas superpoderosas que incrementarão a saúde sem atribular radicalmente sua rotina, suas prioridades ou seu amor por tortas, bolos, batatas e outras coisas ricas em carboidratos.

Espero que a dieta cetogênica funcione como o trampolim necessário para que você se sinta no auge, confortável com seu corpo e confiante, amando a vida e pronta para arrasar.

Tudo bem, admito que esse é um conceito radical, mas eu realmente acredito que vai dar muito certo.

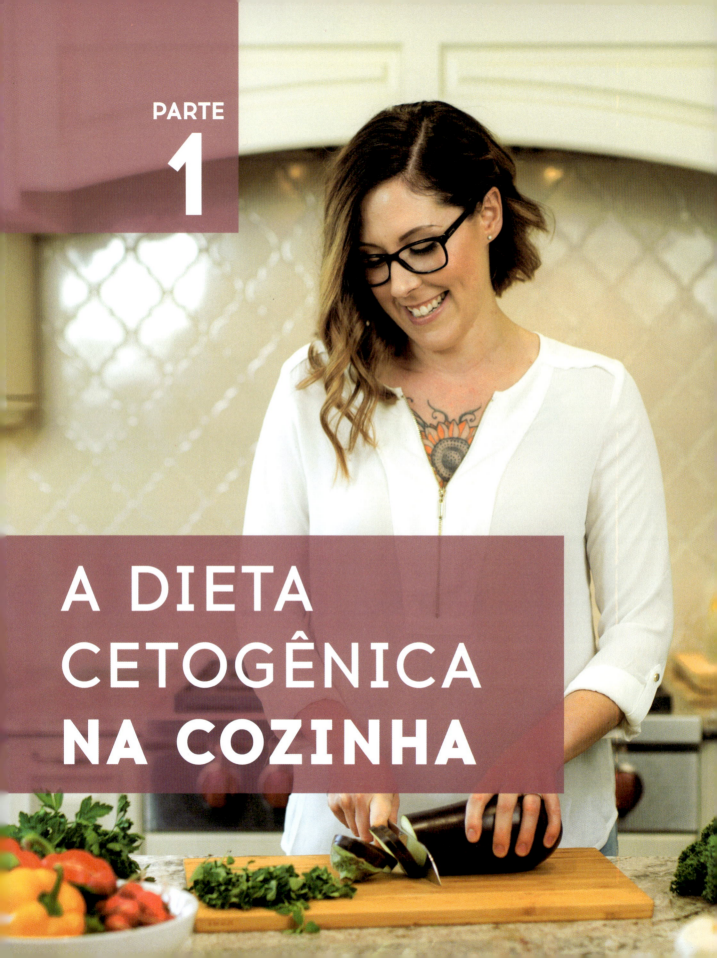

CAPÍTULO 1 — O BÁSICO

Neste livro você vai descobrir como fazer com que a dieta cetogênica funcione em sua cozinha para economizar tempo, energia e dinheiro. Dividirei com você as dicas, truques, estratégias e técnicas que uso ao preparar clássicos como pastas de oleaginosas, caldo de ossos, gordura derretida e outros.

Vamos lá!

CALDO DE OSSOS

É uma redução de minerais e componentes saudáveis dos ossos de animais em forma líquida – e deliciosa. Os ossos são fervidos em água durante muito tempo para que os nutrientes se desprendam; depois de coados, obtém-se o caldo.

Embora seja possível comprar o produto pronto, fazê-lo em casa é uma forma de reduzir o orçamento e garantir o controle de qualidade dos ingredientes utilizados. Com um mínimo de gorduras, carboidratos em moderação e uma boa quantidade de proteínas, o caldo de ossos é um fabuloso substituto para refeições, seja puro ou incrementado por alimentos poderosos como o gengibre, alho, ervas frescas, óleo MCT, óleo de coco ou sua gordura preferida. Também adoro cozinhar com ele – nada me deixa tão feliz quanto pegar uns dois cubos de caldo caseiro congelado para usar no arroz de couve-flor, no repolho frito ou em um cozido caprichado.

> Se utilizar o caldo de ossos para cozinhar em uma panela elétrica multifuncional (slow cooker) ou panela de pressão elétrica (multi-cooker), reserve todo o líquido quando terminar para aproveitá-lo no decorrer da semana. Será uma mistura de gorduras, gelatina e temperos, perfeita para saltear carnes, ovos e hortaliças.

Por que é bom para você

Pense no caldo de ossos como um elixir mágico repleto de todos os minerais de que o corpo precisa para estar no auge. Quando eu estudava nutrição, sempre que uma prova pedia para listar alimentos ricos em determinados minerais, eu escrevia "caldo de ossos" – e sempre acertava. (Também nunca errei com avocado ou fígado. São os três epítomes de ingredientes ricos em nutrientes que todo mundo deveria incluir na dieta.)

Eis algumas coisas que o caldo de ossos pode fazer por você:

- Reduzir a celulite;
- Fortalecer o tecido conjuntivo para garantir uma amplitude de movimento saudável e aumentar a habilidade atlética;
- Revigorar o cabelo e incentivar seu crescimento;
- Equilibrar o sistema digestivo;
- Fornecer minerais aos dentes, prevenindo as cáries;
- Fortalecer o sistema imunológico;
- Regular a taxa glicêmica;
- Estimular os antioxidantes, retardando o envelhecimento e prevenindo danos celulares;
- Promover a criação de novas células musculares;
- Reduzir a inflamação intestinal;
- Fortalecer o revestimento intestinal, reduzindo sensibilidades alimentares.

Ingredientes de qualidade são fundamentais

Por ser um coquetel repleto de nutrientes, o caldo de ossos deve ser feito com ingredientes da maior qualidade. Eis as palavras-chave que você deve procurar ao adquirir ossos para cozinhar o caldo:

- Ossos bovinos, de bisão ou cordeiro: alimentados no pasto, alimentados apenas com grama.
- Ossos de frango, pato ou ganso: criados ao ar livre, sem ração de milho ou soja.
- Ossos e/ou cabeça de peixe: selvagem.
- Ossos suínos: criados no pasto

Parte 1: DIETA CETOGÊNICA NA COZINHA

A maneira mais fácil de obter os ossos é guardá-los após preparar suas refeições. Sempre tenho quatro grandes sacos de congelamento no freezer, um para cada tipo de osso: porco, boi, frango e peixe. Sempre que uso carne com osso em uma receita, coloco o que sobra na embalagem apropriada. Quando encher, está na hora de fazer caldo!

Se guardar os ossos não faz o seu estilo ou você quer começar do zero, a melhor coisa a fazer é procurar na internet por "açougue com carne orgânica [sua cidade]". Os resultados devem mostrar produtores, lojas e cooperativas associadas ao gado alimentado no pasto. Telefone e pergunte se vendem ossos, usando as palavras-chaves que listei acima como diretrizes. Você também pode encontrar ossos de boa qualidade na seção de congelados de sua loja preferida de produtos naturais – mas pode ser mais caro.

> Para uma injeção de gordura diária, experimente bater óleo de MCT com caldo de ossos no liquidificador!

COMO FAZER CALDO DE OSSOS

ESCOLHA A BASE (910 G):
- Ossos de boi
- Ossos de frango
- Rabo de boi
- Ossos de pato
- Ossos de porco
- Ossos de cordeiro
- Ossos de ganso
- Ossos de bisão
- Ossos e/ou cabeças de peixe, sem guelras; todos os ossos servem
- Frutos do mar

ACRESCENTE GELATINA (opcional)
- Jarrete bovino (para caldo de carne)
- Pés de galinha (para caldo de frango)

DEFINA A PANELA
 Panela de pressão
 Panela elétrica multifuncional
 Caldeirão

SEJA EXTRAVAGANTE (opcional)
- Molho de peixe (2 colheres de chá) no caldo de frango.
- Grãos de pimenta-do-reino (1 colher de chá)
- Ervas frescas (um punhado), por exemplo, salsinha, alecrim ou tomilho
- Gengibre (2,5 cm)
- Cenouras (2)
- Talos de aipo (2)
- Cebola (2)
- Dentes de alho (2)

ADICIONE OS BÁSICOS
- Vinagre de maçã (2 colheres de sopa)
- Sal marinho cinza fino (1 colher de chá)

O vinagre de maçã ajuda a quebrar os ossos com mais facilidade.

CUBRA COM ÁGUA

COZINHE!
- Na pressão alta, por 4 horas.
- Na panela elétrica multifuncional, por 8 horas. Lembre-se de retirar periodicamente as impurezas que subirem à superfície.
- Ferva em fogo alto, reduza a temperatura, tampe e cozinhe em fogo baixo por 8 horas (caldo de peixe), 24 horas (caldo de frango) ou 48 horas (caldo de carne). Lembre-se de retirar periodicamente as impurezas que subirem à superfície.

LEVE À GELADEIRA
Retire do fogo e passe pela peneira, reservando o caldo em uma vasilha refratária. Descarte os ingredientes sólidos.
Espere esfriar completamente.
Retire a camada superior de gordura e dê para seu cachorro ou descarte (opcional).
Mantenha em um recipiente de fecho hermético por até três dias na geladeira ou até seis meses no freezer.

> Guarde o caldo de um jeito que seja prático de usar depois! Coloque em uma bandeja de gelo de silicone, congele e transfira os cubos para um saco plástico apropriado para o freezer. Use ao cozinhar: cada cubo equivale a cerca de 2 colheres (sopa) de caldo

> Vai preparar caldo com ossos de gado criado de maneira convencional, ou seja, alimentado com ração? A panela elétrica multifuncional ou o caldeirão são os mais indicados, uma vez que a tampa pode ser removida durante o cozimento para retirar as impurezas que se acumulam na superfície do líquido.

ATENÇÃO: *Um bom caldo fica gelatinoso ao esfriar completamente. Se a sua receita é bem menos firme do que uma tigela de gelatina, mas ainda assim tem certa densidade, você cozinhou por tempo suficiente e com os ingredientes certos! Caso contrário, ainda é delicioso e nutritivo. Para reforçar os nutrientes, acrescente gelatina sem sabor ou peptídeos de colágeno enquanto ainda estiver quente.*

Capítulo 1: O BÁSICO

SUA FÁBRICA DE MACARRÃO POBRE EM CARBOIDRATOS

Cortar em espiral – seja com um descascador de legumes ou com um fatiador próprio, que não custa caro – é a arte de transformar hortaliças e frutas em noodles. O "macarrão" pode ser preparado em diversos formatos e tamanhos.

Por serem feitos de vegetais, eles são completamente livres de glúten, grãos e laticínios, além de serem low carb (na maioria das vezes) e adequados às dietas paleo e vegana. Se você pode comer a planta, pode comer o macarrão.

Noodles espirais:

- **Diminuem a quantidade de carboidratos de seus pratos de macarrão preferidos;**
- **Aumentam rapidamente seu consumo de hortaliças;**
- **São superdivertidos para crianças: você pode criar noodles de cores variadas a partir de ingredientes diferentes;**
- **Eliminam a necessidade de comprar macarrão pobre em carboidratos, o que pode ser bem caro;**
- **Tornam mais fácil comer de acordo com as estações do ano;**
- **Ficam prontos bem mais rápido do que os noodles comuns – muitas vezes, nem é preciso cozinhar.**

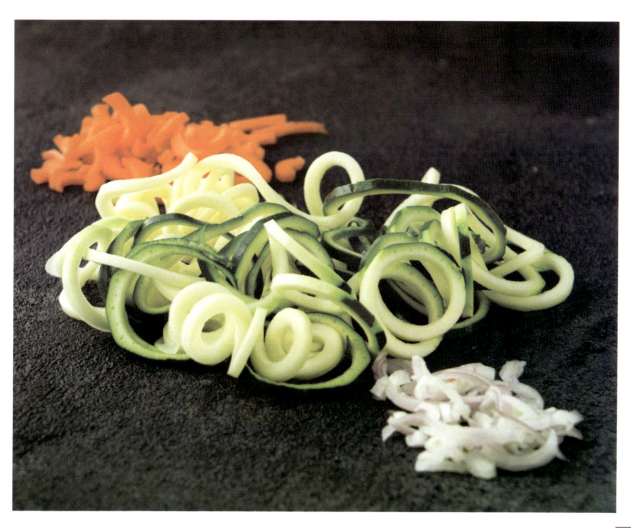

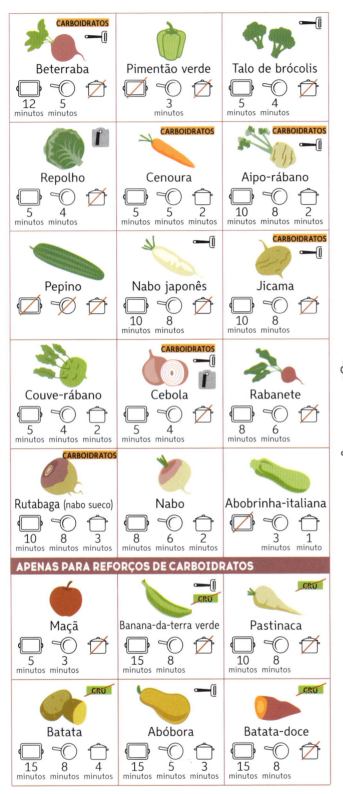

O QUE USAR

Esta página mostra alguns de meus ingredientes preferidos para transformar em noodles, mas você pode ir além de minhas recomendações e aproveitar o que tiver à mão. Siga essas regras simples ao escolher uma hortaliça ou fruta para cortar em espiral:

- Prefira ingredientes firmes e sólidos em vez daqueles moles ou suculentos.
- Evite ingredientes com muitas sementes, ocos ou com caroço.
- Use produtos com mais de 5 cm de comprimento.

Escolha ingredientes uniformes. Qualquer coisa que tiver um formato diferente vai oscilar no cortador e dificultar sua vida.

COMO COZINHAR

ASSAR: Misture o macarrão em gordura bovina derretida ou óleo de abacate refinado, espalhe igualmente em uma assadeira e leve ao forno a 205 °C pelo tempo determinado na tabela. Polvilhe sal marinho cinza fino e aproveite.

REFOGAR: Coloque gordura bovina derretida ou óleo de abacate refinado em uma frigideira. Junte os *noodles* e misture. Cozinhe em fogo médio pelo tempo determinado.

FERVER: Leve uma panela com água e sal ao fogo, até ferver. Junte o macarrão e cozinhe pelo tempo determinado. Escorra, enxágue e sirva quente – ou seque com papel-toalha e leve à geladeira.

COMO SERVIR

- Em vez do macarrão convencional (como no Frango Alfredo, p. 202, ou nos Noodles de abobrinha com pesto, p. 241);
- Em um mexidão para o café da manhã;
- Em uma salada de macarrão;
- Em uma salada verde;
- Como recheio de wraps;
- Em sopas (como a Sopa de frango com noodles, p. 136).

PREPARE SUA REFEIÇÃO

Cubra o macarrão com molho.
Adicione uma proteína.
Regue com uma gordura.
Pronto!

Capítulo 1: O BÁSICO

PREPARANDO OLEAGINOSAS E SEMENTES

Pense em seu animal preferido e no mecanismo natural de defesa que ele tem. Por exemplo: gambás exalam um cheiro fedorento, o sapo-peludo pode quebrar os próprios ossos para se esconder de predadores e o porco-espinho solta facilmente seus pelos duros. Mecanismos de defesa como esses não existem apenas no reino animal. Nas plantas, eles são chamados de antinutrientes. Lembre-se: os vegetais se reproduzem por meio de oleaginosas e sementes e, portanto, quando as consumimos, impedimos essa multiplicação. Os antinutrientes ajudam na reprodução das plantas ao fazer com que o consumo de oleaginosas e sementes seja menos benéfico e, às vezes, até perigoso. Embora elas contenham um bocado de antinutrientes, vou falar apenas do ácido fítico, que representa o maior risco para a saúde digestiva e para o equilíbrio mineral.

O ácido fítico está presente na casca de oleaginosas e sementes. Quando ingerido, pode bloquear a absorção de magnésio, cobre, zinco, ferro e cálcio. Apesar de não exercer efeito imediato, o consumo em longo prazo de alimentos ricos na substância pode ter consequências duradouras para a saúde, como cáries, perda de massa óssea e instabilidade psicológica.

Sei que parece um cenário catastrófico, mas existe uma solução fácil: deixar de molho e assar os produtos ajuda a neutralizar antinutrientes como o ácido fítico. Seu intestino vai amar. (Se estivéssemos falando de grãos ou leguminosas, germinar e fermentar seriam alternativas, mas essas táticas podem não ser suficientes para diminuir a quantidade da substância em oleaginosas e sementes). Leites feitos a partir dos ingredientes são geralmente boas opções, já que os alimentos são deixados de molho durante o processo de confecção. A mesma coisa vale para pastas e farinhas caseiras, que envolvem uma etapa de hidratação e outra de forno.

Caso você sinta incômodos digestivos ao consumir oleaginosas ou sementes cruas (e derivados delas), mas não perceber os sintomas quando foram hidratadas ou tostadas, é aconselhável diminuir o consumo de produtos industrializados feitos a partir desses ingredientes, incluindo farinhas, pastas, leites e guloseimas em geral. Provavelmente, eles não foram fabricados com a remoção do ácido fítico. (A propósito, nada disso se aplica ao coco. Coma de qualquer maneira e você não terá problemas.)

QUANDO É SEGURO CONSUMIR?

CRU – Geralmente não há problemas se os produtos forem usados em receitas culinárias. Inclui sementes de linhaça e farinhas (por serem tostadas no preparo, o ácido fítico é removido).

DE MOLHO – Essa etapa garante que o consumo de leites, pastas e farinhas seja seguro.

ASSAR – O processo garante a segurança de pastas e farinhas de oleaginosas e sementes; vale também para petiscos.

Leite de oleaginosas e sementes

São bebidas sem laticínios feitas a partir de uma combinação de água filtrada e oleaginosas ou sementes à sua escolha. São geralmente ótimos substitutos para o produto convencional, por não apresentar seus efeitos prejudiciais. Saborosos, fáceis de digerir e muito econômicos.

Uma porção de oleaginosas/sementes tem mais ou menos a mesma quantidade de carboidratos do que os leites preparados com elas.

Com exceção das sementes de linhaça e de chia – que dão leites horríveis! –, todos os outros itens ficam excelentes com essa técnica.

Aproveite a polpa

Depois do Passo 5, você terá um saquinho repleto da polpa do produto que utilizou. Em vez de jogar essa preciosidade fora, veja como aproveitá-la:

- Prepare a farinha. Espalhe a polpa na bandeja de um desidratador ou em uma assadeira forrada e coloque no aparelho ou asse a 65 °C de três a quatro horas, até secar completamente. Se conseguir formar uma bolinha com a farinha, ainda não está pronta.
- Acrescente a uma tigela de Mingau de sementes de cânhamo.
- Misture ao próximo smoothie keto que preparar.

Parte 3: DIETA CETOGÊNICA NA COZINHA **15**

COMO PREPARAR LEITE DE OLEAGINOSAS/SEMENTES

PASSO 1. ABASTEÇA

Coloque 2 xícaras (475 ml) de água filtrada morna em uma vasilha grande.

Junte ½ colher (chá) de sal e mexa até dissolver.

ATENÇÃO: coco e sementes de cânhamo não precisam ser hidratados; siga para o passo 4.

UTENSÍLIOS:

- Tigela grande
- Sal marinho cinza fino ou sal do Himalaia
- Saquinho de tecido ou meia de nylon sem uso e sem reforço nos dedos
- Liquidificador
- Pote de vidro

PASSO 2. ACRESCENTE

Adicione as oleaginosas/sementes de sua escolha na quantidade indicada abaixo. Elas devem ficar totalmente submersas.

PASSO 3. HIDRATE E ENXÁGUE

Cubra a tigela com um pano de prato e deixe o ingrediente de molho. Escorra e enxágue sob água corrente.

PASSO 4. BATA

Coloque os ingredientes no liquidificador com a quantidade de água indicada abaixo. Bata em velocidade alta por 1 minuto, até ficar homogêneo e cremoso.

Ingrediente	Hidratação	Água
1 xícara (160 g) amêndoa crua e inteira	12 horas	4 xícaras (950 ml) água filtrada
2 xícaras (340 g) castanha-do-pará crua e inteira	8 horas	4 xícaras (950 ml) água filtrada
2 xícaras (200 g) coco ralado sem açúcar	✗	4 xícaras (950 ml) água filtrada
1 xícara (145 g) de avelãs cruas inteiras	8 horas	3 xícaras (710 ml) água filtrada
1 xícara (150 g) sementes de cânhamo cruas, sem casca e inteiras	✗	3 xícaras (710 ml) água filtrada
1 xícara (155 g) de macadâmia crua e inteira	6 horas	3 xícaras (710 ml) água filtrada
1 xícara (140 g) nozes-pecãs cruas cortadas ao meio	6 horas	3 xícaras (710 ml) água filtrada
1 xícara (145 g) de pinhole* cru e inteiro	12 horas	3 xícaras (710 ml) água filtrada
⅓ xícara (50 g) sementes de gergelim* cruas	1 hora	3 xícaras (710 ml) água filtrada
1 xícara (150 g) sementes de girassol* cruas e sem casca	8 horas	4 xícaras (950 ml) água filtrada
1 xícara (105 g) nozes cruas cortadas ao meio	12 horas	3 xícaras (710 ml) água filtrada

*Têm carboidratos demais para serem consumidas regularmente, mas ao serem transformadas em leite e consumidas esporadicamente podem ser um ótimo acréscimo à dieta cetogênica

PASSO 5. COE

Coloque o conteúdo do liquidificador em um saquinho de tecido e coloque-o na tigela. Esprema levemente para remover o excesso de líquido. Transfira o leite para um pote de vidro ou um recipiente que possa ir à geladeira. Tem validade de 2 a 3 dias.

> Para um acréscimo de nutrientes, pule o Passo 5 e deixe o leite com a polpa fibrosa. É uma excelente adição ao Latte turbinado (p. 288). Só não funciona direito em receitas de confeitaria, pois pode alterar a quantidade de fibras do prato.

MISTURE!

Depois de coar, limpe o liquidificador e coloque o leite de volta nele. É hora de se divertir adicionando seus sabores preferidos! Eu gosto de:

- Estévia sem álcool
- Cacau em pó
- Sal marinho cinza fino
- Canela em pó
- Cúrcuma em pó
- Óleo MCT
- Mistura de especiarias
- Baunilha em pó

Capítulo 1: O BÁSICO

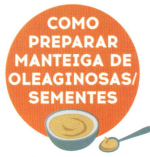

COMO PREPARAR MANTEIGA DE OLEAGINOSAS/SEMENTES

PASSO 1. ABASTEÇA

Coloque 2 xícaras (475 ml) de água filtrada morna em uma vasilha grande. Adicione ½ colher (chá) de sal e mexa até dissolver.

ATENÇÃO: O coco (ralado ou em pedaços) não precisa ser hidratado; siga para o Passo 4.

UTENSÍLIOS

- Tigela grande
- Jarra de vidro
- Sal marinho cinza fino ou sal do Himalaia
- Liquidificador

PASSO 2. ACRESCENTE

Adicione as oleaginosas/sementes de sua escolha na quantidade indicada abaixo. Elas devem ficar totalmente submersas.

PASSO 3. HIDRATE E ENXÁGUE

Cubra a tigela com um pano de prato e deixe o ingrediente de molho. Escorra e enxágue sob água corrente.

PASSO 4. ASSE

Aqueça o desidratador a 65 °C ou o forno a 135 °C. Espalhe o ingrediente na bandeja do aparelho ou em uma assadeira e asse por...

PASSO 5. BATA

Transfira o conteúdo para um processador de alimentos equipado com a lâmina S ou para um liquidificador possante. Bata até ficar homogêneo. Se quiser, acrescente seu óleo preferido para obter um creme liso e aumentar a quantidade de gorduras. Meu favorito é o óleo MCT.

Ingrediente	Hidratar	Desidratador	Forno	Óleo
1 xícara (160 g) amêndoa crua e inteira	12 horas	12 a 24 horas	20 a 30 minutos, virando a cada 10 minutos, até sentir o aroma	2 colheres (sopa) de óleo
2 xícaras (340 g) castanha-do-pará crua e inteira	8 horas	18 a 24 horas	30 a 40 minutos, virando a cada 10 minutos, até sentir o aroma	¼ xícara (60 ml) de óleo
2 xícaras (200 g) coco ralado sem açúcar	✗		10 a 20 minutos, virando a cada 5 minutos, até sentir o aroma	¼ xícara (60 ml) óleo
Polpa de 1 coco inteiro (600 g) em fatias finas	✗	12 a 24 horas	20 a 30 minutos, virando a cada 5 minutos, até sentir o aroma	¾ xícara (180 ml) de óleo
1 xícara (145 g) de avelã crua e inteira	8 horas	12 a 24 horas	20 a 30 minutos, virando a cada 10 minutos, até sentir o aroma	2 colheres (sopa) de óleo
1 xícara (155 g) de macadâmia crua e inteira	6 horas	12 a 24 horas	15 a 20 minutos, virando a cada 5 minutos, até sentir o aroma	2 colheres (sopa) de óleo
1 xícara (140 g) nozes-pecãs cruas cortadas ao meio	6 horas	12 a 24 horas	20 a 30 minutos, virando a cada 5 minutos, até sentir o aroma	2 colheres (sopa) de óleo
⅓ xícara (50 g) sementes de gergelim* cruas	1 hour	8 a 12 horas	10 a 15 minutos, virando a cada 5 minutos, até sentir o aroma	1 colher (chá) de óleo
1 xícara (150 g) sementes de girassol* cruas e sem casca	8 horas	8 a 12 horas	15 a 20 minutos, virando a cada 10 minutos, até sentir o aroma	2 colheres (sopa) de óleo
1 xícara (105 g) nozes cruas cortadas ao meio	12 horas	12 a 24 horas	20 a 30 minutos, virando a cada 5 minutos, até sentir o aroma	2 colheres (sopa) de óleo

*Têm carboidratos demais para serem consumidas regularmente; melhor usar cerca de 1 colher (sopa) no preparo de molhos.

 Sementes de cânhamo rendem ótimas manteigas, mas não precisam ser deixadas de molho ou assadas – basta passar pelo liquidificador! Também é possível acrescentá-las a qualquer oleaginosa ou semente listada acima antes de bater.

Parte 1: DIETA CETOGÊNICA NA COZINHA

Manteiga de oleaginosas e sementes

Embora seja possível comprá-las prontas, você pode economizar um bom dinheiro preparando a manteiga em casa, além de garantir que não contenha açúcar ou conservantes.

Por ser fácil consumir uma tonelada de manteiga de oleaginosas e sementes, é importante usar ingredientes com poucos carboidratos.

> Pastas de sementes de linhaça e de chia não são gostosas o suficiente para se fabricar manteiga a partir delas, mas os ingredientes ficam ótimos nas receitas feitas com outras oleaginosas e sementes! Basta acrescentar 1-3 colheres (sopa) antes de bater no liquidificador.

COMO E POR QUE DERRETER GORDURAS

Gordura bovina, banha pura, banha em rama, gordura de pato – são todas derretidas, ótimas para cozimento em altas temperaturas e para confeitaria, maravilhosas substitutas para a manteiga, deliciosas com hortaliças assadas e ainda adicionam uma intensidade de cair ao queixo à sua receita preferida de coookies.

O ato de derreter é, basicamente, cozinhar a gordura animal até atingir um estado em que possa ser consumida. Gosto de comparar o processo com o preparo do bacon, alimento que vem com proteína (as tiras rosadas) e gordura (as tiras brancas). Quando ele é cozido, a proteína permanece, um pouco da gordura fica crocante e o restante derrete, formando a banha. O método permite recolher a gordura de pedaços de diversos animais (como se fosse uma porção de bacon) com quantidades variáveis de proteína.

É possível comprar gordura derretida de sua loja preferida de produtos paleo, mas também dá para preparar em casa. Você provavelmente está pensando, *Derreter minha própria gordura? Leanne, você ficou louca?* Parece complicado – e eu só tive curiosidade em pesquisar mais sobre o assunto depois de mais de um ano na dieta cetogênica. Para minha surpresa, não tem muito segredo. O mais difícil é encontrar gorduras de boa qualidade para derreter. Quando você tiver um bom fornecedor, o resto é fácil.

ATENÇÃO: *Gorduras animais derretidas são, principalmente, gorduras saturadas.*

> Gorduras animais derretidas são mais indicadas para o uso em receitas, e não para preparações frias, como saladas.

Fazendo as contas

Poupar dinheiro me incentiva a fazer quase qualquer coisa. E, nesse caso, há uma boa economia a ser feita, principalmente se você está querendo aumentar seu consumo de gorduras.

O custo para derreter 360 g de banha em casa é US$ 2,61. Comprar a mesma quantidade do produto sai por cerca de US$ 11,44. O mesmo vale para gordura bovina derretida: 360 g por US$ 3,07, contra US$ 11,44 do ingrediente pronto.

Pronta para economizar quase 75% indo para a cozinha? Quando coloco a questão assim, não dá para negar, dá?

Onde encontrar gordura

Essa é a única parte do processo que pode ser trabalhosa, pois localizar um fornecedor de gordura crua depende muito do lugar onde você mora.

Você deve procurar por criadores, açougueiros e lojas que, de preferência, não se importem com a gordura que jogam fora e simplesmente dão o ingrediente a você – ou que, pelo menos, vendam por um bom preço. A melhor coisa é fazer uma pesquisa na internet por "açougue com carne orgânica [sua cidade]". Os resultados devem mostrar produtores, lojas e cooperativas associadas ao gado alimentado no pasto.

Por que você deve se preocupar com a qualidade da gordura? Porque toxinas – como pesticidas, hormônios e poluentes ambientais – ficam armazenados nas células de gordura, e isso pode afetar sua saúde. Se for consumir uma quantidade grande do produto, é importante garantir que ele não contenha nenhum elemento perigoso.

Eis algumas perguntas que você pode fazer para identificar se o fornecedor que encontrou é confiável. Caso ele responda "sim" ou "não tenho certeza" para qualquer uma dessas questões, talvez comprar com ele não seja a melhor escolha:

- Os animais se alimentam com alguma semente transgênica?
- Você trata os animais com antibióticos?
- Você trata os animais com hormônios?

Essas são as palavras-chave que procuro para identificar as gorduras de melhor qualidade para derreter:

- **Banha:** *animal criado no pasto*
- **Gordura bovina ou avina:** *animais alimentados no pasto, apenas de grama*
- **Gordura de galinha ou pato:** *criados ao ar livre, sem ração de milho ou soja*

Se encontrar um fornecedor e ele perguntar como você prefere a gordura para eliminar a maior parte de proteína possível. Cortar em pedaços pequenos também ajuda!

> *Use a gordura derretida para assar hortaliças ou carnes, ou em cozidos, sopas e salteados.*

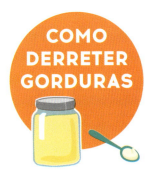

COMO DERRETER GORDURAS

Existem duas maneiras de derreter gorduras: o jeito seco ou o jeito molhado. Não sou uma grande entusiasta do método molhado, que acrescenta água à panela, pois acho que o líquido dilui o sabor do produto final e porque, se não for seguido da maneira correta, pode tornar a gordura rançosa mais rapidamente. O tutorial que apresento a seguir segue a técnica a seco.

ESCOLHA DE 500 G A 1 KG DE GORDURA

Banha em rama	Gordura de rins de cordeiro
Banha do lombo de porco (pura)	Schmaltz (pele e gordura de galinha)
Gordura bovina (de preferência dos rins, para um sabor mais suave)	Gordura de pato

PREPARE A GORDURA

Retire toda a proteína.

Corte a gordura em pedaços pequenos, com cerca de 6 mm.

DERRETA

 PANELA DE PRESSÃO ELÉTRICA: Coloque os pedaços de gordura na panela, tampe e, se tiver essa opção, programe para o modo "cozimento lento", ou coloque em fogo baixo. Cozinhe por 4 horas ou até que a gordura forme uma camada no fundo da panela e varie da cor dourada ao marrom-escuro. Mexa a cada hora.

 PANELA ELÉTRICA MULTIFUNCIONAL: Coloque os pedaços na panela, adicione ¼ xícara (60 ml) de água, tampe e cozinhe em fogo baixo por 4 horas, ou até que a gordura forme uma camada no fundo e varie da cor dourada ao marrom-escuro. Mexa a cada hora.

 FOGÃO: Em uma panela ou frigideira grande, cozinhe os pedaços de gordura em fogo médio-baixo por 1 a 2 horas, até ficarem crocantes, virando com frequência.

 FORNO: Preaqueça a 120 °C. Coloque os pedaços de gordura em uma assadeira forrada e asse por 1 a 2 horas, até ficarem crocantes, virando com frequência.

COE

> Derreter gorduras pode deixar a casa com um cheiro muito forte. É por isso que amo usar minha panela de pressão: ela retém o odor durante o processo.

Coloque uma peneira sobre uma tigela refratária.

Despeje a gordura derretida e os pedaços crocantes na peneira. Desse modo, os pedaços serão separados do óleo.

Espere a gordura derretida esfriar um pouco, sem deixar endurecer.

Transfira para potes de vidro.

Espere esfriar completamente, tampe e mantenha na geladeira por várias semanas – ou no freezer por até 6 meses.

Parte 1: DIETA CETOGÊNICA NA COZINHA

Não consigo expressar o quão abençoada me sinto por ter encontrado o site da Leanne, HealthfulPursuit.com, e seus livros, principalmente o Fat Fueled, bem no início de minha jornada cetogênica. As informações abundantes foram essenciais para me ajudar a embarcar nesse novo estilo de vida de uma maneira saudável, cuidadosa e equilibrada, colocando a saúde em primeiro lugar.

Antes disso, eu estava bem acima do peso e perdi cerca de 25 a 30 quilos ao adotar uma dieta supersaudável e um programa de exercícios. Comecei a competir em provas fitness de biquíni, passei a não menstruar e me tornei obcecada no preparo de minhas próprias refeições e na contagem de macronutrientes. Naquela época, tinha medo de comer fora ou de encontrar os amigos, e perder uma refeição feita por mim mesma me deixava estressada. Ainda não me libertei completamente da contagem de macros, mas sei que estou no caminho certo e valorizo muito a liberdade de poder passar horas sem comer ou me estressar, de me sentir saciada e satisfeita, e de poder frequentar restaurantes escolhendo pratos ricos em gordura. Fico muito feliz por ter lido Fat Fueled, que me impediu de chegar a extremos e me ensinou a fazer reforços de carboidratos, comer quando estou com fome e não exagerar nos jejuns.

Obrigada, Leanne. Consigo apenas imaginar quão difícil deve ser compartilhar cada bocado de conhecimento de uma maneira tão completa, cuidadosa e amável. Em vez de assistir televisão, adoro ouvir seus audiobooks e podcasts enquanto dirijo, cozinho e janto. Isso me deixa mais consciente de minha alimentação e me ajuda a ter prazer com a comida.

Zoe
Victoria, Austrália

Os programas da Leanne de fato mudaram minha vida. Antes de encontrá-la, lutei por dois anos contra um estado de saúde instável. Sentia cansaço mental, não me concentrava, comecei a ganhar quilos que não conseguia perder e estava cansada o tempo todo. Um médico me diagnosticou com transtorno do déficit de atenção com hiperatividade e passei a tomar remédios.

Dois anos depois, eu não me sentia bem, apesar de medicada. Então encontrei o canal da Leanne no YouTube e seus programas on-line, Fat Fueled e The Keto Beginning. Comecei a me sentir melhor, mas algo ainda estava fora do lugar. Foi quando comprei Fat Fueled e finalmente encontrei um médico que me ouviu.

Ele disse que tenho tireoidite de Hashimoto e, embora essa não fosse a melhor notícia do mundo, eu sabia exatamente como lidar com a situação por meio dos programas e informações da Leanne. Sabia que seria capaz de prosperar mesmo com a doença.

Um mês depois de começar o programa Fat Fueled, estou me sentindo como não me sentia há muito, muito tempo. E não posso agradecer a Leanne de maneira suficiente.

Ashley
Arizona

CAPÍTULO 2
DICAS, TRUQUES E ESTRATÉGIAS PARA COZINHAR AO ESTILO KETO

Ninguém acredita quando eu digo que não gosto de cozinhar. Sim, eu sei que criei uma carreira de sucesso voltada para o preparo de refeições, mas isso não significa gostar de passar um tempão na cozinha, principalmente no verão, nos fins de semana, depois de um longo dia de trabalho, em meu aniversário, quando meus dedinhos do pé estão gelados, quando tenho outros planos... Você entendeu a ideia. Basicamente, eu preferiria fazer quase qualquer outra coisa do que ficar diante das panelas enquanto todo mundo sai para se divertir.

Ao preparar algumas das receitas deste livro, você descobrirá que eu pego atalhos, não sigo as regras e sigo o caminho mais fácil para colocar tudo na mesa e começar a comer rápido. Neste capítulo, divido minhas melhores dicas e truques para ajudar você a fazer o mesmo.

REFEIÇÃO DE UMA PANELA SÓ

Nos dias em que você não consegue nem pensar em seguir uma receita ou passar no mercado e, além disso, não sente nenhuma inspiração para preparar sua comida, adote minha estratégia: a refeição de uma panela só, que uso todos os dias. Se você me seguir no Instagram (@healthfulpursuit), vai ver exatamente do que estou falando.

É simples: coloque todos os ingredientes em uma tigela/panela/frigideira, espere dez minutos e pronto. Preparada para entender como faz? Vamos lá.

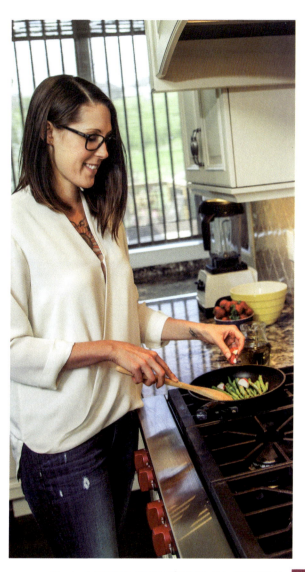

Parte 1: DIETA CETOGÊNICA NA COZINHA — 21

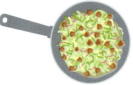 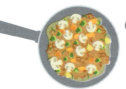 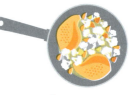

REFEIÇÃO FRIA	REFEIÇÃO COM SOBRAS	REFEIÇÃO QUENTE	REFEIÇÃO COM CARNE MOÍDA	REFEIÇÃO ASSADA
Sobras de carne cozida	Sobras de carne cozida	Carne crua ou cozida de qualquer tipo	Carne moída crua (se estiver congelada, descongele antes)	Coxa ou asa de frango, filé de peixe ou lombo de porco
+ Sobras de verduras cruas ou cozidas, ou hortaliças low carb	+ Hortaliças low carb frescas ou congeladas	+ Hortaliças low carb frescas ou congeladas	+ Hortaliças low carb frescas ou congeladas	+ Hortaliças que possam ser assadas, como brócolis, couve-flor, cenoura, rabanete ou abobrinha-italiana
+ Azeite de oliva, óleos de abacate, nozes ou sementes, oleaginosas ou sementes	+ Gorduras estáveis em alta temperatura como banha, gordura bovina, óleo de coco, palma ou abacate	+ Gorduras estáveis em alta temperatura como banha, gordura bovina, óleo de coco, palma ou abacate	+ Gorduras estáveis em alta temperatura como banha, gordura bovina, óleo de coco, palma ou abacate	+ Gorduras estáveis em alta temperatura como banha, gordura bovina, óleo de coco, palma ou abacate
+ Vinagre, maionese, suco de limão-siciliano ou suas ervas e temperos preferidos	+ Suas ervas e temperos preferidos	+ Caldo de ossos ou leite de coco (ótimo para curries), suas ervas e temperos preferidos	+ Suas ervas e temperos preferidos, vinagre ou suco de limão-siciliano	+ Suas ervas e temperos preferidos
Coloque tudo em uma tigela, misture e sirva	*Misture tudo em uma panela ou frigideira. Tampe e cozinhe em fogo médio por 10 minutos, até aquecer completamente.*	*Misture tudo em uma panela. Tampe e aqueça em fogo alto até ferver. Diminua a temperatura para médio e deixe por mais 10 minutos, ou até que a carne cozinhe completamente.*	*Frite a carne moída em uma panela ou frigideira em fogo médio, até ficar rosada. Junte as hortaliças, a gordura e os temperos; deixe por mais 10 minutos, até que a carne cozinhe completamente*	*Preaqueça o forno a 205 °C. Misture as hortaliças à gordura derretida e cubra a carne com os temperos. Coloque tudo em uma frigideira de ferro fundido e leve ao forno por 25 a 30 minutos, até que a carne cozinhe completamente*
RECEITA IDEAL: *Frango assado frio com verduras, sobras de brócolis assados, nozes tostadas, maionese, suco de limão*	**RECEITA IDEAL:** *Sobras de hambúrguer em pedaços, repolho picado, banha, sal e pimenta-do-reino*	**RECEITA IDEAL:** *Sobras de peito de pato cozido, noodles, cebolinha-verde picada, gordura de pato, caldo de ossos de frango*	**RECEITA IDEAL:** *Carne moída de peru, cogumelo cremini, aipo, cenoura, óleo de coco, tomilho em pó, alecrim, sálvia*	**RECEITA IDEAL:** *Coxas de frango temperadas com sal e pimenta-do-reino, cenoura e buquês de couve-flor misturados com gordura bovina*
Adicione chucrute ou picles à tigela! Alguma hortaliça sobrando? Acrescente também.	**Deixe o prato mais refrescante ao servi-lo sobre uma base fria: pique sua hortaliça low carb preferida (pepinos são ótimos) e misture com azeite de oliva e vinagre. Por cima, disponha os ingredientes quentes.**	**Vale tudo! Você tem alguma receita preferida de salada ou prato quente? Misture os ingredientes na panela e dê vida nova ao prato**	**Carne moída e raiz-forte: uma combinação incrível. Você vai me agradecer depois.**	**Fica delicioso com uma boa colherada de maionese de óleo de abacate – caseira (p. 80) ou comprada pronta**

 Proteínas 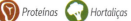 Hortaliças   Gorduras   Extras

TRUQUES E ATALHOS

Não sou nenhuma cozinheira profissional. Pego atalhos para economizar tempo, me recuso a encher os armários com uma parafernália que só vou usar uma vez e omito ingredientes se forem muito caros. Detesto gastar mais do que trinta minutos (no máximo!) em uma receita.

Então, desenvolvi alguns truques culinários para compensar tudo isso. Tenho certeza de que você também já fez algumas dessas coisas – grandes mentes pensam de forma similar –, mas espero que algumas dessas dicas iluminem suas ideias e abram seu apetite!

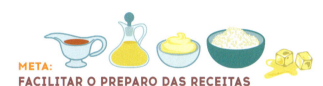

META:
FACILITAR O PREPARO DAS RECEITAS
AÇÃO:
Mantenha os seguintes itens sempre prontos e armazenados na geladeira ou na despensa para tornar o preparo de refeições cetogênicas mais rápido e fácil!

- Maionese (p. 80)
- Óleo aromatizado (p. 88)
- Ketchup excelente (p. 83)
- Arroz de couve-flor (p. 224)
- Hortaliças low carb picadas (separe as que gosta de comer cruas e as que prefere cozinhar. Tenho uma embalagem cheia de hortaliças picadas para saladas e outra para salteados).
- Caldo de ossos (p. 11)

META:
ACRESCENTAR MAIS PROTEÍNAS À COMIDA
AÇÃO:
Inclua um pouco de colágeno ou gelatina. Adicione de um a três ovos, ou carne de frango moída.

META:
AQUECER A COMIDA MAIS RÁPIDO
AÇÃO:
Ainda não dá para saber direito se micro-ondas são bons ou perigosos para a saúde. Mas se eu tiver que escolher entre usar o aparelho para aquecer minha comida ou ficar sem comer por não ter tempo de usar o fogão, pode apostar que decidirei utilizá-lo.

Se quiser reaquecer algum líquido e tiver um liquidificador superpoderoso, basta bater em velocidade alta por cerca de 2 minutos.

META:
PREPARAR "BOMBINHAS" DE GORDURAS SEM FORMAS DE SILICONE
AÇÃO:
Qualquer "bombinha" de gordura que precise ir à geladeira pode ser colocada em uma assadeira de silicone ou forrada com papel antiaderente – depois de firme, quebre em porções individuais. Também é possível usar um daqueles acessórios para cozinhar no vapor, formas de gelo ou forminhas de muffin, tudo feito de silicone.

META:
FAZER ARROZ DE COUVE-FLOR

AÇÃO:
Quebre a couve-flor em buquês e passe por um ralador de mão ou pelo processador equipado com a lâmina de ralar. Mantenha na geladeira ou no freezer.

META:
VERIFICAR O PONTO DA CARNE SEM USAR TERMÔMETRO

AÇÃO:
Para carne bovina, faça o teste do toque. (Existem diversas maneiras de comparar; minha preferida está em http://lifehacker.com/267250/determine-thedoneness-of-a-steak).

Para frango, espete o pedaço mais grosso com uma faca. Se não estiver no ponto, ela sairá molhada e com sucos rosados; se o frango estiver cozido, ela estará apenas um pouco úmida. Caso esteja muito seca, você cozinhou demais – mas nada que um pouco de gordura não resolva!

Parte 1: DIETA CETOGÊNICA NA COZINHA

META:
PARAR DE CHORAR COM A CEBOLA
AÇÃO:
Coloque uma colher na boca, mantenha a boca aberta enquanto corta ou pique a cebola dentro de uma tigela com água.

META:
ENCONTRAR UM SUBSTITUTO PARA O VINAGRE
AÇÃO:
O líquido do chucrute não pasteurizado funciona bem!

META:
DESCASCAR OVO COZIDO FACILMENTE
AÇÃO:
Adicione uma colherada de vinagre à panela antes de ferver a água.

META:
ENCONTRAR RECIPIENTES HERMÉTICOS BARATOS
AÇÃO:
Use potes de vidro!

META:
PARAR DE JOGAR FORA INGREDIENTES MOFADOS
AÇÃO:

ALHO: descasque e congele os dentes separadamente; pique direto do freezer na hora de usar.

GENGIBRE E CÚRCUMA: congele e rale direto do freezer na hora de usar.

PEPINO: fatie e congele. Transfira para uma garrafa de água, direto do freezer, para aromatizar o líquido.

META:
ECONOMIZAR TEMPO NO PREPARO DAS REFEIÇÕES
AÇÃO:
Corte tudo com tesouras! Esse método é particularmente útil com carnes.

META:
TOSTAR OLEAGINOSAS E SEMENTES MAIS RÁPIDO
AÇÃO:
Coloque os ingredientes em uma frigideira, em fogo médio, e deixe tostar, virando com frequência até que eles fiquem levemente dourados.

META:
ACELERAR O PREPARO DO CHÁ GELADO
AÇÃO:
Use metade da quantidade normal de água quente. Em uma jarra refratária grande, deixe o chá em infusão pelo tempo recomendado. Adicione gelo – 125% do volume de líquido que falta. Por exemplo, se você precisar de mais 1 xícara (240 ml) de água, acrescente 1¼ xícara (175 g) de gelo. Espere derreter e use em receitas como o Chá gelado ômega (p. 280).

META:
FAZER LATTE TURBINADO NUM MINUTO
AÇÃO:
Quando você descobrir sua maneira preferida de fazer Latte turbinado (p. 288), misture todos os ingredientes – menos o café ou o chá – e distribua em vidros pequenos ou formas de silicone. Mantenha os vidros na geladeira até a hora de usar ou congele nas formas de silicone, para que fiquem fáceis de soltar. Na hora de preparar a bebida, transfira esses ingredientes para o liquidificador com o café ou chá. Agora é só bater!

24 Capítulo 2: DICAS, TRUQUES E ESTRATÉGIAS PARA COZINHAR AO ESTILO KETO

CAPÍTULO 3
COMO USAR AS RECEITAS

Se você for novata na dieta cetogênica, alguns ingredientes usados neste livro podem parecer alienígenas. Mas não se apavore: embora estranhos, posso garantir que você não terá problemas para encontrá-los, principalmente depois de ler as páginas seguintes. Neste capítulo, eu mostro as ferramentas e os produtos que aparecem nas receitas. Vamos lá!

CORTADOR DE LEGUMES ⭐
Cria *noodles* deliciosos a partir de hortaliças e frutas – de cenoura a nabo e maçã, entre vários outros ingredientes.

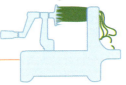

PREÇO:	ALTERNATIVA:
$$$$	Descascador de legumes

Quer saber quais frutas e hortaliças low carb garantem os melhores noodles? Ou como aproveitá-lo nas refeições? Consulte a p. 14!

UTENSÍLIOS E ELETRODOMÉSTICOS

Meu primeiro equipamento de cozinha foi um conjunto de seis panelas – daquelas pesadas e esmaltadas – que meus pais ganharam como presente de casamento dezoito anos antes. Oras, uma garota precisa de utensílios para cozinhar!

O mais engraçado é que eu ainda tenho mais ou menos o mesmo número de utensílios em minha cozinha. Sou minimalista em quase tudo (a não ser em relação a material para artesanato – sou louca por isso), mas descobri que um punhado de apetrechos úteis torna a vida cetogênica baseada em produtos naturais muito mais fácil. Entretanto, essas ferramentas não são essenciais. Se você tiver um prato, um lugar para aquecer e outro para refrigerar a comida, vai se dar bem. Na maioria das noites, uso apenas uma tábua de cortar (e às vezes até corto direto na pia, o que meu marido adora), uma faca e minha panela de ferro fundido. Então você não precisa ter tudo, pois eu certamente não tenho.

Eis meus utensílios preferidos para facilitar um pouco a vida cetogênica saudável. Também incluí recomendações e estratégias para quem não possui esses objetos, para economizar e aproveitar os espaços de sua cozinha.

⭐ *Muito recomendável*

SAQUINHO DE TECIDO
Para fazer leite de oleaginosas e sementes em casa.

PREÇO:	ALTERNATIVA:
$$$$	Um quadrado de um tecido como o voil ou meia de nylon sem uso e sem reforço nos dedos.

FORMAS DE GELO E MOLDES DE SILICONE
Prepare uma receita de caldo de ossos e congele em cubos, para ter sempre à mão. Ou faça sua "bombinha" de gordura preferida em formato de coração, estrela ou flor.

PREÇO:	ALTERNATIVA:
$$$$	Em vez de despejar a mistura em moldes de silicone para endurecer/congelar, transfira para uma assadeira forrada com papel antiaderente ou com tapete de silicone.

Parte 1: DIETA CETOGÊNICA NA COZINHA

PANELA OU FRIGIDEIRA DE FERRO FUNDIDO ⭐

É o utensílio que mais uso. Serve para tudo o que você quiser cozinhar, aquecer ou deixar crocante – e pode ir direto ao forno!

PREÇO:	ALTERNATIVA
$$$$	Qualquer panela serve – só não terá a mesma versatilidade e capacidade de deixar os alimentos crocantes.

O ferro fundido com algum tempo de uso é mais suave e, geralmente, bem "curtido"; procure por panelas antigas em lojas de objetos usados. Qualquer loja de utensílios para cozinha vende panelas novas.

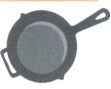

Conserve a panela por mais tempo limpando com sal grosso ou com um tecido de microfibra em vez de usar o sabão. Algumas pessoas dizem que não há problema em lavar a panela de ferro fundido bem "curtido" com sabão. Se você for uma dessas pessoas, muito bem.

UMA BOA FACA DO CHEF ⭐

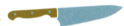

Você vai cortar um monte de hortaliças e, para isso, é fundamental ter uma lâmina confiável. Embora outros modelos possam ser usados, a faca do chef funciona com praticamente qualquer ingrediente: você economiza tempo, dinheiro e espaço.

PREÇO:	ALTERNATIVA:
$$$$	Qualquer outra faca, mas tome cuidado: lâminas sem corte dificultam a tarefa e podem causar um desastre (eu já perdi a ponta do dedão em um acidente do gênero).

BATEDOR ELÉTRICO PARA ESPUMA DE LEITE

Para obter um Latte turbinado (p. 288) espumante em qualquer lugar em que você esteja.

PREÇO:	ALTERNATIVA:
$$$$	Garrafa térmica que possa ser chacoalhada ou caneca com fecho hermético.

ATENÇÃO: *Provavelmente, você só vai usar o batedor quando estiver fora de casa.*

MIXER

Para preparar uma maionese caseira perfeita (p. 80). Também é ótimo para bater Latte turbinado (p. 288).

PREÇO:	ALTERNATIVA
$$$$	Batedor de arame, liquidificador possante ou processador.

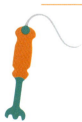

LIQUIDIFICADOR POSSANTE ⭐

Usado no preparo de molhos para salada (p. 84-87), patê (p. 118-119) e Latte turbinado (p. 288). Faz menos sujeira e tem mais qualidade que o liquidificador comum.

PREÇO:	ALTERNATIVA:
$$$$	Batedor de arame, mixer, liquidificador comum ou processador.

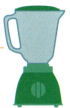

Se acrescentar oleaginosas ou sementes inteiras ao Latte turbinado, o liquidificador possante tem a capacidade de deixar a bebida perfeitamente homogênea.

PROCESSADOR DE ALIMENTOS

Produz pastas de oleaginosas muito homogêneas, rala couve-flor com facilidade e transforma em farinha as oleaginosas e sementes que foram deixadas de molho e assadas.

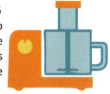

PREÇO:	ALTERNATIVA
$$$$	Liquidificador possante ou ralador manual.

Se você tiver um processador, não precisa ter também uma mandolina (cortador de legumes)! Muitos aparelhos vêm com um acessório que desempenha as mesmas funções.

Caso tenha um liquidificador possante, pode ser que não precise do processador. A maior dificuldade será preparar porções gigantescas de couve-flor ralada para fazer o arroz (p. 224), mas um ralador manual dá conta do recado – além de ser um bom exercício físico!

PANELA DE PRESSÃO ELÉTRICA ⭐

Salteia, cozinha na pressão ou por longos períodos de tempo e pode preparar uma refeição em menos de 20 minutos. Além disso, é rápida para derreter gorduras! Procure um modelo que tenha diversos ajustes.

PREÇO:	ALTERNATIVA
$$$$	Panela elétrica multifuncional (slow cooker) ou normal.

INGREDIENTES

Se tiver curiosidade a respeito dos ingredientes que uso nas receitas deste livro ou se precisa de conselhos para lidar com produtos desconhecidos, consulte as próximas páginas!

MANTEIGA DE AMÊNDOA: Gosto de usar como base para molhos, temperos e patês. Também substitui a farinha em receitas como o pão crocante para sanduíche (p. 226).

FARINHA DE AMÊNDOA: Branqueada (sem pele) e bem fina.

VINAGRE DE MAÇÃ: Compre a versão crua (sem pasteurização) e não filtrada.

AVOCADO: Uma fruta grande, com casca e caroço, pesa cerca de 225 g; só a polpa, cerca de 170 g. É o que uso em todas as minhas receitas.

ÓLEO DE ABACATE: O melhor para cozinhar em alta temperatura, com o mínimo acréscimo de sabor.

BACON: O melhor não tem açúcar nem é curado – se não encontrar, procure um produto sem hormônios com a menor quantidade de açúcar e carboidratos possível. Pode ser comprado em diversos estabelecimentos.

GORDURA DE BACON: Depois de fritar o bacon, basta coar a gordura e manter em um recipiente refratário, em temperatura ambiente, por cerca de dois dias.

CARNE BOVINA: Compre o produto vindo de animais alimentados no pasto ou apenas com grama. Nas receitas deste livro, usei carne moída com 25% de gordura. Se quiser reproduzir exatamente o valor nutricional de algum prato, peça ao açougueiro para preparar carne moída com precisamente 25% de gordura – caso não consiga, confira a porcentagem de gordura na embalagem.

CALDO DE OSSOS: O melhor é caseiro. Uso o caldo sem sal em todas as receitas deste livro.

MANTEIGA DE CACAU: A gordura do chocolate, perfeita para "bombinhas" de gorduras.

NIBS DE CACAU: São pequenos pedaços de grãos que foram desidratados, fermentados e assados – ou uma combinação dos três. A textura é semelhante à dos grãos de café, com forte sabor de chocolate. Gosto de espalhar sobre o Chantilly de coco.

CACAU EM PÓ: É um tipo natural de chocolate em pó, com muito mais sabor. Dá para encontrar em diversos mercados.

PESCADOS EM LATA (ANCHOVA, SARDINHA, OSTRA E SALMÃO): O principal é ver em que meio são embalados. Azeite extravirgem ou virgem são as melhores opções, e não óleos muito processados, como girassol ou cártamo.

Parte 1: DIETA CETOGÊNICA NA COZINHA

ÓLEO DE CANOLA: Para saber mais por que é seguro consumir óleo de canola orgânico, extraído a frio e não refinado – embora apenas de vez em quando.

COUVE-FLOR: Em todas as minhas receitas, uma couve-flor grande tem cerca de 780 g. Se for utilizada em buquês ou moída, tanto o peso quanto o volume são indicados. Alguns pratos pedem por arroz de couve-flor, feito de buquês moídos até parecerem grãos.

SEMENTES DE CHIA INTEIRAS E MOÍDAS: Brancas ou pretas, ricas em ácidos graxos ômega-3. Quando cozinhar com elas, não exponha a temperaturas acima de 177 °C. Você pode comprar as sementes inteiras e então passar pelo liquidificador, processador ou moedor de especiarias/café, ou já adquirir moídas. Inteiras, são ótimas para fazer pudim de chia.

GORDURA DE FRANGO (SCHMALTZ): Para derreter em casa, veja a p. 19.

BARRA E GOTAS DE CHOCOLATE: Para fazer bolos, biscoitos e doces, use chocolate sem açúcar ou adoçado com uma mistura de estévia e eritritol.

AMINOS DE COCO: Um substituto saboroso para o molho de soja!

MANTEIGA DE COCO: É para o coco o que a manteiga de amendoim é para o amendoim, ou seja, a polpa moída do fruto. Nos supermercados, procure nas seções étnicas ou de alimentos naturais.

CREME DE COCO: Compre latas que identificam "creme de coco" na embalagem; se não encontrar, leve leite de coco integral e coloque no freezer por pelo menos 24 horas. Vire de cabeça para baixo, abra metade da lata (no caso de garrafas, tampe metade do bocal) e deixe o líquido escorrer. Use o que ficou na embalagem – o creme de coco – em sua receita.

FARINHA DE COCO: Coco seco e bem ralado.

LEITE DE COCO, INTEGRAL E LIGHT: O melhor é o integral! Mas às vezes você quer algo um pouco menos gorduroso, para que o leite seja mais versátil – digamos, com uma tigela de granola.

ÓLEO DE COCO: É para o coco o que o azeite é para a azeitona: óleo extraído a partir da polpa do fruto. Escolha versões não refinadas da primeira prensagem de cocos orgânicos. Algumas de minhas receitas pedem óleo de coco amanteigado, ou seja, colocado em infusão com plantas e extratos naturais, veganos e apropriados para a dieta cetogênica, para imitar o sabor da manteiga.

COCO RALADO: Compre sempre a variedade sem açúcar. Gosto de fios longos por serem mais versáteis – e, se precisar de um coco ralado mais fino, basta passar pelo liquidificador, processador ou moedor de especiarias/café.

PEPTÍDEOS DE COLÁGENO: A proteína mais abundante no corpo e um suplemento natural e de alta qualidade para o dia a dia. É um pó branco que dissolve completamente em líquidos frios ou quentes.

PEPINO: A não ser que eu diga outra coisa, use produtos grandes, com cerca de 430 g.

GORDURA DE PATO: Derretida, pode ser encontrada em diversas lojas. Para fazer em casa, consulte a p. 19.

OVOS: Algumas receitas pedem ovos crus, o que apresenta algum risco de salmonela. Caso você não se sinta confortável com isso – se estiver grávida ou se alguma criança for comer o prato, é preciso ser extracuidadoso –, passe para outra receita ou omita o ovo. Compro os meus de um produtor local que cria galinhas ao ar livre e sem alimentá-las com milho ou soja, portanto, não tenho problema em comê-los.

ERITRITOL: Açúcar do grupo álcool com sabor semelhante ao produto de mesa. Uso a versão de confeiteiro por ser mais homogênea, muito apropriada para "bombinhas" de gorduras e bem versátil para guloseimas assadas. Entretanto, se você tem alergia a milho ou é sensível a FODMAPs, melhor usar estévia.

ALIMENTOS FERMENTADOS (KIMCHI, CHUCRUTE, KEFIR E OUTROS): Embora seja maravilhoso produzir fermentados em casa, eu nunca vou fazer isso – simplesmente não tenho tempo!

SEMENTES DE LINHAÇA INTEIRAS E MOÍDAS: Marrons ou douradas, ricas em ácidos graxos ômega-3. Quando cozinhar com elas, não exponha a temperaturas acima de 177 °C. Você pode comprar as sementes inteiras e então passar pelo liquidificador, processador ou moedor de especiarias/café, ou já adquirir moídas. Raramente uso a linhaça inteira, mas gosto de comprar dessa forma e moer em casa para evitar o risco de estarem oxidadas.

GELATINA SEM SABOR: Semelhante ao colágeno, mas ainda melhor para a saúde do trato intestinal. Esse pó branco deve ser acrescentado a líquidos quentes (mesmo que depois sejam levados à geladeira; veja, por exemplo, a receita de Bala de chá gelado com limão, p. 266).

GHEE: Manteiga clarificada sem os sólidos do leite. É naturalmente livre de whey e não costuma ter caseína e lactose – dependendo do processamento, porém, pode apresentar um pouco das substâncias. Se você tiver sensibilidade a laticínios ou reage com histaminas, melhor evitar.

SEMENTES DE CÂNHAMO SEM CASCA: Também chamadas de "coração de cânhamo", são minhas proteínas low carb e veganas favoritas.

CORDEIRO: Escolha animais criados no pasto.

BANHA SUÍNA: É a gordura suína derretida. Pode ser comprada em lojas ou feita em casa (p. 19).

SUCO DE LIMÃO-SICILIANO: Gosto de usar o suco de limão-siciliano espremido na hora, mas também é possível comprar pronto caso você prefira. Caso esteja sem o produto em casa, vinagre de maçã geralmente é uma boa alternativa.

MAIONESE: Caseira (p. 80) ou comprada pronta, feita a partir de óleo de abacate, rica em gorduras saudáveis. Passe longe de maioneses produzidas com óleo vegetal.

Parte 1: DIETA CETOGÊNICA NA COZINHA

ÓLEO MCT: Uma gordura saudável que favorece a produção de cetonas. Embora o óleo de coco não incremente as cetonas de maneira tão eficaz, pode ser usado em substituição ao MCT.

MOSTARDA DE DIJON: Surpreendentemente, muitas mostardas contêm açúcar, álcool e outros ingredientes estranhos. Leia os rótulos e compre um produto sem nada disso.

LEITE VEGETAL: Não é leite no sentido tradicional, mas sim o líquido obtido da combinação de oleaginosas, sementes ou coco com água. (Para saber como fazer em casa, consulte a p. 16). Quando uma receita pedir leite vegetal, escolha uma bebida sem açúcar ou aromatizantes, como de amêndoas ou de coco light.

IOGURTE VEGETAL: Feito sem laticínios.

LEVEDURA NUTRICIONAL: Fermento inativo que tem forte sabor amendoado e semelhante ao queijo, perfeito para fazer um molho "de queijo" sem laticínios!

PASTA DE OLEAGINOSAS (CASTANHA-DO-PARÁ, CASTANHA-DE-CAJU, MACADÂMIA, PECÃ, NOZES ETC.): Veja também manteiga de amêndoa. Excelente aquisição para dietas keto – e ótima para comer em colheradas, direto da embalagem. Veja como preparar manteiga de oleaginosas e sementes na p. 17.

OLEAGINOSAS (AMÊNDOA, CASTANHA-DO-PARÁ, CASTANHA-DE-CAJU, PECÃ, PINHOLE, NOZES ETC.): Por motivos de saúde, é melhor deixar de molho e/ou assar as oleaginosas antes de consumi-las (leia mais na p. 17).

AZEITE DE OLIVA: Uso o produto extravirgem na maioria das receitas que pedem um sabor leve (ou quando é pelo menos compatível com os pratos). Só escolho a versão refinada para fazer maionese (p. 80). Algumas de minhas receitas pedem azeite amanteigado (colocado em infusão com plantas e extratos naturais, veganos, sem glúten e apropriados para a dieta cetogênica, para imitar o sabor da manteiga), que pode ser encontrado em lojas especializadas.

AZEITONA: As melhores são conservadas em azeite virgem ou extravirgem, ou em água com um pouco de sal. Só isso!

ÓLEO DE PALMA: Existem dois tipos: o óleo de palma, extraído do fruto da palma, rico em vitaminas A e E, e o óleo de palmiste, que vem da semente, não tem o mesmo perfil nutricional e apresenta bem mais gordura saturada. Recomendo o óleo de palma, por causa dos nutrientes. Ao comprar, escolha alimentos orgânicos e fornecedores comprometidos com a ética – tenha cuidado com o que vem do Sudeste Asiático, onde a produção dos ingredientes pode comprometer o habitat de orangotangos.

CARNE SUÍNA: Compre a que vem de animais criados no pasto.

TORRESMO: Pele frita de suínos. Existe muito torresmo de baixa qualidade, preparado com óleos questionáveis; leia a etiqueta da embalagem e escolha a marca com cuidado.

AVES: Compre carne de animais criados ao ar livre e que não tenham sido alimentados com ração de milho ou soja.

Capítulo 3: COMO USAR AS RECEITAS

PROTEÍNA EM PÓ: Para receitas líquidas que pedem proteína em pó, recomendo usar colágeno em receitas frias e gelatina em receitas quentes. O caldo de ossos também pode ser utilizado, mas seu sabor estará presente na bebida.

MOLHO PARA SALADA: O melhor é sempre caseiro (veja receitas nas p. 84-87).

FRUTOS DO MAR: Procure ingredientes pescados de maneira ética.

SAL MARINHO CINZA FINO: Uso na maior parte das minhas receitas. Em bebidas, porém, gosto de usar sal rosa do Himalaia, por ter sabor mais suave.

MANTEIGA DE SEMENTES (CÂNHAMO, ABÓBORA, GIRASSOL ETC.): Para usar no preparo de receitas, compre ingredientes de consistência homogênea, sem acréscimo de açúcar ou de óleos vegetais.

SEMENTES (ABÓBORA, GERGELIM, GIRASSOL ETC.):

Por motivos de saúde, é melhor deixar de molho e/ou assar as sementes antes de consumi-las (leia mais na p. 17).

ESPECIARIAS E MISTURAS DE ESPECIARIAS: Você pode combinar diferentes ingredientes e ervas para criar suas próprias misturas (pp. 89-94) ou comprá-las prontas.

ESTÉVIA LÍQUIDA: Existem diversos produtos à base de estévia com gosto ruim, mas encontrei alguns de muita qualidade que são ótimos para substituir xilitol ou eritritol em receitas de confeitaria caso você tenha sensibilidade a FODMAPs.

GORDURA BOVINA: É a gordura bovina derretida, que pode ser comprada em diversas lojas. Para fazer em casa, veja a p. 19.

EXTRATO DE BAUNILHA OU BAUNILHA EM PÓ: Podem ser usados indistintamente em quantidades iguais. Para receitas que não são cozidas, gosto de extrato de baunilha sem álcool, que não deixa retrogosto.

VINHO TINTO OU BRANCO: Opcional, mas confere sabor com um acréscimo mínimo de carboidratos, já que a maior parte do álcool evapora durante o cozimento.

XILITOL: Açúcar do grupo álcool geralmente vindo da bétula, embora seja possível encontrar o produto feito a partir de abóboras. Se tiver sensibilidade a FODMAPS, pode ser melhor usar estévia; ao contrário dela e do eritritol, o xilitol contribui para a quantidade de carboidratos de um prato. Pode ser encontrado em diversos mercados.

ABOBRINHA-ITALIANA: Nas receitas deste livro, o produto de tamanho médio corresponde a 200 gramas.

Parte 1: DIETA CETOGÊNICA NA COZINHA

PARA ENTENDER AS RECEITAS

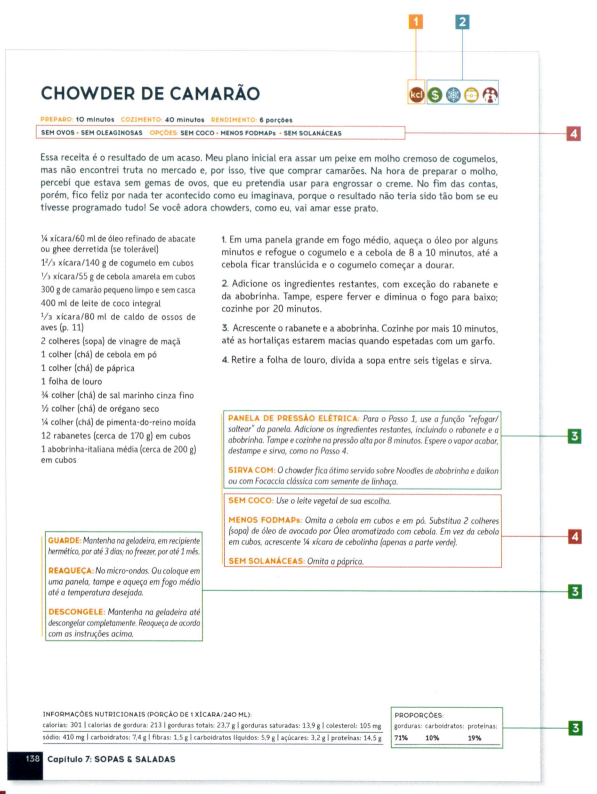

CHOWDER DE CAMARÃO

PREPARO: 10 minutos   **COZIMENTO:** 40 minutos   **RENDIMENTO:** 6 porções

SEM OVOS • SEM OLEAGINOSAS   OPÇÕES: SEM COCO • MENOS FODMAPs • SEM SOLANÁCEAS

Essa receita é o resultado de um acaso. Meu plano inicial era assar um peixe em molho cremoso de cogumelos, mas não encontrei truta no mercado e, por isso, tive que comprar camarões. Na hora de preparar o molho, percebi que estava sem gemas de ovos, que eu pretendia usar para engrossar o creme. No fim das contas, porém, fico feliz por nada ter acontecido como eu imaginava, porque o resultado não teria sido tão bom se eu tivesse programado tudo! Se você adora chowders, como eu, vai amar esse prato.

¼ xícara/60 ml de óleo refinado de abacate ou ghee derretida (se tolerável)

1²/₃ xícara/140 g de cogumelo em cubos

¹/₃ xícara/55 g de cebola amarela em cubos

300 g de camarão pequeno limpo e sem casca

400 ml de leite de coco integral

¹/₃ xícara/80 ml de caldo de ossos de aves (p. 11)

2 colheres (sopa) de vinagre de maçã

1 colher (chá) de cebola em pó

1 colher (chá) de páprica

1 folha de louro

¾ colher (chá) de sal marinho cinza fino

½ colher (chá) de orégano seco

¼ colher (chá) de pimenta-do-reino moída

12 rabanetes (cerca de 170 g) em cubos

1 abobrinha-italiana média (cerca de 200 g) em cubos

1. Em uma panela grande em fogo médio, aqueça o óleo por alguns minutos e refogue o cogumelo e a cebola de 8 a 10 minutos, até a cebola ficar translúcida e o cogumelo começar a dourar.

2. Adicione os ingredientes restantes, com exceção do rabanete e da abobrinha. Tampe, espere ferver e diminua o fogo para baixo; cozinhe por 20 minutos.

3. Acrescente o rabanete e a abobrinha. Cozinhe por mais 10 minutos, até as hortaliças estarem macias quando espetadas com um garfo.

4. Retire a folha de louro, divida a sopa entre seis tigelas e sirva.

PANELA DE PRESSÃO ELÉTRICA: Para o Passo 1, use a função "refogar/saltear" da panela. Adicione os ingredientes restantes, incluindo o rabanete e a abobrinha. Tampe e cozinhe na pressão alta por 8 minutos. Espere o vapor acabar, destampe e sirva, como no Passo 4.

SIRVA COM: O chowder fica ótimo servido sobre Noodles de abobrinha e daikon ou com Focaccia clássica com semente de linhaça.

SEM COCO: Use o leite vegetal de sua escolha.

MENOS FODMAPs: Omita a cebola em cubos e em pó. Substitua 2 colheres (sopa) de óleo de avocado por Óleo aromatizado com cebola. Em vez da cebola em cubos, acrescente ¼ xícara de cebolinha (apenas a parte verde).

SEM SOLANÁCEAS: Omita a páprica.

GUARDE: Mantenha na geladeira, em recipiente hermético, por até 3 dias; no freezer, por até 1 mês.

REAQUEÇA: No micro-ondas. Ou coloque em uma panela, tampe e aqueça em fogo médio até a temperatura desejada.

DESCONGELE: Mantenha na geladeira até descongelar completamente. Reaqueça de acordo com as instruções acima.

INFORMAÇÕES NUTRICIONAIS (PORÇÃO DE 1 XÍCARA/240 ML):
calorias: 301 | calorias de gordura: 213 | gorduras totais: 23,7 g | gorduras saturadas: 13,9 g | colesterol: 105 mg
sódio: 410 mg | carboidratos: 7,4 g | fibras: 1,5 g | carboidratos líquidos: 5,9 g | açúcares: 3,2 g | proteínas: 14,5 g

PROPORÇÕES:
gorduras: 71%   carboidratos: 10%   proteínas: 19%

138 Capítulo 7: SOPAS & SALADAS

1. PERFIS *FAT FUELED*

Indica em quais perfis Fat Fueled a receita se encaixa.

 KETO CLÁSSICO:
Contém pelo menos 65% de gorduras e apenas 10% (ou menos) de carboidratos.

 KETO TURBINADO:
Contém pelo menos 30% de proteínas.

 "BOMBINHA" DE GORDURA/ÓTIMA PARA ADAPTAÇÃO À GORDURA:
Contém pelo menos 85% de gorduras.

3. INSTRUÇÕES

• **GUARDE:**
Informações sobre como armazenar na geladeira, no freezer (se for o caso) ou em temperatura ambiente.

• **DESCONGELE:**
Informações sobre como descongelar ou preparar o prato que esteja congelado.

• **REAQUEÇA:**
Informações sobre como reaquecer, se for o caso.

• **PREPARO ANTECIPADO:**
Dicas para reduzir o tempo de preparo com planejamento antecipado.

• **PANELA DE PRESSÃO ELÉTRICA:**
Instruções para preparar a receita no aparelho.

• **SIRVA COM:**
Ideias para criar uma refeição completa acrescentando ingredientes simples ou combinando com outras receitas deste livro.

• **PROPORÇÕES:**
Indica a proporção de gorduras, carboidratos (totais, não líquidos) e proteínas.

 COMO REFORÇO DE CARBOIDRATOS:
Ensina a adaptar a receita para um reforço adequado aos perfis Keto Completo, Adaptado ou Total. Ao introduzir carboidratos em uma receita, reduzo proporcionalmente a quantidade de gorduras, o que interfere no sabor do prato.

PESOS E MEDIDAS

Na lista de ingredientes de uma receita, nem sempre dou o peso de uma hortaliça ou fruta, mas indico o tamanho para ajudar na hora das compras. Caso o item seja picado ou as medidas possam variar de país para país, incluí o peso para auxiliar no preparo da receita.

2. CARACTERÍSTICAS

Identificam importantes características da receita.

 ECONOMIA:
Custa menos de US$ 3 por porção.

 PARA CONGELAR:
Pode ser mantida no freezer e consumida mais tarde.

 NA MARMITA:
Não fica empapada e dá para servir morna ou fria. Melhor armazenar em embalagens térmicas.

 PARA TODA FAMÍLIA
Rende ao menos quatro porções.

 RAPIDINHA:
Leva cerca de 10 minutos para ficar pronta, do começo até o delicioso fim.

4. DIETAS ESPECIAIS

Informações para quem tem sensibilidades ou alergias. Mostro quando uma receita pode ser feita sem um ingrediente específico – os detalhes para adaptá-la aparecem no fim da página.

• **SEM COCO:**
Não contém o ingrediente ou seus derivados.

• **SEM OVO:**
Não contém o ingrediente.

• **SEM SOLANÁCEAS:**
Não contém o ingrediente.

• **SEM OLEAGINOSAS:**
Não contém o ingrediente. (O coco não é considerado oleaginosa.)

• **MENOS FODMAPs:**
Contém poucos FODMAPs. Entretanto, leia atentamente a receita caso você seja muito sensível a eles, já que alguns ingredientes, como leite de coco, foram considerados "seguros" quando houver ½ xícara/120 ml ou menos por porção. A quantidade de FODMAPs em levedura nutricional é desconhecida, por isso foi considerado seguro neste livro; o avocado também, quando houver ⅛ da fruta na porção.

• **VEGETARIANA:**
Lacto-ovo vegetariana.

• **VEGANA:**
Não contém produtos de origem animal.

CAPÍTULO 4
PLANEJAMENTO DE REFEIÇÕES E LISTAS DE COMPRAS

Quando comecei a dieta cetogênica, não fazia ideia de como acrescentar mais gorduras às receitas (com as dicas deste livro, você está garantida) e não conseguia imaginar como consumi-las ou como planejar minhas refeições de maneira eficiente. Com frequência, eu me via passando maionese em sobrecoxas de frango e chamando aquilo de almoço – e jantar. Que chato! Se alguém tivesse me dado um plano de refeições, eu teria descoberto como fazer a dieta keto funcionar para mim de um jeito bem menos dolorido e muito mais prazeroso.

OS PERFIS *FAT FUELED*

Esses cinco planos diferentes funcionam como guias para 28 dias de refeições em cada perfil Fat Fueled.

O plano para o **Keto Clássico** (adequado para se adaptar à gordura) é diferente do **Keto Completo** e do **Keto Adaptado** – ou seja, depois de adaptar-se, será possível passar para o Keto Completo (um reforço de carboidratos por semana) ou para o Keto Adaptado (cerca de dois reforços por semana) sem repetir refeições por mais 28 dias.

O **Keto Clássico** (sem reforços) e o **Keto Total** (reforços diários) são semelhantes; se você está no caminho da adaptação à gordura e perceber que o plano Clássico, sem reforços, não é o melhor para seu corpo, pode trocar por outro que tenha reforços sem precisar fazer todas as compras de novo.

O perfil **Keto Turbinado** é único e mostra como seguir diariamente um plano cetogênico rico em proteínas com sucesso.

Depois de adotar os planos por um tempo, lembre-se de que seu corpo está no controle e que ele será o responsável por informar se você precisa de mais comida, se está recebendo alimentos demais, se não gosta de alguns aspectos da dieta... Ouça o que ele diz! Esses planos de refeições são modelos para que você comece bem, mas não é preciso segui-los para ter "sucesso".

SOBRAS

Criei esses planos de refeições para deixar as coisas mais fáceis para você. Por exemplo, eles fazem uso generoso de sobras; receitas marcadas com "*Sobras*" não são feitas do zero. Você encontrará notas numeradas no fim dos planos que indicam quando congelar ou refrigerar porções da receita para servir mais tarde.

Algumas receitas usadas como sobras pedem ingredientes perecíveis que não podem ser congelados, a exemplo da endívia no Sloppy Jolene indiano. Nesses casos, a quantidade de itens perecíveis na lista de compras foi reduzida e será indicado apenas o que for necessário para aquela semana. Também existem receitas que rendem sobras, mas não serão servidas novamente (estão listadas no fim do plano). São ótimas para dividir com os amigos, para os momentos em que você precisa de mais comida durante a semana ou para ajudar a criar um plano de refeições para a semana 5.

QUANTIDADES E HORÁRIOS

Cada plano foi criado para uma pessoa. Se houver mais gente para alimentar, basta multiplicar as receitas e as listas de compras pelo número de pessoas.

Para ajudar a evitar patamares de emagrecimento, o consumo de macros e calorias varia diariamente. Quando você começa a dieta keto, pode sentir que tem fome o tempo todo. Muitos planos compensam isso com uma quantidade maior de comida no começo; essa quantidade diminuirá conforme seu corpo for se ajustando.

Caso você precise de mais alimentos diariamente, consulte a primeira página de cada plano de refeições: as notas indicam onde acrescentar mais comida de maneira fácil.

Se não tiver fome na hora de uma refeição, congele aquela porção, dê para um amigo ou transfira para o dia seguinte. A informação nutricional e o cálculo de macros baseiam-se na suposição de que você comerá todas as refeições daquele dia, incluindo os lanchinhos.

Caso prefira fazer apenas duas refeições por dia, pode combinar facilmente, e como quiser, as receitas sugeridas.

BEBIDAS KETO

A Limonada Keto (p. 282) aparece em diversos planos. Se você começou agora a dieta cetogênica, é muito aconselhável que prepare a bebida todos os dias e que a mantenha por perto durante o processo de adaptação. O Latte turbinado também surge com frequência; quando citado, uma receita de 475 ml equivale a uma porção. E duvido que você tenha dificuldade em tomar tudo.

LISTA DE COMPRAS

Dividi por categorias: frutas e hortaliças frescas; carnes, ovos e caldos; gorduras e óleos; ervas secas e especiarias; itens de despensa, como farinhas e vinagres. **Sal e pimenta-do-reino** não aparecem, porque a maioria das pessoas têm os dois à mão o tempo todo. Considero que você vá comprar **caldo de ossos e maionese** para utilizar nas refeições; se quiser prepará-los em casa, consulte a página da receita e acrescente os ingredientes à lista de compras da semana. Também imagino que você adquira **misturas de especiarias** prontas – como tempero italiano – ou que as prepare com antecedência, já que podem ser mantidas na despensa por um bom tempo.

Em nome da simplicidade, quando uma receita der alternativas de ingredientes, como "3 colheres (sopa) de óleo de abacate ou azeite de oliva extravirgem", a lista de compras inclui apenas a opção mais comum (geralmente a primeira citada). Para conferir as alternativas, consulte a página da receita.

Por fim, lembre-se de que, se você tiver sensibilidade a alguns ingredientes, deve adaptar as listas de compras com as modificações necessárias.

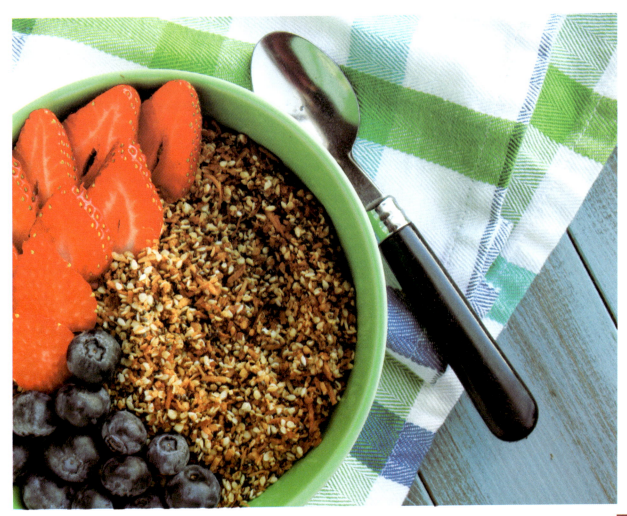

CAMINHO 1
KETO CLÁSSICO

Este é um plano para o perfil Fat Fueled Keto Clássico. Tanto faz se você começou agora a dieta cetogênica ou já é uma veterana: essas sugestões garantem mais variedade em seu estilo de vida rico em gorduras. Siga o plano até se adaptar à gordura e então mude para o Keto Completo ou Keto Adaptado.

> Acha que a quantidade de comida não é suficiente para você? A melhor maneira de dar mais sustância às refeições sem se preocupar com a mudança nos macros é aumentar a gordura no Latte turbinado, preparar uma "bombinha" de gordura (veja a tabela que começa na p. 292) para comer depois da refeição ou dobrar a porção, multiplicando as receitas conforme for necessário.

LISTA DE COMPRAS PARA A SEMANA 1

FRUTAS E HORTALIÇAS FRESCAS
- Rúcula, 70 g
- Avocado, 1 grande
- Manjericão, ½ maço pequeno
- Alface-lisa, 1 maço pequeno
- Couve-flor, 1 maço grande
- Aipo, 1 talo pequeno
- Cebolinha-francesa, 1 maço pequeno
- Coentro, 1 maço pequeno
- Endro bem picado, ¾ colher (chá)
- Alho, 1 dente
- Gengibre, pedaço de 3,75 cm
- Limão-siciliano, 9, mais 5 opcionais *(para Limonada e Hambúrguer no prato)*
- Limão-taiti, 1
- Hortelã, 4 galhos *(opcional, para a Limonada)*
- Cebola-branca, ¼
- Cebolinha-verde, 4
- Salsinha, 1 maço pequeno
- Espinafre, 140 g
- Raiz de cúrcuma, pedaço de 23 cm

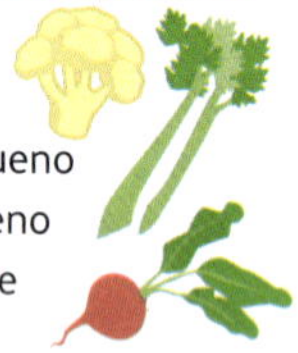

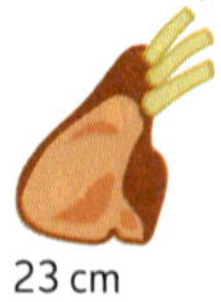

CARNES, OVOS E CALDOS
- Filés de anchova, 2 (13 g)
- Bacon, de preferência em fatias grossas, 370 g
- Caldo de carne, ½ xícara mais 2 colheres (sopa) (150 ml) (Se preparar em casa, veja os ingredientes na p. 12)
- Sobrecoxa de frango sem osso e sem pele, 340 g
- Ovo, 1 dúzia, grandes
- Carne moída com 20-30% de gordura, 455 g
- Costeleta de porco com osso e cerca de 1,25 cm de espessura, 600 g

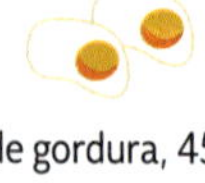

GORDURAS E ÓLEOS
- Óleo de abacate refinado, 4½ colheres (sopa)
- Manteiga de cacau, ½ xícara (120 g)
- Óleo de coco, ½ xícara (105 g)
- Banha suína, 2 colheres (sopa), mais para untar
- Maionese feita com óleo de abacate, ¼ xícara mais 1 colher (sopa) (65 g) *(Se preparar em casa, veja os ingredientes na p. 80)*
- Óleo MCT, 1 xícara mais 2 colheres (sopa) (270 ml)

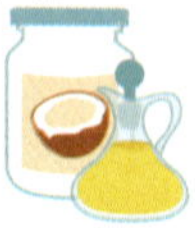

ERVAS SECAS E ESPECIARIAS
- Tempero cajun (p. 92), 2½ colheres (chá)
- Pimenta-de-caiena, ½ colher (chá)
- Canela em pó, 2 colheres (sopa) mais 2 colheres (chá)
- Cravo-da-índia em pó, ¼ colher (chá)
- Tempero italiano (p. 94), 1 colher (sopa) mais 1 colher (chá)
- Noz-moscada ralada, ⅛ colher (chá)
- Orégano, 1 colher (sopa) mais 1 colher (chá)
- Tomilho, 1 colher (sopa) mais 1 colher 1½ colher (chá)

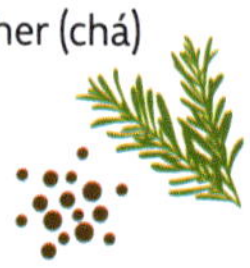

DESPENSA
- Manteiga de amêndoa lisa e sem açúcar, 1 colher (sopa)
- Farinha de amêndoa sem pele, 2 xícaras (220 g)
- Suco de aloe vera (da parte interna), ¼ a ½ xícara (60-150 ml) *(opcional, para a Limonada)*
- Vinagre de maçã, 2 colheres (sopa) mais 1¾ colher (chá)
- Fermento em pó, 1 colher (sopa) mais ¼ colher (chá)
- Cacau em pó, ¼ xícara (20 g)
- Alcaparra, 1 colher (sopa)
- Leite de coco integral, 520 ml
- Coco ralado sem açúcar, ½ xícara (50 g)
- Café moído, ¾ xícara (65 g) ou chá à sua escolha, ⅓ xícara (10 g) de folhas soltas ou 8 saquinhos
- Peptídeos de colágeno, ½ xícara (80 g)
- Mostarda de Dijon, 1 colher (chá)
- Eritritol de confeiteiro (fino), ⅓ xícara mais 3 colheres (sopa) (85 g)
- Sementes de linhaça inteiras, 1½ xícara (264 g)
- Gelatina sem sabor, 1 colher (sopa)
- Sementes de cânhamo sem casca, ¼ xícara mais 2 colheres (sopa) (56 g)
- Leite vegetal, 4½ xícaras (1,1 litro)
- Levedura nutricional, ½ xícara mais 2 colheres (sopa) (42 g)
- Torresmo sem sal, 40 g
- Estévia líquida, ¾ colher (chá) *(opcional, para bebidas)*
- Chá de sua escolha, 2 colheres (chá) de folhas soltas ou 2 saquinhos
- Extrato de baunilha, 1 colher (sopa) mais 1¾ colher (chá)
- Vinho branco, como Pinot Grigio, Sauvignon Blanc ou Chardonnay fermentado em barris de inox, 2 colheres (sopa) mais 2 colheres (chá)

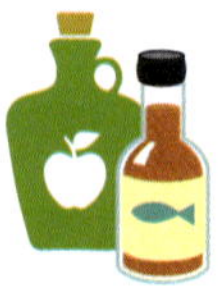

> Sal marinho cinza fino e pimenta-do-reino moída são necessários em muitas receitas. Compre uma só vez e use ao longo de todo o plano.

	REFEIÇÃO 1	REFEIÇÃO 2	REFEIÇÃO 3	LANCHINHO	MACROS/TOTAIS DIÁRIOS			
DIA 1	**MUFFIN DE LINHAÇA E CANELA**[1] ½ 🍥 **P99** —— **LATTE TURBINADO** **P288**	**SALADA DE ESPINAFRE COM TIRINHAS DE FRANGO EMPANADO** ½ **P144**	**UM PRATO DE SOBRAS DE HAMBÚRGUER DO JANTAR** **P170**	**FUDGE DE BACON**[2] 🍥 **P254** —— **LIMONANDA KETO** **P282**	gorduras 75% / carboidratos 7% / proteínas 18% / calorias 2039 / gorduras totais 171 / gorduras saturadas 84.9	colesterol. 358 / sódio 1818 / carboidratos 34.7 / fibras 19.5 / carboidratos líquidos 12.5 / proteínas 89.8		
DIA 2	**LATTE TURBINADO** **P288**	*Um prato de sobras de* **Hambúrguer** *do jantar*	**COSTELETA DE PORCO COM MOLHO DE LIMÃO E TOMILHO** ½ **P192**	**SALGADINHO DE BACON**[3] ½ 🍥 **P254** *com* **GUACAMOLE DE MCT** *(duas porções)* **P120**	gorduras 76% / carboidratos 5% / proteínas 19% / calorias 1897 / gorduras totais 161 / gorduras saturadas 83.3	colesterol. 262 / sódio 2427 / carboidratos 24.7 / fibras 15.8 / carboidratos líquidos 8.9 / proteínas 87.9		
DIA 3	**MILK-SHAKE DOURADO PARA QUEIMAR GORDURA** **P276**	*Sobras de* **Salada de** espinafre com tirinhas de frango empanado	*Sobras de* **salgadinho de bacon** *com sobras* Guacamole de MCT *(duas porções)*	**LIMONADA KETO** **P282**	gorduras 74% / carboidratos 9% / proteínas 17% / calorias 1866 / gorduras totais 154 / gorduras saturadas 93.8	colesterol. 254 / sódio 1836 / carboidratos 41.1 / fibras 22.5 / carboidratos líquidos 15.9 / proteínas 78.2		
DIA 4	*Sobras de* **Muffin de** linhaça e canela —— **LATTE TURBINADO** com 2 colheres de sopa de colágeno adicional **P288**	*Sobras de* **Fudge de bacon**	*Sobras de* **Costeleta de** porco com molho de limão e tomilho	**LIMONADA KETO** **P282**	gorduras 80% / carboidratos 4% / proteínas 16% / calorias 1517 / gorduras totais 134 / gorduras saturadas 68.9	colesterol. 222 / sódio 1143 / carboidratos 17.5 / fibras 9 / carboidratos líquidos 5.8 / proteínas 59.8		
DIA 5	**LATTE TURBINADO** com 2 colheres de sopa de colágeno adicional **P288**	*Sobras de* **salgadinho de bacon** *com sobras de* **Guacamole de MCT** *(duas porções)*	*Sobras de* **Costeleta de** porco com molho de limão e tomilho	**LIMONADA KETO** **P282**	gorduras 80% / carboidratos 6% / proteínas 14% / calorias 1602 / gorduras totais 142 / gorduras saturadas 86.1	colesterol. 161 / sódio 1575 / carboidratos 24.7 / fibras 12 / carboidratos líquidos 10 / proteínas 56.1		
DIA 6	**PANQUECAS** ½ **P96**	*Um prato de sobras de* **Hambúrguer** *do jantar* coberto com sobras de **Guacamole de MCT**	**MILK-SHAKE DOURADO PARA QUEIMAR GORDURA** **P276**	**LIMONADA KETO** **P282**	gorduras 73% / carboidratos 7% / proteínas 20% / calorias 1832 / gorduras totais 149 / gorduras saturadas 101	colesterol. 443 / sódio 2133 / carboidratos 32.2 / fibras 14.1 / carboidratos líquidos 15.4 / proteínas 91.5		
DIA 7	*Sobras de* muffin de linhaça e canela —— **LATTE TURBINADO** com 2 colheres de sopa de colágeno adicional **P288**	**QUICHE PARA QUEM AMA BACON**[4] 🍥 **P100** **SALADA CAESAR COM ALCAPARRA**[5] ½ 🍥 **P149**		**CHÁ GELADO COM VINAGRE** **P278**	gorduras 79% / carboidratos 7% / proteínas 14% / calorias 1262 / gordura total 111 / gorduras saturadas 53.9	colesterol. 223 / sódio 1217 / carboidratos 22.9 / fibras 14.4 / carboidratos líquidos 8.5 / proteínas 44		

½ MEIA PORÇÃO

🍥 CONGELE

RECEITAS EM LETRAS MAIÚSCULAS devem ser preparadas na hora.

[1] Congele um muffin para a semana 2, um para a semana 3 e outro para comer depois do plano de refeições.

[2] Congele metade do fudge para a semana 2.

[3] Congele uma porção para a semana 2.

[4] Congele uma quiche para a semana 2, duas para a semana 3 e ½ para a semana 4. (Cada quiche equivale a duas porções.)

[5] Mantenha metade da receita na geladeira para a semana 2.

Parte 1: DIETA CETOGÊNICA NA COZINHA 37

CAMINHO 1
KETO CLÁSSICO

LISTA DE COMPRAS PARA A SEMANA 2

FRUTAS E HORTALIÇAS FRESCAS
- Aspargo, ½ maço (cerca de 185 g)
- Frutas vermelhas, 170 g (opcional, para o mingau)
- Alface-lisa, 1 maço pequeno
- Coentro, ½ maço (cerca de 25 g)
- Alho, 6 dentes
- Gengibre, pedaço de 5 cm
- Couve-de-folhas, 140 g
- Limão-siciliano, 1 grande
- Limão-taiti, 3
- Hortelã, 4 ou 5 galhos
- Cogumelo-de-paris, 4 (cerca de 57 g)
- Cebolinha-verde, 2 maços
- Salsinha, 5 ou 6 galhos
- Rabanete, 20 (2 maços pequenos)
- Abobrinha, 4 médias

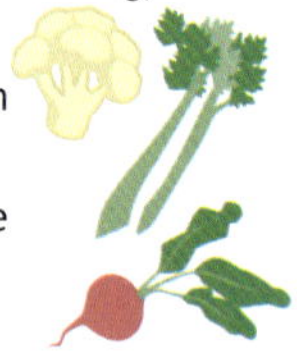

CARNE, OVOS E CALDOS
- Bacon, 5 fatias
- Caldo de ossos bovino, 2 xícaras (475 ml) (Se preparar em casa, veja os ingredientes na p. 11)
- Peito bovino, 1,4 kg
- Acém bovino, 455 g
- Ovo, 2 grandes
- Carne moída com 20-30% de gordura, 455 g
- Pepperoni, 105 g
- Barriga de porco, 225 g
- Sobrecoxa de peru com osso e pele, 600 g

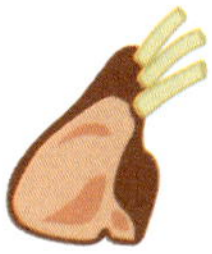

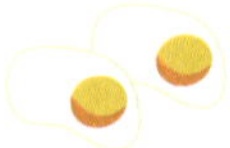

GORDURAS E ÓLEOS
- Óleo de abacate refinado, 1⅔ xícara (390 ml), mais um pouco para uso geral
- Manteiga de cacau, 3 colheres (sopa)
- Óleo de coco, ⅓ xícara (80 ml)
- Óleo de coco amanteigado, ¼ xícara (60 ml)
- Maionese feita com óleo de abacate, 1¼ xícara mais 1 colher (sopa) (275 g) (Se preparar em casa, veja os ingredientes na p. 80)
- Óleo MCT ou óleo de coco, 3 colheres (sopa)

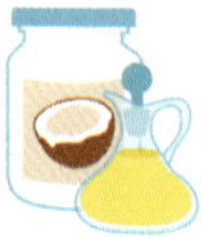

ERVAS SECAS E ESPECIARIAS
- Tempero cajun (p. 92), 2¼ colher (chá)
- Canela em pó, 1 colher (chá)
- Cravo-da-índia em pó, ¼ colher (chá)
- Cominho em pó, 1 colher (sopa)
- Tempero italiano (p. 94), ½ colher (chá)
- Orégano, 1 colher (sopa)

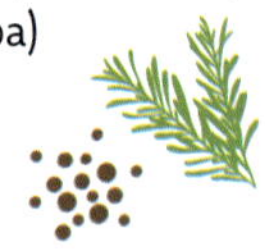

DESPENSA
- Farinha de amêndoa sem pele, ¼ xícara (40 g)
- Farinha de amêndoa com pele, ¼ xícara (28 g)
- Vinagre de maçã, ¼ xícara (60 ml)
- Vinagre balsâmico (de preferência vinagre de coco estilo balsâmico da NUCO), 2 colheres (sopa)
- Castanha-do-pará crua, 4
- Sementes de chia, 1 colher (sopa)
- Leite de coco integral, 2 colheres (sopa)
- Café moído, ½ xícara mais 1 colher (sopa) (45 g), ou chá de sua escolha, 2 colheres (sopa) de folhas soltas ou 6 saquinhos
- Peptídeos de colágeno, ¼ xícara mais 3 colheres (sopa) (70 g)
- Mostarda de Dijon, 2¼ colheres (chá)
- Eritritol de confeiteiro (fino), 1 colher (sopa)
- Sementes de linhaça inteiras, 1 colher (sopa) mais 1½ colher (chá)
- Gelatina sem sabor, ¼ xícara (40 g)
- Chá-verde, 1 colher (sopa) de folhas soltas ou 4 saquinhos
- Sementes de cânhamo sem casca, ¾ xícara mais 1 colher (sopa) (125 g)
- Raiz-forte preparada, 2 colheres (chá)
- Leite vegetal sem açúcar, 1 xícara (240 ml), mais um pouco para o mingau (opcional)
- Mostarda amarela pronta, 1 colher (chá)
- Sementes de gergelim, ½ xícara (75 g)
- Estévia líquida, 7 a 9 gotas, mais 6 a 12 gotas opcionais (para bebidas)
- Extrato de baunilha, 1½ colher (chá)
- Vinho branco, como Pinot Grigio, Sauvignon Blanc ou Chardonnay fermentado em barris de inox, 2 colheres (sopa)
- Xilitol granulado, 2 colheres (sopa) (opcional, para os tacos)

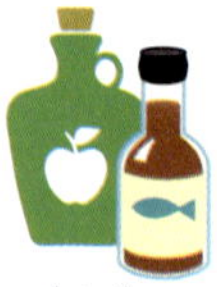

	REFEIÇÃO 1	REFEIÇÃO 2	REFEIÇÃO 3	LANCHINHO	MACROS/TOTAIS DIÁRIOS	
DIA 8	LATTE TURBINADO P288	TACO DE CARNE DESFIADA P174	*Sobras de* **Salada caesar** com alcaparra crocante **SOBRECOXA DE PERU AO BALSÂMICO**[1] ½ ❄ P198 **NOODLES DE ABOBRINHA** *com 2 colheres (sopa) de maionese* P236		gorduras 79% carboidratos 3% proteínas 18% calorias 1663 gorduras totais 146 gorduras saturadas 52.9	colesterol. 224 sódio 1549 carboidratos 11.8 fibras 4.8 carboidratos líquidos 7 proteínas 76.3
DIA 9	CHÁ-VERDE COM ÓLEO DE COCO P279	*Sobras de* **Taco** de carne desfiada **NOODLES DE ABOBRINHA** *com* **ÓLEO DE ALHO** P376 P90	**PIZZA DE PEPPERONI DO MICHAEL**[2] ❄ P172	*Sobras de* **Fudge de bacon**	gorduras 78% carboidratos 4% proteínas 18% calorias 1644 gorduras totais 142 gorduras saturadas 53.2	colesterol. 335 sódio 1445 carboidratos 18.2 fibras 5.5 carboidratos líquidos 12.7 proteínas 74.3
DIA 10	MINGAU DE CÂNHAMO SEM GRÃOS P104	*Sobras de* **Taco de carne** desfiada	*Sobras* **Quiche para** quem ama bacon **NOODLES DE ABOBRINHA** *com 2 colheres (sopa) de maionese* P236		gorduras 74% carboidratos 7% proteínas 19% calorias 1738 gorduras totais 143 gorduras saturadas 34.1	colesterol. 364 sódio 1344 carboidratos 31.5 fibras 19.4 net carboidratos 12.1 proteínas 82.3
DIA 11	*Sobras mingau de cânhamo sem grãos com 1 colher (sopa) de óleo de coco e misturado com 2 colheres (sopa) de colágeno*	**BARRIGA DE PORCO CAJUN COM SALADA** ½ P146	*Sobras* **Quiche para quem** ama bacon **NOODLES DE ABOBRINHA** *com 2 colheres (sopa) de maionese* P236		gorduras 82% carboidratos 6% proteínas 12% calorias 2482 gorduras totais 228 gorduras saturadas 73.1	colesterol. 321 sódio 1066 carboidratos 34.5 fibras 21.4 carboidratos líquidos 13.1 proteínas 76.2
DIA 12	CHÁ VERDE COM ÓLEO DE COCO P279	*Sobras de* **Pizza de** pepperoni do Michael	**ESTROGONOFE DE CARNE**[3] ½ ❄ P160	*Sobras de salgadinho de bacon com 2 colheres (sopa) de maionese*	gorduras 76% carboidratos 4% proteínas 20% calorias 1688 gorduras totais 143 gorduras saturadas 59.8	colesterol. 369 sódio 1738 carboidratos 15.5 fibras 3.6 carboidratos líquidos 11.9 proteínas 85
DIA 13	*Sobras Muffin de linhaça e canela* **LATTE TURBINADO** *com 2 colheres (sopa) de colágeno adicional* P288	*Sobras de* **Barriga de** porco cajun com salada		*Sobras de* **Fudge de bacon**	gorduras 88% carboidratos 4% proteínas 9% calorias 2031 gorduras totais 198 gorduras saturadas 87.7	colesterol. 221 sódio 688 carboidratos 19 fibras 11.8 carboidratos líquidos 7.2 proteínas 43.2
DIA 14	LATTE TURBINADO P288	*Sobras de* **Pizza de** pepperoni do Michael	*Sobras de* **Sobrecoxa** de peru ao balsâmico **ASPARGO COM BACON E MOLHO DE RAIZ-FORTE** ½ P122		gorduras 77% carboidratos 2% proteínas 21% calorias 1342 gordura total 115 gorduras saturadas 41.6	colesterol. 176 sódio 1772 carboidratos 7.9 fibras 3.5 carboidratos líquidos 4.4 proteínas 69.9

½ MEIA PORÇÃO

❄ CONGELE

RECEITAS EM LETRAS MAIÚSCULAS devem ser preparadas na hora.

[1] Congele uma porção de Sobrecoxa de peru ao balsâmico para a semana 3 e outra para a semana 4.

[2] Congele duas porções de Pizza de pepperoni do Michael para a semana 3 e uma para a semana 4.

[3] Congele duas porções de Estrogonofe para a semana 4 e uma para comer depois do plano de refeições.

Parte 1: DIETA CETOGÊNICA NA COZINHA

SEMANA 3

CAMINHO 1
KETO CLÁSSICO

LISTA DE COMPRAS PARA A SEMANA 3

FRUTAS E HORTALIÇAS FRESCAS

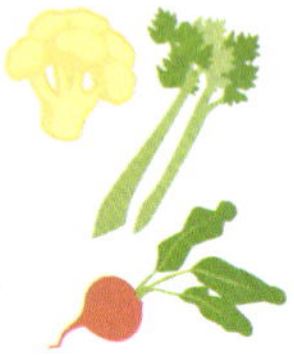

- Avocado, 2 grandes
- Couve-flor, 1 maço médio
- Aipo, 2 talos grandes
- Cebolinha-francesa picada, 1½ colher (chá)
- Folhas de coentro, 15 g mais um pouco para decorar (opcional, para Sloppy Jolene indiano)
- Endro bem picado, ¾ colher (chá)
- Endívia, 1
- Alho, 3 dentes pequenos
- Gengibre, pedaço de 15 cm
- Limão-siciliano, 2 grandes
- Cebola roxa, 1 pequena
- Cebola-branca, 1 pequena
- Cebolinha-verde, 4
- Salsinha, 1 maço pequeno
- Tomate, 1 pequeno

CARNES E CALDOS

- Caldo de ossos qualquer tipo, 2 xícaras (475 ml) (Se preparar em casa, veja os ingredientes na p. 11)
- Caldo de ossos de frango, ½ xícara (120 ml)
- Sobrecoxa de frango sem osso, 1
- Pele de sobrecoxa de frango, 6 (125 g)
- Carne moída com 20-30% de gordura, 225 g
- Linguiça, 4 (225 g)

GORDURAS E ÓLEOS

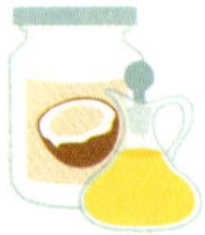

- Óleo de abacate refinado, ⅓ xícara (80 ml)
- Manteiga de cacau, 3 colheres (sopa)
- Óleo de coco, 1¼ xícara, mais 3 colheres (sopa) (345 ml)
- Banha suína, ⅓ xícara (69 g)
- Maionese feita com óleo de abacate, ½ xícara (105 g) (Se preparar em casa, veja os ingredientes na p. 80)

ERVAS SECAS E ESPECIARIAS

- Tempero cajun (p. 92), 2 colheres (sopa)
- Cardamomo em pó, 1¾ colher (chá)
- Pimenta-de-caiena, 1 pitada
- Canela em pó, ¼ colher (chá)
- Sementes de cominho, ½ colher (chá)
- Curry em pó (p. 95), 1 colher (chá)
- Gengibre em pó, 2 colheres (chá)
- Páprica, 2¼ colheres (chá)
- Salsinha, 1 colher (chá)
- Sal temperado (p. 95), 2¾ colheres (chá)

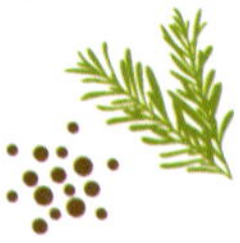

DESPENSA

- Vinagre de maçã, 1 colher (sopa) mais 1 colher (chá)
- Pimenta vermelha seca, 1 inteira
- Leite de coco integral, ½ xícara mais 2 colheres (sopa) (150 ml)
- Café moído, ½ xícara mais 1 colher (sopa) (45 g) ou chá à sua escolha, 2 colheres (sopa) de folhas soltas ou 6 saquinhos
- Peptídeos de colágeno, ¼ xícara mais 3 colheres (sopa) (70 g)
- Eritritol de confeiteiro, 2 colheres (sopa)
- Gelatina sem sabor, ¼ xícara (40 g)
- Chá-verde, 2 colheres (sopa) de folhas soltas ou 8 saquinhos
- Sementes de cânhamo sem casca, 3 colheres (sopa)
- Macadâmia crua cortada ao meio, 28 g
- Extrato de laranja, ½ colher (chá)
- Estévia líquida, ¼ colher (chá) mais 6 a 12 gotas opcionais (para bebidas)
- Molho de tomate sem açúcar, ¾ xícara mais 1½ colher (sopa) (135 g)
- Extrato de baunilha ou baunilha em pó, 1¼ colher (chá)
- Nozes cruas cortadas ao meio, 75 g

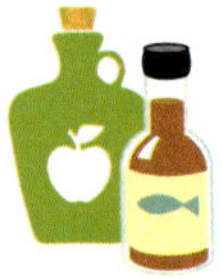

Capítulo 4: PLANEJAMENTO DE REFEIÇÕES E LISTA DE COMPRAS

	REFEIÇÃO 1	REFEIÇÃO 2	REFEIÇÃO 3	LANCHINHO	MACROS/TOTAIS DIÁRIOS			
DIA 15	**CHÁ-VERDE COM ÓLEO DE COCO** `P279`	*Sobras de* **Quiche para quem ama bacon** ——— *Sobras de* **Aspargo com bacon e molho de raiz-forte**	*Sobras de* **Jambalaya matinal com óleo de alho**	**CALDO DE OSSOS TURBINADO** `P286`	gorduras 77% / carboidratos 6% / proteínas 17% / calorias 1671 / gorduras totais 143 / gorduras saturadas 49.4	colesterol. 295 / sódio 2061 / carboidratos 25.3 / fibras 10.3 / carboidratos líquidos 14.4 / proteínas 70.3		
DIA 16	*(manhã de jejum)*	*Sobras de* **Jambalaya matinal** *com* **MOLHO RANCH** ¼ `P86`	*Sobras de* **Quiche para quem ama bacon** **AVOCADO FRITO COM MOLHO DE MAIONESE** `P238`	*Sobras de* **Caldo de ossos turbinado**	gorduras 79% / carboidratos 7% / proteínas 14% / calorias 1597 / gorduras totais 140 / gorduras saturadas 38.1	colesterol. 277 / sódio 2157 / carboidratos 27.4 / fibras 17 / carboidratos líquidos 10.4 / proteínas 57.1		
DIA 17	**LATTE TURBINADO** `P288`	*Sobras de* **Jambalaya matinal com Óleo de alho**	*Sobras* **Pizza de pepperoni do Michael** *com 2 colheres (sopa) de maionese*		gorduras 81% / carboidratos 3% / proteínas 16% / calorias 1569 / gorduras totais 142 / gorduras saturadas 53.4	colesterol. 309 / sódio 1679 / carboidratos 13 / fibras 5.9 / net carboidratos 7.1 / proteínas 60.7		
DIA 18	**CHÁ VERDE COM ÓLEO DE COCO** `P279`	*Sobras de* **Quiche para quem ama bacon** *com Molho Ranch*	*Sobras* **Sobrecoxa de peru ao balsâmico** ——— *Sobras* **Avocado frito com molho de maionese**		gorduras 75% / carboidratos 7% / proteínas 18% / calorias 1385 / gorduras totais 116 / gorduras saturadas 27.7	colesterol. 153 / sódio 1550 / carboidratos 23.1 / fibras 14.2 / carboidratos líquidos 8.9 / proteínas 63.5		
DIA 19	*Sobras* **Muffin de linhaça e canela** ——— **LATTE TURBINADO** *com 2 colheres (sopa) de colágeno adicional* `P288`	**SLOPPY JOLENE INDIANO**[1] ½ ❄ `P162`	**CRISPS DE FRANGO**[2] *com Molho Ranch* ½ ❄ `P108`	*Sobras* **Avocado frito com molho de maionese**	gorduras 80% / carboidratos 7% / proteínas 13% / calorias 1467 / gorduras totais 130 / gorduras saturadas 51	colesterol. 154 / sódio 2058 / carboidratos 27.2 / fibras 18.8 / carboidratos líquidos 8.4 / proteínas 47.9		
DIA 20	*Sobras de* **Jambalaya matinal** *regada com óleo de alho*	**LATTE TURBINADO** `P288`	*Sobras* **Pizza de pepperoni do Michael** ——— *Sobras* **Avocado frito com molho de maionese**		gorduras 81% / carboidratos 5% / proteínas 14% / calorias 1724 / gorduras totais 154 / gorduras saturadas 55.7	colesterol. 253 / sódio 1921 / carboidratos 21.3 / fibras 14.4 / carboidratos líquidos 6.9 / proteínas 62.3		
DIA 21	**MILK-SHAKE KETO** `P283`	*Sobras de* **Quiche para quem ama bacon**	*Sobras* **Sloppy Jolene indiano** *com Molho Ranch*	**BARRINHA DE CARDAMOMO E LARANJA**[3] ❄ `P255`	gorduras 82% / carboidratos 5% / proteínas 13% / calorias 2072 / gordura total 188 / gorduras saturadas 105	colesterol. 408 / sódio 1808 / carboidratos 28 / fibras 12.8 / carboidratos líquidos 15.2 / proteínas 66.3		

½ MEIA PORÇÃO
¼ DE PORÇÃO
❄ CONGELE

RECEITAS EM LETRAS MAIÚSCULAS devem ser preparadas na hora

[1] Congele duas porções do Sloppy Jolene indiano para a semana 4. Os ingredientes frescos para essas duas porções foram incluídos na lista de compras da semana 4.
[2] Congele cinco porções do Crisps de frango para a semana 4.
[3] Congele quatro porções da Barrinha de cardamomo e laranja para a semana 4.

Parte 1: DIETA CETOGÊNICA NA COZINHA

CAMINHO 1
KETO CLÁSSICO

LISTA DE COMPRAS PARA A SEMANA 4

FRUTAS E HORTALIÇAS FRESCAS
- Avocado, 1½ grande
- Frutas vermelhas, alguns punhados (opcional, para granola)
- Repolho roxo, ¼ maço pequeno
- Aipo, 1 talo grande
- Coentro, 80 g
- Pepino, 1
- Endívia, 1
- Alho, 2 dentes pequenos
- Gengibre, pedaço de 1,25 cm
- Limão-siciliano, 6
- Limão-taiti, 1 gomo
- Quiabo, 225 g
- Cebola roxa, 1 pequena (opcional, para Salada de quiabo ao curry)
- Cebola-branca, 1 pequena
- Cebolinha-verde, 3
- Salsinha, 6 ou 7 galhos frescos
- Rutabaga (nabo sueco), 1 pequena
- Espinafre, 340 g
- Morango, 6
- Tomate, 1 pequeno
- Abobrinha-italiana, 2 médias

GORDURAS E ÓLEOS
- Óleo de abacate refinado, ½ xícara (120 ml)
- Creme de coco, 400 ml
- Óleo de coco, 1 xícara (240 ml) mais um pouco para untar
- Banha suína, 2 colheres (sopa)

ERVAS SECAS E ESPECIARIAS
- Pimenta-de-caiena, 1 pitada
- Pimenta vermelha em pó, ¾ colher (chá)
- Canela em pó, 3 colheres (sopa)
- Cravo-da-índia em pó, ⅛ colher (chá)
- Curry em pó (p. 95), 1 colher (chá)
- Alho em pó, ¼ colher (chá)
- Mostarda em pó, ¼ colher (chá)
- Cebola em pó, ½ colher (chá)

DESPENSA
- Vinagre de maçã, 1½ colher (sopa)
- Alcaparra, 1 colher (sopa)
- Castanha-de-caju crua, 85 g
- Sementes de chia, 40 g
- Gotas de chocolate adoçadas com estévia, alguns punhados (opcional, para a granola)
- Coco ralado sem açúcar, 2 xícaras (200 g)
- Leite de coco integral, ⅓ xícara (80 ml), mais um pouco para a granola
- Peptídeos de colágeno, ½ xícara (80 g)
- Mostarda de Dijon, 1½ colher (chá)
- Eritritol de confeiteiro, 2 colheres (sopa) mais 1 colher (sopa) opcional (para o Chantilly de coco)
- Gelatina sem sabor, ¼ xícara (40 g)
- Sementes de linhaça sem casca, 155 g
- Levedura nutricional, 2 colheres (sopa)
- Nozes pecãs cruas, 35 g
- Vinagre de vinho tinto, 2 colheres (sopa)
- Sementes de gergelim, 155 g
- Estévia líquida, ¼ colher (chá) mais 4 gotas
- Chá de sua escolha, 3 saquinhos
- Extrato de baunilha, 2 colheres (chá) mais 1 colher (chá) opcional (para o Chantilly de coco)

CARNE, OVOS E CALDOS
- Bacon, 9 fatias
- Caldo de ossos qualquer tipo, 2 xícaras (475 ml) (Se preparar em casa, veja os ingredientes na p. 11)
- Ovo, 1 grande
- Fraldão bovino, 370 g
- Linguiça pré-cozida, 2 (cerca de 115 g)

	REFEIÇÃO 1	REFEIÇÃO 2	REFEIÇÃO 3	LANCHINHO	MACROS/TOTAIS DIÁRIOS	
DIA 22	**CALDO DE OSSOS TURBINADO** `P286`	*Sobras de* **pizza de pepperoni do Michael**	*Sobras de* **estrogonofe de carne** *com óleo de alho*	*Sobras* **Crisps de frango**	gorduras 77% carboidratos 3% proteínas 20% calorias 1536 gorduras totais 131 gorduras saturadas 50.6	colesterol. 306 sódio 2312 carboidratos 11.3 fibras 2.9 carboidratos líquidos 8.4 proteínas 78.4
DIA 23	*Sobras de caldo de ossos turbinado misturado com 2 colheres (sopa) de colágeno* *Sobras* **Barrinha de** *cardamomo e laranja*	*Sobras de* **quiche para quem ama bacon** **SALADA DE QUIABO AO CURRY** ½ `P156`	**BALA DE CHÁ GELADO COM LIMÃO** `P266` *Sobras de* **Crisps de frango**		gorduras 79% carboidratos 6% proteínas 15% calorias 1578 gorduras totais 138 gorduras saturadas 63.3	colesterol. 184 sódio 1967 carboidratos 23.1 fibras 10.6 carboidratos líquidos 12.5 proteínas 60.2
DIA 24	**TIGELA DE LINGUIÇA E VERDURAS** *com óleo de alho* `P103` *Sobras* **Crisps de frango**	*Sobras de* **estrogonofe de carne** *1 pepino pequeno em fatias*		*Sobras de* **Bala de chá gelado com limão** *Sobras* **Barrinha de** *cardamomo e laranja*	gorduras 79% carboidratos 5% proteínas 16% calorias 1777 gorduras totais 155 gorduras saturadas 71	colesterol. 215 sódio 1831 carboidratos 24.3 fibras 9 carboidratos líquidos 15.3 proteínas 70.6
DIA 25	*(manhã de jejum)*	*Sobras da* **tigela de linguiça e verduras** *4 fatias de bacon*	*Sobras de* **Sloppy Jolene indiano** *Sobras de* **Salada de quiabo ao curry**	*Sobras* **Bala de** **chá gelado com limão**	gorduras 79% carboidratos 7% proteínas 14% calorias 1687 gorduras totais 148 gorduras saturadas 56.1	colesterol. 189 sódio 2116 carboidratos 31 fibras 13.4 carboidratos líquidos 16.5 proteínas 56.9
DIA 26	**BOCADINHOS DE GRANOLA** `P106` *com* **CHANTILLY DE COCO** `P274`	**SALADA DE AVOCADO E FRUTAS VERMELHAS** ½ `P154` *Sobras de* **Sobrecoxa de peru ao balsâmico**		*1 talo de aipo grande* **DIP DE BACON E ESPINAFRE** ½ `P115` *Sobras de* **Barrinha de** *cardamomo e laranja*	gorduras 78% carboidratos 9% proteínas 13% calorias 1568 gorduras totais 136 gorduras saturadas 63	colesterol. 23 sódio 868 carboidratos 33.4 fibras 18.8 carboidratos líquidos 14.6 proteínas 52.1
DIA 27	*Sobras* **Bocadinhos de granola com Sobras Chantilly de coco**	**SALADA DE ESPINAFRE COM CARNE** ½ `P152`	*Sobras de* **salada de avocado e morango** *Sobras de* **crisps de frango** *Sobras de* **Dip de bacon e espinafre**	*Sobras de* **Barrinha de** *cardamomo e laranja*	gorduras 78% carboidratos 8% proteínas 14% calorias 1886 gorduras totais 163 gorduras saturadas 73.2	colesterol. 109 sódio 1228 carboidratos 37.8 fibras 21.2 carboidratos líquidos 16.6 proteínas 67.3
DIA 28	*Sobras* **Barrinha de** *cardamomo e laranja*	*Sobras de* **Sloppy Jolene indiano**	*Sobras de* **Salada de espinafre com carne**	*Sobras de* **Crisps de frango** *Sobras de* **Dip de bacon e espinafre**	gorduras 76% carboidratos 6% proteínas 18% calorias 1465 gordura total 125 gorduras saturadas 48.3	colesterol. 143 sódio 1730 carboidratos 21.5 fibras 7.8 carboidratos líquidos 13.7 proteínas 64.8

½ MEIA PORÇÃO

RECEITAS EM LETRAS MAIÚSCULAS devem ser preparadas na hora

SOBRAS NÃO USADAS NO PLANO: 5 porções de Dip de bacon e espinafre, 2 porções de Aspargo com bacon e molho de raiz-forte, 1 porção de Estrogonofe de carne, 5 porções de Chantilly de coco, 1 porção de Óleo de alho, 1 porção de Bala de chá gelado com limão, 10 porções de Bocadinhos de granola, 1 porção de Taco de carne desfiada, 1 porção de Salada de espinafre com carne

Parte 1: DIETA CETOGÊNICA NA COZINHA

CAMINHO 2
KETO TURBINADO

SEMANA 1

Este é um plano para o perfil Fat Fueled Keto Turbinado. E pode ser seguido indefinidamente. Se você decidir trocar para outro perfil Fat Fueled que inclua reforços de carboidratos, adote este plano até se adaptar à gordura antes de passar para o Completo ou o Adaptado.

Acha que a quantidade de comida não é suficiente para você? A melhor maneira de dar mais sustância às refeições sem se preocupar com a mudança nos macros é aumentar a gordura no Latte turbinado, comer tirinhas de carne-seca com um punhado de oleaginosas ou sementes ou dobrar a porção, multiplicando as receitas conforme for necessário.

Acha que há proteína demais? Troque para o plano Keto Clássico (p. 36).

LISTA DE COMPRAS PARA A SEMANA 1

FRUTAS E HORTALIÇAS FRESCAS
- Cenoura, 1 média
- Aipo, 2 talos médios
- Cebolinha-francesa picada, 2 colheres (sopa)
- Erva-doce, 1 bulbo grande (cerca de 300 g)
- Alho, 11 dentes pequenos
- Gengibre, pedaço de 6,35 cm
- Tomate grape, 1½ xícara (210 g)
- Ervas de sua escolha picadas, como tomilho e/ou alecrim, 1 colher (sopa)
- Limão-siciliano, 3
- Cebolinha-verde, 3 maços
- Cebola-branca, 2 pequenas
- Salsinha, 1 maço grande
- Rabanete, 2 maços
- Alecrim, 2 galhos
- Abobrinha-italiana, 2 médias

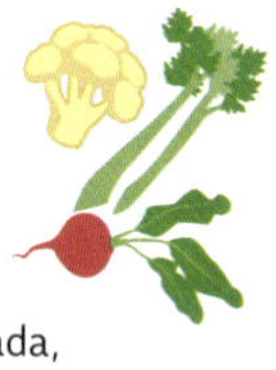

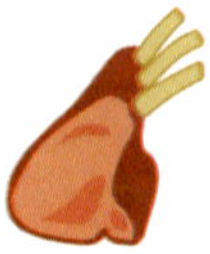

CARNES, OVOS E CALDOS
- Bacon, 8 fatias (cerca de 240 g)
- Caldo de ossos de qualquer tipo, 2 xícaras (475 ml) (Se preparar em casa, veja os ingredientes na p. 11)
- Anéis de lula, crus, 340 g
- Caldo de ossos de frango, 7 xícaras (1,7 litro) ou mais, se necessário (para a costelinha de porco)
- Peito de frango com pele e osso, 4 (cerca de 910 g)
- Sobrecoxa de frango sem pele e sem osso, 455 g
- Ovo, 2 grandes
- Carne moída com 10% de gordura, 225 g
- Carne moída com 20-30% de gordura, 455 g
- Costeleta de porco sem osso (corte do centro), 6 (155 g cada)
- Costelinha de porco, 750 g

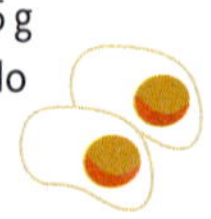

GORDURAS E ÓLEOS
- Óleo de abacate refinado, 1 xícara (240 ml) 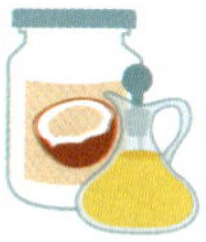
- Manteiga de cacau, ½ xícara (120 g)
- Óleo de coco, ¾ xícara mais 2 colheres (sopa) mais 1 colher (chá) (215 ml)
- Azeite de oliva extravirgem, 1 xícara mais 2 colheres (sopa) mais 1½ colher (chá) (280 ml)
- Banha suína, 3 colheres (sopa)
- Óleo MCT, ¾ xícara (180 g)

ERVAS SECAS E ESPECIARIAS
- Manjericão, ½ colher (chá)
- Pimenta-de-caiena, 1 pitada
- Canela em pó, ¼ colher (chá)
- Cravo-da-índia em pó, ¼ colher (chá)
- Alho em pó, ¾ colher (chá)
- Tempero grego (p. 232), 1 colher (sopa)
- Cebola em pó, 2 colheres (chá)
- Orégano, 1 colher (chá)
- Salsinha desidratada, 1 colher (chá)
- Pimenta vermelha em flocos, ¼ colher (chá)
- Alecrim, ½ colher (chá)
- Sálvia em pó, 1 colher (chá)
- Sal marinho defumado, ½ colher (chá)
- Tomilho, ½ colher (chá)

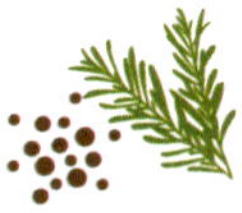

DESPENSA
- Manteiga de amêndoa sem açúcar, 2 colheres (sopa)
- Vinagre de maçã, 1½ colher (chá)
- Fermento em pó, ¾ colher (chá)
- Aminos de coco, 1 colher (sopa)
- Farinha de coco, ¾ xícara (75 g) 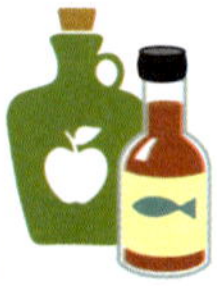
- Leite de coco integral, ¼ xícara (60 ml)
- Café moído, ¼ xícara mais 2 colheres (sopa) (32 g) ou chá à sua escolha, 4 colheres (chá) ou 4 saquinhos
- Peptídeos de colágeno, ½ xícara mais 2 colheres (sopa) (100 g)
- Gelatina sem sabor, 3 colheres (sopa) mais 1½ colher (chá)
- Chá-verde, 1 colher (sopa) de folhas ou 4 saquinhos
- Sementes de cânhamo sem casca, ½ xícara (75 g)
- Azeitona kalamata sem caroço, 60 g
- Mostarda amarela pronta, 1 colher (sopa)
- Levedura nutricional, ⅓ xícara (22 g)
- Torresmo moído, 85 g
- Vinagre de vinho tinto, 1 colher (sopa)
- Estévia líquida, ¼ colher (chá) mais ¼-½ colher (chá) opcional (para o Latte turbinado)
- Extrato de baunilha, 2 colheres (chá)

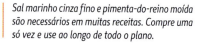

Sal marinho cinza fino e pimenta-do-reino moída são necessários em muitas receitas. Compre uma só vez e use ao longo de todo o plano.

Capítulo 4: PLANEJAMENTO DE REFEIÇÕES E LISTA DE COMPRAS

	REFEIÇÃO 1	REFEIÇÃO 2	REFEIÇÃO 3	LANCHINHO	MACROS/TOTAIS DIÁRIOS	
DIA 1	**LATTE TURBINADO** P288 / **BISCOITOS DE CARNE-SECA**[1] *(duas porções)* ½ P131	**BOLINHO DE CARNE COM BACON**[2] P158 / **COSTELETA DE PORCO COM ERVAS**[3] P186	**FRANGO ASSADO COM AZEITONA**[4] *(duas porções)* P196		*gorduras* 62% *carboidratos* 5% *proteínas* 33% *calorias* 1742 *gorduras totais* 119 *gorduras saturadas* 46.1	*colesterol.* 422 *sódio* 3109 *carboidratos* 20.5 *fibras* 7.3 *carboidratos líquidos* 12.2 *proteínas* 146
DIA 2	**CALDO DE OSSOS TURBINADO** P286	**SALADA DE LULA** *(duas porções)* P148	*Sobras de* **Costeleta de porco com ervas**		*gorduras* 59% *carboidratos* 3% *proteínas* 38% *calorias* 1758 *gorduras totais* 116 *gorduras saturadas* 27.8	*colesterol.* 1717 *sódio* 3747 *carboidratos* 10.5 *fibras* 3.2 *carboidratos líquidos* 7.3 *proteínas* 168
DIA 3	*Sobras de* **Caldo de ossos turbinado**	*Sobras de* **Frango assado com azeitona** *(duas porções)*	*Sobras de* **Salada de lula**		*gorduras* 57% *carboidratos* 7% *proteínas* 36% *calorias* 1706 *gorduras totais* 108 *gorduras saturadas* 24.5	*colesterol.* 1049 *sódio* 3642 *carboidratos* 32.4 *fibras* 10.2 *carboidratos líquidos* 22.2 *proteínas* 152
DIA 4	**CHÁ-VERDE COM ÓLEO DE COCO** *(beba duas porções)* P279	*Sobras de* **Salada de lula**	*Sobras de* **Bolinho de carne com bacon** *(duas porções)*		*gorduras* 61% *carboidratos* 6% *proteínas* 34% *calorias* 1629 *gorduras totais* 111 *gorduras saturadas* 46.6	*colesterol.* 931 *sódio* 3260 *carboidratos* 23.1 *fibras* 7 *carboidratos líquidos* 16.1 *proteínas* 134
DIA 5	**LATTE TURBINADO** P288	**SOPA DE FRANGO COM MACARRÃO**[5] P136	*Sobras de* **Frango assado com azeitona** *(duas porções)*	*Sobras de* **Biscoitos de carne-seca**	*gorduras* 58% *carboidratos* 8% *proteínas* 33% *calorias* 1683 *gorduras totais* 109 *gorduras saturadas* 41.4	*colesterol.* 396 *sódio* 2972 *carboidratos* 34.6 *fibras* 11.9 *carboidratos líquidos* 22.2 *proteínas* 140
DIA 6	*Sobras de* **Sopa de frango com noodles**	*Sobras de* **Bolinho de carne com bacon** / **RABANETE COM ERVAS** P244	**COSTELINHA COM SAL E PIMENTA**[6] *(duas porções)* ½ P190	*Sobras de* **Chá-verde com óleo de coco**	*gorduras* 64% *carboidratos* 5% *proteínas* 31% *calorias* 1903 *gorduras totais* 135 *gorduras saturadas* 35.1	*colesterol.* 214 *sódio* 3420 *carboidratos* 23.5 *fibras* 5.6 *carboidratos líquidos* 17.9 *proteínas* 149
DIA 7	*(manhã de jejum)*	*Sobras* **Costeleta de porco com ervas**	*Sobras de* **Sopa de frango com noodles**	**BISCOITOS AMANTEIGADOS CLÁSSICOS**[7] *com 2 colheres (sopa) de manteiga de amêndoa* ½ P228 / *2 colheres (sopa) de colágeno misturado a seu chá preferido* / *Sobras de* **Biscoitos de carne-seca**	*gorduras* 62% *carboidratos* 6% *proteínas* 32% *calorias* 1391 *gordura total* 96.2 *gorduras saturadas* 37.7	*colesterol.* 299 *sódio* 1808 *carboidratos* 21 *fibras* 10.8 *carboidratos líquidos* 9.7 *proteínas* 114

½ MEIA PORÇÃO

CONGELE

RECEITAS EM LETRAS MAIÚSCULAS devem ser preparadas na hora.

[1] Congele uma porção dos Biscoitos de carne-seca para o dia 7, uma porção para a semana 2 e três porções para a semana 4.

[2] Congele uma porção do Bolinho de carne com bacon para o dia 6, uma porção para a semana 2 e duas porções para a semana 3.

[3] Congele uma porção da Costeleta de porco para o dia 7, uma para a semana 2 e outra para a semana 3.

[4] Congele duas porções do Frango assado com azeitona para a semana 2 e outra para a semana 3.

[5] Congele uma porção da Sopa de frango com noodles para a semana 2.

[6] Reserve metade da Costelinha com sal e pimenta para o dia 8.

[7] Congele cinco biscoitos para as semanas 3 e 4.

Parte 1: DIETA CETOGÊNICA NA COZINHA

SEMANA 2

CAMINHO 2
KETO TURBINADO

LISTA DE COMPRAS PARA A SEMANA 2

FRUTAS E HORTALIÇAS FRESCAS
- Maçã, 1
- Aspargo, 455 g
- Couve-flor, 1 média e 1 grande
- Cebolinha-francesa picada, 1 colher (sopa)
- Endro bem picado, 1½ colher (chá)
- Alho, 6 dentes pequenos
- Gengibre, pedaço de 6,35 cm
- Limão-siciliano, 8, mais 1 opcional (para Hambúrguer no prato) e ½ opcional (para o fígado)
- Cebola branca, 1 pequena
- Orégano, 1 maço
- Salsinha, 1 maço pequeno
- Tomilho, 1 maço

CARNES, OVOS E CALDOS
- Bacon, 9 fatias
- Caldo de ossos bovino, ½ xícara (120 ml) (Se preparar em casa, veja os ingredientes na p. 11)
- Caldo de ossos de qualquer tipo, 2 xícaras (475 ml)
- Frango, 1 inteiro (1,6 kg) com miúdos
- Fígado de frango, 225 g
- Ovo, 2 grandes
- Carne moída com 20-30% de gordura, 455 g
- Sobrecoxa de peru com osso e com pele, 1,2 kg

GORDURAS E ÓLEOS
- Óleo de abacate refinado, ¼ xícara mais 3 colheres (sopa) (105 ml)
- Manteiga de cacau, ½ xícara (120 g)
- Óleo de coco, 2 colheres (sopa)
- Gordura de pato, 3 colheres (sopa)
- Maionese feita com óleo de abacate, ½ xícara (105 g) (Se preparar em casa, veja os ingredientes na p. 80)
- Óleo MCT, ¾ xícara (180 ml)

ERVAS SECAS E ESPECIARIAS
- Pimenta-de-caiena, 1 pitada
- Canela em pó, ¼ colher (chá)
- Alho em pó, ¼ colher (chá)
- Tempero grego (p. 92), 1 colher (sopa) mais 1½ colher (chá)
- Tempero italiano (p. 94), 1 colher (sopa) mais 2 colheres (chá)
- Cebola em pó, 1 colher (chá)
- Folhas de tomilho, 1½ colher (chá)

DESPENSA
- Vinagre de maçã, 1 colher (sopa)
- Vinagre balsâmico, ¼ xícara (60 ml)
- Leite de coco integral, ¼ xícara (60 ml)
- Café moído, ¼ xícara mais 2 colheres (sopa) (32 g) ou chá à sua escolha, 4 saquinhos ou 4 colheres (chá) de folhas soltas
- Peptídeos de colágeno, 1 xícara (160 g)
- Mostarda de Dijon, 1 colher (sopa)
- Eritritol de confeiteiro, 2 colheres (sopa)
- Gelatina sem sabor, ½ xícara (80 g)
- Chá-verde, 1 colher (sopa) de folhas soltas ou 4 saquinhos
- Sementes de cânhamo sem casca, ½ xícara (75 g)
- Mostarda amarela pronta, 2 colheres (chá)
- Leite vegetal sem açúcar, 2 xícaras (475 ml)
- Levedura nutricional, ½ xícara mais 1 colher (sopa) mais 1 colher (chá) (40 g)
- Torresmo moído, 60 g mais ¼ xícara mais 2 colheres (sopa) (25 g)
- estévia líquida, 6 a 8 gotas, mais ¼ a ½ colher (chá) opcional (para Latte turbinado)
- Farinha de tapioca, 1 colher (chá)
- Chá de sua escolha, 3 saquinhos
- Extrato de baunilha ou baunilha em pó, 2 colheres (chá)

46 Capítulo 4: PLANEJAMENTO DE REFEIÇÕES E LISTA DE COMPRAS

	REFEIÇÃO 1	REFEIÇÃO 2	REFEIÇÃO 3	LANCHINHO	MACROS/TOTAIS DIÁRIOS	
DIA 8	**CHÁ-VERDE COM ÓLEO DE COCO** e 2 colheres (sopa) de colágeno P279	Sobras de costelinha com sal e pimenta (duas porções) ⎯⎯⎯ Sobras de rabanete com ervas		Sobras de biscoitos de carne-seca ⎯⎯⎯ **MOLHO RANCH** ½ P86	*gorduras* 66% *colesterol.* 46 *carboidratos* 4% *sódio* 1964 *proteínas* 30% *carboidratos* 13.4 *calorias* 1347 *fibras* 1.3 *gorduras totais* 99.4 *carboidratos líquidos* 11.6 *gorduras saturadas* 23.1 *proteínas* 99.8	
DIA 9	**CALDO DE OSSOS TURBINADO** P286	**FÍGADO DO ÚNICO JEITO QUE EU COMO** com Molho Ranch (duas porções) ½ P134	Sobras de costeleta de porco com ervas (duas porções)	Sobras de chá-verde com óleo de coco	*gorduras* 67% *colesterol.* 383 *carboidratos* 2% *sódio* 2754 *proteínas* 31% *carboidratos* 4.6 *calorias* 1675 *fibras* 0 *gorduras totais* 125 *carboidratos líquidos* 4.6 *gorduras saturadas* 34.8 *proteínas* 132	
DIA 10	Sobra de caldo de ossos turbinado misturado com 2 colheres (sopa) de colágeno	Sobras Fígado do único jeito que eu como (duas porções)	**MAC'N'CHEESE COM BACON** (duas porções) P180	Chá de sua preferência com 2 colheres (sopa) de colágeno	*gorduras* 59% *colesterol.* 326 *carboidratos* 8% *sódio* 3762 *proteínas* 34% *carboidratos* 32.5 *calorias* 1717 *fibras* 13.2 *gorduras totais* 112 *carboidratos líquidos* 19.3 *gorduras saturadas* 37.9 *proteínas* 145	
DIA 11	**LATTE TURBINADO** com 2 colheres (sopa) de colágeno adicional P288	Sobras Fígado do único jeito que eu como com Molho Ranch	Sobras de sopa de frango com macarrão com 2 colheres (sopa) de colágeno ⎯⎯⎯ **SOBRECOXA DE PERU AO BALSÂMICO**[1] ❄ P198		*gorduras* 66% *colesterol.* 141 *carboidratos* 3% *sódio* 2271 *proteínas* 31% *carboidratos* 9.3 *calorias* 1468 *fibras* 3.3 *gorduras totais* 108 *carboidratos líquidos* 6 *gorduras saturadas* 40.7 *proteínas* 115	
DIA 12	(manhã de jejum)	Sobras Mac'n'cheese com bacon (duas porções)	Sobras de fígado do único jeito que eu como (duas porções) com Molho Ranch	**BALA DE CHÁ GELADO COM LIMÃO**[2] P266	*gorduras* 58% *colesterol.* 307 *carboidratos* 8% *sódio* 3307 *proteínas* 34% *carboidratos* 32.7 *calorias* 1527 *fibras* 13.2 *gorduras totais* 98.1 *carboidratos líquidos* 19.5 *gorduras saturadas* 30.7 *proteínas* 128	
DIA 13	**LATTE TURBINADO** P428 ⎯⎯⎯ Sobra Bala de chá gelado com limão	Sobras de frango assado com azeitona (duas porções) com Molho Ranch		Sobras de bala de chá gelado com limão	*gorduras* 60% *colesterol.* 265 *carboidratos* 8% *sódio* 2218 *proteínas* 32% *carboidratos* 30.3 *calorias* 1468 *fibras* 9.6 *gorduras totais* 97.7 *carboidratos líquidos* 20.7 *gorduras saturadas* 36.8 *proteínas* 117	
DIA 14	**HAMBÚRGUER NO PRATO**[3] com Molho Ranch ❄ P170	**FRANGO GREGO COM MOLHO E ASPARGOS**[4] (duas porções) ❄ P206	Sobras de bolinho de carne com bacon com Molho Ranch		*gorduras* 65% *colesterol.* 656 *carboidratos* 4% *sódio* 2587 *proteínas* 31% *carboidratos* 22.4 *calorias* 2112 *fibras* 10 *gordura total* 152 *carboidratos líquidos* 12.4 *gorduras saturadas* 46.2 *proteínas* 164	

½ MEIA PORÇÃO

❄ CONGELE

RECEITAS EM LETRAS MAIÚSCULAS devem ser preparadas na hora.

[1] Congele seis porções da Sobrecoxa de peru ao balsâmico para a semana 3 e uma para a semana 4.

[2] Reserve uma porção da Bala de chá gelado com limão para o dia 16.

[3] Reserve uma porção do Hambúrguer no prato para o dia 17. Congele uma porção para a semana 3 e outra para a semana 4.

[4] Congele quatro porções do Frango grego para a semana 3.

Parte 1: DIETA CETOGÊNICA NA COZINHA

SEMANA 3

CAMINHO 2
KETO TURBINADO

LISTA DE COMPRAS PARA A SEMANA 3

FRUTAS E HORTALIÇAS FRESCAS

- Coentro, 1 punhado
- Alho, 3 dentes pequenos
- Gengibre, pedaço de 3,75 cm
- Cebola amarela, 1 pequena
- Cebolinha-verde, 2

CARNES E CALDOS

- Caldo de ossos de qualquer tipo, 2 xícaras (475 ml) (Se preparar em casa, veja os ingredientes na p. 11)
- Caldo de ossos de frango, 1 xícara (240 ml)
- Sobrecoxa de frango sem osso e sem pele, 600 g

GORDURAS E ÓLEOS

Manteiga de cacau, ½ xícara (120 g)
Óleo de coco, ⅓ xícara (80 ml)
Óleo MCT, ¾ xícara (180 ml)

ERVAS SECAS E ESPECIARIAS

- Folha de louro, 1
- Cardamomo moído, ⅛ colher (chá)
- Pimenta-de-caiena, 1 pitada
- Canela em pó, ¼ colher (chá)
- Cravo-da-índia em pó, ¼ colher (chá)
- Coentro em pó, ½ colher (chá)
- Cominho em pó, 1 colher (chá)
- Garam masala, 1 colher (sopa)

DESPENSA

- Farinha de amêndoa sem pele, 3 colheres (sopa)
- Leite de coco integral, ⅓ xícara (80 ml)
- Café moído, ¼ xícara mais 2 colheres (sopa) (32 g) ou chá à sua escolha, 4 saquinhos ou 4 colheres (chá) de folhas soltas
- Peptídeos de colágeno, 1¼ xícara (200 g)
- Sementes de cânhamo sem casca, ½ xícara (75 g)
- Estévia líquida, ¼ a ½ colher (chá) (opcional, para o Latte turbinado)
- Chá de sua escolha, 2 colheres (chá) de folhas soltas ou 2 saquinhos
- Tomate em cubos, 1 lata (400 g)
- Extrato de baunilha, 2 colheres (chá)

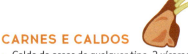

Capítulo 4: **PLANEJAMENTO DE REFEIÇÕES E LISTA DE COMPRAS**

	REFEIÇÃO 1	REFEIÇÃO 2	REFEIÇÃO 3	LANCHINHO	MACROS/TOTAIS DIÁRIOS	
DIA 15	*Sobras de* **frango grego com molho e aspargos**	*Sobras do* **frango assado com azeitona**	**FRANGO INDIANO**[1] ⊛ P200 ——— *Sobras de* **Biscoitos amanteigados clássicos**		*gorduras* 63% — *carboidratos* 7% — *proteínas* 30% — *calorias* 1759 — *gorduras totais* 122 — *gorduras saturadas* 58.2	*colesterol.* 487 — *sódio* 2063 — *carboidratos* 32.3 — *fibras* 12.9 — *carboidratos líquidos* 19.4 — *proteínas* 132
DIA 16	*Sobras* **Frango indiano** ——— *Sobras de* **Biscoitos amanteigados clássicos**	*Sobras de* **Costeleta de porco com ervas**	*Sobras de* **Frango grego com molho e aspargo**	*Sobras de* **Bala de chá gelado com limão**	*gorduras* 63% — *carboidratos* 4% — *proteínas* 33% — *calorias* 1815 — *gorduras totais* 127 — *gorduras saturadas* 60.6	*colesterol.* 520 — *sódio* 1851 — *carboidratos* 20.4 — *fibras* 8.6 — *carboidratos líquidos* 11.8 — *proteínas* 148
DIA 17	*Sobras do* **Hambúrguer** *do jantar*	*Sobras* **Frango grego com molho e aspargos** ——— *Sobras* **Biscoitos amanteigados clássicos**	*Sobras de* **Bolinho de carne com bacon** *(duas porções)*		*gorduras* 64% — *carboidratos* 6% — *proteínas* 30% — *calorias* 1959 — *gorduras totais* 139 — *gorduras saturadas* 58.4	*colesterol.* 498 — *sódio* 3264 — *carboidratos* 29.6 — *fibras* 14.6 — *net carboidratos* 15 — *proteínas* 147
DIA 18	**LATTE TURBINADO** *com 2 colheres (sopa) de colágeno adicional* P288	*Sobras* **Sobrecoxa de peru ao balsâmico**	*Sobras de* **Frango grego com molho e aspargos**	*Chá de sua preferência misturado com 2 colheres (sopa) de colágeno*	*gorduras* 67% — *carboidratos* 2% — *proteínas* 31% — *calorias* 1324 — *gorduras totais* 99 — *gorduras saturadas* 37.7	*colesterol.* 231 — *sódio* 1039 — *carboidratos* 5 — *fibras* 2.9 — *carboidratos líquidos* 2.1 — *proteínas* 103
DIA 19	**CALDO DE OSSOS TURBINADO** *com 2 colheres (sopa) de colágeno adicional* P286	*Sobras* **Sobrecoxa de peru ao balsâmico** *(duas porções)* ——— *Sobras* **Biscoitos amanteigados clássicos**	*Sobras de* **bolinho de carne com bacon** ——— *Chá de sua preferência misturado com 2 colheres (sopa) de colágeno*		*gorduras* 69% — *carboidratos* 3% — *proteínas* 28% — *calorias* 1652 — *gorduras totais* 126 — *gorduras saturadas* 41.8	*colesterol.* 107 — *sódio* 2683 — *carboidratos* 14.3 — *fibras* 6.5 — *carboidratos líquidos* 7.8 — *proteínas* 115
DIA 20	*Sobras de* **caldo de ossos turbinado** ——— *Sobras do* **hambúrguer** *do jantar*	*Sobras* **Frango indiano**	*Sobras de* **sobrecoxa de peru ao balsâmico**		*gorduras* 65% — *carboidratos* 5% — *proteínas* 30% — *calorias* 1419 — *gorduras totais* 103 — *gorduras saturadas* 39.5	*colesterol.* 251 — *sódio* 2564 — *carboidratos* 17.9 — *fibras* 6.4 — *carboidratos líquidos* 11.5 — *proteínas* 105
DIA 21	**LATTE TURBINADO** *com 2 colheres (sopa) de colágeno adicional* P288	*Sobras* **Sobrecoxa de peru ao balsâmico** *(duas porções)*	*Sobras* **Frango indiano**	*Chá de sua preferência misturado com 2 colheres (sopa) de colágeno*	*gorduras* 68% — *carboidratos* 2% — *proteínas* 30% — *calorias* 1527 — *gordura total* 115 — *gorduras saturadas* 47.2	*colesterol.* 126 — *sódio* 1998 — *carboidratos* 9 — *fibras* 3.2 — *carboidratos líquidos* 5.8 — *proteínas* 115

⊛ CONGELE

RECEITAS EM LETRAS MAIÚSCULAS devem ser preparadas na hora.

[1] Congele duas porções do Frango indiano, separadamente, para os dias 20 e 21.

Parte 1: DIETA CETOGÊNICA NA COZINHA 49

SEMANA 4

CAMINHO 2
KETO TURBINADO

LISTA DE COMPRAS PARA A SEMANA 4

FRUTAS E HORTALIÇAS FRESCAS
- Pimentão verde, 1 pequeno
- Pimentão amarelo, 1 pequeno
- Cenoura, 1 média
- Aipo, 2 talos médios
- Coentro bem picado, 2 colheres (sopa), mais um pouco para finalizar
- Endro, 2 colheres (sopa) cheias, mais um pouco para finalizar
- Pepino, 2
- Erva-doce, 1 bulbo grande (cerca de 300 g)
- Alho, 12 dentes pequenos
- Gengibre, pedaço de 5 cm
- Tomate grape, 1½ xícara (210 g)
- Couve-de-folhas picado, 2 xícaras (95 g)
- Limão-siciliano, 3
- Limão-taiti, 1
- Hortelã bem picada, 1 colher (sopa)
- Cebolinha-verde, 2 maços
- Cebola-branca, 2 pequenas
- Salsinha, 1 maço pequeno
- Rabanete, ⅓ xícara (55 g) em cubos
- Alecrim, 2 galhos
- Tomate, 2 pequenos
- Abobrinha-italiana, 2 médias

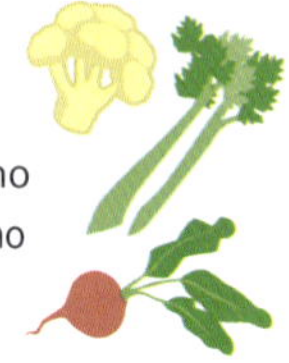

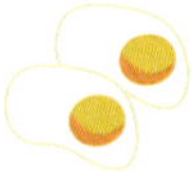

GORDURAS E ÓLEOS
- Óleo de abacate refinado, ¾ xícara mais 1 colher (sopa) (195 ml) 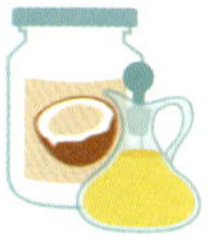
- Manteiga de cacau, ½ xícara (120 g)
- Óleo de coco, ⅓ xícara mais 2 colheres (sopa) (110 ml)
- Azeite de oliva extravirgem, 3 colheres (sopa)
- Óleo MCT, ½ xícara (120 ml) ou óleo de coco, ½ xícara (105 g)

ERVAS SECAS E ESPECIARIAS
- Manjericão, ½ colher (chá)
- Canela em pó, ¼ colher (chá)
- Tempero grego (p. 92), 1 colher (sopa)
- Folhas de orégano, ½ colher (chá)
- Sal temperado (p. 95), 1 colher (sopa) (opcional, para tortilhas)

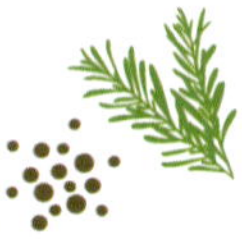

DESPENSA
- Vinagre de maçã, 1 colher (sopa) mais 1½ colher (chá)
- Leite de coco integral, ⅓ xícara (80 ml)
- Café moído, ¼ xícara mais 2 colheres (sopa) (32 g) ou chá à sua escolha, 4 colheres (chá) ou 4 saquinhos
- Peptídeos de colágeno, ½ xícara (80 g)
- Gelatina sem sabor, 2 colheres (sopa)
- Chá-verde, 1 colher (sopa) de folhas soltas ou 4 saquinhos
- Sementes de cânhamo sem casca, ½ xícara (75 g)
- Azeitona kalamata sem caroço, 2 vidros de 400 ml mais ½ xícara (60 g)
- Torresmo moído, 1⅓ xícara (85 g)
- Vinagre de vinho tinto, 1 colher (sopa)
- Sementes de gergelim, ¼ xícara (40 g)
- Molho de pimenta, 2 colheres (sopa)
- Estévia líquida, 6 a 8 gotas, mais ¼ a ½ colher (chá) opcional (para Latte turbinado)
- Extrato de baunilha, 2 colheres (chá)

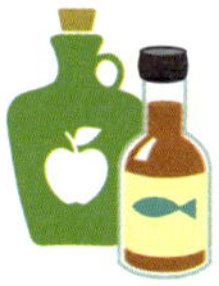

CARNES, OVOS E CALDOS
- Anéis de lula, crus, 340 g
- Caldo de ossos de frango, 6 xícaras (1,4 litro) (Se preparar em casa, veja os ingredientes na p. 11)
- Peito de frango com osso e com pele, 4 (cerca de 910 g)
- Sobrecoxa de frango sem osso e sem pele, 455 g
- Carne de caranguejo cozida, 1 xícara (230 g)
- Ovo, 3 grandes
- Salmão defumado, 225 g

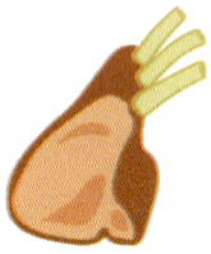

Capítulo 4: PLANEJAMENTO DE REFEIÇÕES E LISTA DE COMPRAS

	REFEIÇÃO 1	REFEIÇÃO 2	REFEIÇÃO 3	LANCHINHO	MACROS/TOTAIS DIÁRIOS		
DIA 22	*Sobras do* **Hambúrguer** *do jantar* *Sobras* **Biscoitos** amanteigados clássicos	*Sobras* **Sobrecoxa** de peru ao balsâmico *Sobras* **Biscoitos** de carne-seca	**FRANGO ASSADO COM AZEITONA** `P196`		gorduras 60% · colesterol. 254 · carboidratos 8% · sódio 2611 · proteínas 32% · carboidratos 30.2 · calorias 1472 · fibras 13 · gorduras totais 97.8 · carboidratos líquidos 16.7 · gorduras saturadas 35.3 · proteínas 118		
DIA 23	**SOPA DE FRANGO COM MACARRÃO DE ABOBRINHA** `P136`	**TACO DE CARANGUEJO** *(duas porções)* `P214`	*Sobras* **Frango assado** com azeitona *(duas porções)*		gorduras 54% · colesterol. 631 · carboidratos 9% · sódio 4150 · proteínas 37% · carboidratos 44.1 · calorias 1891 · fibras 13.1 · gorduras totais 113 · carboidratos líquidos 31 · gorduras saturadas 24.7 · proteínas 174		
DIA 24	*Sobras do* **Frango** assado com azeitona *(duas porções)* **PATÊ DE COUVE-GALEGA** ½ `P119`	**SALADA DE PEPINO E SALMÃO DEFUMADO** *(duas porções)* ½ `P157`	*Sobras* **Taco** de caranguejo *(duas porções)*		gorduras 56% · colesterol. 544 · carboidratos 11% · sódio 6162 · proteínas 33% · carboidratos 56.5 · calorias 2024 · fibras 17.7 · gorduras totais 126 · carboidratos líquidos 38.8 · gorduras saturadas 29.1 · proteínas 166		
DIA 25	**LATTE TURBINADO** `P288`	*Sobras da* **sopa de frango** com *macarrão de abobrinha* *(duas porções)*	**SALADA DE LULA** `P148`		gorduras 61% · colesterol. 991 · carboidratos 5% · sódio 2974 · proteínas 34% · carboidratos 18.3 · calorias 1588 · fibras 7.2 · gorduras totais 108 · carboidratos líquidos 11.1 · gorduras saturadas 44.1 · proteínas 196		
DIA 26	**CHÁ-VERDE COM ÓLEO DE COCO** `P279`	*Sobras da* **sopa de frango** com *macarrão de abobrinha*	*Sobras de* **Frango** assado com azeitona *(duas porções)* *Sobras de* **Patê** de couve-de-folhas		gorduras 58% · colesterol. 373 · carboidratos 10% · sódio 2967 · proteínas 32% · carboidratos 43.2 · calorias 1711 · fibras 13.3 · gorduras totais 110 · carboidratos líquidos 29.9 · gorduras saturadas 30.8 · proteínas 137		
DIA 27	*Sobras* **Chá-verde** com óleo de coco	*Sobras* **Salada de lula** *(duas porções)*	*Sobras de* **Biscoitos** de carne-seca *Sobras de* **Patê** de couve-*galega*		gorduras 59% · colesterol. 1553 · carboidratos 5% · sódio 2991 · proteínas 36% · carboidratos 19.2 · calorias 1475 · fibras 5.6 · gorduras totais 97.3 · carboidratos líquidos 13.1 · gorduras saturadas 26.3 · proteínas 131		
DIA 28	**LATTE TURBINADO** `P288`	**SALADA DE PEPINO E SALMÃO DEFUMADO** *(duas porções)* ½ `P157`	*Sobras* **Salada de lula** *Sobras* **Biscoitos** de carne-seca *(duas porções)* *Sobras* **Patê** de couve-*galega*		gorduras 63% · colesterol. 837 · carboidratos 7% · sódio 4482 · proteínas 30% · carboidratos 25.2 · calorias 1444 · fibras 9.5 · gordura total 101 · carboidratos líquidos 14.7 · gorduras saturadas 42.8 · proteínas 108		

½ MEIA PORÇÃO

RECEITAS EM LETRAS MAIÚSCULAS devem ser preparadas na hora.

SOBRAS NÃO USADAS NO PLANO:
1 porção de Bolinho de carne com bacon, 1 porção de Frango assado com azeitona, 4 Tortilhas flexíveis.

Parte 1: DIETA CETOGÊNICA NA COZINHA

kco

SEMANA 1

CAMINHO 3
KETO COMPLETO

Este é um plano para o perfil Fat Fueled Keto Completo, que deve ser adotado por quem já se adaptou à gordura, depois de um período seguindo os perfis Keto Clássico ou Keto Turbinado. É semelhante ao Keto Adaptado, para permitir que você alterne entre os dois planos até encontrar o estilo que funciona melhor.

O plano começa com um reforço de carboidratos (desde que você já tenha se adaptado à gordura, seguindo os planos 1 ou 2), com repetições a cada 6 ou 7 dias.

Acha que a quantidade de comida não é suficiente para você? A melhor maneira de dar mais sustância às refeições sem se preocupar com a mudança nos macros é aumentar a gordura no Latte turbinado, preparar uma "bombinha" de gordura (veja a tabela que começa na p. 292) para depois da refeição ou dobrar a porção, multiplicando as receitas conforme for necessário. Se precisar de mais carboidratos depois de um reforço, acesse healthfulpursuit.com/carbup para fazer o download grátis de um arquivo PDF com outras receitas ou acrescente mais carboidratos à refeição ou sobremesa.

As instruções para os reforços noturnos podem ser encontradas abaixo do plano para cada semana.

LISTA DE COMPRAS PARA A SEMANA 1

FRUTAS E HORTALIÇAS FRESCAS

- Avocados, 3 grandes
- Pimentão verde, ¼
- Repolho, ½ maço grande
- Couve-flor, 1 maço médio
- Coentro, 1 maço
- Couve, 2 maços (cerca de 510 g)
- Pepino, 1
- Alho, 5 dentes pequenos
- Gengibre, pedaço de 2,5 cm
- Limão-taiti, 2
- Folhas de hortelã, 1 colher (sopa) cheia
- Cebola roxa, 1 pequena
- Cebola-branca, 1 pequena
- Salsinha, 1 maço
- Abacaxi, 1 pequeno
- Chalota, 3 médias
- Espinafre, 1 xícara cheia (70 g)
- Batata-doce, 2 médias
- Tomilho, 4 galhos
- Nabo, 3 médios

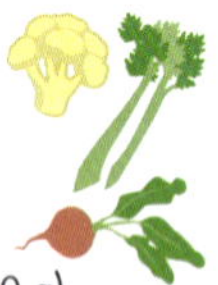

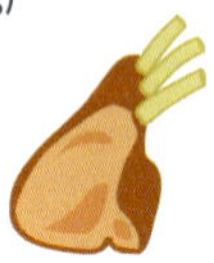

CARNES, OVOS E CALDOS

- Bacon, 14 fatias
- Caldo de ossos de frango, 5 xícaras mais 1 colher (sopa) mais 1 colher (chá) (1,2 litro) (Se preparar em casa, veja os ingredientes na p. 11)
- Asas de frango, 455 g
- Ovo, 1 grande

- Carne moída com 20-30% de gordura, 225 g
- Carne de frango moída, 225 g
- Carne de cordeiro moída, 455 g
- Carne de porco moída, 375 g
- Lombo ou paleta de porco sem osso, 910 g
- Carne de porco em pedaços médios, 455 g
- Carne de porco em pedaços pequenos, 277 g

GORDURAS E ÓLEOS

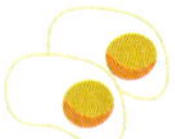

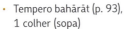

- Óleo de abacate refinado, 1 xícara mais 3 colheres (sopa) (285 ml)
- Manteiga de cacau, ¾ xícara (180 ml)
- Creme de coco, 2 colheres (sopa)
- Óleo de coco, ½ xícara (120 ml)
- Banha, ¾ xícara (140 g)
- Óleo MCT, ¼ xícara (60 ml)
- Óleo de gergelim torrado, 1 colher (sopa)
- Gordura bovina, 1 colher (sopa)

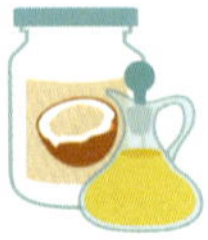

ERVAS SECAS E ESPECIARIAS

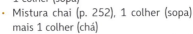

- Tempero bahārāt (p. 93), 1 colher (sopa)
- Mistura chai (p. 252), 1 colher (sopa) mais 1 colher (chá)
- Pimenta vermelha em pó, 2¼ colheres (chá)
- Pimenta chipotle em pó, ½ colher (chá) mais ⅛ colher (chá)
- Canela em pó, ¼ colher (chá)
- Cominho em pó, ¾ colher (chá)
- Alho em pó, ½ colher (chá)
- Tempero italiano (p. 94), 1 colher (sopa) mais 2 colheres (chá)
- Cebola em pó, ¼ colher (chá)
- Folhas de orégano, 2¼ colheres (chá)
- Páprica, 1 colher (chá)
- Tempero shichimi (p. 94), 1 colher (sopa)
- Páprica defumada, ¼ colher (chá)
- Folhas de estragão, 1 colher (sopa)

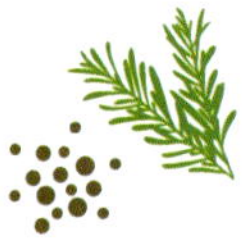

DESPENSA

- Manteiga de amêndoa sem açúcar, ½ xícara mais 2 colheres (sopa) (175 g)
- Amêndoa, 3 colheres (sopa)
- Vinagre de maçã, ¼ xícara mais 2 colheres (sopa) (90 ml)
- Fermento em pó, ¾ colher (chá)
- Farinha de mandioca, ¼ xícara (30 g)

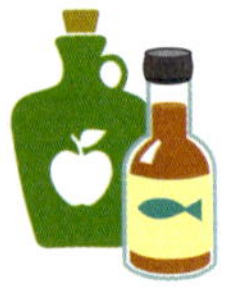

- Pimenta seca, 2 a 4
- Cacau em pó, 2 colheres (sopa)
- Aminos de coco, ¼ xícara mais 1 colher (sopa) (75 ml)
- Farinha de coco, ¾ xícara (75 g)
- Leite de coco integral, ¾ xícara (180 ml)
- Açúcar de coco, 1 colher (sopa)
- Café moído, ¼ xícara mais 2 colheres (sopa) (32 g) ou chá à sua escolha, 4 colheres (chá) de folhas soltas ou 4 saquinhos
- Peptídeos de colágeno, ¼ xícara mais 2 colheres (sopa) (60 g)
- Eritritol de confeiteiro, 1 colher (sopa) mais 1½ colher (chá)
- Gelatina sem sabor, 3 colheres (sopa) mais 1½ colher (chá)
- Chá-verde, 1½ colher (chá) de folhas soltas ou 2 saquinhos
- Sementes de cânhamo sem casca, 2 colheres (sopa)
- Extrato de limão-siciliano, 1 colher (chá)
- Macadâmia, 12
- Magnésio em pó com sabor de limão, 2 colheres (chá) (opcional, para bocados de limão)
- Mostarda amarela pronta, 1 colher (sopa)
- Leite vegetal sem açúcar, 2 colheres (sopa)
- Torresmo moído, 57 g
- Arroz branco, 2 xícaras (406 g)
- Chá rooibos, 2½ colheres (chá) de folhas soltas ou 3 saquinhos
- Sementes de gergelim (opcional, para finalizar a couve)
- Estévia líquida, 10 gotas mais ¼ colher (chá) opcional (para bebidas)
- Farinha de tapioca, 1 colher (chá)
- Tomate amassado, 1¼ xícara (300 ml)
- Tomate inteiro, ½ lata (408 g)
- Extrato de baunilha, 1½ colher (chá)
- Vinho branco, como Pinot Grigio, Sauvignon Blanc ou Chardonnay fermentado em barris de inox, ¼ xícara (60 ml)

Sal marinho cinza fino e pimenta-do-reino moída são necessários em muitas receitas. Compre uma só vez e use ao longo de todo o plano.

	REFEIÇÃO 1	REFEIÇÃO 2	REFEIÇÃO 3	LANCHINHO	MACROS/TOTAIS DIÁRIOS
DIA 1	(manhã de jejum)	ALMÔNDEGA COM PIMENTA CHIPOTLE (duas porções) ½ P182	KEBAB DE CORDEIRO[1] com arroz branco ❄ ➕ P178 Mug Cake[2] ➕		gorduras 47% — colesterol. 358 carboidratos 35% — sódio 1464 proteínas 18% — carboidratos 128 calorias 1482 — fibras 13.7 gorduras totais 77.4 — carboidratos líquidos 114 gorduras saturadas 29.7 — proteínas 68.5
DIA 2	LATTE TURBINADO com 2 colheres (sopa) de colágeno adicional P288	LOMBO RECHEADO COM MOLHO DE ERVAS[3] ❄ P194 ARROZ DE COUVE-FLOR P224 COUVE SHICHIMI P239	TRUFA DE AMÊNDOA E CHAI[4] ❄ P252		gorduras 74% — colesterol. 111 carboidratos 6% — sódio 1867 proteínas 20% — carboidratos 22.5 calorias 1389 — fibras 11.4 gorduras totais 114 — carboidratos líquidos 11.1 gorduras saturadas 49.3 — proteínas 68.8
DIA 3	SMOOTHIE MOJITO P285 BOCADOS DE LIMÃO[5] ❄ P267	Sobras de Almôndega com pimenta chipotle (três porções)	SOPA DE BACON[6] ❄ P140		gorduras 72% — colesterol. 270 carboidratos 8% — sódio 2267 proteínas 20% — carboidratos 39.7 calorias 1898 — fibras 12.9 gorduras totais 151 — carboidratos líquidos 26.8 gorduras saturadas 68.9 — proteínas 94.9
DIA 4	Sobras de Smoothie mojito	Sobras Lombo recheado com molho de ervas Sobras de Arroz de couve-flor	ASA DE FRANGO COM SAL E PIMENTA[7] P130 Sobras Couve shichimi (duas porções)		gorduras 75% — colesterol. 192 carboidratos 8% — sódio 2594 proteínas 17% — carboidratos 33.9 calorias 1672 — fibras 16.9 gorduras totais 138 — carboidratos líquidos 17 gorduras saturadas 42.8 — proteínas 72.8
DIA 5	BISCOITOS AMANTEIGADOS CLÁSSICOS[8] ½ ❄ P228 LATTE TURBINADO com 2 colheres (sopa) de colágeno adicional P288	Sobras Almôndega com pimenta chipotle (duas porções) Sobras Couve shichimi		Sobras de bocados de limão	gorduras 76% — colesterol. 104 carboidratos 9% — sódio 1609 proteínas 15% — carboidratos 34.5 calorias 1589 — fibras 15.6 gorduras totais 134 — carboidratos líquidos 18.9 gorduras saturadas 79.1 — proteínas 60.2
DIA 6	CHÁ GELADO COM VINAGRE P278	Sobras de Asa de frango com sal e pimenta Sobras de Arroz de couve-flor	AVOCADO COM CHILI[9] (duas porções) ½ P164	Sobras Trufa de amêndoa e chai (duas porções)	gorduras 77% — colesterol. 205 carboidratos 8% — sódio 961 proteínas 15% — carboidratos 36.1 calorias 1725 — fibras 21.9 gorduras totais 146 — carboidratos líquidos 14.4 gorduras saturadas 45.9 — proteínas 65.7
DIA 7	4 fatias de bacon Sobras de Arroz de couve-flor Sobras de Asa de frango com sal e pimenta	PORCO KUNG PAO[10] com batata-doce assada ❄ ➕ P188 Tigela de abacaxi e coco[11] ➕			gorduras 61% — colesterol. 220 carboidratos 23% — sódio 1144 proteínas 16% — carboidratos 97.3 calorias 1718 — fibras 16.3 gorduras totais 117 — carboidratos líquidos 79.9 gorduras saturadas 35.7 — proteínas 69.2

½ MEIA PORÇÃO
➕ MAIS CABOIDRATOS
❄ CONGELE

RECEITAS EM LETRAS MAIÚSCULAS devem ser preparadas na hora.

[1] Siga as instruções da receita de Kebab de cordeiro para fazer o reforço de carboidratos. Sirva com 2 xícaras (406 g) de arroz branco cozido. A receita adaptada rende quatro porções de reforços. Congele uma para a semana 2 e outra para a semana 4.

[2] Siga os passos do preparo em Cassava (mandioca)/Micro-ondas no PDF "Carb-up recipes", disponível para download grátis em healthfulpursuit.com/carbup. Rende uma porção.

[3] Congele uma porção do Lombo recheado com molho de ervas para a semana 2, três para a semana 3 e duas para a semana 4.

[4] Congele seis porções de trufas para as semanas 3 e 4.

[5] Congele duas porções de Bocados de limão para a semana 2.

[6] Congele uma porção da sopa para a semana 2, três para a semana 3 e uma para a semana 4.

[7] Reserve uma porção da asa de frango para a semana 2.

[8] Congele cinco biscoitos para as semanas 2, 3 e 4.

[9] Reserve duas porções do Avocado com chili para servir na semana 2 com ingredientes frescos.

[10] Siga as instruções da receita do Porco kung pao para fazer o reforço de carboidratos. Sirva com batata-doce assada (duas médias), como indicado no PDF "Carb-up recipes", disponível para download grátis em healthfulpursuit.com/carbup. A receita adaptada rende duas porções de reforços. Congele uma delas para a semana 3.

[11] Prepare 2 xícaras (330 g) de abacaxi em cubos. Sirva com 2 colheres (sopa) de creme de coco. Rende 1 porção.

Parte 1: DIETA CETOGÊNICA NA COZINHA

CAMINHO 3
KETO COMPLETO

SEMANA 2

LISTA DE COMPRAS PARA A SEMANA 2

FRUTAS E HORTALIÇAS FRESCAS
- Maçã, 1
- Avocado, ½ grande
- Couve-flor, 1 maço grande
- Cebolinha-francesa em fatias, 2 colheres (sopa)
- Coentro, 1 maço
- Endro, 2 colheres (sopa)
- Alho, 4 dentes pequenos
- Gengibre, pedaço de 7,5 cm
- Ervas frescas de sua escolha picadas, como tomilho e/ou alecrim, 1 colher (sopa)
- Limão-siciliano, 3
- Limão-taiti, 1 mais 1 opcional (para barriga de porco cajun com salada)
- Hortelã picada, 2 colheres (sopa)
- Cebolinha-verde, 2
- Salsinha, 1 maço
- Rabanete, 3 maços
- Alecrim, 1 galho
- Sálvia, 1 galho
- Tomilho, 1 galho
- Raiz de cúrcuma, pedaço de 15 cm
- Nabo, 2 grandes
- Abobrinha-italiana, 1 grande

CARNES, OVOS E CALDOS
- bacon, 7 strips
- eggs, 7 large, plus 1 optional (for Keto Milkshake)
- lard, 3 Tbsp
- MCT oil, ¼ xícara plus 2 Tbsp (90 ml)
- pork belly, side of, ½ lb (225 g)
- salmon, 2 (7½-oz./213-g) cans
- sirloin steak (aka strip steak or beef strip loin steak), boneless, about 1 inch (2.5 cm) thick, 13 oz. (370 g)

GORDURAS E ÓLEOS

- Óleo de abacate refinado, 3 colheres (sopa) mais 1½ colher (chá)
- Creme de coco, ¾ xícara (180 g)
- Óleo de coco, 3 colheres (sopa)
- Azeite de oliva extravirgem, ¼ xícara mais 3 colheres (sopa) (105 ml)
- Gordura bovina, ¼ xícara mais 2 colheres (sopa) (78 g)

ERVAS SECAS E ESPECIARIAS
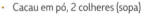
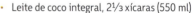
- Tempero cajun (p. 92), ¾ colher (sopa)
- Canela em pó, 1 colher (chá)
- Cominho em pó, ¼ colher (chá)
- Alho em pó, ½ colher (chá)
- Tempero italiano, 1 colher (sopa)
- Noz-moscada ralada, ½ colher (chá)
- Cebola em pó, ½ colher (chá)
- Páprica, 1 pitada
- Salsinha, 1 pitada
- Folhas de tomilho, 1 colher (chá)

DESPENSA
- Cacau em pó, 2 colheres (sopa)
- Leite de coco integral, 2⅓ xícaras (550 ml)
- Peptídeos de colágeno, ¼ xícara mais 2 colheres (sopa) (60 g)
- Gelatina sem sabor, 3 colheres (sopa)
- Chá-verde, 1 colher (sopa) mais 2 colheres (chá) de folhas soltas ou 6 saquinhos
- Mostarda amarela pronta, 1 colher (chá)
- Leite vegetal sem açúcar, 4 xícaras (940 ml)
- Levedura nutricional, 2 colheres (sopa) mais 2 colheres (chá)
- Torresmo moído, 30 g
- Estévia líquida, ¼ a ½ colher (chá)
- Tahini, 2 colheres (sopa)
- Extrato de baunilha, 1 colher (chá)

	REFEIÇÃO 1	REFEIÇÃO 2	REFEIÇÃO 3	LANCHINHO	MACROS/TOTAIS DIÁRIOS
DIA 8	2 ovos cozidos em 1 colher (sopa) de gordura bovina 4 fatias de bacon **MILK-SHAKE DOURADO PARA QUEIMAR GORDURA** P276	Sobras de Asa de frango com sal e pimenta **PURÊ CREMOSO DE NABO** ½ P242	Sobras de Avocado com chili		gorduras 80% — colesterol. 534 carboidratos 6% — sódio 1665 proteínas 14% — carboidratos 27.5 calorias 1782 — fibras 10.3 gorduras totais 158 — carboidratos líquidos 16.2 gorduras saturadas 74.5 — proteínas 61.2
DIA 9	**CHÁ-VERDE COM ÓLEO DE COCO** P279	Sobras de Lombo recheado com molho de ervas Sobras do Purê cremoso de nabo	Sobras de Avocado com chili **RABANETE COM ERVAS** (duas porções) P244	Sobras de Trufa de amêndoa e chai	gorduras 71% — colesterol. 185 carboidratos 10% — sódio 1673 proteínas 19% — carboidratos 41.3 calorias 1740 — fibras 13.2 gorduras totais 138 — carboidratos líquidos 28.2 gorduras saturadas 55.3 — proteínas 84
DIA 10	Sobras de chá-verde Com óleo de coco	**BOLINHO DE SALMÃO COM MOLHO CREMOSO DE ENDRO**¹ ❄ P220	**FILÉ COM MANTEIGA DE ERVAS**² ❄ P166 Sobras de Purê cremoso de nabo	**HOMUS DE COUVE-FLOR** ½ P116 **RODELAS DE ABOBRINHA À ITALIANA**³ ½ ❄ P110 Sobras de Bocados de limão	gorduras 78% — colesterol. 215 carboidratos 7% — sódio 1713 proteínas 15% — carboidratos 26.1 calorias 1609 — fibras 7.2 gorduras totais 140 — carboidratos líquidos 18.9 gorduras saturadas 69.2 — proteínas 61.6
DIA 11	**MILK-SHAKE DOURADO PARA QUEIMAR GORDURA** P276	Sobras de bolinho de salmão com molho cremoso de endro Sobras de Rodelas de abobrinha à italiana Sobras de Homus de couve-flor	Sobras de Filé com manteiga de ervas Sobras de Purê cremoso de nabo Sobras de Homus de couve-flor		gorduras 79% — colesterol. 215 carboidratos 8% — sódio 2088 proteínas 13% — carboidratos 33.2 calorias 1678 — fibras 10 gorduras totais 147 — carboidratos líquidos 23.2 gorduras saturadas 72.1 — proteínas 55.2
DIA 12	(manhã de jejum)	Sobras de Bolinho de salmão com molho cremoso de endro Sobras de Purê cremoso de nabo	Sobras Sopa de bacon Sobras de Rodelas de abobrinha à italiana Sobras de Homus de couve-flor		gorduras 72% — colesterol. 254 carboidratos 8% — sódio 2974 proteínas 20% — carboidratos 30.5 calorias 1432 — fibras 7.6 gorduras totais 114 — carboidratos líquidos 22.9 gorduras saturadas 40.9 — proteínas 70.4
DIA 13	Sobras de Biscoitos amanteigados clássicos 2 ovos cozidos em 1 colher (sopa) de gordura bovina	**BARRIGA DE PORCO CAJUN COM SALADA**⁴ ½ P146		Sobras de Bocados de limão	gorduras 90% — colesterol. 458 carboidratos 3% — sódio 479 proteínas 7% — carboidratos 15.2 calorias 1811 — fibras 7.3 gorduras totais 180 — carboidratos líquidos 7.9 gorduras saturadas 87 — proteínas 32.9
DIA 14	**MILK-SHAKE KETO** com 2 colheres (sopa) de colágeno adicional P283	**MAC'N'CHEESE COM BACON**⁵ ½ P180	Sobras Kebab de cordeiro com arroz branco ➕ Maçã cozida⁶ ➕		gorduras 57% — colesterol. 428 carboidratos 27% — sódio 1901 proteínas 16% — carboidratos 156 calorias 2314 — fibras 24.6 gorduras totais 146 — carboidratos líquidos 131 gorduras saturadas 87.2 — proteínas 95.1

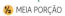

½ MEIA PORÇÃO
➕ MAIS CARBOIDRATOS
❄ CONGELE

RECEITAS EM LETRAS MAIÚSCULAS devem ser preparadas na hora

¹ Congele uma porção do Bolinho de salmão para a semana 3. Os ingredientes frescos do molho foram reduzidos na lista de compras nesta semana e transferidos para a semana 3, para serem preparados como ¼ de porção.
² Congele uma porção da carne para a semana 2 e outra para a semana 3.
³ Congele duas porções das Rodelas de abobrinha à italiana para a semana 3.
⁴ Reserve metade da Barriga de porco cajun com salada para a semana 3.
⁵ Reserve uma porção do Mac'n'cheese com bacon para o dia 15.
⁶ Use 1 maçã e siga os passos indicados em Maçã > Micro-ondas ou forno no PDF "Carb-up recipes", disponível para download grátis em healthfulpursuit.com/carbup. Rende uma porção.

Parte 1: DIETA CETOGÊNICA NA COZINHA

SEMANA 3

CAMINHO 3
KETO COMPLETO

LISTA DE COMPRAS PARA A SEMANA 3

FRUTAS E HORTALIÇAS FRESCAS

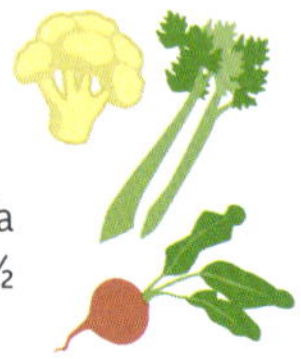

- Couve-de-bruxelas aparada e cortada ao meio, 2½ xícaras (300 g)
- Couve-flor, 1 maço pequeno
- Cebolinha-francesa em fatias, 2 colheres (sopa)
- Endro, 2 colheres (chá)
- Alho, 1 dente pequeno
- Gengibre ralado, ½ colher (chá)
- Ervas de sua escolha picadas, como tomilho e/ou alecrim, 1 colher (sopa)
- Limão-siciliano, 2
- Salsinha, 1 maço
- Rabanete, 2 maços
- Tomilho, 2 galhos

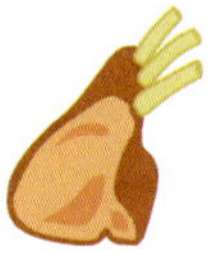

CARNES, OVOS E CALDOS

- Bacon, 3 fatias
- Caldo de ossos de qualquer tipo, 2 xícaras (475 ml) (se preparar em casa, veja os ingredientes na p. 11)
- Caldo de ossos de frango, 1 xícara (240 ml) ou mais, se necessário (para costelinha)
- Ovo, 4 grandes
- Costelinha de porco, 750 g

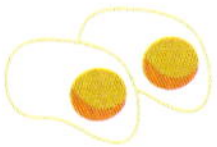

GORDURAS E ÓLEOS

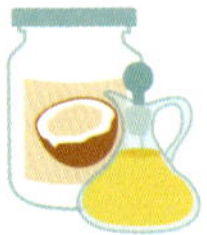

- Manteiga de cacau, 3 colheres (sopa)
- Óleo de coco, 2 colheres (sopa)
- Azeite de oliva extravirgem, ⅓ xícara (80 ml) mais 2 colheres (sopa) mais 1½ colher (chá)
- Banha, ¼ xícara mais 1 colher (sopa) (65 g)
- Óleo MCT, ¼ xícara mais 3 colheres (sopa) (105 ml)
- Gordura bovina, 1 colher (sopa)

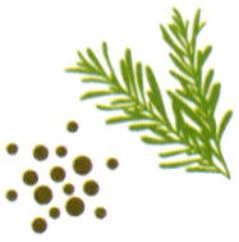

ERVAS SECAS E ESPECIARIAS

- Pimenta-de-caiena, 1 pitada
- Canela em pó, ¼ colher (chá)
- Cravo-da-índia em pó, ⅛ colher (chá)
- Alho em pó, ½ colher (chá)
- Cebola em pó, 1¾ colher (chá)

DESPENSA

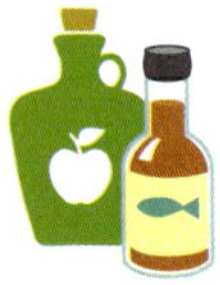

- Vinagre de maçã, 2 colheres (sopa)
- Fermento em pó, ¼ colher (chá)
- Farinha de mandioca, ¼ xícara (30 g)
- Cacau em pó, 2 colheres (sopa)
- Leite de coco integral, ¼ xícara (60 ml)
- Açúcar de coco, 1 colher (sopa)
- Café moído, ½ xícara mais 1 colher (sopa) (56 g) ou chá à sua escolha, 2 colheres (sopa) de folhas soltas ou 6 saquinhos
- Peptídeos de colágeno, 3 colheres (sopa)
- Mostarda de dijon, ¼ colher (chá)
- Gelatina sem sabor, 1 colher (sopa)
- Sementes de cânhamo sem casca, 3 colheres (sopa)
- Mostarda amarela pronta, 1 colher (chá)
- Leite vegetal sem açúcar, 1 xícara mais 2 colheres (sopa) (270 ml)
- Levedura nutricional, ¼ xícara mais 4 colheres (chá) (22 g)
- Torresmo moído, 30 g
- Chá rooibos, 2½ colheres (chá) de folhas soltas ou 3 saquinhos
- Estévia líquida, 11 gotas mais 6 a 12 gotas opcionais (para o latte turbinado)
- Tomate seco, 40 g
- Extrato de baunilha, ¾ colher (chá)
- Nozes em pedaços, ¼ xícara mais 2 colheres (sopa) (40 g)

	REFEIÇÃO 1	REFEIÇÃO 2	REFEIÇÃO 3	LANCHINHO	MACROS/TOTAIS DIÁRIOS	
DIA 15	*(manhã de jejum)*	**CALDO DE OSSOS TURBINADO** P286	*Sobras de* **Lombo** recheado com molho de ervas		gorduras 68% carboidratos 7% proteínas 25% calorias 1413 gorduras totais 107 gorduras saturadas 48.6	colesterol. 247 sódio 2374 carboidratos 24.8 fibras 11.1 carboidratos líquidos 13.7 proteínas 87.5
		Sobras de **Mac'n'cheese** com bacon	*Sobras de* **Biscoitos** amanteigados clássicos			
DIA 16	*Sobras de* **Caldo** de ossos turbinado	*Sobras de* **Barriga de** porco cajun com salada	*Sobras de* **Lombo** recheado com molho de ervas		gorduras 83% carboidratos 3% proteínas 14% calorias 1899 gorduras totais 176 gorduras saturadas 55	colesterol. 236 sódio 2213 carboidratos 12.2 fibras 3.7 carboidratos líquidos 8.5 proteínas 66.9
			Sobras de rodelas de abobrinha à italiana			
DIA 17	*2 ovos cozidos em 1 colher (sopa) de gordura bovina* *Sobras de* **Biscoitos** amanteigados clássicos **LATTE TURBINADO** P288	*Sobras de* **Sopa de bacon**	*Sobras de* **Bolinho de** salmão com molho cremoso de endro *Sobras de* **Rodelas de** abobrinha à italiana		gorduras 77% carboidratos 5% proteínas 18% calorias 2024 gorduras totais 173 gorduras saturadas 90.7	colesterol. 595 sódio 2972 carboidratos 26.6 fibras 9.1 carboidratos líquidos 17.5 proteínas 90.6
DIA 18	**LATTE TURBINADO** P288 *Sobras de* **trufa** de amêndoa e chai	**COSTELINHA COM SAL E PIMENTA[1]** ½ ❄ P190	**MAC'N'CHEESE COM BACON** ½ P180		gorduras 70% carboidratos 6% proteínas 24% calorias 1349 gorduras totais 105 gorduras saturadas 40.9	colesterol. 128 sódio 1933 carboidratos 20 fibras 10 carboidratos líquidos 10 proteínas 80.1
DIA 19	**CHÁ GELADO COM VINAGRE** P278	*Sobras de* **Mac'n'cheese** com bacon	*Sobras de* **Filé com** manteiga de ervas **RABANETE COM ERVAS** *(duas porções)* P244	*Sobras de* **Trufa de** amêndoa e chai *(duas porções)*	gorduras 72% carboidratos 9% proteínas 19% calorias 1585 gorduras totais 127 gorduras saturadas 49.4	colesterol. 239 sódio 1514 carboidratos 36.9 fibras 12.6 carboidratos líquidos 24.3 proteínas 74.1
DIA 20	*(manhã de jejum)*	*Sobras de* **Sopa de bacon** *Sobras de* **Trufa de** amêndoa e chai	*Sobras de* **Lombo** recheado com molho de ervas **COUVE-DE-BRUXELAS ASSADA[2]** ½ ❄ P248		gorduras 69% carboidratos 7% proteínas 24% calorias 1464 gorduras totais 112 gorduras saturadas 37	colesterol. 215 sódio 2443 carboidratos 24.6 fibras 7.8 carboidratos líquidos 16.8 proteínas 89
DIA 21	**LATTE TURBINADO** P288	*Sobras de* **Sopa de bacon** *Sobras de* **Couve-de-bruxelas** assada	*Sobras* **Porco kung pao** com batata-doce assada ➕ *Bolo de caneca[3]* ➕		gorduras 62% carboidratos 20% proteínas 18% calorias 2109 gorduras totais 144 gorduras saturadas 65	colesterol. 349 sódio 2337 carboidratos 108 fibras 21.3 carboidratos líquidos 86.6 proteínas 94.3

½ MEIA PORÇÃO

➕ MAIS CARBOIDRATOS

❄ CONGELE

RECEITAS EM LETRAS MAIÚSCULAS devem ser preparadas na hora.

[1] Congele três porções da Costelinha para a semana 4.

[2] Reserve uma porção da Couve-de-bruxelas assada para a semana 4.

[3] Siga os passos do preparo em Cassava (mandioca) > Micro-ondas no PDF "Carb-up recipes", disponível para download grátis em healthfulpursuit.com/carbup. Rende uma porção.

Parte 1: DIETA CETOGÊNICA NA COZINHA 57

SEMANA 4

CAMINHO 3
KETO COMPLETO

LISTA DE COMPRAS PARA A SEMANA 4

FRUTAS E HORTALIÇAS FRESCAS

- Avocado, 1 grande
- Repolho, 1 médio
- Cenoura, 1 média
- Couve-flor, 1 maço pequeno
- Aipo, 3 talos grandes
- Pepino, 2 pequenos
- Alho, 3 dentes pequenos
- Gengibre ralado, ½ colher (chá)
- Couve-de-folhas picado, 2 xícaras (85 g)
- Limão-taiti, 2
- Folhas de hortelã, 1 colher (sopa) cheia
- Cebola branca, 1 pequena
- Cebolinha-verde, 4
- Espinafre, 1 xícara cheia (70 g)

GORDURAS E ÓLEOS

- Óleo de abacate refinado, ¼ xícara mais 2 colheres (sopa) (90 ml)
- Manteiga de cacau, 2 colheres (sopa)
- Óleo de coco, ½ xícara (120 ml)
- Óleo MCT, ½ xícara mais 2 colheres (sopa) (150 ml)

ERVAS SECAS E ESPECIARIAS

- Pimenta-de-caiena, 1 pitada
- Canela em pó, ¼ colher (chá)
- Alho em pó, ½ colher (chá)
- Cebola em pó, 1 colher (chá)

DESPENSA

- Vinagre de maçã, 2 colheres (sopa) mais 1½ colher (chá)
- Cacau em pó, 2 colheres (sopa)
- Farinha de coco, ¼ xícara mais 2 colheres (sopa) (40 g)
- Leite de coco integral, 2 xícaras (480 ml)
- Café moído, ¼ xícara mais 2 colheres (sopa) (32 g) ou chá à sua escolha, 4 colheres (chá) de folhas soltas ou 4 saquinhos
- Peptídeos de colágeno, ½ xícara (80 g)
- Chá-verde, 1½ colher (chá) de folhas soltas ou 2 saquinhos
- Sementes de cânhamo sem casca, 2 colheres (sopa)
- Macadâmia, 12
- Arroz branco, 2 xícaras (406 g)
- Chá rooibos, 2½ colheres (chá) de folhas soltas ou 3 saquinhos
- Sementes de gergelim, ¼ xícara (40 g)
- Estévia líquida, ¼ colher (chá) mais 8 a 14 gotas opcionais (para bebidas)
- Extrato de baunilha, 1½ colher (chá)

CARNES, OVOS E CALDOS

- Bacon, 6 fatias
- Caldo de ossos qualquer tipo, 2 xícaras (475 ml) (se preparar em casa, veja os ingredientes na p. 11)
- Caldo de ossos de frango, 2 xícaras (475 ml)
- Sobrecoxa de frango sem pele e sem osso, 455 g
- Ovo, 1 largo mais 1 opcional (para o milk-shake)

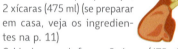

	REFEIÇÃO 1	REFEIÇÃO 2	REFEIÇÃO 3	LANCHINHO	MACROS/TOTAIS DIÁRIOS	
DIA 22	*(manhã de jejum)*	*Sobras de* Costelinha com sal e pimenta **COUVE-DE-BRUXELAS ASSADA** ¼ P248	**TORTA CRUMBLE DE FRANGO**[1] ❄ P204 **PATÊ DE COUVE-DE-FOLHAS** ½ P119 *1 talo grande de aipo*	**CALDO DE OSSOS TURBINADO** P286	gorduras 73% carboidratos 7% proteínas 20% calorias 1622 gorduras totais 131 gorduras saturadas 44.1	colesterol. 167 sódio 2132 carboidratos 29.6 fibras 11.8 carboidratos líquidos 17.8 proteínas 80.9
DIA 23	**SMOOTHIE MOJITO** P285	*Sobras de* Torta crumble de frango **REPOLHO COM BACON** P245	*Sobras de* Costelinha com sal e pimenta *Sobras de* Patê de couve-de-folhas *1 talo grande de aipo*		gorduras 73% carboidratos 8% proteínas 19% calorias 1611 gorduras totais 131 gorduras saturadas 52.2	colesterol. 167 sódio 2045 carboidratos 31.9 fibras 14.3 carboidratos líquidos 17.6 proteínas 75.8
DIA 24	*Sobras de smoothie mojito*	*Sobras de* Lombo recheado com molho de ervas *Sobras de* Repolho com bacon	*Sobras de* Biscoitos amanteigados clássicos *Sobras de* Patê de couve-de-folhas *Sobras* Caldo de ossos turbinado *misturado com 2 colheres (sopa) de colágeno*		gorduras 76% carboidratos 7% proteínas 17% calorias 1762 gorduras totais 150 gorduras saturadas 65.4	colesterol. 149 sódio 2338 carboidratos 29.4 fibras 13 carboidratos líquidos 16.4 proteínas 74
DIA 25	*(manhã de jejum)*	*Sobras de* Lombo recheado com molho de ervas *Sobras de* Patê de couve-de-folhas *1 pepino pequeno em fatias*	*Sobras de* Torta crumble de frango	**MILK-SHAKE KETO** P283	gorduras 75% carboidratos 6% proteínas 19% calorias 2043 gorduras totais 171 gorduras saturadas 101	colesterol. 442 sódio 1775 carboidratos 28.3 fibras 11 carboidratos líquidos 17.3 proteínas 97.7
DIA 26	**LATTE TURBINADO** P288	*Sobras de* Costelinha com sal e pimenta *Sobras de* Repolho com bacon	*Sobras de* Torta crumble de frango *1 pepino pequeno em fatias*		gorduras 71% carboidratos 7% proteínas 22% calorias 1420 gorduras totais 112 gorduras saturadas 57.3	colesterol. 167 sódio 1857 carboidratos 23 fibras 9.1 carboidratos líquidos 13.9 proteínas 79.4
DIA 27	**CHÁ GELADO COM VINAGRE** P278	*Sobras de* Sopa de bacon *Sobras de* Biscoitos amanteigados clássicos	*Sobras* Filé com manteiga de ervas *Sobras de* Repolho com bacon	*Sobras de* Trufa de amêndoa e chai	gorduras 73% carboidratos 8% proteínas 19% calorias 1555 gorduras totais 126 gorduras saturadas 62.2	colesterol. 219 sódio 2307 carboidratos 30.1 fibras 10.8 carboidratos líquidos 19.3 proteínas 75.3
DIA 28	**LATTE TURBINADO** P288 *Sobras de trufa de amêndoa e chai*	*Sobras Kebab de cordeiro com arroz branco (duas porções)* ➕			gorduras 52% carboidratos 33% proteínas 15% calorias 1713 gorduras totais 98.8 gorduras saturadas 46.3	colesterol. 180 sódio 1318 carboidratos 143 fibras 6.4 carboidratos líquidos 136 proteínas 63

½ MEIA PORÇÃO
¼ ¼ DE PORÇÃO
➕ MAIS CARBOIDRATOS
❄ CONGELE
RECEITAS EM LETRAS MAIÚSCULAS devem ser preparadas na hora.

[1] Congele uma porção para o dia 26.

SOBRAS NÃO USADAS NO PLANO: 1 porção de Avocado com chili, 1 porção de Almôndega com pimenta chipotle, 1 porção de Couve-de-bruxelas assada.

Parte 1: DIETA CETOGÊNICA NA COZINHA 59

CAMINHO 3
KETO ADAPTADO

SEMANA 1

Este é um roteiro para quem passou pelos programas Clássico (plano 2) ou Turbinado (plano 2) e já está adaptada à gordura. Você começará com um reforço de carboidratos (desde que já tenha se adaptado à gordura, seguindo os planos 1 ou 2) e o repetirá duas vezes por semana.

É semelhante ao Keto Completo, para permitir que você alterne entre os dois planos até encontrar o estilo que funciona melhor.

Acha que a quantidade de comida não é suficiente para você? A melhor maneira de dar mais sustância às refeições sem se preocupar com a mudança nos macros é aumentar a gordura no Latte turbinado, preparar uma "bombinha" de gordura (veja a tabela que começa na p. 292) para depois da refeição ou dobrar as receitas. Se precisar de mais carboidratos depois de um reforço, acesse healthfulpursuit.com/carbup para fazer o download grátis de um arquivo PDF com outras receitas ou acrescente mais carboidratos à refeição ou sobremesa.

As instruções para os reforços noturnos podem ser encontradas abaixo do plano para cada semana.

LISTA DE COMPRAS PARA A SEMANA 1

FRUTAS E HORTALIÇAS FRESCAS
- Maçã vermelha, 1
- Avocado, 3 grandes
- Pimentão verde, 1
- Amora, 1 xícara (145 g)
- Repolho, 1 grande
- Couve-flor, 1 média
- Aipo, 1 talo médio
- Coentro, 1 maço (opcional, para almôndegas)
- Couve, 1 maço
- Alho, 1 dente pequeno
- Limão-siciliano, 1
- Limão-taiti, 1
- Folhas de hortelã, 1 colher (sopa) cheia
- Cebola roxa, 1 pequena
- Cebola-branca, 1 pequena
- Salsinha, 2 maços
- Abacaxi, 1 pequeno
- Framboesa, 1 xícara (125 g)
- Alecrim, 1 galho
- Sálvia, 1 galho
- Chalota, 3 médias
- Espinafre, 1 xícara cheia (70 g)
- Morango, 1 xícara (150 g)
- Tomilho, 1 maço
- Tomate, 2
- Nabo, 3 médios

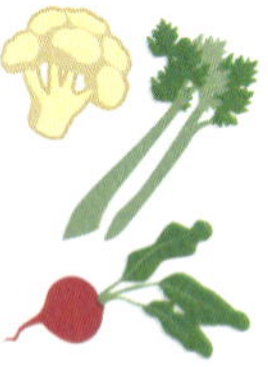

CARNES, OVOS E CALDOS
- Bacon, 14 fatias
- Caldo de ossos de frango, 5 xícaras mais 2 colheres (sopa) (1,2 litro) (se preparar em casa, veja os ingredientes na p. 11)
- Peito de frango sem pele, em cubos, 1 xícara mais 3 colheres (sopa) (150 g)
- Asa de frango, 455 g
- Ovo, 1 grande
- Carne moída com 20-30% de gordura, 225 g
- Carne de frango moída, 225 g
- Carne de cordeiro moída, 455 g
- Carne de porco moída, 375 g
- Lombo ou paleta de porco sem osso, 910 g
- Carne de porco em pedaços médios, 455 g
- Alcatra sem osso com cerca de 2,5 cm de espessura, 185 g

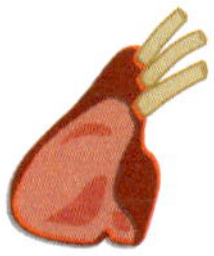

GORDURAS E ÓLEOS
- Óleo de abacate refinado, 1 xícara mais 1 colher (sopa) (255 g)
- Manteiga de cacau, ¾ xícara (180 g)
- Creme de coco, 2 colheres (sopa)
- Óleo de coco, ¾ xícara mais 2 colheres (sopa) (210 ml)
- Banha, ⅔ xícara (140 g)
- Maionese feita com óleo de abacate, 2 colheres (sopa) (se preparar em casa, veja os ingredientes na p. 80)
- Óleo MCT, ¼ xícara (60 ml)
- Gordura bovina, 3 colheres (sopa) (40 g)

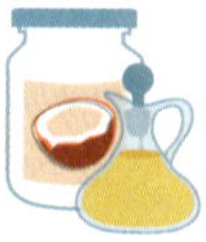

ERVAS SECAS E ESPECIARIAS
- Tempero bahārāt (p. 93), 1 colher (sopa)
- Mistura chai (p. 252), 1 colher (sopa) mais 1 colher (chá)
- Pimenta vermelha em pó, 2¼ colheres (chá)
- Pimenta chipotle em pó, ½ colher (chá) mais ⅛ colher (chá)
- Canela em pó, ¼ colher (chá)
- Cominho em pó, ¾ colher (chá)
- Alho em pó, ¾ colher (chá)
- Tempero italiano (p. 94), 1 colher (sopa) mais 2 colheres (chá)
- Cebola em pó, ¼ colher (chá)
- Folhas de orégano, 2¼ colheres (chá)
- Páprica, 1 colher (chá)
- Tempero shichimi (p. 94), 1½ colher (chá)
- Páprica defumada, ¼ colher (chá)
- Folhas de estragão, 1 colher (sopa)

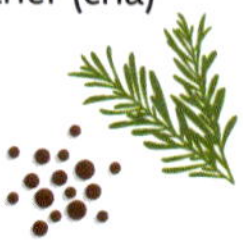

DESPENSA
- Manteiga de amêndoa lisa e sem açúcar, ½ xícara (140 g) 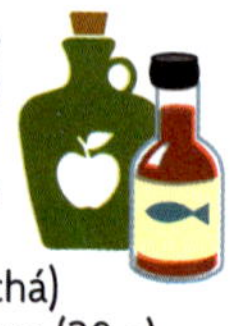
- Amêndoa, 3 colheres (sopa)
- Vinagre de maçã, 3 colheres (sopa) mais 2 colheres (chá)
- Fermento em pó, ¾ colher (chá)
- Farinha de mandioca, ¼ xícara (30 g)
- Cacau em pó, 2 colheres (sopa)
- Aminos de coco, 1 colher (sopa)
- Farinha de coco, ¾ xícara (75 g)
- Leite de coco integral, ¾ xícara (180 ml)
- Açúcar de coco, 1 colher (sopa)
- Café moído, 3 colheres (sopa) ou chá de sua escolha, 2 colheres (chá) de folhas solta ou 2 saquinhos
- Peptídeos de colágeno, ¼ xícara mais 2 colheres (sopa) (60 g)
- Eritritol de confeiteiro, 1½ colher (sopa)
- Gelatina sem sabor, 3 colheres (sopa) mais 1½ colher (chá)
- Chá-verde, 1 colher (sopa) de folhas soltas ou 4 saquinhos
- Sementes de cânhamo sem casca, 2 colheres (sopa)
- Extrato de limão-siciliano, 1 colher (chá)
- Macadâmia, 12
- Magnésio em pó com sabor de limão, 2 colheres (chá)
- Mostarda amarela pronta, 1 colher (sopa)
- Leite vegetal sem açúcar, 2 colheres (sopa)
- Torresmo moído, 57 g
- Uva-passa, ¼ xícara (57 g)
- Arroz branco, 2 xícaras (406 g)
- Chá rooibos, 1½ colher (chá) de folhas soltas ou 2 saquinhos
- Sementes de gergelim (opcional, para couve shichimi)
- Estévia líquida, 9 gotas mais ¼ colher (chá) opcional (para bebidas)
- Farinha de tapioca, 1 colher (chá)
- Tomate amassado, 1¼ xícara (300 ml)
- Tomate inteiro, ½ lata (408 g)
- Extrato de baunilha, 1½ colher (chá)
- Vinho branco, como Pinot Grigio, Sauvignon Blanc ou Chardonnay fermentado em barris de inox, ¼ xícara (60 ml)

Sal marinho cinza fino e pimenta-do-reino moída são necessários em muitas receitas. Compre uma só vez e use ao longo de todo o plano.

	REFEIÇÃO 1	REFEIÇÃO 2	REFEIÇÃO 3	LANCHINHO	MACROS/TOTAIS DIÁRIOS
DIA 1	*(manhã de jejum)*	**ALMÔNDEGA COM PIMENTA CHIPOTLE**[14] *(duas porções)* ½ ❄ P182	**KEBAB DE CORDEIRO** com arroz branco[1] ❄ ➕ P178 *Bolo de caneca*[2] ➕		gorduras 47% — colesterol. 358 carboidratos 34% — sódio 1464 proteínas 18% — carboidratos 128 calorias 1482 — fibras 13.7 gorduras totais 77.4 — carboidratos líquidos 114 gorduras saturadas 29.7 — proteínas 68.5
DIA 2	**SMOOTHIE MOJITO** com 2 colheres (sopa) de colágeno P285	**LOMBO RECHEADO**[3] ❄ P194 **ARROZ DE COUVE-FLOR** ½ ❄ P224 **COUVE SHICHIMI** ½ ❄ P239	**FILÉ COM MANTEIGA DE ERVAS**[4] ½ ❄ P166	**TRUFA DE AMÊNDOA E CHAI**[5] ❄ P252	gorduras 73% — colesterol. 186 carboidratos 7% — sódio 1863 proteínas 20% — carboidratos 28.1 calorias 1664 — fibras 14.4 gorduras totais 135 — carboidratos líquidos 13.7 gorduras saturadas 52.3 — proteínas 83.4
DIA 3	*Sobras de* Smoothie mojito **BOCADOS DE LIMÃO**[6] ❄ P267	*Sobras* Almôndega com pimenta chipotle *(três porções)*	**SOPA DE BACON**[7] ❄ P140		gorduras 72% — colesterol. 270 carboidratos 8% — sódio 2267 proteínas 20% — carboidratos 39.7 calorias 1898 — fibras 12.9 gorduras totais 151 — carboidratos líquidos 26.8 gorduras saturadas 68.9 — proteínas 94.9
DIA 4	**LATTE TURBINADO** P288	*Sobras de* Lombo recheado com molho de ervas *Sobras de* Arroz de couve-flor	**TOMATE WALDORF RECHEADO**[8] ½ ➕ P211 *Tigela de abacaxi e coco*[9] ➕		gorduras 59% — colesterol. 172 carboidratos 22% — sódio 1421 proteínas 19% — carboidratos 88.2 calorias 1593 — fibras 11.8 gorduras totais 104 — carboidratos líquidos 76.4 gorduras saturadas 49.4 — proteínas 76.5
DIA 5	**BISCOITOS AMANTEIGADOS CLÁSSICOS**[10] ½ ❄ P228 **LATTE TURBINADO** com 2 colheres (sopa) de colágeno adicional P288	*Sobras de* Almôndega com pimenta chipotle *(duas porções)* *Sobras de* Couve shichimi		*Sobras de* Bocados de limão	gorduras 76% — colesterol. 104 carboidratos 9% — sódio 1609 proteínas 15% — carboidratos 34.5 calorias 1589 — fibras 15.6 gorduras totais 134 — carboidratos líquidos 18.9 gorduras saturadas 79.1 — proteínas 60.2
DIA 6	**CHÁ GELADO COM VINAGRE** P278	**ASA DE FRANGO COM SAL E PIMENTA**[11] P130 **ARROZ DE COUVE-FLOR** ½ ❄ P224	**AVOCADO COM CHILI**[12] *(duas porções)* ½ ❄ P164	*Sobras de* Trufa de amêndoa e chai *(duas porções)*	gorduras 77% — colesterol. 205 carboidratos 8% — sódio 961 proteínas 15% — carboidratos 36.1 calorias 1725 — fibras 21.9 gorduras totais 146 — carboidratos líquidos 14.4 gorduras saturadas 45.9 — proteínas 65.7
DIA 7	*(manhã de jejum)*	*Sobras de* Asa de frango com sal e pimenta *Sobras de* Arroz de couve-flor *4 fatias de bacon*	*Sobras de* Tomate Waldorf recheado ➕ *Tigela de frutas vermelhas*[13] ➕		gorduras 61% — colesterol. 216 carboidratos 23% — sódio 1283 proteínas 16% — carboidratos 82.1 calorias 1445 — fibras 24 gorduras totais 99.6 — carboidratos líquidos 58.1 gorduras saturadas 27.6 — proteínas 60.2

½ MEIA PORÇÃO
➕ MAIS CARBOIDRATOS
❄ CONGELE

RECEITAS EM LETRAS MAIÚSCULAS devem ser preparadas na hora.

[1] Siga as instruções da receita de Kebab de cordeiro para fazer o reforço de carboidratos. Sirva com 2 xícaras (406 g) de arroz branco cozido. A receita adaptada rende quatro porções. Congele uma para a semana 2 e uma para servir depois do plano.
[2] Siga os passos do preparo em Cassava (mandioca)/Micro-ondas no PDF "Carb-up recipes", disponível para download grátis em healthfulpursuit.com/carbup. Rende uma porção.
[3] Congele duas porções do Lombo recheado com molho de ervas para a semana 2, duas porções para a semana 3 e duas para a semana 4.
[4] Congele uma porção do filé com manteiga de ervas para a semana 3.
[5] Congele sete porções de trufas para as semanas 2, 3 e 4.
[6] Congele uma porção dos bocados de limão para a semana 2 e uma para a semana 3.
[7] Congele duas porções da Sopa de bacon para a semana 2, duas para a semana 3 e uma para a semana 4.
[8] Siga as instruções da receita de Tomate waldorf recheado para fazer o reforço de carboidratos.
[9] Sirva 2 xícaras (330 g) de abacaxi em cubos com 2 colheres (sopa) de creme de coco. Rende uma porção.
[10] Congele cinco biscoitos para as semanas 2, 3 e 4.
[11] Reserve duas porções da asa de frango para o dia 8.
[12] Reserve duas porções do Avocado com chili para a semana 2. Os ingredientes frescos podem ser mantidos na geladeira para serem utilizados em outra ocasião.
[13] Misture 1 xícara (145 g) de amora, 1 xícara (125 g) de framboesa e 1 xícara (150 g) de morango em uma tigela e sirva. Rende uma porção.
[14] Congele uma porção para o dia 5. Os ingredientes frescos podem ser conservados na geladeira.

Parte 1: DIETA CETOGÊNICA NA COZINHA

SEMANA 2

CAMINHO 3
KETO ADAPTADO

LISTA DE COMPRAS PARA A SEMANA 2

FRUTAS E HORTALIÇAS FRESCAS
- Couve-flor, 1 média
- Coentro, 1 maço
- Pepino, 1 pequeno
- Endro picado, 3 colheres (sopa)
- Alho, 8 dentes pequenos
- Gengibre, pedaço de 10 cm
- Limão-siciliano, 3
- Limão-taiti, 2
- Hortelã picada, 2 colheres (sopa)
- Cebolinha-verde, 2
- Abacaxi, 1 pequeno
- Rabanete, 1 maço
- Batata-doce, 2 médias
- Raiz de cúrcuma, pedaço de 23 cm
- Nabo, 2 grandes
- Abobrinha-italiana, 1 grande

GORDURAS E ÓLEOS
- Óleo de abacate refinado, 3 colheres (sopa) mais 1½ colher (chá) (52 ml)
- Creme de coco, 1 xícara mais 2 colheres (sopa) (270 ml)
- Óleo de coco, 2 colheres (sopa)
- Azeite de oliva extravirgem, ¼ xícara mais 3 colheres (sopa) (125 ml)
- Óleo MCT, ¼ xícara mais 2 colheres (sopa) (90 ml)
- Óleo de gergelim torrado, 1 colher (sopa)
- Gordura bovina, 2 colheres (sopa)

DESPENSA
- Manteiga de amêndoa lisa e sem açúcar, 2 colheres (sopa)
- Vinagre de maçã, 2 colheres (sopa)
- Pimenta vermelha seca, 2 a 4
- Aminos de coco, 3 colheres (sopa)
- Leite de coco integral, ⅓ xícara (80 ml)
- Peptídeos de colágeno, 2 colheres (sopa)
- Gelatina sem sabor, 2 colheres (sopa)
- Chá-verde, 1 colher (sopa) de folhas soltas ou 4 saquinhos
- Leite vegetal sem açúcar, 4½ xícaras (1 litro)
- Estévia líquida, ¼ a ½ colher (chá)
- Tahini, 2 colheres (sopa)
- Extrato de baunilha, ¾ colher (chá)

CARNES E OVOS

- Ovo, 6 grandes
- Barriga de porco, 225 g
- Carne de porco em pedaços pequenos, 225 g
- Salmão, 2 latas (213 g)

ERVAS SECAS E ESPECIARIAS
- Tempero cajun (p. 92), 2¼ colheres (chá)
- Canela em pó, 1 colher (chá)
- Cominho em pó, ¼ colher (chá)
- Tempero italiano (p. 94), 1 colher (sopa)
- Páprica, 1 pitada
- Salsinha, 1 pitada
- Folhas de tomilho, 1 colher (chá)

Capítulo 4: PLANEJAMENTO DE REFEIÇÕES E LISTA DE COMPRAS

	REFEIÇÃO 1	REFEIÇÃO 2	REFEIÇÃO 3	LANCHINHO	MACROS/TOTAIS DIÁRIOS	
DIA 8	*2 ovos cozidos em 1 colher (sopa) de gordura bovina* **MILK-SHAKE DOURADO PARA QUEIMAR GORDURA** `P276`	*Sobras de* **Asa de frango** com sal e pimenta *(duas porções)* **PURÊ CREMOSO DE NABO** ½ `P242`	*Sobras de* **Avocado** com chili		gorduras 78% / carboidratos 6% / proteínas 16% / calorias 1791 / gorduras totais 156 / gorduras saturadas 69.8	colesterol. 557 / sódio 1392 / carboidratos 26.7 / fibras 10.3 / carboidratos líquidos 16.5 / proteínas 69.8
DIA 9	**CHÁ-VERDE COM ÓLEO DE COCO** `P279`	*Sobras de* **Lombo recheado** com molho de ervas *Sobras* **Purê cremoso de nabo** *(duas porções)*	*Sobras de* **Avocado** com chili	*Sobras de* **Trufa de amêndoa e chai**	gorduras 68% / carboidratos 11% / proteínas 21% / calorias 1387 / gorduras totais 105 / gorduras saturadas 43.5	colesterol. 149 / sódio 1588 / carboidratos 36.3 / fibras 13.9 / carboidratos líquidos 22.5 / proteínas 73.7
DIA 10	*Sobras de chá-verde* Com óleo de coco	**BOLINHO DE SALMÃO** `P220` **HOMUS DE COUVE-FLOR** ½ `P116` **RODELAS DE ABOBRINHA À ITALIANA** ½ `P110`	**PORCO KUNG PAO** [1] *com batata-doce assada* ➕ `P188` *Tigela de abacaxi e coco* [2] ➕		gorduras 59% / carboidratos 24% / proteínas 17% / calorias 1761 / gorduras totais 115 / gorduras saturadas 43.7	colesterol. 205 / sódio 1443 / carboidratos 107 / fibras 18.5 / carboidratos líquidos 88 / proteínas 74.4
DIA 11	**MILK-SHAKE DOURADO PARA QUEIMAR GORDURA** `P276`	*Sobras de* **Bolinho de salmão** com molho cremoso de endro	*Sobras de* **Lombo recheado** com molho de ervas *Sobras de* **Rodelas de abobrinha à italiana** *Sobras de* **Homus de couve-flor** *(duas porções)*		gorduras 77% / carboidratos 6% / proteínas 17% / calorias 1715 / gorduras totais 147 / gorduras saturadas 66.1	colesterol. 235 / sódio 2458 / carboidratos 25.6 / fibras 8.1 / carboidratos líquidos 17.5 / proteínas 73.1
DIA 12	*(manhã de jejum)*	*Sobras de* **Bolinho de salmão** com molho cremoso de endro *Sobras* **patê cremoso de nabo** *(duas porções)*	*Sobras de* **sopa de bacon** *Sobras de* **Rodelas de abobrinha à italiana** *Sobras de* **Homus de couve-flor**		gorduras 71% / carboidratos 10% / proteínas 19% / calorias 1525 / gorduras totais 120 / gorduras saturadas 44.3	colesterol. 254 / sódio 3235 / carboidratos 38.7 / fibras 9.5 / carboidratos líquidos 29.2 / proteínas 71.7
DIA 13	*2 ovos cozidos em 1 colher (sopa) de gordura bovina* *Sobras de* **Biscoitos amanteigados clássicos**	**BARRIGA DE PORCO CAJUN COM SALADA** [3] ½ `P146`		*Sobras de* **Bocados de limão**	gorduras 89% / carboidratos 3% / proteínas 8% / calorias 1811 / gorduras totais 180 / gorduras saturadas 87	colesterol. 458 / sódio 479 / carboidratos 15.2 / fibras 7.3 / carboidratos líquidos 7.9 / proteínas 32.9
DIA 14	**MILK-SHAKE DOURADO PARA QUEIMAR GORDURA** *com 2 colheres (sopa) de colágeno adicional* `P276`	*Sobras de* **Sopa de bacon**	**Sobras de Kebab de cordeiro com arroz branco** ➕		gorduras 58% / carboidratos 22% / proteínas 20% / calorias 1547 / gorduras totais 100 / gorduras saturadas 59	colesterol. 204 / sódio 2215 / carboidratos 85.5 / fibras 4 / carboidratos líquidos 81.5 / proteínas 75.8

½ MEIA PORÇÃO

➕ MAIS CARBOIDRATOS

RECEITAS EM LETRAS MAIÚSCULAS devem ser preparadas na hora.

[1] Siga as instruções da receita do Porco Kung Pao para fazer o reforço de carboidratos. Sirva com batata-doce assada (duas médias), como indicado no PDF "Carb-up recipes", disponível para download grátis em healthfulpursuit.com/carbup. A receita adaptada rende duas porções.

[2] Prepare 2 xícaras (330 g) de abacaxi em cubos. Sirva com 2 colheres (sopa) de creme de coco. Rende 1 porção.

[3] Reserve uma porção da Barriga de porco cajun com salada para o dia 16. Os ingredientes frescos podem ser mantidos na geladeira para serem utilizados em outra ocasião.

Parte 1: DIETA CETOGÊNICA NA COZINHA

SEMANA 3

CAMINHO 3
KATO ADAPTADO

LISTA DE COMPRAS PARA A SEMANA 3

FRUTAS E HORTALIÇAS FRESCAS

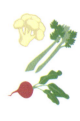

- Maçã, 1
- Couve-de-bruxelas aparada e cortada ao meio, 2½ xícaras (300 g)
- Cenoura, 1 média
- Couve-flor, 1 grande
- Aipo, 2 talos médios
- Alho, 1 dente pequeno
- Gengibre ralado, ½ colher (chá)
- Limão-siciliano, 1
- Cebolinha-verde, 1 maço
- Salsinha, 1 maço
- Tomilho, 2 galhos
- Inhame, 2 médios

CARNES, OVOS E CALDOS

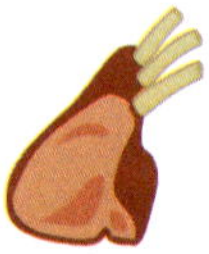

- Bacon, 6 fatias (cerca de 170 g)
- Caldo de ossos de qualquer tipo, 2 xícaras (475 ml) (se preparar em casa, veja os ingredientes na p. 11)
- Caldo de ossos de frango, 7 xícaras (1,7 litro), ou mais, se necessário
- Peito de frango sem pele e sem osso, 455 g
- Ovo, 5 grandes
- Costelinha de porco, 750 g

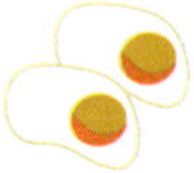

GORDURAS E ÓLEOS

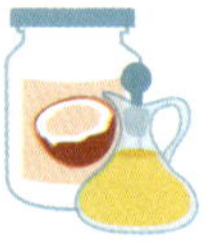

- Manteiga de cacau, ¼ xícara (60 g)
- Óleo de coco, ½ xícara (120 ml)
- Azeite de oliva extravirgem, ½ xícara (120 ml)
- Banha, 2 colheres (sopa)
- Óleo MCT, ¼ xícara (60 ml)
- Gordura bovina, 1 colher (sopa)

ERVAS SECAS E ESPECIARIAS

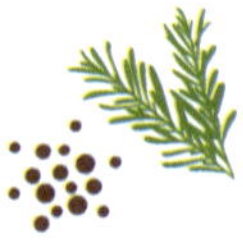

- Manjericão, ½ colher (chá)
- Pimenta-de-caiena, 1 pitada
- Canela em pó, 1 colher (chá)
- Cravo-da-índia em pó, ⅛ colher (chá)
- Alho em pó, ¾ colher (chá)
- Noz-moscada ralada, ½ colher (chá)
- Cebola em pó, 2⅛ colheres (chá)
- Folhas de orégano, ½ colher (chá)

DESPENSA

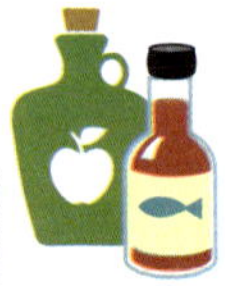

- Vinagre de maçã, 1 colher (sopa)
- Fermento em pó, ¼ colher (chá)
- Farinha de mandioca, ¼ xícara (30 g)
- Cacau em pó, 2 colheres (sopa)
- Açúcar de coco, 1 colher (sopa)
- Café moído, ¼ xícara mais 2 colheres (sopa) (32 g) ou chá de sua escolha, 4 colheres (chá) de folhas soltas ou 4 saquinhos
- Peptídeos de colágeno, ¼ xícara (40 g)
- Mostarda de dijon, ¼ colher (chá)
- Gelatina sem sabor, 2 colheres (sopa)
- Sementes de cânhamo sem casca, ¼ xícara (38 g)
- Mostarda amarela pronta, 2 colheres (chá)
- Leite vegetal sem açúcar, 2 xícaras mais 2 colheres (sopa) (505 ml)
- Levedura nutricional, ¾ xícara (50 g)
- Torresmo moído, 60 g
- Estévia líquida, 2 a 3 gotas mais ⅛ a ¼ colher (chá) opcional (para Latte turbinado)
- Tomate seco, 42 g
- Extrato de baunilha, 1 colher (chá)
- Nozes em pedaços, ¼ xícara mais 2 colheres (sopa) (42 g)

	REFEIÇÃO 1	REFEIÇÃO 2	REFEIÇÃO 3	LANCHINHO	MACROS/TOTAIS DIÁRIOS
DIA 15	(manhã de jejum) **CALDO DE OSSOS TURBINADO** P286	**MAC'N'CHEESE COM BACON** ½ P180	Sobras de **Lombo recheado com molho de ervas** Sobras de **Rodelas de abobrinha à italiana** Sobras de **Biscoitos amanteigados clássicos**		gorduras 70% / colesterol. 247 carboidratos 7% / sódio 3124 proteínas 23% / carboidratos 27.7 calorias 1560 / fibras 12 gorduras totais 122 / carboidratos líquidos 15.7 gorduras saturadas 50.7 / proteínas 88.5
DIA 16	Sobras de **Caldo de ossos turbinado**	Sobras de **Barriga de porco cajun com salada**	**FILÉ COM MANTEIGA DE ERVAS** P166	Maçã cozida[1] ⊕	gorduras 75% / colesterol. 216 carboidratos 15% / sódio 837 proteínas 10% / carboidratos 73.2 calorias 1982 / fibras 15.3 gorduras totais 166 / carboidratos líquidos 57.9 gorduras saturadas 63.9 / proteínas 48.1
DIA 17	**LATTE TURBINADO** P288 2 ovos cozidos em 1 colher (sopa) de gordura bovina Sobras de **Biscoitos amanteigados clássicos**	Sobras de **Mac'n'cheese com bacon** Sobras de **Rodelas de abobrinha à italiana**	Sobras de **Bolinho de salmão com molho cremoso de endro**		gorduras 75% / colesterol. 609 carboidratos 7% / sódio 2516 proteínas 18% / carboidratos 31.5 calorias 1893 / fibras 14.6 gorduras totais 158 / carboidratos líquidos 16.9 gorduras saturadas 82.6 / proteínas 85.4
DIA 18	**LATTE TURBINADO** P288	**COSTELINHA COM SAL E PIMENTA**[2] ½ ❄ P190 **COUVE-DE-BRUXELAS ASSADA**[3] ½ P248	**MAC'N'CHEESE COM BACON** ½ P180	Sobras de **Trufa de amêndoa e chai**	gorduras 71% / colesterol. 134 carboidratos 7% / sódio 2137 proteínas 21% / carboidratos 29.9 calorias 1612 / fibras 14.3 gorduras totais 128 / carboidratos líquidos 15.6 gorduras saturadas 45.4 / proteínas 85.9
DIA 19	**LATTE TURBINADO** P288 Sobras de **Trufa de amêndoa e chai** (duas porções)	Sobras de **Mac'n'cheese com bacon**	**SOPA DE FRANGO com macarrão de inhame**[4] ❄ ⊕ P136		gorduras 61% / colesterol. 217 carboidratos 16% / sódio 1940 proteínas 23% / carboidratos 63.1 calorias 1606 / fibras 19.3 gorduras totais 108 / carboidratos líquidos 43.8 gorduras saturadas 51.3 / proteínas 94.5
DIA 20	(manhã de jejum)	Sobras de **Sopa de bacon**	Sobras de **Lombo recheado com molho de ervas** Sobras de **Couve-de-bruxelas assada**	Sobras de **Trufa de amêndoa e chai** Sobras de **Bocados de limão**	gorduras 73% / colesterol. 215 carboidratos 6% / sódio 2443 proteínas 21% / carboidratos 24.8 calorias 1722 / fibras 7.8 gorduras totais 141 / carboidratos líquidos 17 gorduras saturadas 59.2 / proteínas 89
DIA 21	**LATTE TURBINADO** P288	Sobras de **Sopa de bacon** Sobras de **Couve-de-bruxelas assada**	Sobras **Porco kung pao com batata-doce assada** ⊕ Bolo de caneca[5] ⊕		gorduras 62% / colesterol. 349 carboidratos 20% / sódio 2337 proteínas 18% / carboidratos 108 calorias 2109 / fibras 21.3 gorduras totais 144 / carboidratos líquidos 86.6 gorduras saturadas 65 / proteínas 94.3

½ MEIA PORÇÃO
⊕ MAIS CARBOIDRATOS
❄ CONGELE

RECEITAS EM LETRAS MAIÚSCULAS devem ser preparadas na hora.

[1] Use 1 maçã e siga os passos indicados em Maçã > Micro-ondas ou forno no PDF "Carb-up recipes", disponível para download grátis em healthfulpursuit.com/carbup. Rende uma porção.
[2] Congele três porções da costelinha para a semana 4.
[3] Reserve uma porção da couve-de-bruxelas para o dia 22.

[4] Siga as instruções para o reforço de carboidratos na receita de Sopa de frango com macarrão de abobrinha, acrescentando 2 inhames médios cortados em espiral.
[5] Siga os passos do preparo em Cassava (mandioca)/Micro-ondas no PDF "Carb-up recipes", disponível para download grátis em healthfulpursuit.com/carbup. Rende uma porção.

Parte 1: DIETA CETOGÊNICA NA COZINHA

SEMANA 4

CAMINHO 3
KETO ADAPTADO

LISTA DE COMPRAS PARA A SEMANA 4

FRUTAS E HORTALIÇAS FRESCAS

- Maçã, 1
- Avocado, 1 grande
- Repolho, 1 médio
- Cenoura, 1 média
- Couve-flor, 1 pequena
- Aipo, 3 talos grandes
- Pepino, 1 pequeno
- Alho, 3 dentes pequenos
- Gengibre ralado, ½ colher (chá)
- Couve-de-folhas, 2 xícaras (95 g)
- Limão-taiti, 2
- Folhas de hortelã, 1 colher (sopa) cheia
- Cebolinha-verde, 4
- Cebola-branca, 1 pequena
- Espinafre, 1 xícara cheia (70 g)

GORDURAS E ÓLEOS

- Óleo de abacate refinado, ¼ xícara mais 1 colher (sopa) (75 ml)
- Gordura de bacon, ¼ xícara (35 g)
- Manteiga de cacau, ¼ xícara (60 g)
- Óleo de coco, ¾ xícara mais 1 colher (chá) (182 ml)
- Óleo MCT, ¼ xícara (60 ml)

ERVAS SECAS E ESPECIARIAS

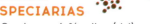

- Canela em pó, ¾ colher (chá)
- Alho em pó, ½ colher (chá)
- Noz-moscada ralada, ½ colher (chá)
- Cebola em pó, 1 colher (chá)

DESPENSA

- Vinagre de maçã, 1 colher (sopa) mais 1½ colher (chá)
- Cacau em pó, 2 colheres (sopa) (10 g)
- Farinha de coco, ¼ xícara mais 2 colheres (sopa) (40 g)
- Café moído, ¼ xícara mais 2 colheres (sopa) (32 g) ou chá de sua escolha, 4 colheres (chá) de folhas soltas ou 4 saquinhos
- Peptídeos de colágeno, 2 colheres (sopa)
- Eritritol de confeiteiro, 1 colher (sopa) mais 1½ colher (chá)
- Chá-verde, 1½ colher (chá) de folhas soltas ou 2 saquinhos
- Sementes de cânhamo sem casca, 2 colheres (sopa)
- Macadâmia, 12
- Sementes de gergelim, ¼ xícara (40 g)
- Estévia líquida, 8 a 14 gotas (opcional, para adoçar bebidas)
- Extrato de baunilha, 1½ colher (chá)

CARNES, OVOS E CALDOS

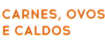

- Bacon, 6 fatias
- Caldo de ossos de qualquer tipo, 2 xícaras (475 ml) (se preparar em casa, veja os ingredientes na p. 11)
- Caldo de ossos de frango, 2 xícaras (475 ml)
- Sobrecoxa de frango sem pele e sem osso, 455 g
- Ovo, 1 grande

Capítulo 4: PLANEJAMENTO DE REFEIÇÕES E LISTA DE COMPRAS

	REFEIÇÃO 1	REFEIÇÃO 2	REFEIÇÃO 3	LANCHINHO	MACROS/TOTAIS DIÁRIOS		
DIA 22	*(manhã de jejum)* CALDO DE OSSOS TURBINADO `P286`	*Sobras de* **Costelinha** com sal e pimenta *Sobras de* **Couve-de-bruxelas** assada	**TORTA CRUMBLE DE FRANGO** `P204` **PATÊ DE COUVE-DE-FOLHAS** ½ `P119` *1 talo grande de aipo*		*gorduras* 73% *carboidratos* 7% *proteínas* 20% *calorias* 1622 *gorduras totais* 131 *gorduras saturadas* 44.1	*colesterol.* 167 *sódio* 2132 *carboidratos* 29.6 *fibras* 11.8 *carboidratos líquidos* 17.8 *proteínas* 80.9
DIA 23	SMOOTHIE MOJITO `P285`	*Sobras de* **Torta** crumble de frango	*Sobras de* **Costelinha** com sal e pimenta *Sobras de* **Patê de couve-de-folhas** *1 talo grande de aipo*		*gorduras* 73% *carboidratos* 7% *proteínas* 20% *calorias* 1396 *gorduras totais* 114 *gorduras saturadas* 46.4	*colesterol.* 137 *sódio* 1493 *carboidratos* 24.3 *fibras* 11.5 *carboidratos líquidos* 12.8 *proteínas* 68.9
DIA 24	*Sobras* **Smoothie** mojito *Sobras de* **Biscoitos** amanteigados clássicos	*Sobras de* **Lombo recheado** com molho de ervas REPOLHO COM BACON `P245`	*Sobras* **Sopa de frango** com noodles de inhame ➕		*gorduras* 62% *carboidratos* 15% *proteínas* 23% *calorias* 1660 *gorduras totais* 113 *gorduras saturadas* 55.6	*colesterol.* 214 *sódio* 2261 *carboidratos* 62.1 *fibras* 18.2 *carboidratos líquidos* 43.9 *proteínas* 97.6
DIA 25	*Sobras* **Caldo de** ossos turbinado	*Sobras de* **Lombo recheado** com molho de ervas *Sobras de* **Patê de couve-de-folhas** *Pepino (1 pequeno)*	*Sobras de* **Torta** crumble de frango	**FUDGE DE BACON** ½ `P254`	*gorduras* 77% *carboidratos* 5% *proteínas* 18% *calorias* 1839 *gorduras totais* 156 *gorduras saturadas* 69.9	*colesterol.* 283 *sódio* 2038 *carboidratos* 24.5 *fibras* 8.5 *carboidratos líquidos* 16 *proteínas* 83.3
DIA 26	*Sobras* **Latte turbinado** *Sobras de* **Fudge de bacon**	*Sobras de* **Costelinha** com sal e pimenta *Sobras de* **Repolho** com bacon	*Sobras de* **Torta** crumble de frango *1 pepino pequeno em fatias*		*gorduras* 77% *carboidratos* 5% *proteínas* 18% *calorias* 1832 *gorduras totais* 156 *gorduras saturadas* 79.2	*colesterol.* 194 *sódio* 1974 *carboidratos* 25.5 *fibras* 10.6 *carboidratos líquidos* 14.9 *proteínas* 80.9
DIA 27	CALDO DE OSSOS TURBINADO `P286`	*Sobras de* **biscoitos** amanteigados clássicos *Sobras de* **Patê de couve-de-folhas** *Sobras de* **Sopa de bacon**		*Sobras de* **Trufa** de amêndoa e chai	*gorduras* 77% *carboidratos* 7% *proteínas* 16% *calorias* 1534 *gorduras totais* 131 *gorduras saturadas* 58.4	*colesterol.* 138 *sódio* 2358 *carboidratos* 28.2 *fibras* 9.7 *carboidratos líquidos* 18.5 *proteínas* 59.3
DIA 28	LATTE TURBINADO `P288` *Sobras de* **Trufa de** amêndoa e chai	*Sobras de* **Repolho** com bacon *(duas porções)*	*Sobras* **Sopa de frango** com noodles de inhame ➕ *Maçã cozida*[1] ➕		*gorduras* 55% *carboidratos* 28% *proteínas* 17% *calorias* 1760 *gorduras totais* 108 *gorduras saturadas* 55.3	*colesterol.* 149 *sódio* 2060 *carboidratos* 124 *fibras* 28.4 *carboidratos líquidos* 95.9 *proteínas* 71.4

½ MEIA PORÇÃO

➕ MAIS CARBOIDRATOS

RECEITAS EM LETRAS MAIÚSCULAS devem ser preparadas na hora.

[1] Use 1 maçã e siga os passos indicados em Maçã > Micro-ondas ou forno no PDF "Carb-up recipes", disponível para download grátis em healthfulpursuit.com/carbup. Rende uma porção.

SOBRAS NÃO USADAS NO PLANO: 1 porção de Sopa de frango com noodles de inhame, 1 porção de Kebab de cordeiro com arroz branco, 1 porção de Caldo de ossos turbinado.

Parte 1: DIETA CETOGÊNICA NA COZINHA

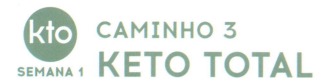

CAMINHO 3
KETO TOTAL
SEMANA 1

Este plano é para o perfil Fat Fueled Keto Total

Acha que a quantidade de comida não é suficiente para você? A melhor maneira de dar mais sustância às refeições sem se preocupar com a mudança nos macros é aumentar a gordura no Latte turbinado, preparar uma "bombinha" de gordura (veja a tabela que começa na p. 292) para depois da refeição ou dobrar as porções. Se precisar de mais carboidratos depois de um reforço, acesse healthfulpursuit.com/carbup para fazer o download grátis de um arquivo PDF com outras receitas ou acrescente mais carboidratos à refeição ou sobremesa.

As instruções para os reforços noturnos podem ser encontradas abaixo do plano para cada semana.

LISTA DE COMPRAS PARA A SEMANA 1

FRUTAS E HORTALIÇAS FRESCAS
- Maçã, 3
- Pimentão vermelho, 1 pequeno
- Alface-lisa, 1 maço pequeno
- Melão cantaloupe, 1 pequeno
- Couve-flor, 1 média
- Aipo, 3 talos médios
- Cebolinha-francesa em fatias, 1 colher (sopa)
- Endro bem picado, 1½ colher (chá)
- Pepino, 1 pequeno
- Erva-doce, ½ bulbo grande
- Alho, 11 dentes pequenos
- Gengibre, pedaço de 1,25 cm
- Abóbora cabotiá, 1 pequena
- Limão-siciliano, 2 mais 1 opcional (para o hambúrguer no prato)
- Limão-taiti, 1
- Cebola-branca, 1 pequena
- Cebolinha-verde, 1 maço
- Salsinha, 2 maços
- Abacaxi, 1 pequeno
- Rabanete, 8
- Alface-romana, 8 folhas
- Alecrim, 1 galho
- Espinafre, 2 xícaras (140 g)
- Tomate, 4 (cerca de 455 g)
- Raiz de cúrcuma, pedaço de 7,5 cm

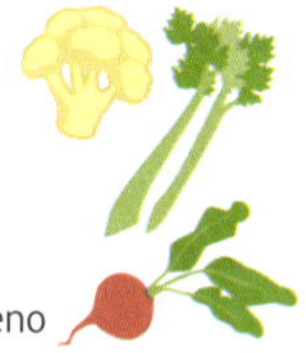

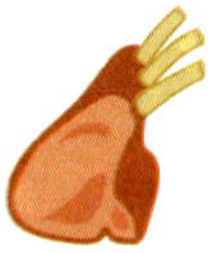

CARNES, OVOS E CALDOS
- Caldo de ossos bovinos, 2¼ xícaras (530 ml) (Se preparar em casa, veja os ingredientes na p. 11)
- Peito ou acém bovino, 1,4 kg
- Peito de frango sem osso e sem pele, 5 (cerca de 1,1 kg)
- Sobrecoxa de frango sem osso e sem pele, 340 g
- Ovo, 7 grandes
- Carne moída com 20-30% de gordura, 455 g
- Costeleta de porco com osso e cerca de 1,25 cm de espessura, 600 g
- Sardinha, 2 latas (125 g)

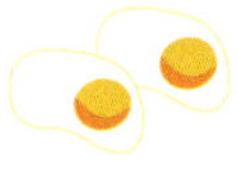

GORDURAS E ÓLEOS
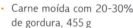
- Óleo de abacate refinado, ¼ xícara mais 3 colheres (sopa) mais 1½ colher (chá) (110 ml)
- Manteiga de cacau, 1 xícara (240 g)
- Óleo de coco, 1 xícara mais 1 colher (sopa) mais 1 colher (chá) (260 ml)
- Maionese feita com óleo de abacate, 1½ xícara (315 g) (se preparar em casa, veja os ingredientes na p. 80)
- Óleo MCT, ¼ xícara mais 2 colheres (sopa) (90 ml)

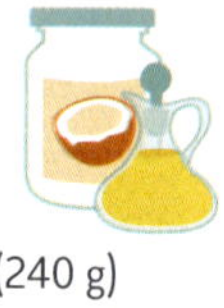

ERVAS SECAS E ESPECIARIAS
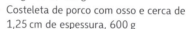
- Tempero cajun (p. 92), 2 colheres (chá)
- Cardamomo em pó, 1¾ colher (chá)
- Canela em pó, 2 colheres (sopa) mais 1½ colher (chá)
- Cravo-da-índia em pó, ¼ colher (chá)
- Cominho em pó, 1 colher (sopa)
- Gengibre em pó, 2 colheres (chá)
- Tempero grego (p. 92), 1½ colher (chá)
- Tempero italiano (p. 94), 1 colher (sopa) mais 1 colher (chá)
- Folhas de orégano, 1 colher (sopa)
- Folhas de tomilho, ½ colher (chá)

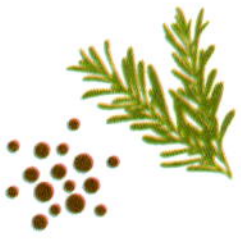

DESPENSA
- Farinha de amêndoa sem pele, ½ xícara (55 g)
- Vinagre de maçã, 1½ colher (chá)
- Fermento em pó, 1 colher (sopa)
- Leite de coco integral, ½ xícara mais 1 colher (sopa) mais 1 colher (chá) (140 ml)
- Coco ralado sem açúcar, ½ xícara (50 g)
- Café moído, ¾ xícara/64 g ou chá de sua escolha, 8 colheres (chá) de folhas soltas ou 8 saquinhos
- Peptídeos de colágeno, ¼ xícara mais 2 colheres (sopa) (60 g)
- Eritritol de confeiteiro, ⅓ xícara mais 2 colheres (sopa) (68 g)
- Sementes de linhaça grosseiramente moídas, 2 xícaras (256 g)
- Gelatina sem sabor, 1 colher (sopa)
- Sementes de cânhamo sem casca, ¼ xícara (38 g)
- Azeitona kalamata sem caroço, 1 vidro de 400 ml
- Leite vegetal sem açúcar, 1½ xícara (350 ml)
- Levedura nutricional, ¼ xícara (17 g)
- Extrato de laranja, ½ colher (chá)
- Uva-passa, ½ xícara (115 g)
- Estévia líquida, 3 a 5 gotas mais ⅛ a ¼ colher (chá) opcional (para Latte turbinado)
- Extrato de baunilha, 3¾ colheres (chá)
- Nozes em pedaços, ⅔ xícara (75 g)
- Vinho branco, como Pinot Grigio, Sauvignon Blanc ou Chardonnay fermentado em barris de inox, 2 colheres (sopa) mais 1 colher (chá)
- Xilitol granulado, 2 colheres (sopa) (opcional, para os tacos)

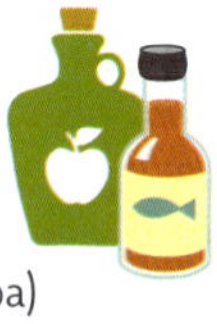

Sal marinho cinza fino e pimenta-do-reino moída são necessários em muitas receitas. Compre uma só vez e use ao longo de todo o plano.

Capítulo 4: PLANEJAMENTO DE REFEIÇÕES E LISTA DE COMPRAS

	REFEIÇÃO 1	REFEIÇÃO 2	REFEIÇÃO 3	LANCHINHO	MACROS/TOTAIS DIÁRIOS			
DIA 1	**MUFFIN DE LINHAÇA E CANELA**[1] ½ ❄ P99 ___ **LATTE TURBINADO** P288	**SALADA DE ESPINAFRE COM TIRINHAS DE FRANGO** ½ P144	**FRANGO ASSADO COM AZEITONA**[2] *e tigela de frutas* ½ ❄ ➕ P196		gorduras 64% / carboidratos 14% / proteínas 22% / calorias 1769 / gorduras totais 126 / gorduras saturadas 57.3		colesterol. 255 / sódio 1847 / carboidratos 60.1 / fibras 22.5 / carboidratos líquidos 37.6 / proteínas 99.5	
DIA 2	**LATTE TURBINADO** P288	**HAMBÚRGUER NO PRATO**[3] ❄ P170	**TOMATE WALDORF RECHEADO**[4] ➕ P211	**BARRINHA DE CARDAMOMO E LARANJA**[5] *(na hora de deitar)* ½ ❄ P255	gorduras 68% / carboidratos 13% / proteínas 19% / calorias 1398 / gorduras totais 105 / gorduras saturadas 60.3		colesterol. 162 / sódio 1429 / carboidratos 46.5 / fibras 8.6 / carboidratos líquidos 37.9 / proteínas 66.4	
DIA 3	*Sobras* Salada de espinafre com tirinhas de frango	**TACOS DE CARNE DESFIADA**[6] ❄ P174	*Sobras* Frango assado com azeitona e tigela de frutas ➕		gorduras 59% / carboidratos 13% / proteínas 28% / calorias 1685 / gorduras totais 111 / gorduras saturadas 33.3		colesterol. 338 / sódio 2080 / carboidratos 54 / fibras 15.8 / carboidratos líquidos 38.2 / proteínas 117	
DIA 4	*Sobras de* Muffin de linhaça e canela ___ **LATTE TURBINADO** *com 2 colheres (sopa) de colágeno adicional* P288	*Sobras* Tacos de carne desfiada	**WRAPS COM BOLINHO DE SARDINHA**[7] *e abóbora grelhada* ❄ ➕ P222		gorduras 69% / carboidratos 9% / proteínas 22% / calorias 1632 / gorduras totais 125 / gorduras saturadas 44.6		colesterol. 486 / sódio 1783 / carboidratos 37.3 / fibras 13.2 / carboidratos líquidos 24.1 / proteínas 89.1	
DIA 5	**MILK-SHAKE DOURADO PARA QUEIMAR GORDURA** *com 2 colheres (sopa) de colágeno adicional* P276	**COSTELETA DE PORCO COM MOLHO DE LIMÃO E TOMILHO**[8] ½ ❄ P192	*Sobras de* tomate waldorf recheado ➕		gorduras 65% / carboidratos 14% / proteínas 21% / calorias 1260 / gorduras totais 91.6 / gorduras saturadas 52.9		colesterol. 179 / sódio 1178 / carboidratos 43.9 / fibras 3.8 / carboidratos líquidos 40.1 / proteínas 65.1	
DIA 6	*Sobras de* Muffin de linhaça e canela	*Sobras* Hambúrguer no prato *com* **ÓLEO DE ALHO**[9] P90	*Sobras de* Tomate waldorf recheado ➕ ___ Maçã e canela[10] ➕		gorduras 51% / carboidratos 28% / proteínas 21% / calorias 1181 / gorduras totais 66.2 / gorduras saturadas 19.5		colesterol. 239 / sódio 1304 / carboidratos 83.2 / fibras 18.8 / carboidratos líquidos 64.4 / proteínas 63.2	
DIA 7	*Sobras de* Muffin de linhaça e canela ___ **LATTE TURBINADO** P288	*Sobras de* Tacos de carne desfiada	*Sobras de* Tomate waldorf recheado ➕ ___ Maçã e canela[10] ➕		gorduras 60% / carboidratos 21% / proteínas 19% / calorias 1485 / gorduras totais 98.9 / gorduras saturadas 41.8		colesterol. 298 / sódio 1140 / carboidratos 79.3 / fibras 16.4 / carboidratos líquidos 62.9 / proteínas 69.6	

½ MEIA PORÇÃO

➕ MAIS CARBOIDRATOS

❄ CONGELE

RECEITAS EM LETRAS MAIÚSCULAS devem ser preparadas na hora.

[1] Congele um muffin para a semana 2 e outro para a semana 3.

[2] Siga as instruções da receita de Frango assado com azeitona para fazer o reforço de carboidratos. A receita adaptada rende três porções. Congele uma delas para a semana 2. Sirva cada porção com $^2/_3$ xícara (107 g) de melão cantaloupe e $^2/_3$ xícara (110 g) de abacaxi, ambos em cubos. Ingredientes frescos para a terceira porção de frutas foram acrescentados à lista de compras para a semana 2.

[3] Congele duas porções do Hambúrguer no prato para a semana 2

[4] Siga as instruções da receita de Tomate waldorf recheado para fazer o reforço de carboidratos. A receita adaptada rende quatro porções.

[5] Congele duas porções da Barrinha de cardamomo e laranja para a semana 2 e três para a semana 4.

[6] Congele uma porção dos tacos para a semana 2. Os ingredientes frescos foram acrescentados à lista de compras para a semana 2.

[7] Siga as instruções da receita de Wraps com bolinho de sardinha para fazer o reforço de carboidratos. Sirva com abóbora cabotiá grelhada (1 pequena/600 g), como indicado no PDF "Carb-up recipes", disponível para download grátis em healthfulpursuit.com/carbup. A receita adaptada rende três porções. Congele duas para a semana 2.

[8] Congele uma porção da Costeleta de porco para a semana 3 e outra para a semana 4.

[9] Reserve duas porções de Óleo de alho para a semana 2, uma para a semana 3 e outra para a semana 4. Cinco porções adicionais não serão utilizadas no plano.

[10] Fatie uma maçã e polvilhe ¼ colher (chá) de canela em pó. Rende uma porção; prepare duas vezes na semana (dia 6 e dia 7).

Parte 1: DIETA CETOGÊNICA NA COZINHA

CAMINHO 3
KETO TOTAL

LISTA DE COMPRAS PARA A SEMANA 2

FRUTAS E HORTALIÇAS FRESCAS

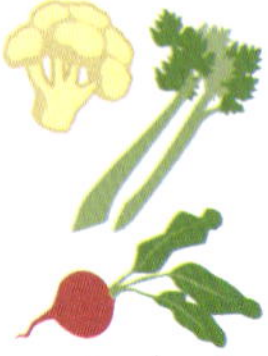

- Maçã, 1
- Aspargo, 455 g
- Frutas vermelhas de qualquer tipo (opcional, para o mingau)
- Amora, 1 xícara (142 g)
- Alface-lisa, 1 maço pequeno
- Repolho roxo, 1 maço pequeno
- Melão cantaloupe, 1 pequeno
- Couve-flor, 1 pequena
- Aipo, 3 talos médios
- Cebolinha-francesa em fatias, 1½ colher (chá)
- Coentro, 1 maço (cerca de 56 g)
- Pepino, 1
- Endro bem picado, ¾ colher (chá)
- Alho, 9 dentes pequenos
- Gengibre, pedaço de 7,5 cm
- Couve toscana picada, 4 xícaras (190 g)
- Limão-siciliano, 2
- Limão-taiti, 2
- Hortelã picada, 2 colheres (sopa)
- Cebolinha-verde, 2 maços
- Cebola roxa, 1 pequena
- Cebola-branca, 1 pequena
- Orégano, 1 maço
- Salsinha, 1 maço
- Abacaxi, 1 pequeno
- Banana-da-terra verde, 4 médias
- Rabanete, 1 maço mais 2 unidades
- Batata-doce, 2 médias
- Tomilho, 6 galhos
- Tomate, 1 pequeno,
- Abobrinha-italiana, ½ grande

CARNES, OVOS E CALDOS

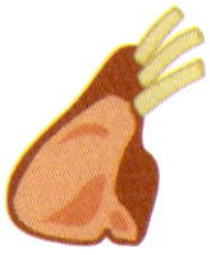

- Frango, 1 inteiro (1,6 kg) com miúdos
- Caldo de ossos de frango, ¾ xícara (180 ml) (se preparar em casa, veja os ingredientes na p. 11)
- Sobrecoxa de frango sem pele, cozida e em cubos, 1 xícara (180 g)
- Ovo, 2 grandes
- Carne moída com 20-30% de gordura, 455 g
- Pepperoni em fatias, ¾ xícara/105 g
- Barriga de porco, 225 g
- Carne de porco em pedaços pequenos, 225 g
- Filé de salmão, 4 (170 g cada)
- Linguiça, 4 (cerca de 225 g)

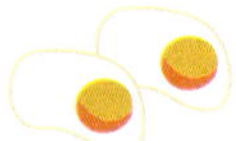

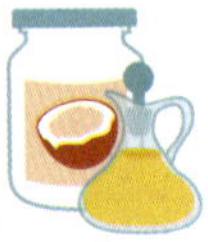

GORDURAS E ÓLEOS

- Óleo de abacate refinado, 1 xícara mais 1 colher (sopa) (255 ml)
- Manteiga de cacau, 3 colheres (sopa)
- Óleo de coco, ¼ xícara mais 1 colher (sopa) (75 ml)
- Gordura de pato, 1 colher (sopa) mais 1½ colher (chá)
- Banha, ⅓ xícara (69 g)
- Maionese feita com óleo de abacate, ¼ xícara (70 g) (se preparar em casa, veja os ingredientes na p. 80)
- Óleo MCT, 3 colheres (sopa)
- Óleo de gergelim torrado, 1 colher (sopa)

ERVAS SECAS E ESPECIARIAS

- Tempero cajun (p. 92), 2 colheres (sopa) mais 2¼ colheres (chá)
- Canela em pó, 1 colher (chá)
- Tempero grego (p. 92), 1 colher (sopa) mais 1½ colher (chá)
- Tempero italiano (p. 94), 1 colher (sopa)

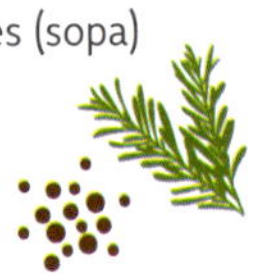

DESPENSA

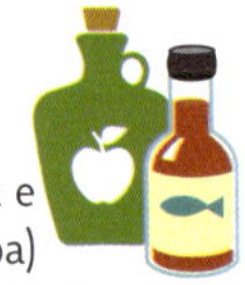

- Manteiga de amêndoa lisa e sem açúcar, 2 colheres (sopa)
- Farinha de amêndoa sem pele, ⅓ xícara (36 g)
- Farinha de amêndoa com pele, ¼ xícara (28 g)
- Vinagre de maçã, ¼ xícara mais 2 colheres (sopa) mais ¾ colher (chá) (95 ml)
- Vinagre balsâmico, 1 colher (sopa)
- Castanha-do-pará crua, 4
- Sementes de chia, 1 colher (sopa)
- Pimenta vermelha seca, 2 a 4
- Aminos de coco, 3 colheres (sopa)
- Leite de coco integral, 2 colheres (sopa)
- Café moído, ½ xícara mais 1 colher (sopa) (56 g) ou chá de sua escolha, 2 colheres (sopa) de folhas soltas ou 6 saquinhos
- Peptídeos de colágeno, ¼ xícara mais 1 colher (sopa) (50 g)
- Eritritol de confeiteiro, 1 colher (sopa)
- Sementes de linhaça grosseiramente moídas, 2 colheres (sopa)
- Gelatina sem sabor, 2 colheres (sopa)
- Chá-verde, 1 colher (sopa) de folhas soltas ou 4 saquinhos
- Sementes de cânhamo sem casca, 1 xícara mais 1 colher (sopa) (160 g)
- Leite vegetal sem açúcar, 1 xícara (240 ml) mais para servir com o mingau, se desejado
- Vinho tinto, como Pinot Noir, Merlot ou Cabernet Sauvignon, ⅓ xícara (80 ml)
- Sementes de gergelim, ½ xícara (75 g)
- Estévia líquida, 9 a 11 gotas mais 6 a 12 gotas opcionais (para Latte turbinado)
- Farinha de tapioca, ½ colher (chá)
- Extrato de baunilha, 1½ colher (chá)

Capítulo 4: PLANEJAMENTO DE REFEIÇÕES E LISTA DE COMPRAS

	REFEIÇÃO 1	REFEIÇÃO 2	REFEIÇÃO 3	LANCHINHO	MACROS/TOTAIS DIÁRIOS			
DIA 8	**LATTE TURBINADO** P288 / *Sobras de* **Barrinha de** cardamomo e laranja	*Sobras de* Hambúrguer no prato	*Sobras de* **wraps com** bolinho de sardinha e abóbora grelhada ➕		gorduras 72% / carboidratos 9% / proteínas 19% / calorias 1640 / gorduras totais 132 / gorduras saturadas 63.1		colesterol. 350 / sódio 2020 / carboidratos 35.8 / fibras 11.1 / carboidratos líquidos 24.7 / proteínas 77.5	
DIA 9	**JAMBALAYA MATINAL** ❄ P102	*Sobras de* **Hambúrguer no** prato *com Óleo de alho*	*Sobras de* **Wraps com** bolinho de sardinha e abóbora grelhada ➕		gorduras 67% / carboidratos 10% / proteínas 23% / calorias 1551 / gorduras totais 115 / gorduras saturadas 29		colesterol. 450 / sódio 2420 / carboidratos 40 / fibras 12.6 / carboidratos líquidos 27.4 / proteínas 89.3	
DIA 10	**MINGAU DE CÂNHAMO SEM GRÃOS** P104	*Sobras* **Taco de** carne desfiada	*Sobras de* **Frango assado** com azeitona *e tigela de frutas[2]* ➕		gorduras 61% / carboidratos 14% / proteínas 25% / calorias 1639 / gorduras totais 110 / gorduras saturadas 27.5		colesterol. 185 / sódio 1685 / carboidratos 58.1 / fibras 22 / carboidratos líquidos 36.1 / proteínas 104	
DIA 11	*Sobras de* **Muffin** de linhaça e canela / **LATTE TURBINADO** *com 2 colheres (sopa) de colágeno adicional* P288	**BARRIGA DE PORCO CAJUN COM SALADA DE RABANETE E ABOBRINHA** ½ P146	**FILÉ DE SALMÃO CROCANTE COM REPOLHO AGRIDOCE[3]** *e amora* ❄ ➕ P216		gorduras 75% / carboidratos 8% / proteínas 17% / calorias 2090 / gorduras totais 173 / gorduras saturadas 68.5		colesterol. 294 / sódio 1238 / carboidratos 41.5 / fibras 22.4 / carboidratos líquidos 19.1 / proteínas 90.7	
DIA 12	**CHÁ-VERDE COM ÓLEO DE COCO** P279	**PIZZA DE PEPPERONI DO MICHAEL** P172	**PORCO KUNG PAO** *com batata-doce assada[4]* ➕ P188	*Sobras de* **Barrinha de** cardamomo e laranja *(na hora de deitar)*	gorduras 66% / carboidratos 15% / proteínas 19% / calorias 1515 / gorduras totais 111 / gorduras saturadas 51		colesterol. 213 / sódio 983 / carboidratos 55.4 / fibras 11 / carboidratos líquidos 44.4 / proteínas 73.3	
DIA 13	*Sobras de* **Mingau de** cânhamo *sem grãos com 1 colher (sopa) de óleo de coco*	*Sobras de* **Barriga de** porco cajun com salada de rabanete e abobrinha	**FRANGO GREGO COM MOLHO E ASPARGO** *e banana-da-terra cozida[5]* ½ ❄ ➕ P206		gorduras 77% / carboidratos 11% / proteínas 12% / calorias 2246 / gorduras totais 192 / gorduras saturadas 58.4		colesterol. 229 / sódio 416 / carboidratos 61.4 / fibras 18.8 / carboidratos líquidos 42.6 / proteínas 67.9	
DIA 14	**LATTE TURBINADO** P288	*Sobras* **Pizza de** pepperoni do Michael *com* **MOLHO RANCH[6]** ¼ P86	*Sobras* **Porco kung pao** com batata-doce assada ➕		gorduras 67% / carboidratos 14% / proteínas 19% / calorias 1441 / gorduras totais 107 / gorduras saturadas 42.4		colesterol. 218 / sódio 1223 / carboidratos 50.1 / fibras 10.3 / carboidratos líquidos 39.8 / proteínas 69.4	

½ MEIA PORÇÃO
¼ PORÇÃO
➕ MAIS CARBOIDRATOS
❄ CONGELE

RECEITAS EM LETRAS MAIÚSCULAS devem ser preparadas na hora.

[1] Congele três porções da Jambalaya para a semana 3.
[2] Sirva com 2/3 xícara (107 g) de melão cantaloupe e 2/3 xícara (110 g) de abacaxi, ambos em cubos.
[3] Siga as instruções da receita de Filé de salmão crocante para fazer o reforço de carboidratos. A receita adaptada rende três porções; congele duas para a semana 3.
[4] Siga as instruções da receita do Porco Kung Pao para fazer o reforço de carboidratos. Sirva com batata-doce assada (duas médias), como indicado no

PDF "Carb-up recipes", disponível para download grátis em healthfulpursuit.com/carbup. A receita adaptada rende duas porções.
[5] Siga as instruções da receita do Frango grego para fazer o reforço de carboidratos. Sirva com banana-da-terra cozida (quatro médias) como indicado no PDF "Carb-up recipes", disponível para download grátis em healthfulpursuit.com/carbup. A receita adaptada rende seis porções. Congele três porções para a semana 3 e duas para a semana 4.
[6] Reserve três porções do Molho ranch para a semana 3.

Parte 1: DIETA CETOGÊNICA NA COZINHA

CAMINHO 3
KETO TOTAL

LISTA DE COMPRAS PARA A SEMANA 3

FRUTAS E HORTALIÇAS FRESCAS

- Aspargo, ½ maço (cerca de 185 g)
- Amora, 2 xícaras (283 g)
- Cebolinha-francesa (para decorar a quiche)
- Gengibre, pedaço de 10 cm
- Limão-siciliano, 3
- Salsinha bem picada, 1 colher (sopa)

GORDURAS E ÓLEOS

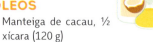

- Manteiga de cacau, ½ xícara (120 g)
- Banha, 1 colher (sopa), mais um pouco para untar
- Maionese feita com óleo de abacate, 2 colheres (sopa) mais 2 colheres (chá) (se preparar em casa, veja os ingredientes na p. 80)
- Óleo MCT, ½ xícara (120 ml)

ERVAS SECAS E ESPECIARIAS

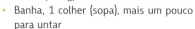

- Tempero bahārāt (p. 93), 1 colher (sopa)
- Canela em pó, ¼ colher (chá)
- Noz-moscada ralada, 1 pitada

DESPENSA

- Farinha de amêndoa sem pele, 1 xícara (110 g)
- Leite de coco integral, ⅔ xícara (158 ml)
- Café moído, ¼ xícara mais 2 colheres (sopa) (32 g) ou chá à sua escolha, 4 colheres (chá) de folhas soltas ou 4 saquinhos
- Peptídeos de colágeno, ½ xícara mais 2 colheres (sopa) (100 g)
- Mostarda de dijon, ¾ colher (chá)
- Gelatina sem sabor, ¼ xícara (40 g)
- Chá-verde, 2 colheres (sopa) de folhas soltas ou 8 saquinhos
- Sementes de cânhamo sem casca, ½ xícara (75 g)
- Raiz-forte preparada, 2 colheres (chá)
- Levedura nutricional, 3 colheres (sopa)
- Arroz branco, 2 xícaras (406 g)
- Estévia líquida, ¼ colher (chá) mais ¼ colher (chá) a ½ colher (chá) opcional
- Extrato de baunilha, 2 colheres (chá)

CARNES E OVOS

- Bacon, 8 fatias finas
- Ovo, 3 médios
- Cordeiro moído, 455

	REFEIÇÃO 1	REFEIÇÃO 2	REFEIÇÃO 3	LANCHINHO	MACROS/TOTAIS DIÁRIOS		
DIA 15	CHÁ-VERDE COM ÓLEO DE COCO `P279`	**QUICHE PARA QUEM AMA BACON**[1] 🌀 ½ `P100` / **ASPARGO COM BACON E MOLHO DE RAIZ-FORTE**[2] ½ `P122`	*Sobras de* Filé de salmão crocante com repolho agridoce e amora ➕		*gorduras* 60% / *carboidratos* 13% / *proteínas* 27% / *calorias* 1285 / *gorduras totais* 85.3 / *gorduras saturadas* 26.8	*colesterol.* 271 / *sódio* 1625 / *carboidratos* 41.2 / *fibras* 18.9 / *carboidratos líquidos* 22.3 / *proteínas* 88.1	
DIA 16	*Sobras de Chá-verde com óleo de coco*	*Sobras de* Jambalaya matinal com Molho ranch	*Sobras* Frango grego com molho e aspargo e banana-da-terra cozida ➕ / *Maçã e canela*[3] ➕		*gorduras* 56% / *carboidratos* 26% / *proteínas* 18% / *calorias* 1297 / *gorduras totais* 80.5 / *gorduras saturadas* 33	*colesterol.* 217 / *sódio* 866 / *carboidratos* 83.7 / *fibras* 13.4 / *carboidratos líquidos* 70.3 / *proteínas* 59.7	
DIA 17	LATTE TURBINADO `P288`	*Sobras de* Jambalaya matinal com Molho ranch	*Sobras* Frango grego com molho e aspargo e banana-da-terra cozida ➕		*gorduras* 68% / *carboidratos* 15% / *proteínas* 17% / *calorias* 1319 / *gorduras totais* 99.5 / *gorduras saturadas* 45.9	*colesterol.* 217 / *sódio* 1051 / *carboidratos* 48.8 / *fibras* 8 / *carboidratos líquidos* 40.8 / *proteínas* 57.1	
DIA 18	CHÁ-VERDE COM ÓLEO DE COCO `P279`	*Sobras de* Quiche para quem ama bacon com Molho ranch	**KEBAB DE CORDEIRO**[4] *com arroz branco* 🌀 ➕ `P178`		*gorduras* 56% / *carboidratos* 26% / *proteínas* 18% / *calorias* 1286 / *gorduras totais* 79.7 / *gorduras saturadas* 28.2	*colesterol.* 238 / *sódio* 1310 / *carboidratos* 83.2 / *fibras* 7.2 / *carboidratos líquidos* 76 / *proteínas* 59	
DIA 19	*Sobras de* Muffin de linhaça e canela / LATTE TURBINADO *com 2 colheres (sopa) de colágeno adicional* `P288`	*Sobras de* Costeleta de porco com molho de limão e tomilho	*Sobras* Frango grego com molho e aspargo e banana-da-terra cozida ➕		*gorduras* 64% / *carboidratos* 14% / *proteínas* 22% / *calorias* 1500 / *gorduras totais* 107 / *gorduras saturadas* 51.2	*colesterol.* 307 / *sódio* 1132 / *carboidratos* 51.8 / *fibras* 11 / *carboidratos líquidos* 40.8 / *proteínas* 83.6	
DIA 20	*Sobras* Jambalaya matinal regada com Óleo de alho	*Sobras de* Pizza de pepperoni do Michael / *Sobras de* Aspargo com bacon e molho de raiz-forte	*Sobras de* Filé de salmão crocante com repolho agridoce e amora ➕		*gorduras* 66% / *carboidratos* 9% / *proteínas* 25% / *calorias* 1725 / *gorduras totais* 127 / *gorduras saturadas* 33.7	*colesterol.* 376 / *sódio* 2399 / *carboidratos* 39.3 / *fibras* 18.1 / *carboidratos líquidos* 21.2 / *proteínas* 106	
DIA 21	*(manhã de jejum)*	*Sobras de* Quiche para quem ama bacon / *Sobras de* Aspargo com bacon e molho de raiz-forte	*Sobras* Kebab de cordeiro com arroz branco ➕		*gorduras* 56% / *carboidratos* 26% / *proteínas* 18% / *calorias* 1217 / *gorduras totais* 75.4 / *gorduras saturadas* 19.2	*colesterol.* 261 / *sódio* 1508 / *carboidratos* 80.5 / *fibras* 7.6 / *carboidratos líquidos* 72.9 / *proteínas* 54	

½ MEIA PORÇÃO
➕ MAIS CARBOIDRATOS
🌀 CONGELE

RECEITAS EM LETRAS MAIÚSCULAS devem ser preparadas na hora.

[1] Congele uma quiche para os dias 21 e 23.
[2] Reserve uma porção do Aspargo com bacon e molho de raiz-forte para a semana 4.
[3] Fatie uma maçã e polvilhe ¼ colher (chá) de canela em pó. Rende uma porção.
[4] Siga as instruções da receita de Kebab de cordeiro para fazer o reforço de carboidratos. Sirva com 2 xícaras (406 g) de arroz branco cozido. A receita adaptada rende quatro porções de reforços. Congele duas porções para a semana 4.

Parte 1: DIETA CETOGÊNICA NA COZINHA

CAPÍTULO 5
MOLHOS & TEMPEROS

MOLHO DE QUEIJO

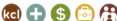

PREPARO: 5 minutos, mais 1 hora de molho   **COZIMENTO:** 10 minutos   **RENDIMENTO:** 1 xícara (240 ml) (8 porções)
SEM OVO • SEM SOLANÁCEAS • SEM OLEAGINOSAS   **OPÇÕES:** SEM COCO • MENOS FODMAPs • VEGANO

Se você ainda não descobriu as maravilhas da levedura nutricional, precisa experimentá-la – apesar desse nome nada apetitoso. Parece queijo, não fermento! E se você tiver adotado a dieta cetogênica sem laticínios, pode ser uma maneira deliciosa de acrescentar um toque de queijo aos pratos sem usar o ingrediente verdadeiro. Eu não queria que este molho ficasse com gosto de coco, então usei óleo de coco refinado para garantir que só apareça o sabor do "queijo".

¾ xícara (180 ml) de caldo de frango
⅓ xícara (22 g) de levedura nutricional
¼ xícara (38 g) de sementes de gergelim deixadas de molho por 1 hora, escorridas e lavadas
¼ xícara (60 ml) de óleo de coco refinado derretido
1 colher (sopa) mais 1 colher (chá) de suco de limão-siciliano
1½ colher (chá) de mostarda em pó
¾ colher (chá) de cebola em pó
¼ colher (chá) de alho em pó
¼ colher (chá) de sal marinho cinza fino

1. Coloque o caldo, a levedura nutricional, as sementes de gergelim, o óleo de coco e o suco de limão em um liquidificador possante ou processador de alimentos com a lâmina em "S". Bata em velocidade alta por 30 segundos ou até ficar homogêneo.

2. Transfira para uma panela pequena e leve ao fogo médio até ferver, mexendo de vez em quando.

3. Reduza o fogo para médio-baixo, junte os temperos e misture. Cozinhe por 5 minutos, sem parar de mexer ou até engrossar.

GUARDE: Em recipiente hermético, na geladeira, por até 1 semana.

REAQUEÇA: Coloque em uma panela, tampe e aqueça em fogo baixo, mexendo de vez em quando.

SIRVA COM: Macarrão de Abobrinha e Nabo-japonês e sua proteína preferida. Também fica ótimo substituindo o Molho de Raiz-forte dos Aspargos com Bacon ou com Brócolis cajun assados.

SEM COCO: Substitua o óleo de coco por ghee (se tolerável), óleo refinado de abacate, gordura bovina ou banha.

MENOS FODMAPs: Substitua 2 colheres (sopa) do óleo de coco por Óleo de Alho feito com óleo refinado de abacate ou com azeite de oliva extravirgem; elimine a cebola e o alho em pó.

VEGANO: Use caldo de legumes em lugar do caldo de frango.

COMO REFORÇO DE CARBOIDRATOS: Substitua metade do óleo de coco por água. Sirva com o carboidrato de sua escolha. Fica delicioso com mandioca, abóbora delicata ou pastinaca.

INFORMAÇÕES NUTRICIONAIS [PORÇÃO DE 2 COLHERES (SOPA)]:
calorias: 107 | calorias de gorduras: 84 | gordura total: 9.4 g | gordura saturada: 2.6 g | colesterol: 0 mg
sódio: 98 mg | carboidratos: 2.6 g | fibras: 1.2 g | carboidratos líquidos: 1.4 g | açúcares: 0 g | proteína: 2.9 g

PROPORÇÕES:
gorduras: carboidratos: proteínas:
79%   10%   11%

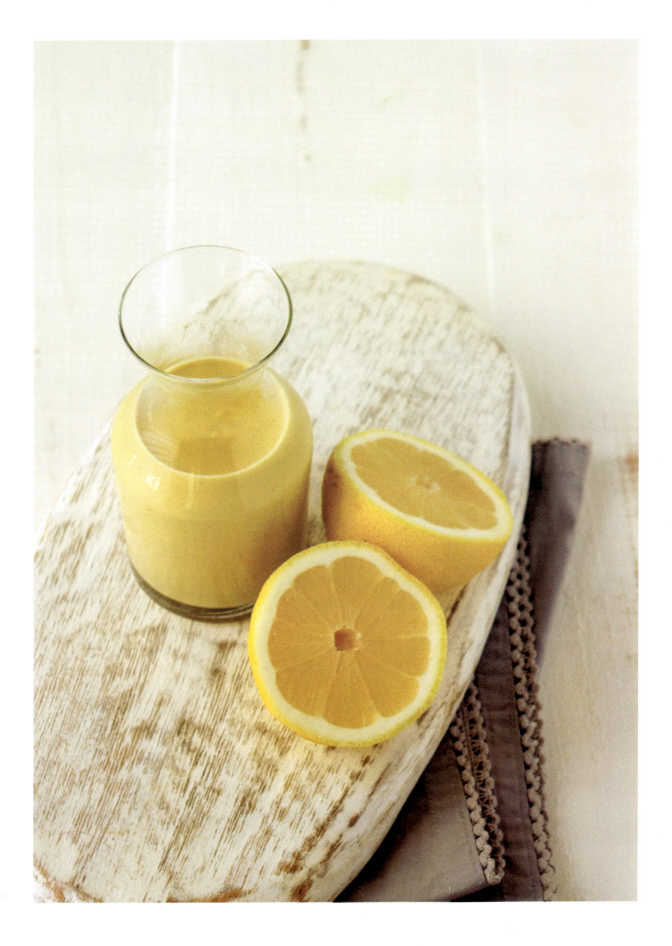

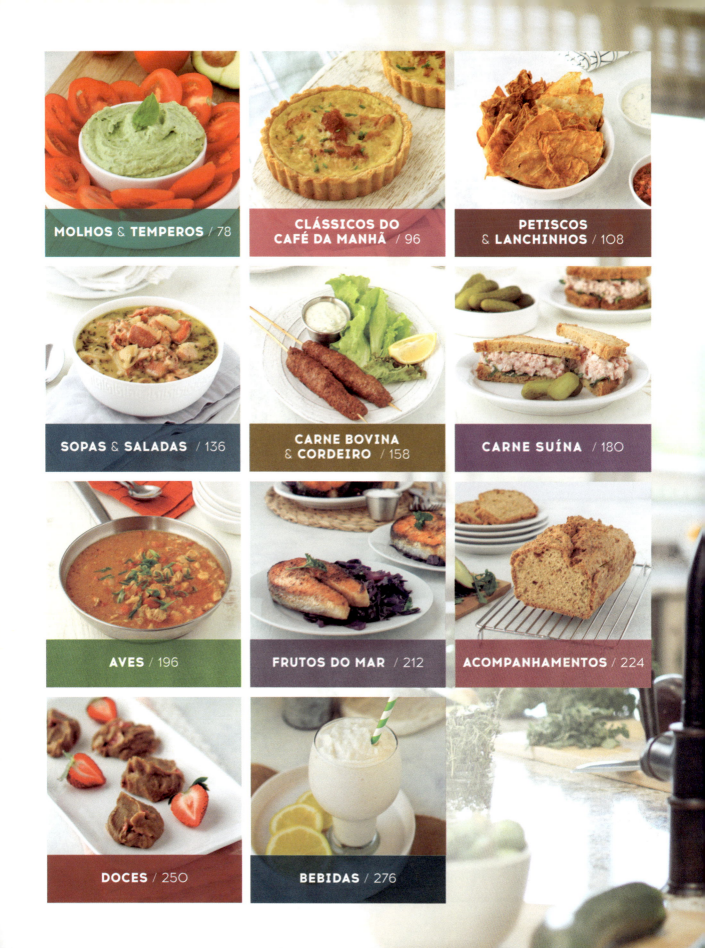

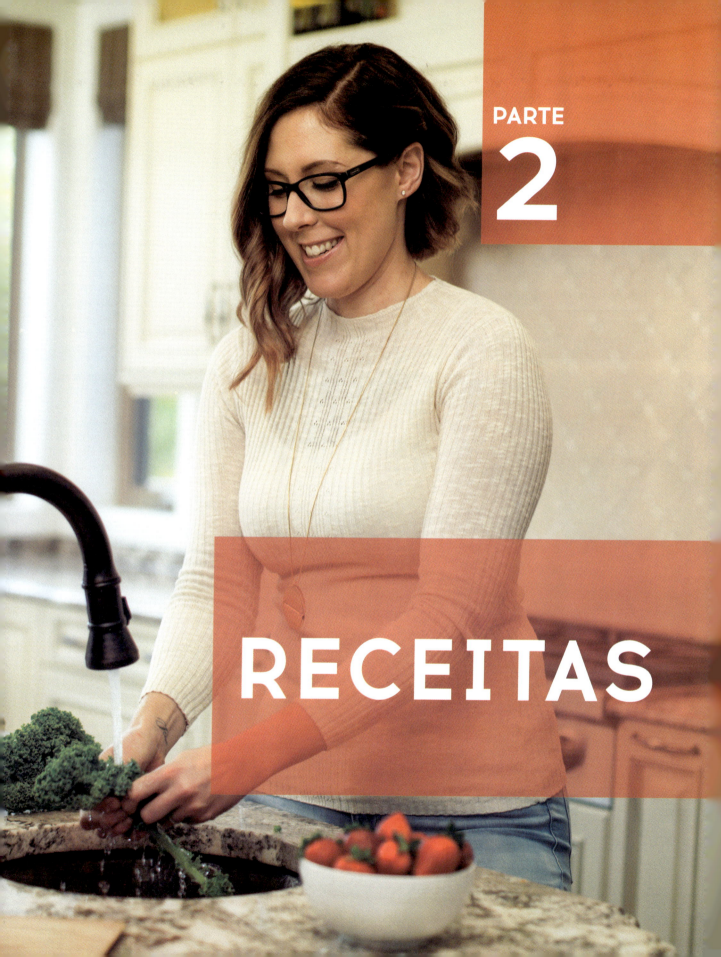

PARTE 2

RECEITAS

CAMINHO 3
KETO TOTAL

SEMANA 4

LISTA DE COMPRAS PARA A SEMANA 4

FRUTAS E HORTALIÇAS FRESCAS
- Maçã, 1
- Avocado, 2 grandes
- Frutas vermelhas, de qualquer tipo (opcional, para granola)
- Repolho roxo em fatias, 1 xícara (85 g)
- Cenoura, 1 média
- Aipo, 2 talos médios
- Folhas de coentro, 1½ colher (chá) cheia
- Alho, 3 dentes pequenos
- Gengibre, pedaço de 1,25 cm
- Limão-siciliano, 1
- Limão-taiti, 1
- Cebola, 1 pequena
- Cebolinha-verde, 2 maços
- Salsinha, 1 maço
- Rutabaga (nabo sueco), 1 pequena
- Espinafre, 6 xícaras (420 g)
- Morango, 6
- Inhame, 2 médios
- Abobrinha-italiana, 1 pequena

GORDURAS E ÓLEOS
- Óleo de abacate refinado, 1 colher (sopa) mais 1½ colher (chá)
- Creme de coco, 400 ml
- Óleo de coco, ¾ xícara (180 ml)
- Azeite de oliva extravirgem, ¼ xícara mais 1 colher (sopa) (75 ml)
- Banha, 2 colheres (sopa)
- Óleo MCT, ¼ xícara (60 ml)

ERVAS SECAS E ESPECIARIAS
- Manjericão, ½ colher (chá)
- Pimenta-de-caiena, 1 pitada
- Pimenta vermelha em pó, ¾ colher (chá)
- Canela em pó, 3 colheres (sopa) mais ¼ colher (chá)
- Cravo-da-índia em pó, ⅛ colher (chá)
- Folhas de orégano, ½ colher (chá)

DESPENSA
- Alcaparra, 1 colher (sopa)
- Sementes de chia, ¼ xícara (38 g)
- Coco ralado sem açúcar, 2 xícaras (200 g)
- Leite de coco integral (quantidade desejada para servir com granola)
- Peptídeos de colágeno, ½ xícara (80 g)
- Mostarda de dijon, 1½ colher (chá)
- Eritritol de confeiteiro, 1 colher (sopa) (opcional, para o Chantilly de coco)
- Sementes de cânhamo sem casca, 1 xícara (150 g)
- Nozes pecãs cruas grosseiramente picadas, ¼ xícara (35 g)
- Vinagre de vinho tinto, 2 colheres (sopa)
- Sementes de gergelim, 1 xícara (150 g)
- Estévia líquida, ¼ colher (chá) mais 5 gotas
- Extrato de baunilha, 2 colheres (chá) mais 1 colher (chá) opcional (para o Chantilly de coco)

CARNES, OVOS E CALDOS
- Bacon, 6 fatias
- Caldo de ossos qualquer tipo, 2 xícaras (475 ml) (se preparar em casa, veja os ingredientes na p. 11)
- Caldo de ossos de frango, 6 xícaras (1,4 litro)
- Peito de frango sem osso e sem pele, 455 g
- Ovo, 1 grande
- Fraldão bovino, 375 g
- Linguiça pré-cozida, 2 (cerca de 115 g)

Capítulo 4: PLANEJAMENTO DE REFEIÇÕES E LISTA DE COMPRAS

	REFEIÇÃO 1	REFEIÇÃO 2	REFEIÇÃO 3	LANCHINHO	MACROS/TOTAIS DIÁRIOS			
DIA 22	**CALDO DE OSSOS TURBINADO** `P286`	*Sobras de* **Pizza de pepperoni do Michael** ⎯ *Sobras* **Asparго com bacon e molho de raiz-forte**	*Sobras de* **Frango grego com molho e aspargo** ➕ **banana-da-terra cozida**		*gorduras* 66% — *colesterol.* 312 *carboidratos* 14% — *sódio* 1661 *proteínas* 20% — *carboidratos* 47.7 *calorias* 1358 — *fibras* 6 *gorduras totais* 98.9 — *carboidratos líquidos* 41.7 *gorduras saturadas* 30.8 — *proteínas* 69.1			
DIA 23	*Sobras de* **Caldo de ossos turbinado**	*Sobras de* **Quiche para quem ama bacon** **SALADA DE AVOCADO E FRUTAS VERMELHAS** ½ `P154`	**SOPA DE FRANGO** *com noodles de inhame*[1] ❄️ ➕ `P136`	*Sobras* **Barrinha de cardamomo e laranja** *(na hora de deitar)*	*gorduras* 66% — *colesterol.* 256 *carboidratos* 15% — *sódio* 1973 *proteínas* 19% — *carboidratos* 65.4 *calorias* 1705 — *fibras* 22.8 *gorduras totais* 124 — *carboidratos líquidos* 42.6 *gorduras saturadas* 47.8 — *proteínas* 81.3			
DIA 24	**TIGELA DE LINGUIÇA E VERDURAS** *com óleo de alho* `P103` ⎯ *Sobras de* **Barrinha de cardamomo e laranja**	**SALADA DE ESPINAFRE COM CARNE** ½ `P152`	*Sobras de* **Frango grego com molho e aspargo e banana-da-terra cozida** ➕		*gorduras* 71% — *colesterol.* 262 *carboidratos* 12% — *sódio* 1169 *proteínas* 17% — *carboidratos* 60 *calorias* 2003 — *fibras* 13.9 *gorduras totais* 159 — *carboidratos líquidos* 46.1 *gorduras saturadas* 56 — *proteínas* 83.2			
DIA 25	*(manhã de jejum)*	*Sobras* **Tigela de linguiça e verduras** ⎯ *4 fatias de bacon*	*Sobras de* **Kebab de cordeiro com arroz branco** ➕		*gorduras* 64% — *colesterol.* 229 *carboidratos* 22% — *sódio* 1817 *proteínas* 14% — *carboidratos* 81.6 *calorias* 1500 — *fibras* 7.5 *gorduras totais* 107 — *carboidratos líquidos* 73 *gorduras saturadas* 34.4 — *proteínas* 52.7			
DIA 26	**BOCADINHOS DE GRANOLA** `P106` *com* **CHANTILLY DE COCO** `P274`	*Sobras de* **Salada de espinafre com carne**	*Sobras de* **kebab de cordeiro com arroz branco** ➕	*Sobras* **Salada de avocado e frutas vermelhas**	*gorduras* 62% — *colesterol.* 175 *carboidratos* 21% — *sódio* 1053 *proteínas* 17% — *carboidratos* 99.8 *calorias* 1916 — *fibras* 21.1 *gorduras totais* 132 — *carboidratos líquidos* 78.7 *gorduras saturadas* 49.3 — *proteínas* 82.8			
DIA 27	*Sobras de* **Bocadinhos de granola com Sobras Chantilly de coco**	*Sobras de* **Salada de espinafre com carne**	*Sobras de* **Sopa de frango com noodles** ➕		*gorduras* 59% — *colesterol.* 174 *carboidratos* 15% — *sódio* 1168 *proteínas* 26% — *carboidratos* 57.8 *calorias* 1503 — *fibras* 16.6 *gorduras totais* 97.8 — *carboidratos líquidos* 41.2 *gorduras saturadas* 41.5 — *proteínas* 97.9			
DIA 28	*Sobras de* **Barrinha de cardamomo e laranja**	*Sobras* **Costeleta de porco com molho de limão e tomilho**	*Sobras de* **Sopa de frango com noodles** ➕ ⎯ *Maçã e canela*[2] ➕		*gorduras* 56% — *colesterol.* 207 *carboidratos* 21% — *sódio* 1454 *proteínas* 23% — *carboidratos* 75.9 *calorias* 1411 — *fibras* 13.6 *gorduras totais* 87.5 — *carboidratos líquidos* 62.3 *gorduras saturadas* 42.5 — *proteínas* 80			

½ MEIA PORÇÃO

➕ MAIS CARBOIDRATOS

RECEITAS EM LETRAS MAIÚSCULAS devem ser preparadas na hora.

[1]Siga as instruções para o reforço de carboidratos na receita de Sopa de frango com noodles, acrescentando 2 inhames médios cortados em espiral. A receita adaptada rende quatro porções. Congele uma para o dia 28.

[2]Fatie uma maçã e polvilhe ¼ colher (chá) de canela em pó. Rende uma porção.

SOBRAS NÃO USADAS NO PLANO: 1 porção de Sopa de frango com noodles de inhame, 5 porções de Chantilly de coco, 3 porções de Óleo de alho, 2 porções de Pizza de pepperoni do Michael, 10 porções de Bocadinhos de granola.

Parte 1: DIETA CETOGÊNICA NA COZINHA

MAIONESE

PREPARO: 5 minutos   **RENDIMENTO:** 1¼ xícaras (260 g) (10 porções)

SEM COCO • MENOS FODMAPs • SEM SOLANÁCEAS • SEM OLEAGINOSAS • VEGETARIANA   OPÇÕES: SEM OVOS • VEGANO

Nenhuma dieta cetogênica fica completa sem maionese. É meu molho curinga para quase tudo. Não está com tempo para preparar o tempero da salada? Use maionese. Precisa de mais gordura para acompanhar o bife? Junte maionese. Quer um molhinho para seu petisco preferido? Claro: maionese. Para quem tem sensibilidade a ovos, criei uma variação sem o ingrediente.

1 ovo grande

2 gemas grandes

1 colher (sopa) de suco de limão-siciliano

1 colher (sopa) mais 1 colher (chá) de vinagre de vinho branco ou 1 colher (sopa) de vinagre de maçã

1 colher (chá) de mostarda de Dijon

¼ colher (chá) de sal marinho cinza fino

⅛ colher (chá) de pimenta-do-reino moída

1 xícara (240 ml) de óleo de sabor suave, como refinado de abacate, de oliva refinado ou de canola não refinado

Se usar o liquidificador, adicione todos os ingredientes, exceto o óleo. Bata até misturar. Com o aparelho ligado em velocidade média, despeje o óleo aos poucos – a operação deve levar pelo menos 2 minutos. Continue a bater até obter a consistência de maionese.

Se usar o mixer, coloque todos os ingredientes no copo (caso seu aparelho não venha com copo, use um vidro de boca larga ou recipiente de tamanho semelhante). Insira o mixer, ligue em velocidade alta e bata, sem tirar da base do copo, por 25 minutos. Então mova o aparelho para cima e para baixo, até a maionese ficar homogênea.

DICA: Para fazer maionese em casa, a melhor coisa é usar um mixer ou liquidificador possante.

GUARDE: Em recipiente hermético, na geladeira, por até 1 semana.

VARIAÇÃO: MAIONESE SEM OVO. Embora não seja 100% cetogênica, já que usa o líquido de uma lata de grão-de-bico (chamado aquafaba), esta receita é uma alternativa fabulosa para quem tem sensibilidade a ovos. Misture 6 colheres (sopa) de aquafaba, 2 colheres (sopa) de suco de limão-siciliano, 1 colher (sopa) mais 1 colher (chá) de mostarda de Dijon, 1 colher (sopa) de vinagre de maçã, ½ colher (chá) de pimenta-do-reino moída e ½ colher (chá) de sal marinho cinza fino no copo do liquidificador. Ligue o aparelho em velocidade média e, aos poucos, junte 1½ xícara (350 ml) de um óleo de sabor suave, como refinado de abacate, de oliva refinado ou de canola não refinado – a operação deve levar pelo menos 2 minutos. Continue a bater até obter a consistência de maionese. Se usar um mixer, siga as instruções do Passo 2, acima. Rende 1¾ xícara (365 g) (14 porções).

VEGANO: Prepare a variação sem ovos.

INFORMAÇÕES NUTRICIONAIS [PORÇÃO DE 2 COLHERES (SOPA), COM OVOS]:

calorias: 200 | calorias de gorduras: 192 | gordura total: 21,6 g | gordura saturada: 3,4 g | colesterol: 61 mg

sódio: 62 mg | carboidratos: 0,3 g | fibras: 0 g | carboidratos líquidos: 0,3 g | açúcares: 0 g | proteína: 1,2 g

PROPORÇÕES:

gorduras: carboidratos: proteínas:

97%   1%   2%

Capítulo 5: MOLHOS & TEMPEROS

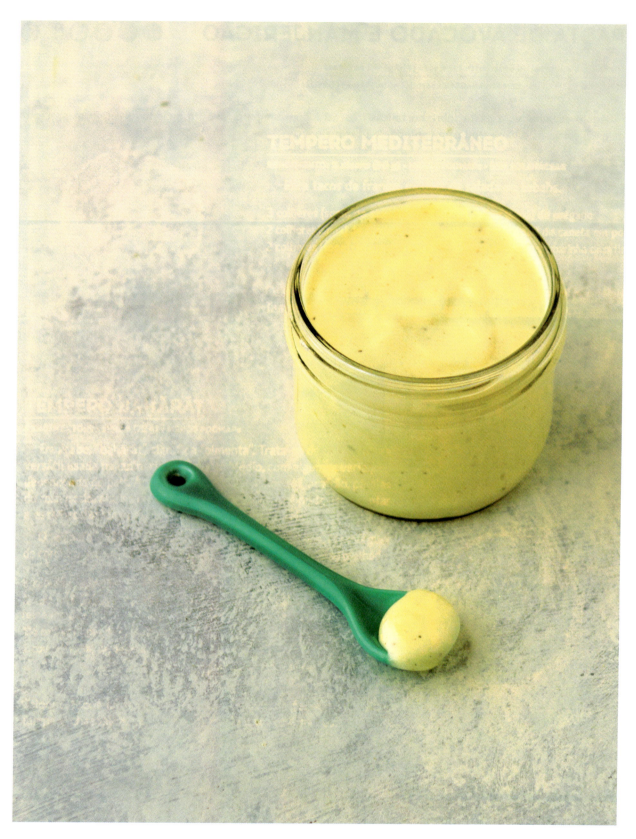

INFORMAÇÕES NUTRICIONAIS [PORÇÃO DE 2 COLHERES (SOPA), SEM OVOS]:
calorias: 190 | calorias de gorduras: 190 | gordura total: 21,9 g | gordura saturada: 3,1 g | colesterol: 0 mg
sódio: 82 mg | carboidratos: 0,4 g | fibras: 0 g | carboidratos líquidos: 0,4 g | açúcares: 0 g | proteína: 0,3 g

PROPORÇÕES:
gorduras: carboidratos: proteínas:
99% 1% 0%

PARTE 2: RECEITAS 81

PASTA DE AVOCADO E MANJERICÃO

PREPARO: 5 minutos   **RENDIMENTO:** 1¹⁄₃ xícara (410 g) (10 porções)

SEM COCO • SEM OVOS • SEM SOLANÁCEAS • SEM OLEAGINOSAS • VEGANO

Adoro espalhar essa pasta sobre hortaliças frescas! É meu tempero favorito quando as refeições precisam de mais gorduras e não estou com vontade de usar maionese.

2 avocados pequenos sem casca e caroço (cerca de 210 g de polpa)
½ xícara (32 g) de folhas frescas de manjericão
¼ xícara (60 ml) de vinagre balsâmico branco
¼ xícara (60 ml) de óleo MCT
¼ xícara (38 g) de sementes de cânhamo sem casca
2 colheres (chá) de cebola em pó
½ colher (chá) de sal marinho cinza fino
¾ colher (chá) de pimenta-do-reino moída

Coloque todos os ingredientes no liquidificador ou processador. Bata em velocidade média até ficar homogêneo.

GUARDE: Em recipiente hermético, na geladeira, por até 3 dias.

SIRVA COM: Hortaliças frescas em fatias ou frios. Pode servir como molho para Macarrão de Abobrinha e Nabo-japonês.

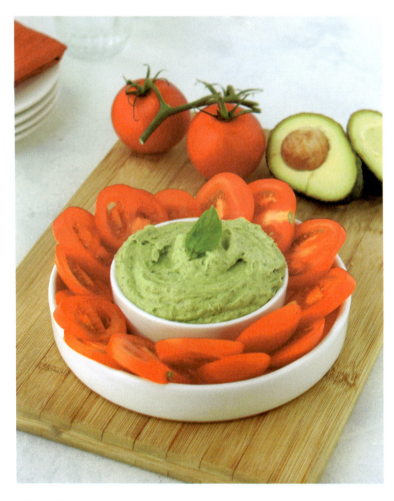

INFORMAÇÕES NUTRICIONAIS [PORÇÕES DE 2 COLHERES (SOPA)]:
calorias: 122 | calorias de gorduras: 103 | gordura total: 11,5 g | gordura saturada: 6,7 g | colesterol: 0 mg
sódio: 96 mg | carboidratos: 2,8 g | fibras: 1,9 g | carboidratos líquidos: 0,9 g | açúcares: 0 g | proteína: 1,9 g

PROPORÇÕES:
gorduras: 85%   carboidratos: 9%   proteínas: 6%

Capítulo 5: MOLHOS & TEMPEROS

KETCHUP EXCELENTE

PREPARO: 15 minutos **RENDIMENTO:** 1½ xícaras (350 ml) (24 porções)

SEM COCO • SEM OVOS • SEM OLEAGINOSAS • VEGANO   **OPÇÃO:** MENOS FODMAPs

Uso esse ketchup o tempo todo. Você se surpreenderá com sua força: é um estímulo de sabor engarrafado! Se quiser cozinhar com ele, prepare-o com óleo refinado de abacate – por ter mais estabilidade ao calor do que o azeite, é uma escolha mais apropriada se você não quiser limitar o ketchup ao condimento de mesa.

85 g de tomate seco
⅔ xícara (160 ml) de azeite extravirgem ou óleo refinado de abacate
2 colheres (sopa) de vinagre de maçã
2 colheres (chá) de cebola em pó
½ colher (chá) de alho em pó
½ colher (chá) de sal marinho cinza fino
½ colher (chá) de pimenta-do-reino moída
¼ colher (chá) de cravo-da-índia em pó
5 gotas de estévia líquida

1. Coloque o tomate seco em uma vasilha refratária e cubra com água quente. Deixe de molho por 10 minutos.
2. Coloque os ingredientes restantes no liquidificador ou processador.
3. Escorra o tomate e coloque no liquidificador junto com ⅓ xícara (80 ml) do líquido em que ficou de molho.
4. Bata por 1-2 minutos, ou até ficar homogêneo.

GUARDE: *Em recipiente hermético, na geladeira, por até 5 dias.*

MENOS FODMAPs: *Elimine a cebola e o alho; substitua 2 colheres (sopa) de azeite por Óleo de alho.*

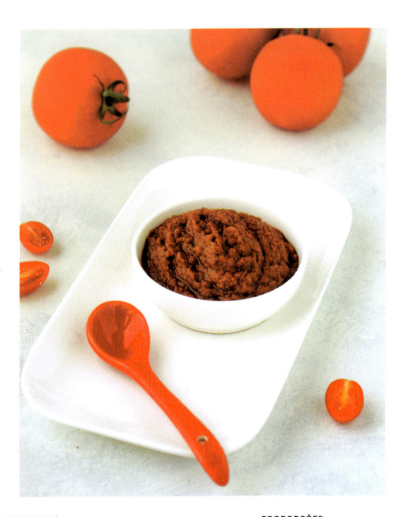

INFORMAÇÕES NUTRICIONAIS [PORÇÕES DE 1 COLHER (SOPA)]:
calorias: 62 | calorias de gorduras: 51 | gordura total: 5,7 g | gordura saturada: 0,8 g | colesterol: 0 mg
sódio: 113 mg | carboidratos: 2,2 g | fibras: 0 g | carboidratos líquidos: 2,2 g | açúcares: 1,4 g | proteína: 0,5 g

PROPORÇÕES:
gorduras: carboidratos: proteínas:
83%   **14%**   **3%**

MOLHO CAESAR CLÁSSICO

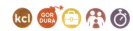

PREPARO: 5 minutos   **RENDIMENTO:** 1 xícara (240 ml) (8 porções)

SEM SOLANÁCEAS • SEM OLEAGINOSAS   OPÇÕES: SEM COCO • SEM OVOS • MENOS FODMAPs • VEGANO

Quem precisa de laticínios em uma Salada caesar quando existe um molho como esse? Resposta: ninguém. Você se surpreenderá com o sabor dessa receita e ficará ainda mais impressionada se adicionar sementes de cânhamo sem casca e envolver tudo com o molho delicioso. As sementes conferem uma textura semelhante ao do queijo parmesão na Salada caesar clássica; assim, você não sentirá falta dos laticínios! Caso esteja preparando este molho pela primeira vez, pode ter dificuldade de encontrar anchovas. É porque elas ficam escondidas e, no supermercado, nem sempre estão na seção dos peixes enlatados, como você poderia imaginar. Verifique a parte dos frutos do mar frescos. É bem provável que estejam ali.

½ xícara (120 ml) de óleo MCT
¼ xícara (53 g) de maionese caseira ou comprada
50 g de filés de anchova (cerca de 8)
3 colheres (sopa) de suco de limão-siciliano
1 colher (sopa) mais 1 colher (chá) de mostarda de Dijon
2 dentes de alho pequenos (picados, caso não use um liquidificador possante)
¼ colher (chá) de pimenta-do-reino moída
Uma pitada de sal marinho cinza fino

Coloque todos os ingredientes no liquidificador e bata até ficar homogêneo.

GUARDE: *Em recipiente hermético, na geladeira, por até 3 dias.*

PREPARO ANTECIPADO: *Tenha sempre um pouco de maionese à mão.*

SEM COCO: *Substitua o óleo MCT por azeite de oliva extravirgem, óleo de canola não refinado ou óleo refinado de abacate.*

SEM OVOS: *Use maionese sem ovos.*

MENOS FODMAPs: *Tanto na receita original quanto na variação vegana, substitua 2 colheres (sopa) de óleo MCT ou azeite de oliva extravirgem por Óleo de alho. Se você tem muita sensibilidade a FODMAPs, pode ter reação à quantidade de abacate/avocado usado no molho. Tenha cuidado.*

VEGANO: *Prepare a variação abaixo.*

VARIAÇÃO: *MOLHO CAESAR VEGANO. Coloque a polpa de 1 avocado maduro grande (cerca de 170 g), 3 colheres (sopa) de suco de limão-siciliano, 2 colheres (sopa) de azeite de oliva extravirgem, 3 dentes de alho picados, 1 colher (sopa) de alcaparras, 1 colher (sopa) do líquido das alcaparras, 2 colheres (chá) de mostarda de Dijon e uma pitada de sal marinho cinza fino e de pimenta-do-reino moída em um processador ou liquidificador. Bata até ficar homogêneo. Se precisar diluir, junte mais azeite. Transfira para uma tigela e misture ¼ xícara (37 g) de sementes de cânhamo sem casca como se fosse "parmesão". Rende 1¼ xícara (300 ml) (10 porções).*

INFORMAÇÕES NUTRICIONAIS [PORÇÕES DE 2 COLHERES (SOPA) DA VERSÃO CLÁSSICA]:
calorias: 187 | calorias de gorduras: 161 | gordura total: 19,8 g | gordura saturada: 14,8 g | colesterol: 3 mg
sódio: 96 mg | carboidratos: 0,6 g | fibras: 0 g | carboidratos líquidos: 0,6 g | açúcares: 0 g | proteína: 1,6 g

PROPORÇÕES:
gorduras: 96%   carboidratos: 1%   proteínas: 3%

Capítulo 5: MOLHOS & TEMPEROS

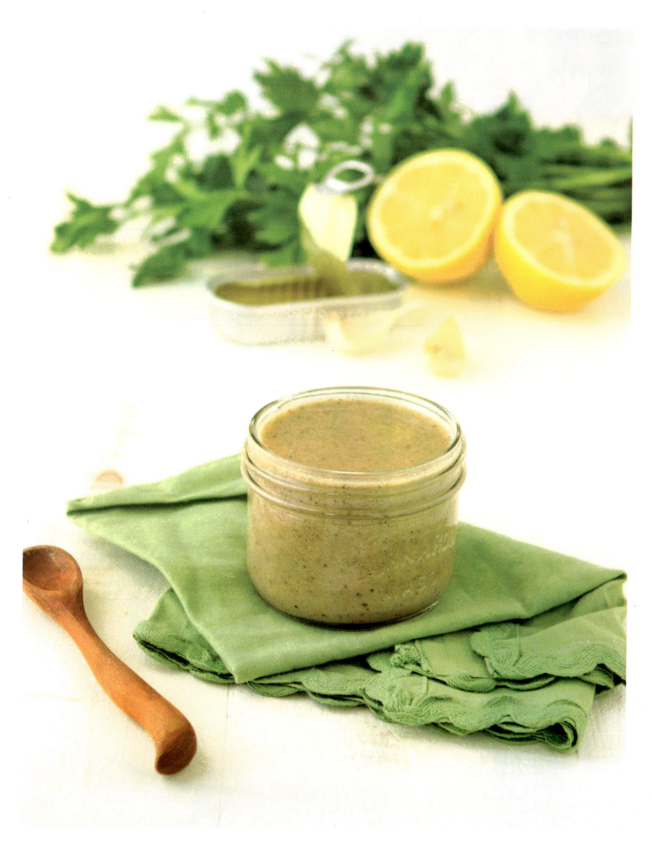

INFORMAÇÕES NUTRICIONAIS [PORÇÕES DE 2 COLHERES (SOPA) DA VERSÃO VEGANA]:
calorias: 107 | calorias de gorduras: 95 | gordura total: 10,6 g | gordura saturada: 1,9 g | colesterol: 0 mg
sódio: 73 mg | carboidratos: 3,6 g | fibras: 2,2 g | carboidratos líquidos: 1,4 g | açúcares: 0 g | proteína: 1 g

PROPORÇÕES:
gorduras: carboidratos: proteínas:
84% **12%** **4%**

PARTE 2: RECEITAS

MOLHO RANCH

 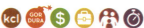

PREPARO: 5 minutos   **RENDIMENTO:** 2 xícaras (475 ml) (16 porções)

SEM SOLANÁCEAS • SEM OLEAGINOSAS • VEGETARIANO   OPÇÕES: SEM OVOS • MENOS FODMAPs • VEGANO

Cremoso e delicioso, este molho tem função tripla: além de dar sabor às saladas, fica ótimo com tirinhas assadas de frango e serve como marinada para carnes ou hortaliças: basta colocar em um refratário com sobrecoxas ou peito de frango, ou com costeletas suínas, e assar até ficar cozido.

1 xícara (210 g) de maionese caseira ou comprada
½ xícara (120 ml) de leite de coco integral
2 dentes de alho pequenos (picados, caso não use um liquidificador possante)
1 colher (sopa) de suco de limão-siciliano
1 colher (sopa) de vinagre de maçã
1 colher (sopa) de cebola picada
¼ colher (chá) de sal marinho cinza fino
⅛ colher (chá) de pimenta-do-reino moída
2 colheres (sopa) de cebolinha-francesa picada
3 colheres (sopa) de salsinha bem picada
1 colher (sopa) de endro fresco bem picado

1. Coloque a maionese, o leite de coco, o alho, o suco de limão, o vinagre, a cebola, o sal e a pimenta-do-reino no liquidificador. Bata em velocidade alta por cerca de 1 minuto, até ficar homogêneo.

2. Junte a cebolinha-francesa, a salsinha e o endro. Pulse uma vez, apenas para misturar.

GUARDE: *Em recipiente hermético, na geladeira, por até 5 dias.*

SEM OVOS/VEGANO: *Use maionese sem ovos.*

MENOS FODMAPS: *Elimine o alho ou substitua por 1 colher (sopa) de Óleo de alho feito com azeite de oliva. Aumente a quantidade de cebolinha-francesa para ¼ xícara (18 g).*

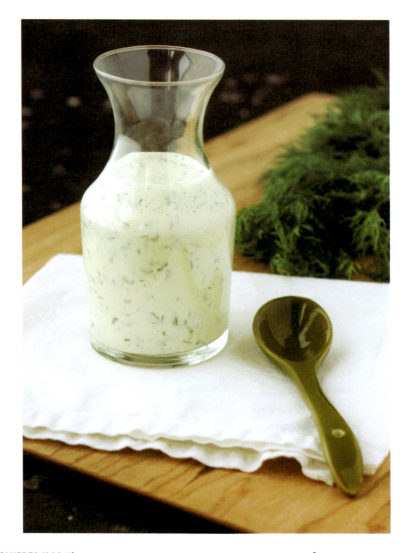

INFORMAÇÕES NUTRICIONAIS [PORÇÕES DE 2 COLHERES (SOPA)]:
calorias: 107 | calorias de gorduras: 104 | gordura total: 11,5 g | gordura saturada: 2,9 g | colesterol: 5 mg
sódio: 104 mg | carboidratos: 0,7 g | fibras: 0 g | carboidratos líquidos: 0,7 g | açúcares: 0 g | proteína: 0,2 g

PROPORÇÕES:
gorduras: carboidratos: proteínas:
96%   3%   1%

Capítulo 5: MOLHOS & TEMPEROS

VINAGRETE DE VINHO TINTO

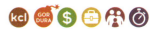

PREPARO: 5 minutos   **RENDIMENTO:** ¾ xícara (180 ml) (12 porções)

SEM COCO • SEM OVOS • SEM SOLANÁCEAS • SEM OLEAGINOSAS • VEGANO   OPÇÃO MENOS FODMAPs

Seja para dar sabor (e acrescentar uma "dose" keto) a uma porção de legumes cozidos no vapor ou para temperar uma salada, é um dos meus molhos caseiros preferidos.

½ xícara (120 ml) de azeite de oliva extravirgem
¼ xícara (60 ml) de vinagre de vinho tinto
1 colher (sopa) de mostarda de Dijon
1 dente de alho pequeno (picado, caso não use um liquidificador possante)
½ colher (chá) de pimenta-do-reino moída
¼ colher (chá) de sal marinho cinza fino
4 gotas de estévia líquida

Coloque todos os ingredientes no liquidificador e bata em velocidade alta, até ficar homogêneo.

GUARDE: *Em recipiente hermético, na geladeira, por até 1 semana.*

MENOS FODMAPs: *Substitua a mostarda de Dijon por 1 colher (chá) de sementes de mostarda em pó. Elimine o alho e substitua 1 colher (sopa) do azeite por Óleo de alho feito com azeite de oliva ou com óleo refinado de abacate.*

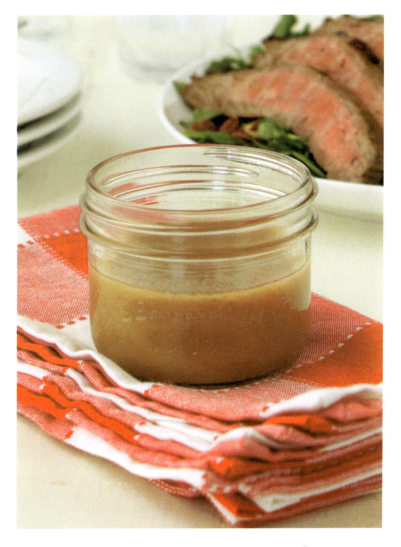

INFORMAÇÕES NUTRICIONAIS [PORÇÃO DE 1 COLHER (SOPA)]:
calorias: 78 | calorias de gorduras: 75 | gordura total: 8,5 g | gordura saturada: 1,2 g | colesterol: 0 mg
sódio: 54 mg | carboidratos: 0,3 g | fibras: 0 g | carboidratos líquidos: 0,3 g | açúcares: 0 g | proteína: 0,1 g

PROPORÇÕES:
gorduras: carboidratos: proteínas:
98%   2%   0%

PARTE 2: RECEITAS

ÓLEOS AROMATIZADOS

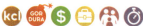

PREPARO: 5 minutos **COZIMENTO:** 5 minutos **RENDIMENTO:** ½ xícara (120 ml) (8 porções)

SEM COCO • SEM OVOS • MENOS FODMAPs • SEM SOLANÁCEAS • SEM OLEAGINOSAS • VEGANO

Os óleos aromatizados estão no centro da minha dieta cetogênica. Uso para temperar os pratos quando não tenho tempo para inventar alguma coisa, quando quero acrescentar um gostinho de alho a uma receita sem sentir a dor de estômago que vem depois ou quando desejo aumentar a quantidade de gorduras em uma refeição. Uma colher (sopa) do ingrediente acrescenta cerca de 14 gramas de gorduras, da mesma forma que o óleo comum.

Recomendo muito que você mantenha uns dois tipos desses óleos sempre por perto. E, embora o método de preparo possa soar entediante, não é. Em apenas 10 minutos, você transforma uns poucos ingredientes em algo que vai usar constantemente para economizar tempo na cozinha e encher suas receitas de sabor.

O tipo de óleo a ser utilizado fica a seu critério. Gosto das versões de óleo refinado de abacate ou óleo de coco quando pretendo usar o produto aromatizado para cozinhar e da variação feita com azeite de oliva extravirgem para temperar saladas. Se a intenção é aproveitar o aromatizado frio ou quente, escolho óleo refinado de abacate.

O segredo para aromatizar o óleo é aquecer os ingredientes apenas até borbulhar, sem deixar que cozinhem além desse ponto. Caso isso aconteça, você corre o risco de queimar e estragar o óleo. Depois de tirar do fogo, coloque em um vidro ou tigela refratária e espere esfriar por 1 hora. Quanto mais tempo os ingredientes ficarem em infusão, mais forte será o sabor do produto final. Quando estiver frio, passe por uma peneira fina. (Atenção: os únicos ingredientes que precisam necessariamente ser coados são as ervas macias frescas, que estragam se permanecerem no líquido.)

Óleos Aromatizados se conservam melhor quando protegidos da luz. Guarde em vidros, de preferência escuros, e mantenha na despensa ou outro lugar sem iluminação. Armazenados da maneira correta, podem ser guardados por meses, de acordo com a validade do óleo utilizado. Lembre-se de etiquetar os vidros com fita crepe e anotar à caneta o que eles contêm. (É melhor colocar a etiqueta na tampa, para evitar que as gotas de óleo manchem a fita.)

GUIA DE AROMATIZAÇÃO POR TIPO DE INGREDIENTE

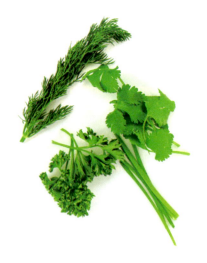

ERVAS MACIAS, FRESCAS

EXEMPLOS: *manjericão, coentro, salsa, endro*

Embora não sejam ervas, cebolinha e cebolinha-francesa também podem ser utilizadas.

PROPORÇÃO: *um punhado de ervas (20 g) para ½ xícara (120 ml) de óleo.*

Coloque os talos e as folhas no liquidificador com o óleo de sua escolha e pulse para triturar. Transfira para uma panela pequena e aqueça em fogo médio por uns 5 minutos, até começar a borbulhar.

ERVAS LENHOSAS, FRESCAS

EXEMPLOS: *alecrim, tomilho, estragão, hortelã, orégano, sálvia, capim-limão*

Embora não seja uma erva, o gengibre também pode ser utilizado.

PROPORÇÃO: *um punhado de ervas (20 g) para ½ xícara (120 ml) de óleo.*

Coloque os galhinhos em uma panela pequena com o óleo de sua escolha. Aqueça em fogo médio por uns 5 minutos, até começar a borbulhar.

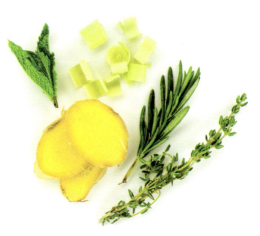

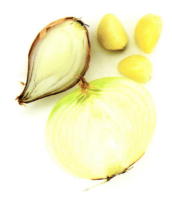

INGREDIENTES AROMÁTICOS

EXEMPLOS: *alho, cebola, chalota*

PROPORÇÃO: *15 g de aromáticos para ½ xícara (120 ml) de óleo*

Assar os ingredientes aromáticos é opcional, mas intensifica o sabor. Caso prefira pular essa etapa, basta colocá-los, crus, em uma panela pequena com o óleo.

Asse o alho e/ou a cebola, sem casca, por 15 a 25 minutos em forno preaquecido a 177 °C, até ficar levemente dourado e perfumado. Transfira para uma panela pequena com o óleo de sua escolha. Aqueça em fogo médio por uns 5 minutos, até começar a borbulhar.

CÍTRICOS

EXEMPLOS: *limão-siciliano, limão-taiti, laranja, grapefruit*

PROPORÇÃO: *1 colher (chá) de raspas para ½ xícara (120 ml) de óleo*

Coloque as raspas em uma panela pequena com o óleo de sua escolha. Aqueça em fogo médio por uns 5 minutos, até começar a borbulhar.

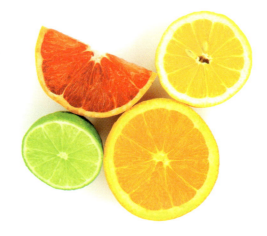

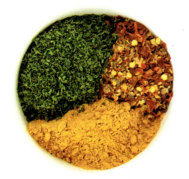

ERVAS E/OU ESPECIARIAS SECAS

EXEMPLOS: *pimenta-vermelha em flocos, sementes de cominho, orégano seco.*

PROPORÇÃO: *1 colher (chá) de ervas/especiarias secas para ½ xícara (120 ml) de óleo*

Coloque as ervas/especiarias em uma panela pequena com o óleo de sua escolha. Aqueça em fogo médio por uns 5 minutos, até começar a borbulhar.

MEUS ÓLEOS AROMATIZADOS PREFERIDOS

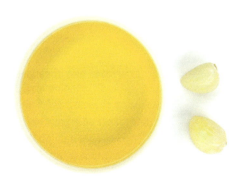

ÓLEO DE ALHO (AROMÁTICOS)

Descasque 4 dentes de alho e disponha em uma assadeira. Leve ao forno preaquecido a 177 °C por 15 a 20 minutos, até ficar levemente dourado e perfumado. Coloque ½ xícara (120 ml) de óleo refinado de abacate em uma panela pequena junto com o alho assado. Aqueça em fogo médio por uns 5 minutos, até começar a borbulhar.

ÓLEO DE CEBOLA (AROMÁTICOS)

Corte uma cebola pequena em quartos (branca, amarela, roxa – você escolhe) e coloque em uma assadeira. Leve ao forno preaquecido a 177 °C por 20 a 25 minutos, até ficar levemente dourada e perfumada. Coloque ½ xícara (120 ml) de óleo refinado de abacate em uma panela pequena junto com a cebola assada. Aqueça em fogo médio por uns 5 minutos, até começar a borbulhar.

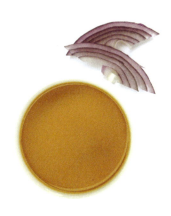

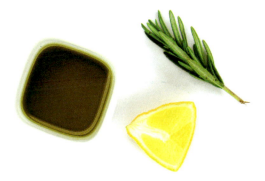

ÓLEO DE ALECRIM E LIMÃO-SICILIANO (ERVA LENHOSA + CÍTRICO)

Em uma panela pequena, misture ½ xícara (120 ml) de óleo refinado de abacate, folhas de ½ ramo de alecrim e raspas de ½ limão-siciliano. Aqueça em fogo médio por uns 5 minutos, até começar a borbulhar.

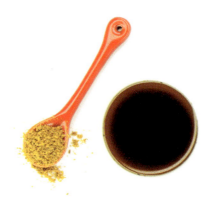

ÓLEO MEDITERRÂNEO (ESPECIARIAS SECAS)

Em uma panela pequena, misture ½ xícara (120 ml) de azeite de oliva extravirgem e 1 colher (chá) de tempero mediterrâneo. Aqueça em fogo médio por uns 5 minutos, até começar a borbulhar.

ÓLEO DE COENTRO, GENGIBRE, CHALOTA E ALHO (ERVAS MACIAS + AROMÁTICOS)

Coloque 2 dentes de alho descascados e 2 chalotas descascadas e cortadas ao meio em uma assadeira. Leve ao forno preaquecido a 177 °C por 20 a 25 minutos. Enquanto isso, junte ½ xícara (120 ml) de óleo de coco derretido e ¼ xícara (15 g) de folhas de coentro no liquidificador. Pulse até triturar e transfira para uma panela. Pique 2,5 cm de gengibre e adicione à panela com o alho e a chalota assados. Aqueça em fogo médio por uns 5 minutos, até começar a borbulhar.

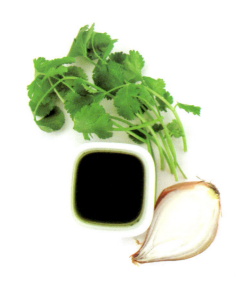

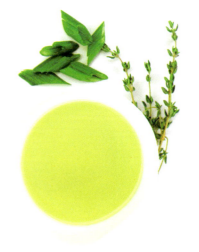

ÓLEO DE CEBOLINHA E TOMILHO (ERVA MACIA + ERVA LENHOSA)

Coloque ½ xícara (120 ml) de óleo refinado de abacate e ⅓ xícara (27 g) de cebolinha picada no liquidificador. Pulse até triturar. Transfira para uma panela pequena e junte 1 ramo de tomilho fresco. Aqueça em fogo médio por uns 5 minutos, até começar a borbulhar.

PARTE 2: RECEITAS 91

TEMPEROS DE ESPECIARIAS CASEIROS

PREPARO: 5 minutos   **COZIMENTO:** – (não inclui o tempo para tostar as especiarias, em algumas receitas)

SEM COCO • SEM OVOS • SEM OLEAGINOSAS • VEGANO

Você provavelmente notou diversas referências a "suas ervas e temperos preferidos" nas dicas para as "Refeições em uma panela só". E talvez você tenha pensado... ok, pimenta-vermelha em pó. Caso não tenha muita criatividade na hora de usar especiarias, saiba que não está sozinha.

Se dependesse de mim, eu colocaria manjericão em tudo. Mas às vezes é bom sair de sua zona de conforto e brincar com os sabores nas refeições do dia a dia. A maneira mais fácil é usar temperos caseiros. Preparo uma porção deles a cada dois meses para ter opções diferentes sempre por perto e dar uma incrementada rápida aos pratos. Uma pitada aqui, outra ali e pronto! Essas misturas transformam completamente o sabor de uma refeição.

TEMPERO GREGO

RENDIMENTO: ½ xícara (75 g) • SEM SOLANÁCEAS • OPÇÃO MENOS FODMAPs

Use em pimentão recheado ou em molhos de salada – ou misture com iogurte sem lactose ou leite de coco integral para obter um saboroso molho para legumes.

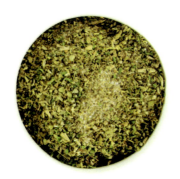

1 colher (sopa) mais 1 colher (chá) de sal marinho cinza fino
1 colher (sopa) mais 1 colher (chá) de alho em pó
1 colher (sopa) mais 1 colher (chá) de manjericão seco
1 colher (sopa) mais 1 colher (chá) de orégano

2 colheres (chá) de salsinha desidratada
2 colheres (chá) de alecrim moído
2 colheres (chá) de manjerona seca moída
2 colheres (chá) de tomilho seco
1 colher (chá) de pimenta-do-reino moída
½ colher (chá) de canela em pó
½ colher (chá) de noz-moscada em pó

MENOS FODMAPs: *Elimine o alho em pó.*

Coloque todos os ingredientes em um vidro de fecho hermético. Tampe e chacoalhe. Guarde em armário por até 3 meses.

TEMPERO CAJUN

RENDIMENTO: ½ xícara (82 g)

Bom para temperar frango ou peru, para polvilhar sobre camarão ou em mexidos de linguiça.

2 colheres (sopa) mais 2 colheres (chá) de páprica
1½ colher (sopa) de sal marinho cinza fino
1½ colher (sopa) de alho em pó
1 colher (sopa) de cebola em pó

1 colher (sopa) de orégano seco
1 colher (chá) de pimenta-do-reino moída
1 colher (chá) de tomilho seco
½ colher (chá) de pimenta-de-caiena
½ colher (chá) de pimenta-vermelha em flocos

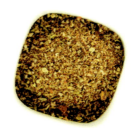

Coloque todos os ingredientes em um vidro de fecho hermético. Tampe e chacoalhe. Guarde em armário por até 3 meses.

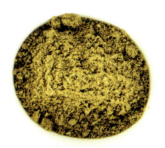

TEMPERO MEDITERRÂNEO

RENDIMENTO: ½ xícara (50 g) • MENOS FODMAPs • SEM SOLANÁCEAS

Para tacos de frango, molhos de salada ou kebabs.

3 colheres (sopa) de alecrim
2 colheres (sopa) de cominho em pó
2 colheres (sopa) de coentro em pó
1 colher (sopa) de orégano
2 colheres (chá) de canela em pó
½ colher (chá) de sal marinho cinza fino

Coloque todos os ingredientes em um vidro de fecho hermético. Tampe e chacoalhe. Guarde em armário por até 3 meses.

TEMPERO BAHĀRĀT

RENDIMENTO: ⅔ xícara (72 g) • MENOS FODMAPs

Em árabe, "bahārāt" significa "pimenta". Trata-se de uma mistura versátil usada na culinária do Oriente Médio, com algumas variações dependendo do país. As combinações incluem hortelã, açafrão, pétalas de rosa desidratadas ou cúrcuma em pó – que você pode acrescentar a essa receita, caso queira um pouco de aventura!

O tempero bahārāt pode ser usado com berinjela cozida, hambúrguer de cordeiro, frango, carne bovina, arroz de couve-flor ou peixe grelhado.

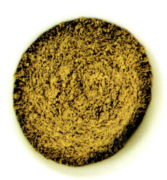

2 colheres (sopa) de páprica
2 colheres (sopa) de pimenta-do-reino moída
1½ colher (sopa) de cominho em pó
1 colher (sopa) de canela em pó
1 colher (sopa) de cravo-da-índia em pó
1 colher (sopa) de coentro em pó
2 colheres (chá) de noz-moscada em pó
1 colher (chá) de pimenta-da-jamaica em pó
½ colher (chá) de cardamomo moído

Coloque todos os ingredientes em um vidro de fecho hermético. Tampe e chacoalhe. Guarde em armário por até 6 meses.

PARTE 2: RECEITAS

TEMPERO SHICHIMI

RENDIMENTO: ½ xícara (110 g)

O shichimi togarashi é chamado de sete especiarias; shichi significa "sete", em japonês. E embora essa quantidade seja a regra para a receita clássica, não resisto a acrescentar um pouco de gengibre! Por ser uma mistura que se sobressai particularmente em pratos gordurosos, é um tempero indispensável para a cozinha cetogênica.

Deve ser fácil encontrar os ingredientes na seção étnica de grandes supermercados. É possível usar o tempero de várias maneiras: acrescente à maionese para obter um molho, em marinadas de carne ou para polvilhar sobre bacon.

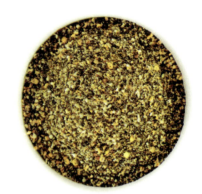

- 2 colheres (sopa) de casca de laranja desidratada
- 3 a 4 pimentas-vermelhas secas, inteiras (depende do ardor desejado)
- 1 colher (sopa) mais 1 colher (chá) de alga wakame em flocos
- 1 colher (sopa) mais 1 colher (chá) de sementes de gergelim
- 1 colher (sopa) mais 1 colher (chá) de sementes de papoula
- 1 colher (sopa) mais 1 colher (chá) de alho em pó
- 1 colher (sopa) mais 1 colher (chá) de gengibre em pó
- 1 colher (sopa) mais 1 colher (chá) de pimenta-do-reino moída

1. Passe as especiarias por um moedor de café até obter um pó.

2. Coloque em um vidro de fecho hermético. Guarde em armário por até 6 meses.

TEMPERO ITALIANO

RENDIMENTO: ½ xícara (30 g) • MENOS FODMAPs • SEM SOLANÁCEAS

Use para temperar frango e peru ou pratos que contenham tomate, berinjela, alho, cebola ou abobrinha-italiana.

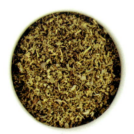

- 3 colheres (sopa) de manjericão seco
- 3 colheres (sopa) de orégano
- 2 colheres (sopa) de salsinha desidratada
- 1 colher (sopa) de alecrim
- 1 colher (sopa) de tomilho seco
- 1½ colher (chá) de sálvia seca moída
- ¾ colher (chá) de pimenta-do-reino moída

Coloque todos os ingredientes em um vidro de fecho hermético. Tampe e chacoalhe. Guarde em armário por até 3 meses.

CURRY EM PÓ

RENDIMENTO: ½ xícara (40 g) • **MENOS FODMAPs** • **OPÇÃO: SEM SOLANÁCEAS**

Tem utilização variada, incluindo hortaliças assadas, linguiça frita ou arroz de couve-flor.

¼ xícara de sementes de coentro ou 2 colheres (sopa) de coentro em pó
2 colheres (chá) de sementes de cominho
1 colher (chá) de sementes de mostarda-amarela
15 cm de canela em pau

20 cravos-da-índia
2 a 4 pimentas-vermelhas secas, inteiras (depende do ardor desejado)
2 colheres (chá) de cardamomo moído
2 colheres (chá) de cúrcuma em pó

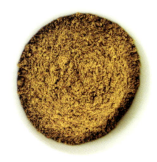

1. Se usar coentro em sementes, coloque com o cominho e a mostarda em uma pequena frigideira de ferro fundido e aqueça em fogo médio. Toste por 2 a 3 minutos, até dourar, chacoalhando a panela continuamente para evitar que queime.

2. Transfira para um moedor de café ou de especiarias. Junte a canela, o cravo-da-índia e a pimenta. Moa até obter um pó.

3. Coloque as especiarias moídas em um vidro de fecho hermético; acrescente o cardamomo, a cúrcuma e o coentro em pó (caso não tenha usado as sementes, no Passo 1). Tampe e chacoalhe. Guarde em armário por até 6 meses.

SEM SOLANÁCEAS: *Elimine a pimenta-vermelha.*

SAL TEMPERADO

RENDIMENTO: ½ xícara (80 g) • **OPÇÃO: SEM SOLANÁCEAS**

Use para temperar carnes e polvilhe sobre ovos ou jicama assada.

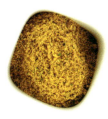

3 colheres (sopa) de coentro em pó
2 colheres (sopa) de cebola em pó
2 colheres (sopa) de sal marinho cinza fino
2 colheres (sopa) de mostarda em pó
2 colheres (sopa) de páprica

1¼ colher (chá) de cúrcuma em pó
¾ colher (chá) de sementes de erva-doce moídas
¾ colher (chá) de salsinha desidratada
½ colher (chá) de pimenta-do-reino moída

Coloque todos os ingredientes em um vidro de fecho hermético. Tampe e chacoalhe. Guarde em armário por até 3 meses.

SEM SOLANÁCEAS: *Elimine a páprica.*

CAPÍTULO 6
CLÁSSICOS DO CAFÉ DA MANHÃ

PANQUECA

PREPARO: 10 minutos   **COZIMENTO:** 40 minutos   **RENDIMENTO:** 4 panquecas (2 porções)
MENOS FODMAPs • SEM SOLANÁCEAS   OPÇÃO: SEM OLEAGINOSAS

É uma das primeiras receitas keto que criei e postei em meu blog. Mas, embora seja fabulosa e eu continue a prepará-la até hoje, a reação inicial não foi assim tão boa. Antes de eu compartilhar a receita, ingredientes como torresmo nunca apareceram no site porque, até eu adotar a dieta cetogênica, o Healthful Pursuit era originalmente um blog vegano! Você pode imaginar a reação que a panqueca causou quando surgiu. Caramba. Com o tempo, à medida que ganhei mais espaço no mundo keto, ela se tornou uma de minhas receitas mais populares. Escolhi revisitá-la neste livro e ajustei algumas instruções para que fique mais fácil obter o resultado. Espero que goste! Detalhe: o uso de uma frigideira antiaderente é fundamental para o sucesso da panqueca.

PANQUECA:
80 g de torresmo sem sal
2 colheres (chá) de canela em pó, mais um pouco para servir (opcional)
½ colher (chá) de fermento em pó
4 ovos grandes
½ xícara (120 ml) de leite de coco integral
cerca de ¼ colher (chá) de estévia líquida
2 colheres (sopa) de óleo de coco para untar

MOLHO:
2 colheres (sopa) de óleo de coco
2 colheres (sopa) de manteiga de amêndoas lisas e sem açúcar

1. Passe o torresmo por um moedor de especiarias ou pelo liquidificador, até obter um pó fino, mas pegajoso (forma bocados firmes quando apertado entre os dedos, por causa da quantidade de gordura).

2. Transfira para uma tigela pequena. Junte a canela e o fermento; misture.

3. Em uma vasilha maior, bata os ovos, o leite de coco e a estévia. Acrescente a mistura de torresmo e mexa, para incorporar.

4. Aqueça uma frigideira antiaderente de 20 cm de diâmetro em fogo médio-baixo e derreta ½ colher (sopa) de óleo de coco.

5. Preaqueça o forno na temperatura mais baixa possível.

6. Despeje ¼ da massa da panqueca na frigideira e gire ou espalhe com o verso de uma colher, para obter uma camada homogênea circular. Não deixe que a massa chegue muito rápido aos lados da panela, ou vai queimar. Frite por 4 a 5 minutos, até surgirem bolhas. Vire com cuidado e frite por mais 4 a 5 minutos.

7. Transfira a panqueca para um refratário e o mantenha no forno preaquecido.

8. Junte mais ½ colher (sopa) de óleo de coco à frigideira. Pode ser que a massa tenha engrossado levemente; nesse caso, acrescente um pouco de água e misture até obter a consistência original. Tome cuidado para não adicionar água demais.

9. Despeje mais ¼ da massa na frigideira e repita o Passo 6. Faça o mesmo com a massa e o óleo restantes.

10. Enquanto a panqueca cozinha, prepare o molho: derreta o óleo de coco e misture com a manteiga de amêndoas em uma tigela pequena.

11. Quando as panquecas estiverem prontas, divida em dois pratos e regue com o molho. Se desejar, polvilhe um pouco mais de canela.

96 Capítulo 6: CLÁSSICOS DO CAFÉ DA MANHÃ

| **SEM OLEAGINOSAS:** *Use manteiga de coco em lugar da manteiga de amêndoas.*

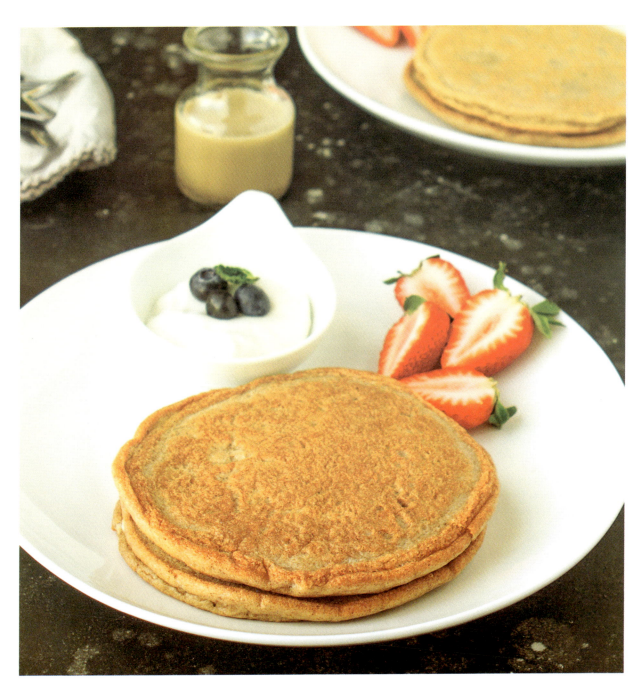

INFORMAÇÕES NUTRICIONAIS (PORÇÃO COM 2 PANQUECAS):
calorias: 885 | calorias de gorduras: 641 | gordura total: 71.3 g | gordura saturada: 44 g | colesterol: 342 mg
sódio: 920 mg | carboidratos: 8.1 g | fibras: 3.2 g | carboidratos líquidos: 4.9 g | açúcares: 2.2 g | proteínas: 52.8 g

PROPORÇÕES:
gorduras: carboidratos: proteínas:
72%   4%   24%

MUFFIN DE PIMENTA-DA-JAMAICA

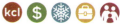

PREPARO: 15 minutos, mais 30 minutos para esfriar **COZIMENTO:** 25 minutos **RENDIMENTO:** 12 unidades (12 porções)

SEM SOLANÁCEAS • VEGETARIANO

Não sou do tipo que adora doces no café da manhã, mas talvez você goste, então incluí esta receita especial! Se fosse para mim, eu serviria o muffin com Latte turbinado e talvez passasse um pouco de óleo de coco "amanteigado" para aumentar ainda mais a quantidade de gordura.

Você pode usar as oleaginosas cruas, mas por motivos de saúde é melhor deixá-las de molho e tostar antes de acrescentar à receita.

INGREDIENTES SECOS:

1½ xícara (165 g) de farinha de amêndoas (sem pele)

½ xícara (64 g) de sementes de linhaça grosseiramente moídas

½ xícara (80 g) de eritritol de confeiteiro

2 colheres (chá) de fermento em pó

1 colher (sopa) mais 1 colher (chá) de pimenta-da-jamaica em pó

½ colher (chá) de sal marinho cinza fino

INGREDIENTES ÚMIDOS:

6 ovos grandes

½ xícara (120 ml) de óleo de coco derretido (sem estar quente)

½ xícara (120 ml) de leite de coco integral

Raspas de 1 limão-siciliano

1 colher (chá) de extrato de baunilha

COBERTURA:

¼ xícara (28 g) de nozes cruas em pedaços

1. Preaqueça o forno a 177 °C e forre uma assadeira para muffins com doze forminhas de papel (ou use doze forminhas de silicone).
2. Misture os ingredientes secos em uma tigela média.
3. Em uma vasilha grande, bata os ovos, o óleo de coco, o leite de coco, as raspas de limão e a baunilha. Acrescente os ingredientes secos e misture com uma espátula, apenas para incorporar.
4. Distribua a massa entre as forminhas, enchendo até ¾ da capacidade de cada uma. Espalhe as nozes por cima.
5. Asse por 22 a 25 minutos, até dourar, e um palito inserido na massa sair limpo.
6. Espere esfriar por 30 minutos antes de desenformar e servir.

GUARDE: Em recipiente hermético, em temperatura ambiente, por até 3 dias; na geladeira, por até 1 semana; no freezer, por até 1 mês.

REAQUEÇA: No micro-ondas até obter a temperatura desejada. Ou em refratário tampado, no forno 150 °C preaquecido, por 5 minutos.

DESCONGELE: Em temperatura ambiente. Sirva frio ou siga as instruções acima para reaquecer.

SIRVA COM: Transforme em uma refeição completa com um Latte turbinado. Os muffins ficam ótimos com Chantilly de Coco.

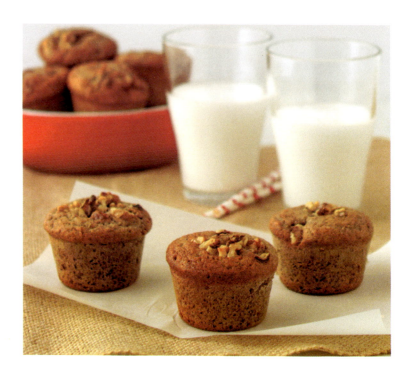

INFORMAÇÕES NUTRICIONAIS (POR MUFFIN):

calorias: 273 | calorias de gorduras: 217 | gordura total: 24,1 g | gordura saturada: 11,3 g | colesterol: 93 mg
sódio: 120 mg | carboidratos: 5,8 g | fibras: 3.5 g | carboidratos líquidos: 2,3 g | açúcares: 1,1 g | proteínas: 8,1 g

PROPORÇÕES:

gorduras:	carboidratos:	proteínas:
80%	8%	12%

Capítulo 6: CLÁSSICOS DO CAFÉ DA MANHÃ

MUFFIN DE CANELA E SEMENTES DE LINHAÇA

PREPARO: 10 minutos, mais 20 minutos para esfriar   **COZIMENTO:** 15 minutos   **RENDIMENTO:** 12 unidades (12 porções)

SEM SOLANÁCEAS • SEM OLEAGINOSAS • VEGETARIANO   OPÇÃO: SEM COCO

Aproveite o sabor do pão de canela – menos os carboidratos – com esses muffins sem farinha, sem grãos e sem açúcar, feitos apenas com sementes de linhaça. Você se surpreenderá com a textura.

2 xícaras (256 g) de sementes de linhaça grosseiramente moídas

⅓ xícara (53 g) de eritritol de confeiteiro, ¼ xícara (58 g) de xilitol granulado ou ¼ colher (chá) de estévia líquida

2 colheres (sopa) de canela em pó

1 colher (sopa) de fermento em pó

½ colher (chá) de sal marinho cinza fino

5 ovos grandes

½ xícara (120 ml) de água em temperatura ambiente

⅓ xícara (80 ml) de óleo de coco derretido (sem estar quente) ou óleo refinado de abacate

2 colheres (chá) de extrato de baunilha

1. Preaqueça o forno a 177 °C e forre uma assadeira para muffins com doze forminhas de papel.

2. Em uma tigela grande, misture as sementes de linhaça com o eritritol ou xilitol (caso use um dos dois adoçantes), a canela, o fermento e o sal.

3. Bata os ovos, a água, a baunilha e a estévia (se usar esse tipo de adoçante) no liquidificador em velocidade alta por 30 segundos, até espumar.

4. Transfira a mistura líquida para a tigela com os ingredientes secos e misture com uma espátula, apenas até incorporar. A massa fica bem fofa. Reserve por 3 minutos.

5. Distribua a massa entre as forminhas, enchendo 90% da capacidade. Asse por 13 a 15 minutos.

6. Desenforme imediatamente e coloque sobre uma grade de cozinha. Deixe esfriar por pelo menos 20 minutos antes de comer.

GUARDE: Na geladeira por até 4 dias ou no freezer por até 3 meses.

PREPARO ANTECIPADO: Meça os ingredientes secos – sementes de linhaça, xilitol, canela, fermento e sal – e guarde em um saquinho plástico, no armário, por até 1 mês. Quando quiser preparar os muffins, coloque a mistura em uma tigela. Preaqueça o forno, forre a assadeira e continue a partir do Passo 3.

SIRVA COM: Para uma refeição completa, espalhe óleo de coco no muffin e polvilhe com sal marinho cinza.

SEM COCO: Substitua o óleo de coco por óleo refinado de abacate, ghee derretida (se tolerável) ou óleo de macadâmia.

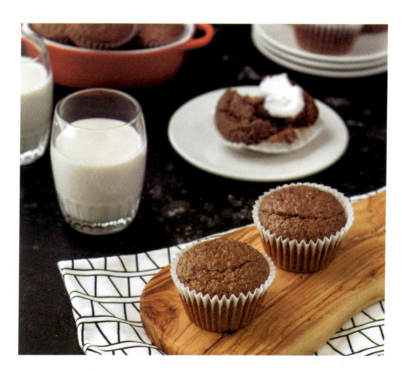

INFORMAÇÕES NUTRICIONAIS (POR MUFFIN, COM ERITRITOL OU ESTÉVIA):
calorias: 199 | calorias de gorduras: 137 | gordura total: 15,2 g | gordura saturada: 6,5 g | colesterol: 77 mg
sódio: 116 mg | carboidratos: 8,8 g | fibras: 6,5 g | carboidratos líquidos: 2,3 g | açúcares: 0 g | proteínas: 6,8 g

PROPORÇÕES:
gorduras:	carboidratos:	proteínas:
68%	18%	14%

PARTE 2: RECEITAS   99

QUICHE PARA QUEM AMA BACON

PREPARO: 20 minutos, mais 30 minutos para esfriar   **COZIMENTO:** 45 minutos   **RENDIMENTO:** 4 unidades de 10 cm (8 porções)
SEM SOLANÁCEAS   **OPÇÃO:** VEGETARIANA

Existem quiches boas, com massa crocante, recheio macio e bem cozido, tempero suave e cheias de sabor. E existem as não tão boas: massa amolecida, recheio líquido ou borrachento, com gosto de nada além de ovos. Esta é uma receita maravilhosa que pode ser preparada para a turma toda ou só para você. Prometo que você não vai se decepcionar porque... estamos falando de bacon! E a massa é realmente fenomenal.

Se quiser fazer uma única quiche grande, vá em frente! Use uma fôrma para torta de 23 cm. E aumente o tempo no forno: de 2 a 4 minutos para o precozimento da massa e 5 a 8 minutos para a quiche recheada.

MASSA:

- 2 xícaras (220 g) de farinha de amêndoas sem pele
- 1 ovo grande
- 2 colheres (sopa) de banha derretida, mais um pouco para untar
- 1/8 colher (chá) de sal marinho cinza fino

RECHEIO:

- 6 fatias de bacon (cerca de 170 g)
- 1 1/3 xícara (315 ml) de leite de coco integral
- 4 ovos grandes
- 1/4 xícara mais 2 colheres (sopa) (25 g) de levedura nutricional
- 1/4 colher (chá) de sal marinho cinza fino
- 1/4 colher (chá) de pimenta-do-reino moída
- 1/8 colher (chá) de noz-moscada ralada

DECORAÇÃO (OPCIONAL):

- Bacon frito picado (separe um pouco do recheio)
- Cebolinha-francesa picada

1. Preaqueça o forno a 177 °C e unte quatro fôrmas individuais para torta (10 cm) com um pouco de banha.

2. Para a massa, misture com um garfo a farinha de amêndoas, o ovo, a banha e o sal, até incorporar tudo.

3. Divida em quatro pedaços e forre as forminhas, pressionando a massa por igual no fundo e nas laterais. Deve ficar com cerca de 3 mm de espessura.

4. Coloque as fôrmas em uma assadeira e leve ao forno por 13 a 15 minutos, até dourar levemente.

5. Prepare o recheio: frite o bacon em fogo médio até ficar crocante; pique e reserve a gordura. Em uma tigela, misture o leite de coco, os ovos, a levedura nutricional, o sal, a pimenta-do-reino e a noz-moscada. Junte o bacon (se quiser, separe um pouco para decorar) e a gordura ainda morna.

6. Retire a assadeira do forno e diminua a temperatura para 163 °C. Distribua o recheio nas fôrmas com a massa.

7. Volte ao forno e asse por 30 minutos, ou até a superfície dourar levemente. Deixe esfriar por 30 minutos antes de servir. Se quiser, decore cada quiche com o bacon reservado e/ou cebolinha-francesa picada.

GUARDE: Em recipiente hermético, na geladeira, por até 3 dias, ou no freezer por até 1 mês.

REAQUEÇA: Em um prato, no micro-ondas, até atingir a temperatura desejada. Ou leve ao forno preaquecido a 150 °C por 10 minutos, em uma assadeira, até aquecer por inteiro.

DESCONGELE: Na geladeira. Sirva frio ou siga as instruções para reaquecer, acima.

PREPARO ANTECIPADO: Frite o bacon com até um mês de antecedência e guarde no freezer, em recipiente hermético. Na hora do preparo, basta acrescentar à receita. No Passo 5, use 3 colheres (sopa) mais 1 colher (chá) de gordura de bacon derretida.

SIRVA COM: Transforme em uma refeição completa com uma salada de rúcula temperada com azeite e vinagre de maçã. Também é ótima com Couves-de-bruxelas Assadas com "queijo" de Nozes.

VEGETARIANA: Substitua a banha por óleo de coco. Troque o bacon por 6 cogumelos cremini fatiados e salteados em 2 colheres (sopa) de óleo de coco por 5 a 7 minutos.

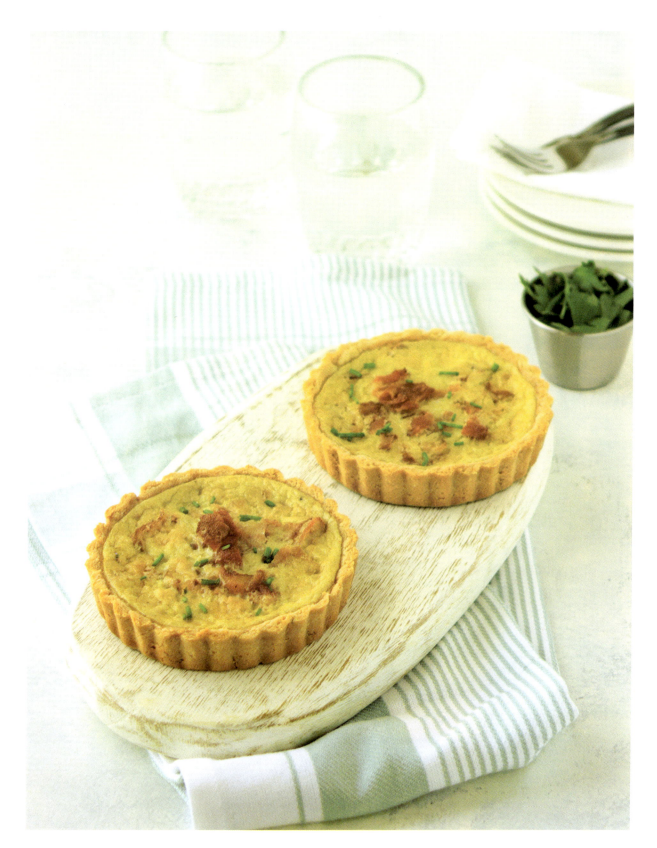

INFORMAÇÕES NUTRICIONAIS (½ QUICHE):
calorias: 404 | calorias de gorduras: 276 | gordura total: 30,7 g | gordura saturada: 6,2 g | colesterol: 143 mg
sódio: 646 mg | carboidratos: 9 g | fibras: 5 g | carboidratos líquidos: 4 g | açúcares: 1,2 g | proteínas: 22,9 g

PROPORÇÕES:
gorduras:	carboidratos:	proteínas:
68%	**9%**	**23%**

PARTE 2: RECEITAS 101

JAMBALAYA MATINAL

PREPARO: 25 minutos   **COZIMENTO:** 25 minutos   **RENDIMENTO:** 4 porções

SEM COCO • SEM OVOS • MENOS FODMAPs • SEM OLEAGINOSAS   OPÇÃO: SEM SOLANÁCEAS

Não sabe o que fazer com as sobras de frango? Experimente esta receita sem ovos para o café da manhã: garanto que você ficará satisfeita até a hora do jantar. Se achar que precisa de mais quantidade, sirva com folhas de espinafre ou rúcula. Embora preparar os ingredientes tome um certo tempo, a receita fica pronta bem rápido quando você deixa tudo de jeito (leia abaixo).

⅓ xícara (69 g) de banha
4 linguiças (cerca de 225 g) cozidas e picadas
1 xícara (180 g) de sobrecoxa de frango sem pele, cozida e em cubos
1¼ xícara (210 g) de aipo em cubos
½ xícara de cebolinha picada
2 colheres (sopa) de Tempero cajun
2½ xícaras (400 g) de arroz de couve-flor
½ xícara (120 ml) de caldo de frango
¼ xícara (50 g) de tomate em cubos
Um punhado de salsinha picada (opcional)

1. Em uma frigideira grande, em fogo médio, derreta a banha e junte a linguiça, o frango, o aipo, a cebolinha e o Tempero cajun. Cozinhe por 10 minutos, ou até o aipo ficar macio.

2. Acrescente a couve-flor e o caldo de frango. Tampe e cozinhe por 5 minutos, ou até a couve-flor ficar macia.

3. Adicione o tomate e aumente o fogo. Destampe e cozinhe por 5 a 7 minutos, até a maior parte do líquido evaporar.

4. Retire do fogo, junte um punhado de salsa picada e divida a jambalaya em quatro tigelas pequenas.

GUARDE: Em recipiente hermético, na geladeira, por até 3 dias, ou no freezer por até 1 mês.

REAQUEÇA: Leve ao micro-ondas, em vasilha tampada. Ou reaqueça em fogo médio, em uma frigideira tampada.

DESCONGELE: Na geladeira. Para reaquecer, siga as instruções acima (melhor na frigideira).

PREPARO ANTECIPADO: Use sobras da carne de sua preferência em lugar do frango (como a Sobrecoxa de peru ao balsâmico). Cozinhe a linguiça com antecedência, compre o produto já cozido. Rale a couve-flor na véspera. Prepare o caldo e o Tempero cajun com antecedência.

SEM SOLANÁCEAS: Substitua o Tempero cajun por Tempero grego e elimine o tomate.

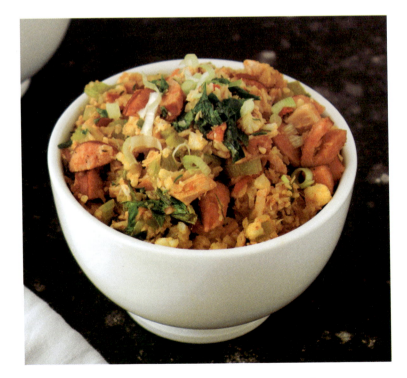

INFORMAÇÕES NUTRICIONAIS (POR PORÇÃO):
calorias: 458 | calorias de gorduras: 338 | gordura total: 37,6 g | gordura saturada: 13,2 g | colesterol: 100 mg
sódio: 643 mg | carboidratos: 7,6 g | fibras: 3.5 g | carboidratos líquidos: 4,1 g | açúcares: 3,4 g | proteínas: 22,4 g

PROPORÇÕES:
gorduras: carboidratos: proteínas:
74%   7%   19%

Capítulo 6: CLÁSSICOS DO CAFÉ DA MANHÃ

TIGELA DE LINGUIÇA E VERDURAS

PREPARO: **25 minutos**   COZIMENTO: **25 minutos**   RENDIMENTO: **2 porções**
SEM COCO • SEM OVOS • SEM SOLANÁCEAS • SEM OLEAGINOSAS   OPÇÃO: MENOS FODMAPs

Esta é a base de quase todos os meus cafés da manhã, com variações nas carnes e nas hortaliças de acordo com o que tenho disponível. A linguiça pode ser trocada por quase qualquer tipo de sobra, como peito bovino, carne suína moída ou sobrecoxa de frango. Em lugar de nabo-sueco, valem couve-flor, abobrinha-italiana, aspargos ou acelga-chinesa. E endívia, rúcula ou acelga substituem o espinafre. Deu para entender: faça as alterações que forem mais convenientes ao seu dia a dia. Para incrementar o prato, sirva com dois ovos pochês.

PARA O MEXIDO:
⅔ xícara (100 g) de nabo-sueco descascado em cubos de 0,5 cm
2 colheres (sopa) de banha
2 linguiças cozidas (cerca de 115 g) em cubos de 0,5 cm
¼ xícara (20 g) de cebolinha picada (só a parte verde)

PARA AS TIGELAS:
2 xícaras (140 g) de folhas de espinafre
½ avocado grande em fatias
2 fatias de bacon frito cortado em pedaços
1 colher (chá) de salsinha bem picada

1. Cozinhe o nabo-sueco no vapor por 8 a 10 minutos, até ficar macio quando espetado com um garfo.

2. Derreta a banha em uma frigideira média, em fogo médio. Junte o nabo-sueco e cozinhe por 7 a 10 minutos, até começar a dourar.

3. Acrescente a linguiça e a cebolinha; cozinhe por 3 a 5 minutos, até a linguiça começar a dourar.

4. Monte as tigelas: divida o espinafre por igual em duas vasilhas médias. Cubra com o mexido de linguiça e distribua o avocado, o bacon e a salsa por cima.

GUARDE: Mantenha os ingredientes do mexido e das tigelas em recipientes separados de fecho hermético, na geladeira, por até 3 dias.

REAQUEÇA: Leve os ingredientes do mexido ao micro-ondas, em vasilha tampada. Ou reaqueça em uma frigideira tampada, em fogo médio.

MENOS FODMAPs: Use apenas ¼ de avocado e junte um punhado de macadâmia crua ou sementes de cânhamo sem casca.

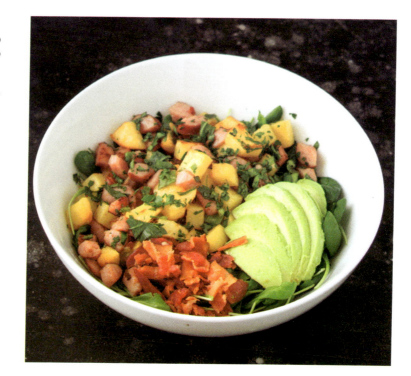

INFORMAÇÕES NUTRICIONAIS (POR PORÇÃO):
calorias: 560 | calorias de gorduras: 447 | gordura total: 49,7 g | gordura saturada: 16 g | colesterol: 81 mg
sódio: 699 mg | carboidratos: 11,6 g | fibras: 6 g | carboidratos líquidos: 5,6 g | açúcares: 3,6 g | proteínas: 16,6 g

PROPORÇÕES:
gorduras: **79%**   carboidratos: **8%**   proteínas: **13%**

PARTE 2: RECEITAS

MINGAU DE SEMENTES DE CÂNHAMO

PREPARO: 2 minutos   **COZIMENTO:** 3 minutos   **RENDIMENTO:** 1½ xícaras (2 porções)

SEM OVOS • SEM SOLANÁCEAS • VEGANA   OPÇÕES: SEM COCO • MENOS FODMAPs • SEM OLEAGINOSAS

Esse mingau keto sem grãos é feito apenas com oleaginosas e sementes, e então coberto com mais oleaginosas. A castanha-do-pará é minha preferida: com ela, cada tigela fornece selênio – benéfico para a tireoide – suficiente para um dia. Com mais de 24 gramas de fibras em cada porção, esse mingau vale por uma refeição substanciosa sem glúten ou laticínios, vegana, pobre em carboidratos e paleo. Quanto mais grossa for a farinha de amêndoas, melhor; embora a de textura mais fina também possa ser utilizada. Você pode usar as oleaginosas cruas, mas por motivos de saúde é melhor deixá-las de molho e tostar antes de acrescentar à receita.

MINGAU:
- 1 xícara (240 ml) de leite vegetal
- ½ xícara (75 g) de sementes de cânhamo sem casca
- 2 colheres (sopa) de sementes de linhaça grosseiramente moídas
- 2 colheres (sopa) de óleo de coco
- 1 colher (sopa) de sementes de chia
- 1 colher (sopa) de eritritol de confeiteiro ou xilitol granulado (ou 5 gotas de estévia líquida)
- ¾ colher (chá) de extrato de baunilha
- ¾ colher (chá) de canela em pó
- ¼ xícara (28 g) de farinha de amêndoas grossa ou fina (leia nota acima)

COBERTURA:
- 4 castanhas-do-pará cruas ou um pequeno punhado de oleaginosas à sua escolha, grosseiramente picadas
- 2 colheres (sopa) de sementes de cânhamo sem casca
- Frutas vermelhas frescas (opcional)
- Leite vegetal, para servir (opcional)

1. Misture todos os ingredientes do mingau, exceto a farinha de amêndoas, em uma panela pequena e cozinhe em fogo médio.
2. Quando começar a borbulhar, mexa, tampe e cozinhe por 1 a 2 minutos.
3. Retire do fogo, junte a farinha de amêndoas e divida o mingau em duas tigelas. Distribua as coberturas e sirva imediatamente com um pouco de leite vegetal, se desejar.

GUARDE: Em recipiente hermético, na geladeira, por até 3 dias.

REAQUEÇA: Em uma panela pequena, em fogo médio-baixo. Se o mingau engrossou na geladeira, dilua com um pouco de leite vegetal enquanto aquece.

PREPARO ANTECIPADO: Misture os ingredientes secos em um saquinho plástico – sementes de cânhamo, linhaça e chia, eritritol ou xilitol (se usar), canela e farinha de amêndoas. Na hora do preparo, coloque tudo em uma panela e junte os ingredientes líquidos: leite vegetal, óleo de coco, estévia (se usar) e baunilha.

PANELA DE PRESSÃO: Coloque todos os ingredientes na panela, exceto as coberturas. Tampe e cozinhe com pressão baixa por 1 minuto. Espere a pressão sair e destampe.

SEM COCO: Substitua o óleo de coco por manteiga de cacau, óleo de macadâmia ou ghee (se tolerável).

MENOS FODMAPS: Evite usar leite de castanha-de-caju ou de pistache. Substitua as sementes de linhaça por 1 colher (sopa) de sementes de chia moídas. Use estévia em lugar de eritritol ou xilitol. Troque a farinha de amêndoas por sementes de girassol ou de abóbora sem casca e moídas.

SEM OLEAGINOSAS: Substitua a farinha de amêndoas por sementes de girassol ou de abóbora sem casca e moídas. Você pode usar as sementes cruas, mas por motivos de saúde é melhor deixá-las de molho e tostar antes de acrescentar à receita. Elimine as oleaginosas da cobertura.

INFORMAÇÕES NUTRICIONAIS (POR PORÇÃO, COM ERITRITOL OU ESTÉVIA):
calorias: 660 | calorias de gorduras: 502 | gordura total: 55,7 g | gordura saturada: 17,1 g | colesterol: 0 mg
sódio: 95 mg | carboidratos: 15,2 g | fibras: 12,5 g | carboidratos líquidos: 2,7 g | açúcares: 1,1 g | proteínas: 24,1 g

PROPORÇÕES:
gorduras: 76%   carboidratos: 9%   proteínas: 15%

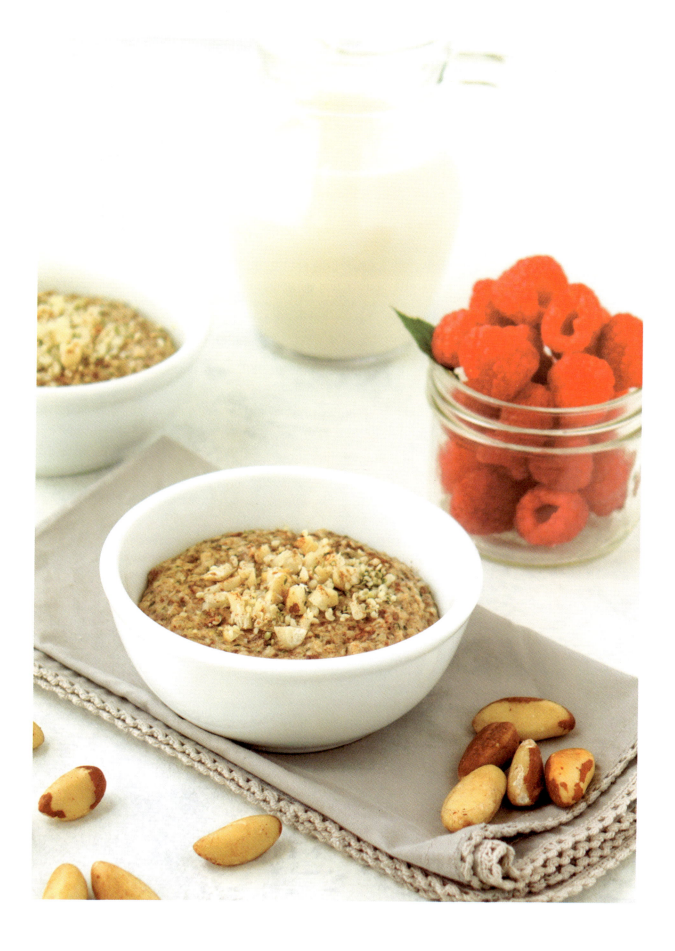

BOCADINHOS DE GRANOLA

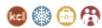

PREPARO: 20 minutos   **COZIMENTO:** 50 minutos   **RENDIMENTO:** 6 xícaras (720 g) (12 porções)

MENOS FODMAPs • SEM SOLANÁCEAS • SEM OLEAGINOSAS   OPÇÃO: SEM COCO

Esta receita me lembra a infância. Quando eu e meus irmãos fazíamos 8 anos, nossos pais queriam que começássemos a preparar nosso próprio almoço para levar à escola – e assim era. Muitas vezes, o meu era um sanduíche de mortadela com ketchup, palitos de cenoura e quatro barras de granola. Sim, quatro. Não as do tipo macio, mas as crocantes. Quando eu chegava na escola, apertava os pacotes entre as mãos antes de abrir e ia beliscando aos bocadinhos. Ah, as lembranças.

Embora essa granola não venha com sanduíches de mortadela, gosto de pensar que é mais saborosa do que aquela que eu comia aos 8 anos, industrializada e esmagada dentro da embalagem.

O coco ralado acrescenta volume à receita. Se você tem sensibilidade a FODMAPs, pode ser que considere a porção muito grande. Nesse caso, transforme a granola em coadjuvante: divida a porção ao meio, ¼ xícara (25 g), e distribua por cima de outro alimento. Se não tolerar coco de jeito nenhum, siga a sugestão sem coco, abaixo.

½ xícara (120 ml) de óleo de coco derretido, mais um pouco para untar
½ xícara (80 g) de peptídeos de colágeno
1 ovo grande
3 colheres (sopa) de canela em pó
2 colheres (chá) de extrato de baunilha
¼ colher (chá) de estévia líquida
¼ colher (chá) de sal marinho cinza fino
2 xícaras (200 g) de coco ralado sem açúcar
1 xícara (150 g) de sementes de gergelim
1 xícara (150 g) de sementes de cânhamo sem casca
¼ xícara (38 g) de sementes de chia

SUGESTÕES PARA SERVIR:
leite de coco integral
frutas vermelhas frescas ou gotas de chocolate adoçado com estévia

> **GUARDE:** Em recipiente hermético, em temperatura ambiente, por até 1 semana, ou no freezer por até 2 meses. Retire do freezer e sirva imediatamente.

> **SEM COCO:** Em lugar do coco ralado, use mais sementes de cânhamo e/ou gergelim; substitua o óleo de coco por manteiga de cacau, óleo de macadâmia ou ghee (se tolerável).

1. Preaqueça o forno a 150 °C e unte uma assadeira de 33 x 23 cm com um pouco de óleo de coco.

2. Em uma tigela média, misture o óleo de coco, o colágeno, o ovo, a canela, a baunilha, a estévia e o sal, mexendo para incorporar. A consistência será um pouco estranha, mas não se preocupe. Vá em frente!

3. Em outra vasilha grande, junte o coco ralado com as sementes de gergelim, cânhamo e chia. Acrescente a mistura de ingredientes líquidos e mexa com uma espátula, para cobrir tudo.

4. Transfira para a assadeira e pressione com as mãos. Pressionar bem é o segredo para formar os bocados deliciosos.

5. Asse por 30 minutos, ou até que a superfície e as beiradas comecem a dourar.

6. Com uma espátula de metal, quebre a granola em pedaços grandes, tentando deixar os bocados intactos. Vire e volte ao forno por mais 15 a 20 minutos, até dourar.

7. Espere esfriar na assadeira por 1 hora.

8. Para servir, coloque ½ xícara (60 g) de granola em uma tigela e regue com leite de coco. Vai bem com frutas vermelhas ou gotas de chocolate. Aproveite!

INFORMAÇÕES NUTRICIONAIS [PORÇÃO DE ½ XÍCARA (60 G)]:
calorias: 384 | calorias de gorduras: 288 | gordura total: 32 g | gordura saturada: 19 g | colesterol: 16 mg
sódio: 104 mg | carboidratos: 9,7 g | fibras: 6,3 g | carboidratos líquidos: 3,4 g | açúcares: 1,4 g | proteínas: 14,4 g

PROPORÇÕES:
gorduras	carboidratos	proteínas
75%	10%	15%

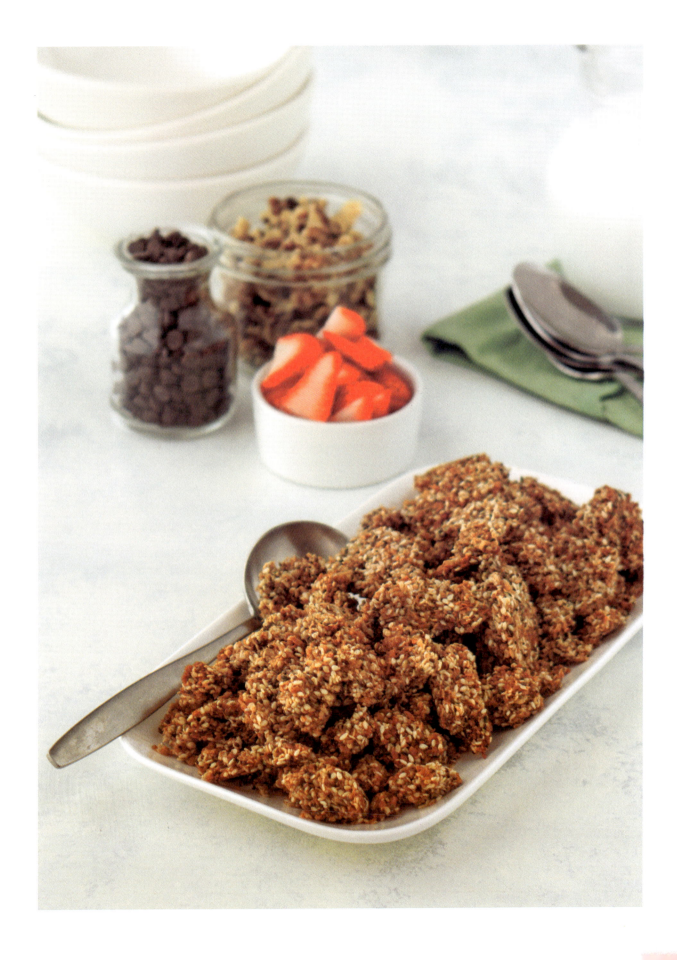

CAPÍTULO 7 — PETISCOS & LANCHINHOS

CRISPS DE FRANGO

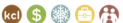

PREPARO: 2 minutos **COZIMENTO:** 20 minutos **RENDIMENTO:** 12 unidades (12 porções)

SEM COCO • SEM OVOS **OPÇÕES:** MENOS FODMAPs • SEM SOLANÁCEAS

Quando compro sobrecoxa de frango, retiro e reservo a pele para essa receita – então asso os pedaços, como a carne e uso os ossos para fazer caldo. Tudo é aproveitado e saboreado! Enquanto assa, a pele desprende uma grande quantidade de gordura. Você pode transferi-la para uma frigideira e aproveitar no preparo da próxima refeição.

Para esses crisps, prefiro a pele da sobrecoxa, e não do peito, por causa do tamanho. Sirva como petisco sozinho ou com molho, como uma simples maionese.

12 peles de sobrecoxa de frango (cerca de 250 g)
1 colher (sopa) de Sal temperado

1. Preaqueça o forno a 163 °C e forre uma assadeira com papel antiaderente. Separe outro pedaço de papel, do mesmo tamanho, e uma assadeira um pouco menor (que caiba dentro da maior).

2. Coloque a pele de frango em uma tigela grande e polvilhe o sal. Misture com as mãos, para cobrir por igual.

3. Espalhe na assadeira maior, deixando as peles bem próximas.

4. Cubra com o outro pedaço de papel antiaderente e com a assadeira menor. Isso ajuda a deixar a pele reta enquanto assa.

5. Leve ao forno por 15 a 20 minutos, virando na metade do tempo. Quando estiver crocante, retire e espere esfriar por 5 minutos antes de servir.

GUARDE: Embrulhe em papel antiaderente e mantenha em recipiente hermético, na geladeira, por até 5 dias, ou no freezer por até 1 mês. Retire do freezer e sirva na hora.

PREPARO ANTECIPADO: Guarde peles de frango no freezer, por até 3 meses; descongele na geladeira antes de usar na receita.

SIRVA COM: Os crisps ficam ótimos com o Dip de Bacon e Espinafre ou maionese.

MENOS FODMAPS: Substitua o Sal temperado por uma das misturas com menos FODMAPs. Caso escolha uma que não tenha sal, junte ¼ colher (chá).

SEM SOLANÁCEAS: Substitua o Sal temperado por uma mistura sem solanácea. Caso escolha uma que não tenha sal, junte ¼ colher (chá).

INFORMAÇÕES NUTRICIONAIS (POR UNIDADE):
calorias: 93 | calorias de gorduras: 76 | gordura total: 8.5 g | gordura saturada: 2.4 g | colesterol: 17 mg
sódio: 595 mg | carboidratos: 0 g | fibras: 0 g | carboidratos líquidos: 0 g | açúcares: 0 g | proteínas: 4.2 g

PROPORÇÕES:
gorduras: 82% | carboidratos: 0% | proteínas: 18%

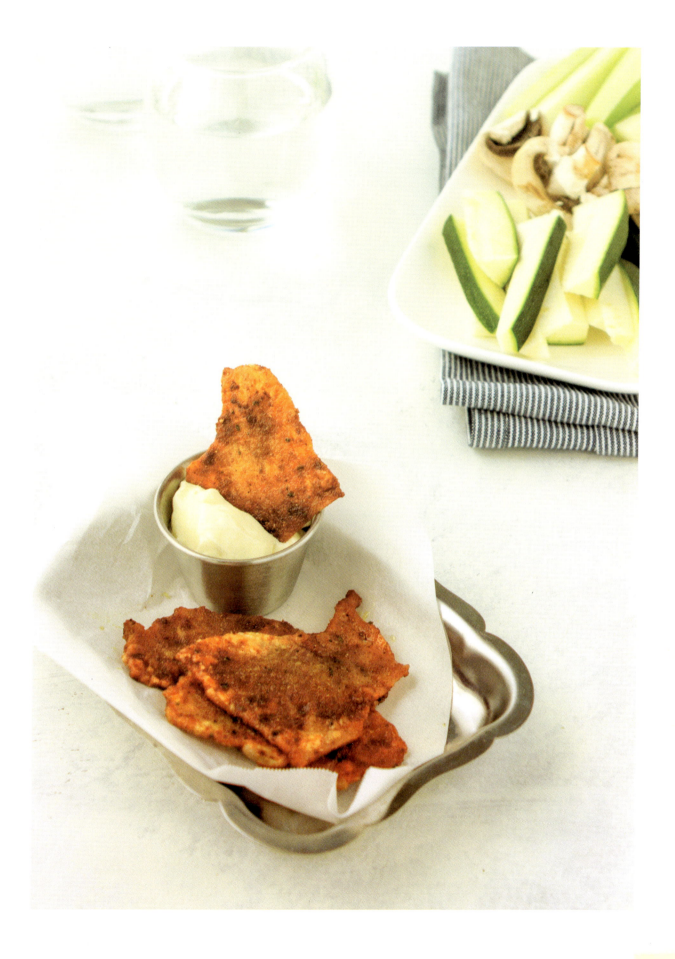

RODELAS DE ABOBRINHA À ITALIANA

PREPARO: 10 minutos **COZIMENTO:** 80 minutos **RENDIMENTO:** cerca de 70 unidades (10 porções)

SEM COCO • SEM OVOS • MENOS FODMAPs • SEM SOLANÁCEAS • SEM OLEAGINOSAS • VEGANO

É meu jeito preferido de comer abobrinha. E a variação com berinjela fica ainda melhor, por ser mais gordurosa! Essas rodelas são uma ótima maneira de acrescentar gorduras a uma salada ou hambúrguer. Tenha paciência com o método de assar lentamente: vale a pena! Sou a favor de atalhos; mas, neste caso, quanto mais baixa for a temperatura do forno, melhor. Testei a receita com o calor mais alto, para economizar tempo, e não ficou tão saborosa.

1 abobrinha-italiana grande (cerca de 600 g) cortada em fatias finíssimas
½ xícara (120 ml) de azeite de oliva extravirgem
2 colheres (sopa) de Tempero Italiano
¼ colher (chá) de sal marinho cinza fino

1. Preaqueça o forno a 120 °C e forre duas assadeiras com papel antiaderente ou tapete de silicone.

2. Coloque todos os ingredientes em uma tigela grande e misture com as mãos, para cobrir a abobrinha com o tempero. Transfira para a assadeira, deixando as rodelas bem próximas.

3. Asse por 80 minutos, virando na metade do tempo, até dourar levemente, secar completamente no miolo e ficar flexível, sem quebrar. Algumas rodelas ficam prontas com 60 minutos de forno, dependendo da espessura; transfira para uma grade de esfriar.

4. Caso as rodelas não estejam prontas depois de 80 minutos, transfira para uma assadeira de bordas baixas e volte ao forno. Diminua a temperatura para 77 °C e asse por 30 a 45 minutos, até ficarem secas e ainda flexíveis.

GUARDE: *Em recipiente hermético, na geladeira, por até 3 dias.*

VARIAÇÃO: RODELAS PICANTES DE BERINJELA. *Use uma berinjela grande (cerca de 510 g) em lugar da abobrinha. Corte em rodelas finas e tempere com ¾ xícara (180 ml) de azeite de oliva e 1 colher (sopa) de Sal temperado, mexendo bem para cobrir tudo. Asse por 70 minutos, virando na metade do tempo; comece a retirar as rodelas douradas depois de 50 minutos. Rende cerca de 30 unidades.*

INFORMAÇÕES NUTRICIONAIS (POR 10 UNIDADES DE ABOBRINHA):
calorias: 147 | calorias de gorduras: 131 | gordura total: 14,6 g | gordura saturada: 2.1 g | colesterol: 0 mg
sódio: 750 mg | carboidratos: 2,9 g | fibras: 0,9 g | carboidratos líquidos: 2 g | açúcares: 1,5 g | proteínas: 1 g

PROPORÇÕES:
gorduras:	carboidratos:	proteínas:
89%	8%	3%

Capítulo 7: PETISCOS & LANCHINHOS

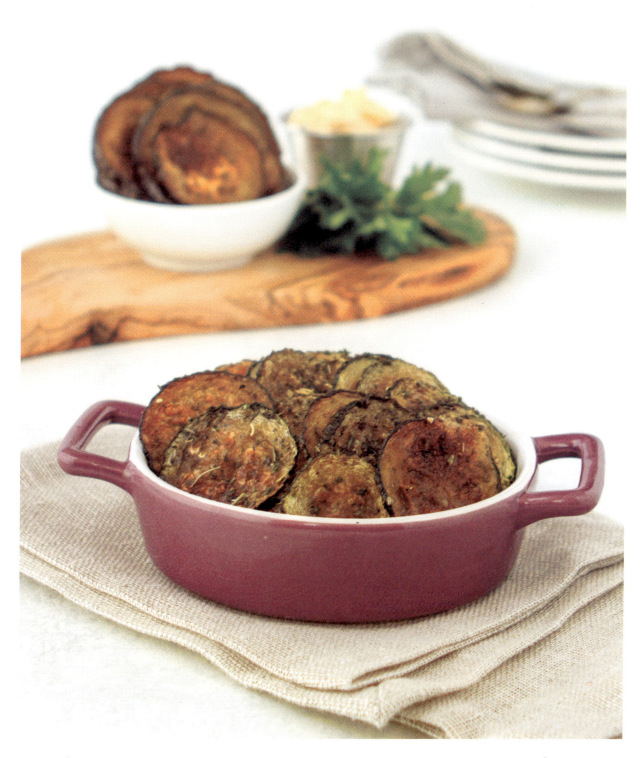

INFORMAÇÕES NUTRICIONAIS (POR 3 UNIDADES DE BERINJELA):
calorias: 143 | calorias de gorduras: 137 | gordura total: 15,2 g | gordura saturada: 2.2 g | colesterol: 0 mg
sódio: 745 mg | carboidratos: 3,1 g | fibras: 1,9 g | carboidratos líquidos: 1,2 g | açúcares: 1,6 g | proteínas: 0,5 g

PROPORÇÕES:
gorduras: carboidratos: proteínas:
91% 8% 1%

PARTE 2: RECEITAS 111

CHIPS PICANTES DE REPOLHO

PREPARO: 30 minutos   **COZIMENTO:** 4 horas   **RENDIMENTO:** 8 porções

SEM COCO • SEM OVOS • SEM OLEAGINOSAS • VEGANO   **OPÇÕES:** MENOS FODMAPs • SEM SOLANÁCEAS

Eu realmente adoro esse prato. Meu marido, Kevin, diz que se parecem menos com "chips" e mais com "folhas picantes". Mas se eu chamasse a receita de "Folhas Picantes", todos os homens, mulheres e crianças se recusariam a prepará-la e eu teria desperdiçado todo o tempo que gastei para criá-la. Para mim, se ficam ótimos com guacamole, maravilhosos com salsas e deliciosos com uma tigela de molho ranch, são chips. E este é o meu livro! Ao preparar as folhas de repolho, você deve obter cerca de 64 chips.

2 cabeças médias de repolho

MOLHO:

¼ xícara (60 ml) de óleo refinado de abacate ou azeite de oliva extravirgem

½ xícara (75 g) de sementes de girassol cruas e sem casca, deixadas de molho por 8 horas, escorridas e lavadas

½ cebola grosseiramente picada

2 cenouras pequenas (cerca de 55 g) grosseiramente picadas

2 colheres (sopa) de tahini

2 colheres (sopa) de vinagre de maçã

3 dentes de alho pequenos

2 colheres (chá) de suco de limão-siciliano

2 colheres (chá) de pimenta chipotle em pó

3 gotas de estévia líquida

GUARDE: Em recipiente hermético, em temperatura ambiente, por até 5 dias.

SIRVA COM: Os chips ficam ótimos com o Hambúrguer surpreendente.

MENOS FODMAPS: Substitua a cebola por ½ xícara (40 g) de cebolinha picada. Elimine o alho. Não use a pimenta ou substitua por seu tempero preferido. Caso escolha uma mistura que não tenha sal, junte o tempero a gosto.

SEM SOLANÁCEAS: Elimine a pimenta ou substitua por seu tempero. Caso escolha uma mistura que não tenha sal, junte o tempero a gosto.

1. Preaqueça o forno a 77 °C e forre três assadeiras com papel antiaderente ou tapetes de silicone.

2. Coloque um dos repolhos sobre uma tábua de cozinha e corte ao meio na horizontal. Apoie com a metade cortada para baixo e divida em quartos. Comece a retirar as folhas do repolho, tomando cuidado para não rasgar. Quando ficar difícil de obter folhas mais lisas e simples de retirar, passe para o próximo quarto. Transfira as folhas para uma tigela grande (conserve as sobras em um recipiente fechado para usar em outra receita). Repita o processo com o repolho restante. No final, você deve obter cerca de 600 g de folhas.

3. Prepare o molho: coloque todos os ingredientes em um processador ou liquidificador possante e bata ou pulse em velocidade alta por 1 minuto, ou até ficar homogêneo.

4. Despeje sobre as folhas de repolho e massageie com as mãos, para cobrir tudo.

5. Transfira para as assadeiras em uma camada única, com as folhas próximas.

6. Leve as três assadeiras ao forno – se necessário, apoie uma sobre a outra, na transversal, sem deixar que o fundo encoste nas folhas de repolho.

7. Asse por 2 horas e verifique os chips. Se estiverem crocantes, transfira para uma grade. Caso contrário, mantenha no forno por mais 2 horas, checando a cada 30 minutos para retirar os que estiverem prontos.

8. Espere esfriar por 5 a 10 minutos antes de servir.

INFORMAÇÕES NUTRICIONAIS (PORÇÃO DE 8 UNIDADES):
calorias: 120 | calorias de gorduras: 70 | gordura total: 7,8 g | gordura saturada: 0,9 g | colesterol: 0 mg
sódio: 26 mg | carboidratos: 8,6 g | fibras: 3,5 g | carboidratos líquidos: 5,1 g | açúcares: 3,6 g | proteínas: 3,9 g

PROPORÇÕES:
gorduras: 59%   carboidratos: 28%   proteínas: 13%

112   Capítulo 7: PETISCOS & LANCHINHOS

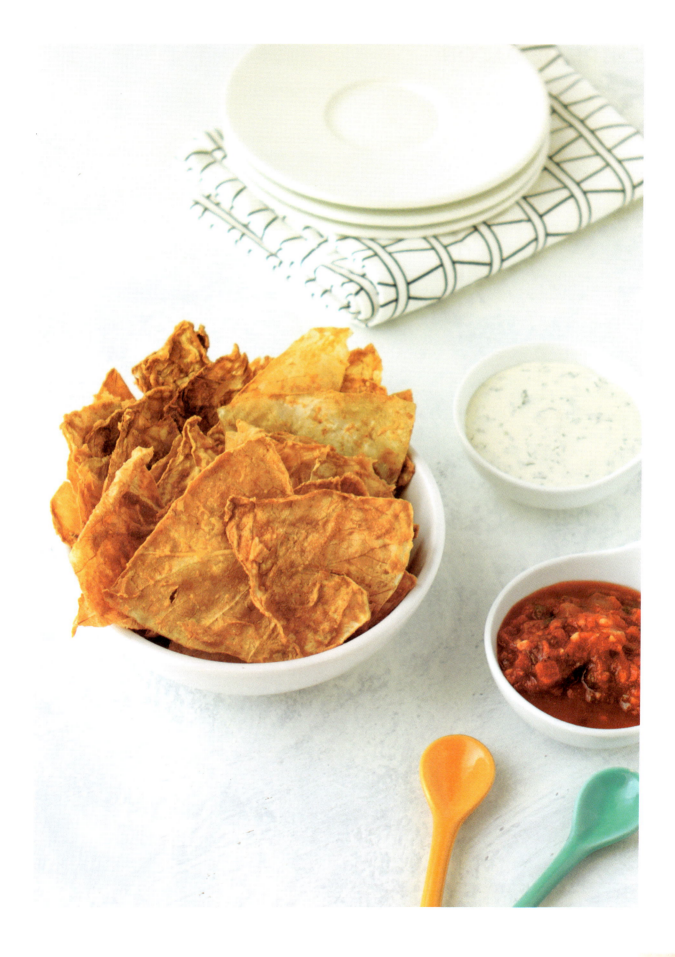

CHIPS DE BACON

 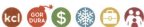

PREPARO: 10 minutos **COZIMENTO:** 20 minutos **RENDIMENTO:** 60 unidades (6 porções)

SEM COCO • SEM OVOS • MENOS FODMAPs • SEM SOLANÁCEAS • SEM OLEAGINOSAS

São o acompanhamento keto perfeito para diversos molhos ricos em gorduras, como os do capítulo "Molhos e Temperos". Ótimos para o almoço, piqueniques ou para viagens longas – eu já embarquei sem problemas com eles em um voo de Calgary para a Alemanha.

As fatias de bacon não têm um formato perfeito, então seus chips também não terão. Se conseguir um pedaço substancial e grosso, melhor – nesse caso, o tempo de forno será de cerca de 20 minutos. Ao preparar a receita, você ainda obtém muita gordura derretida. Guarde para o Fudge de bacon!

13 fatias de bacon (cerca de 370 g), de preferência grossas

GUARDE: Em recipiente hermético, na geladeira, por até 5 dias, ou no freezer por até 1 mês. Retire do freezer e use imediatamente.

SIRVA COM: Fica ótimo com Guacamole de MCT ou Homus de couve-flor.

1. Preaqueça o forno a 205 °C e forre uma assadeira com papel antiaderente ou tapete de silicone.

2. Corte o bacon em quadrados de até 5 cm. Transfira para a assadeira, deixando um pequeno espaço entre eles.

3. Asse até ficar crocante, por cerca de 15 minutos caso use bacon normal ou 20 minutos se forem fatias grossas.

4. Espere esfriar na assadeira por 10 minutos. Coloque em um prato e sirva.

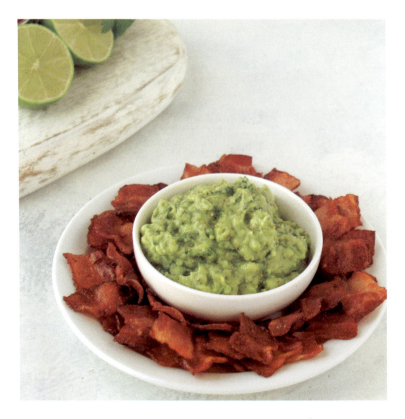

INFORMAÇÕES NUTRICIONAIS (PORÇÃO DE 10 UNIDADES):
calorias: 258 | calorias de gorduras: 223 | gordura total: 24,8 g | gordura saturada: 8,3 g | colesterol: 43 mg
sódio: 414 mg | carboidratos: 0,8 g | fibras: 0 g | carboidratos líquidos: 0,8 g | açúcares: 0 g | proteínas: 7,9 g

PROPORÇÕES:
gorduras: 87% carboidratos: 1% proteínas: 12%

Capítulo 7: PETISCOS & LANCHINHOS

DIP DE BACON E ESPINAFRE

PREPARO: 10 minutos, mais 4 horas* **COZIMENTO:** 8 minutos **RENDIMENTO:** 2 xícaras (475 ml) (16 porções)

SEM OVOS • SEM SOLANÁCEAS   **OPÇÕES:** SEM COCO • VEGANO

Cremoso, consistente e absolutamente delicioso! Uso esse dip em praticamente tudo. Não deixe que o nome da receita engane: você pode servir com arroz de couve-flor, com um prato de verduras ou espalhar sobre um filé! Fica muito bom com costeletas, caso você não queira fazer o molho de tomilho.

6 fatias de bacon (cerca de 170 g)

1 xícara (160 g) de castanha-de-caju crua, deixada de molho por 4 horas*, escorrida e lavada

⅔ xícara (160 ml) de leite de coco integral

¼ xícara (17 g) de levedura nutricional

3 colheres (sopa) de vinagre de maçã

1 colher (chá) de sal marinho cinza bem fino

1 colher (chá) de cebola em pó

½ colher (chá) de alho em pó

½ colher (chá) de mostarda em pó

¼ colher (chá) de pimenta-do-reino moída

1 xícara (70 g) de espinafre picado

1. Frite o bacon em uma frigideira grande, em fogo médio, até ficar crocante. Retire e, quando esfriar o suficiente, quebre em pedacinhos e reserve. Transfira a gordura da frigideira para o processador ou liquidificador. (Não limpe a panela, você vai usá-la novamente.)

2. Adicione no processador a castanha-de-caju, o leite de coco, a levedura, o vinagre, o sal e os temperos. Bata até ficar homogêneo.

3. Refogue o espinafre na frigideira, em fogo médio-baixo, por cerca de 30 segundos, até murchar.

4. Acrescente o bacon e o espinafre no processador e pulse até misturar.

5. Transfira para uma tigela e aproveite!

GUARDE: *Em recipiente hermético, na geladeira, por até 3 dias.*

PREPARO ANTECIPADO: *Frite o bacon com até 1 mês de antecedência e mantenha no freezer, em recipiente hermético. Na hora de usar, basta acrescentar o ingrediente no Passo 4. Use 3 colheres (sopa) mais 1 colher (chá) de gordura de bacon no Passo 1.*

SIRVA COM: *Para uma refeição completa, sirva com hortaliças cozidas no vapor. Também é ótimo com Frango com Molho buffalo.*

SEM COCO: *Substitua o leite de coco por ½ xícara (120 ml) de seu leite vegetal preferido.*

VEGANO: *Elimine o bacon, junte 3 colheres (sopa) de óleo refinado de abacate ou azeite de oliva e substitua o sal marinho cinza por sal marinho defumado.*

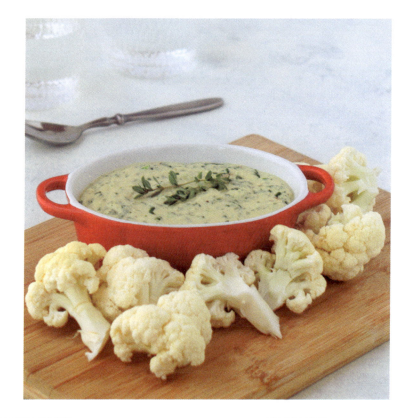

INFORMAÇÕES NUTRICIONAIS [PORÇÃO DE 2 COLHERES (SOPA)]:
calorias: 132 | calorias de gorduras: 100 | gordura total: 11,1 g | gordura saturada: 4,2 g | colesterol: 7 mg
sódio: 84 mg | carboidratos: 4,5 g | fibras: 0,6 g | carboidratos líquidos: 3,9 g | açúcares: 0,8 g | proteínas: 3,6 g

PROPORÇÕES:
gorduras: 75% carboidratos: 13% proteínas: 12%

PARTE 2: RECEITAS 115

HOMUS DE COUVE-FLOR

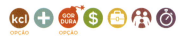

PREPARO: 5 minutos   **RENDIMENTO:** 2 xícaras (660 g) (8 porções)

SEM COCO • SEM OVOS • SEM OLEAGINOSAS • VEGANO   **OPÇÕES:** MENOS FODMAPs • SEM SOLANÁCEAS

Quem gosta de homus, levante a mão! Aqui estão três das minhas maneiras favoritas de prepará-lo à moda cetogênica. Eu não tinha problema para consumir grãos, mas nos últimos anos eles começaram a irritar meu estômago. Talvez eu tenha atingido minha cota de leguminosas durante o tempo em que fui vegana. Em todo caso, você não terá inveja do prato convencional quando aprender a fazer esta versão. É ótima para levar de almoço, junto com talos de aipo e azeite de oliva extravirgem, ou para dividir com os amigos da próxima vez em que fizer uma festa.

Meu jeito preferido de pegar o homus é com os wraps de coco cortados em quadrados. Tão bom!

1 couve-flor média sem os talos, separada em buquês (cerca de 445 g de buquês)
¼ xícara (65 g) de tahini
6 colheres (sopa) (90 ml) de azeite de oliva extravirgem
¼ xícara (60 ml) de suco de limão-siciliano
2 dentes de alho pequenos, picados
¾ colher (chá) de sal marinho cinza fino
½ colher (chá) de cominho em pó
Uma pitada de páprica, para finalizar
Uma pitada de salsinha desidratada, para finalizar

1. Coloque a couve-flor, o tahini, 4 colheres (sopa) (60 ml) de azeite, o suco de limão, o alho, o sal e o cominho no processador ou liquidificador. Pulse até ficar quase homogêneo ou até obter a consistência desejada.

2. Transfira para uma tigela. Regue com o azeite restante e polvilhe a páprica e a salsa.

GUARDE: Em recipiente hermético, na geladeira, por até 4 dias.

SIRVA COM: Para uma refeição completa, espalhe o homus sobre uma folha de couve, cubra com seu recheio de sanduíche preferido e sirva. Também fica ótimo com Crisps de frango.

VARIAÇÃO: HOMUS DE COUVE-FLOR COM ALHO ASSADO. Substitua o alho picado por 6 dentes de alho assado.

VARIAÇÃO: HOMUS DE MACADÂMIA. Prepare um homus com menos FODMAPs: deixe 1 xícara (160 g) de macadâmia crua de molho na água por 24 horas; escorra e lave. Coloque no processador com 3 colheres (sopa) de Óleo de alho, 3 colheres (sopa) de suco de limão-siciliano, 3 colheres (sopa) de sementes de gergelim torradas, ¼ colher (chá) de cominho em pó e ¼ colher (chá) de sal marinho cinza fino. Pulse até ficar quase homogêneo ou até obter a consistência desejada. Transfira para uma tigela, regue com 2 colheres (sopa) de azeite de oliva extravirgem e polvilhe uma pitada de páprica e outra de salsinha desidratada. Rende 1¼ xícara (320 g), ou 5 porções.

PARA ALCANÇAR A PROPORÇÃO DO KETO CLÁSSICO OU TRANSFORMAR EM "BOMBINHA" DE GORDURAS: Prepare a versão com macadâmia.

MENOS FODMAPS: Prepare a versão com macadâmia.

SEM SOLANÁCEAS: Elimine a páprica.

COMO REFORÇO DE CARBOIDRATOS: Substitua metade do azeite por água. Sirva com o carboidrato de sua escolha. Fabuloso com batata-doce assada, chips de banana-da-terra verde ou fatias de jicama crua.

INFORMAÇÕES NUTRICIONAIS (PORÇÃO DE ¼ XÍCARA (82G, PARA VERSÕES COM COUVE-FLOR):
calorias: 162 | calorias de gorduras: 132 | gordura total: 14,7 g | gordura saturada: 2,1 g | colesterol: 0 mg
sódio: 203 mg | carboidratos: 5 g | fibras: 2,1 g | carboidratos líquidos: 2,9 g | açúcares: 1,5 g | proteínas: 2,5 g

PROPORÇÕES:
gorduras: 82%   carboidratos: 12%   proteínas: 6%

Capítulo 7: PETISCOS & LANCHINHOS

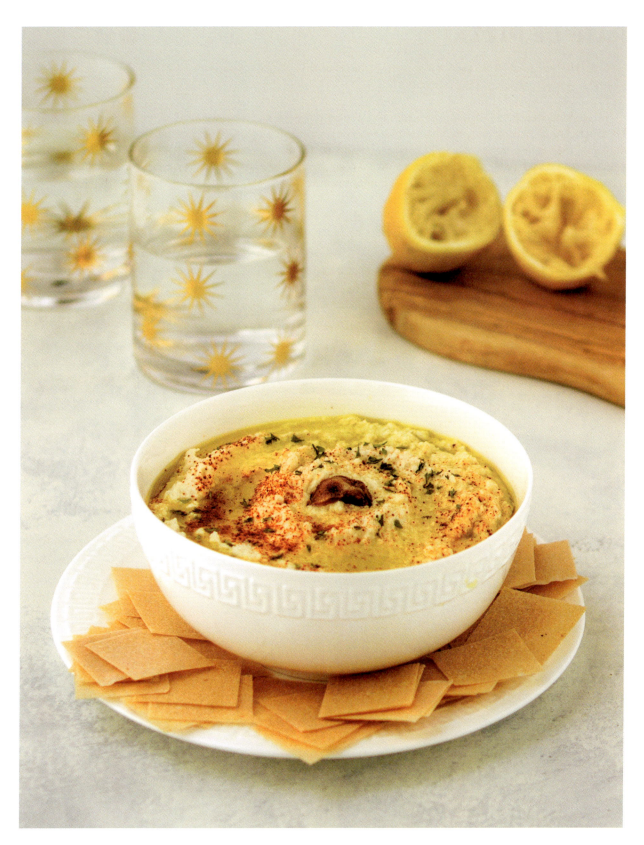

INFORMAÇÕES NUTRICIONAIS (PORÇÃO DE ¼ XÍCARA (64 G, PARA HOMUS DE MACADÂMIA):
calorias: 335 | calorias de gorduras: 319 | gordura total: 35,4 g | gordura saturada: 5,5 g | colesterol: 0 mg
sódio: 98 mg | carboidratos: 5,9 g | fibras: 3,5 g | carboidratos líquidos: 2,4 g | açúcares: 1,7 g | proteínas: 3,6 g

PROPORÇÕES:
gorduras: carboidratos: proteínas:
89%   **7%**   **4%**

PARTE 2: RECEITAS 117

PATÊ DE PIZZA

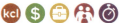

PREPARO: 10 minutos, mais 12 horas de molho   **RENDIMENTO:** 2½ xícaras (575 g) (20 porções)
SEM OVOS   **OPÇÕES:** SEM COCO • SEM OLEAGINOSAS

Se você não gosta de fígado, mas adoraria comer um patê rico em gorduras e proteínas com biscoitos, hortaliças cruas ou como acompanhamento do jantar, encontrou a solução! Essa receita apresenta todo o sabor da pizza, mas sem a massa. Quando comprar molho de tomate, escolha uma versão sem açúcar (geralmente vendida em latas, e não em vidros). Por causa do óleo de coco, o patê fica bem firme quando sai da geladeira. Deixe em temperatura ambiente por 10 a 15 minutos antes de servir.

1 xícara (190 g) de pepperoni picado
¾ xícara (120 g) de amêndoas cruas deixada de molho por 12 horas, escorridas e lavadas
½ xícara (120 ml) de óleo de coco derretido
⅓ xícara (80 ml) de molho de tomate (leia acima)
¼ xícara (17 g) de levedura nutricional
2 colheres (chá) de vinagre de maçã
2 colheres (chá) de cebola em pó
1 colher (chá) de alho em pó
¼ colher (chá) de sal marinho cinza fino
1 colher (sopa) de manjericão fresco bem picado

1. Coloque todos os ingredientes, exceto o manjericão, em um liquidificador possante ou processador. Bata ou pulse por cerca de 1 minuto, até ficar homogêneo.

2. Junte o manjericão e pulse apenas para misturar.

GUARDE: Em recipiente hermético, na geladeira, por até 5 dias.

PREPARO ANTECIPADO: Deixe as amêndoas de molho, escorra e lave; mantenha no freezer por até 1 mês antes de usar na receita.

SIRVA COM: Para uma refeição completa, sirva com seus biscoitos low carb preferidos ou espalhe sobre erva-doce fresca. Fica ótimo com a Focaccia de linhaça sem ovos.

SEM COCO: Substitua o óleo de coco por óleo de canola não refinado, azeite de oliva extravirgem ou óleo refinado de abacate.

SEM OLEAGINOSAS: Substitua as amêndoas por sementes de girassol cruas e sem casca, deixadas de molho por pelo menos 8 horas, escorridas e lavadas.

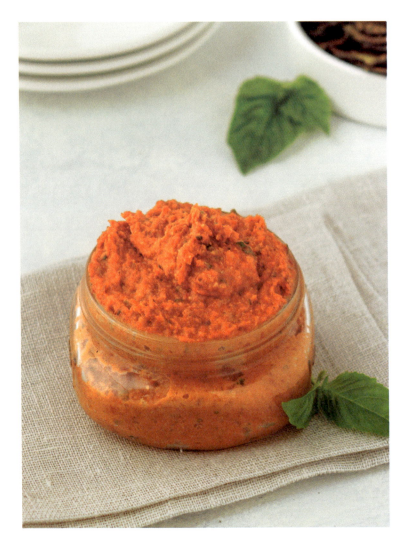

INFORMAÇÕES NUTRICIONAIS [PORÇÃO DE 2 COLHERES (SOPA)]:
calorias: 144 | calorias de gorduras: 115 | gordura total: 12.8 g | gordura saturada: 6.3 g | colesterol: 10 mg
sódio: 209 mg | carboidratos: 2.8 g | fibras: 1.4 g | carboidratos líquidos: 1.4 g | açúcares: 0.5 g | proteínas: 4,5 g

PROPORÇÕES:
gorduras: carboidratos: proteínas:
80%   **8%**   **12%**

Capítulo 7: PETISCOS & LANCHINHOS

PATÊ DE COUVE-GALEGA

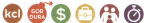

PREPARO: 10 minutos   **RENDIMENTO:** 2 xícaras (450 g) (8 porções)

SEM COCO • SEM OVOS • MENOS FODMAPs • SEM SOLANÁCEAS • SEM OLEAGINOSAS • VEGANO

Alguns verões atrás, passei quase duas semanas visitando uma de minhas melhores amigas, tão apaixonada por criar receitas fáceis e gostosas quanto eu. Nós colhemos um montão de couve-galega da horta e fizemos este patê. Não posso dizer que eu inventei alguma coisa: ela produziu tudo. Obrigada, Sprout. Te amo demais!

2 colheres (sopa) de óleo refinado de abacate, para a frigideira
4 xícaras (190 g) de couve-galega picada
½ xícara (75 g) de sementes de gergelim
½ xícara (120 ml) de óleo refinado de abacate ou azeite de oliva extravirgem
8 cebolinhas (apenas a parte verde) grosseiramente picadas
3 colheres (sopa) de vinagre de maçã
1¼ colher (chá) de sal marinho cinza fino

1. Em uma frigideira grande, em fogo médio, junte 2 colheres (sopa) de óleo de abacate e a couve. Tampe e frite por 3 a 6 minutos, até ficar levemente crocante, mexendo de vez em quando.

2. Coloque os ingredientes restantes no liquidificador ou processador. Quando a couve estiver pronta, acrescente ao aparelho e bata em velocidade alta por cerca de 1 minuto, até ficar homogêneo.

GUARDE: Em recipiente hermético, na geladeira, por até 1 semana.

SIRVA COM: Para uma refeição completa, espalhe sobre hortaliças cozidas, misture a uma porção de Macarrão de Abobrinha e de nabo-japonês ou sirva com peito bovino assado. Fica ótimo com Rodelas de abobrinha à italiana.

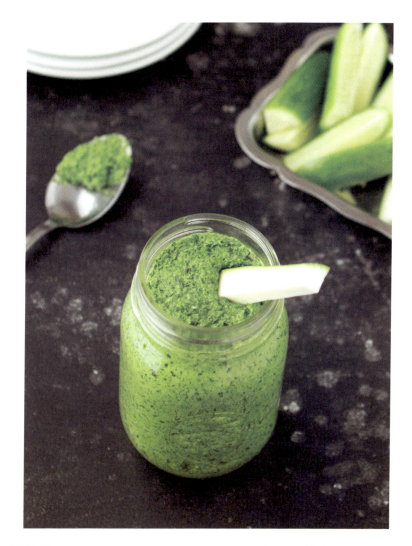

INFORMAÇÕES NUTRICIONAIS [PORÇÃO DE ¼ XÍCARA (56 G)]:
calorias: 228 | calorias de gorduras: 195 | gordura total: 21,7 g | gordura saturada: 2,9 g | colesterol: 0 mg
sódio: 306 mg | carboidratos: 5,5 g | fibras: 1,7 g | carboidratos líquidos: 3,8 g | açúcares: 0 g | proteínas: 2,6 g

PROPORÇÕES:
gorduras: 86%   carboidratos: 10%   proteínas: 4%

PARTE 2: RECEITAS

GUACAMOLE DE MCT

PREPARO: 10 minutos **RENDIMENTO:** 1⅓ xícaras (315 ml) (7 porções)

SEM OVOS • SEM SOLANÁCEAS • SEM OLEAGINOSAS • VEGANO **OPÇÃO:** SEM COCO

Criei esta receita anos atrás, tarde da noite, numa sessão de jogos em casa. Os petiscos já tinham acabado, mas muitos de nós ainda estavam com vontade de beliscar e, por incrível que pareça, não havia muita comida em casa. Mas tínhamos avocados... e torresmo. Com um pouco de criatividade, preparei um guacamole simples sem a clássica combinação de cebola, tomate e pimenta. Desde aquele dia, nunca mais fiz a receita de outra forma, pois esta dá conta. A versão original não incluía raspas e suco de limão-taiti nem cebolinha-francesa ou coentro fresco; eles entraram depois. Se não tiver esses ingredientes à mão, não se preocupe: ainda assim, fica delicioso.

1 avocado grande sem casca e caroço (cerca de 170 g de polpa) (opcional: reserve o caroço para conservar as sobras)

¼ xícara mais 2 colheres (sopa) (90 ml) de óleo MCT

1 colher (sopa) mais 1 colher (chá) de vinagre de maçã

Raspas e suco de 1 limão-taiti

1 colher (sopa) mais 1 colher (chá) de orégano

½ colher (chá) de sal marinho cinza fino

½ colher (chá) de pimenta-do-reino moída

2 colheres (sopa) de folhas de coentro fresco, bem picadas

2 colheres (chá) de cebolinha-francesa fresca picada

1. Coloque a polpa de avocado, o óleo, o vinagre, as raspas e o suco de limão, o orégano, o sal e a pimenta-do-reino em uma tigela grande. Amasse com um amassador de batata ou garfo até obter a consistência desejada.

2. Junte o coentro e a cebolinha. Pronto para servir!

GUARDE: Coloque o guacamole em recipiente hermético junto com o caroço de avocado, para manter fresco. Guarde na geladeira por até 3 dias.

SIRVA COM: Para uma refeição completa, sirva com Crisps de frango ou torresmo, espalhe sobre frango assado ou junte uma colherada a uma tigela de carne moída cozida. Como petisco, fica ótimo com os Chips picantes de repolho.

SEM COCO: Substitua o óleo MCT por óleo refinado de abacate.

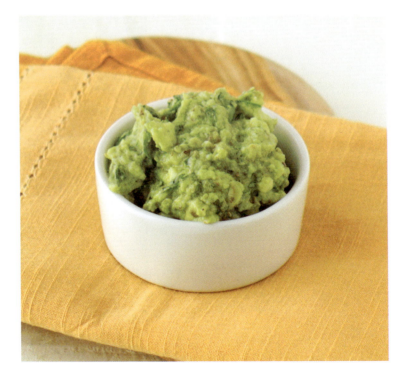

INFORMAÇÕES NUTRICIONAIS [PORÇÃO DE 3 COLHERES (SOPA)]:
calorias: 213 | calorias de gorduras: 181 | gordura total: 20,2 g | gordura saturada: 13,6 g | colesterol: 0 mg
sódio: 133 mg | carboidratos: 5,9 g | fibras: 5,3 g | carboidratos líquidos: 0,6 g | açúcares: 0 g | proteínas: 1,8 g

PROPORÇÕES:
gorduras: 86% carboidratos: 11% proteínas: 3%

Capítulo 7: PETISCOS & LANCHINHOS

BOLINHO BAHĀRĀT

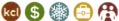

PREPARO: 50 minutos   **RENDIMENTO:** 14 unidades (14 porções)

SEM OVOS • MENOS FODMAPs • SEM OLEAGINOSAS • VEGANO   OPÇÕES: SEM COCO • SEM SOLANÁCEAS

Quando dei uma olhada na comunidade do *Healthful Pursuit* para saber que tipo de receitas as pessoas queriam ver neste livro, "bombinhas" de gorduras salgadas eram, de longe, as campeãs. Adoro "bombinhas" de gorduras, mas principalmente as doces, então fiquei um pouco preocupada ao pensar nas versões salgadas para incluir em *Low Carb: A dieta cetogênica*. E não é que são deliciosas? Se você não gostar do Tempero bahārāt, tudo bem: use qualquer mistura sugerida neste livro ou alguma outra comprada.

1½ xícara (223 g) de sementes de cânhamo sem casca

1⅓ xícara (200 g) de sementes de gergelim torradas

½ xícara (120 ml) de óleo de coco derretido

1 colher (sopa) de tempero bahārāt

1 colher (sopa) de suco de limão-siciliano

1 dente de alho pequeno, grosseiramente picado, caso não use um liquidificador possante

½ colher (chá) de sal marinho cinza fino

1. Forre uma assadeira com papel antiaderente ou tapete de silicone.

2. Coloque ¼ xícara (37 g) de sementes de cânhamo, as sementes de gergelim, óleo de coco, tempero, suco de limão, alho e sal no liquidificador. Bata em velocidade alta por 30 segundos, ou até ficar quase homogêneo (deixe alguns pedaços).

3. Transfira para uma tigela grande. Adicione as sementes de cânhamo restantes e incorpore com uma espátula.

4. Retire uma colherada grande da mistura, forme uma bolinha com as palmas das mãos e coloque na assadeira. Repita com a massa restante.

5. Reserve na geladeira por 1h30 ou no freezer por 25 minutos. Quando firmar, está pronto para servir.

GUARDE: *Em recipiente hermético, na geladeira, por até 1 semana, ou por até 1 mês no freezer.*

DESCONGELE: *Em temperatura ambiente, por 10 a 15 minutos.*

PREPARO ANTECIPADO: *Toste as sementes de gergelim e mantenha no freezer para acrescentar rapidamente às receitas.*

SIRVA COM: *Para uma refeição completa, esmigalhe um bolinho sobre sua salada preferida.*

SEM COCO: *Substitua o óleo de coco por ghee (se tolerável).*

SEM SOLANÁCEAS: *Substitua o tempero bahārāt por uma misturas sem solanáceas.*

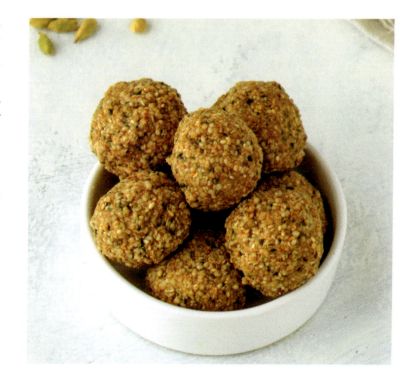

INFORMAÇÕES NUTRICIONAIS (POR UNIDADE):
calorias: 249 | calorias de gorduras: 197 | gordura total: 21,9 g | gordura saturada: 8,5 g | colesterol: 0 mg
sódio: 68 mg | carboidratos: 5 g | fibras: 3,3 g | carboidratos líquidos: 3,8 g | açúcares: 0 g | proteínas: 7,9 g

PROPORÇÕES:

gorduras	carboidratos	proteínas
79%	8%	13%

PARTE 2: RECEITAS

ASPARGOS COM BACON E MOLHO DE RAIZ-FORTE

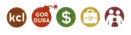

PREPARO: 20 minutos **COZIMENTO:** 15 minutos **RENDIMENTO:** 8 (porções)

SEM COCO • SEM SOLANÁCEAS • SEM OLEAGINOSAS **OPÇÃO:** SEM OVOS

O bacon deixa tudo mais gostoso! Principalmente os aspargos. Depois de preparar esta receita, me pego beliscando porções direto da geladeira quando a fome ataca. É um ótimo petisco! Melhor usar o bacon normal em lugar de fatias grossas (até elas ficarem cozidas, as pontas dos aspargos podem queimar).

10 fatias finas de bacon (cerca de 285 g)
1 maço de aspargos (cerca de 370 g) sem a extremidade dura

MOLHO DE RAIZ-FORTE:
⅓ xícara (70 g) de maionese caseira ou comprada
1 colher (sopa) mais 1 colher (chá) de raiz-forte em conserva
1½ colher (chá) de mostarda de Dijon
1 colher (chá) de suco de limão-siciliano

PARA FINALIZAR:
1 colher (sopa) de salsinha bem picada

1. Preaqueça o forno a 205 °C e forre uma assadeira com papel antiaderente ou tapete de silicone.

2. Corte o bacon em fatias longas, de cerca de 1,25 cm de largura.

3. Pegue um aspargo e, começando pela base, enrole o bacon ao redor do talo até faltar cerca de 2,5 cm da ponta. Coloque na assadeira e repita com os ingredientes restantes. Você pode colocá-los bem próximos.

4. Asse por 12 a 15 minutos, até o bacon ficar crocante e a ponta dos aspargos começar a dourar.

5. Coloque os ingredientes do molho em uma tigela pequena e misture com um garfo.

6. Espere os aspargos esfriarem por 5 minutos, transfira para um prato e sirva com o molho. Finalize com a salsinha.

GUARDE: Em recipiente hermético, na geladeira, por até 3 dias.

REAQUEÇA: Em um prato, no micro-ondas. Ou em refratário tampado, no forno a 150 °C, por 10 minutos. Outra opção: em frigideira tampada, em fogo médio.

SIRVA COM: Para uma refeição completa, sirva com a salada de sua escolha. Fica ótimo com Purê cremoso de Nabo ou Salada de acelga-chinesa marinada.

SEM OVOS: Use maionese sem ovos.

INFORMAÇÕES NUTRICIONAIS [PORÇÃO DE 2-3 UNIDADES COM ¾ COLHER (CHÁ) DE MOLHO]:
calorias: 224 | calorias de gorduras: 191 | gordura total: 21,2 g | gordura saturada: 5,9 g | colesterol: 28 mg
sódio: 307 mg | carboidratos: 2,6 g | fibras: 1,1 g | carboidratos líquidos: 1,5 g | açúcares: 1,1 g | proteínas: 5,7 g

PROPORÇÕES:
gorduras: 85% | carboidratos: 5% | proteínas: 10%

Capítulo 7: PETISCOS & LANCHINHOS

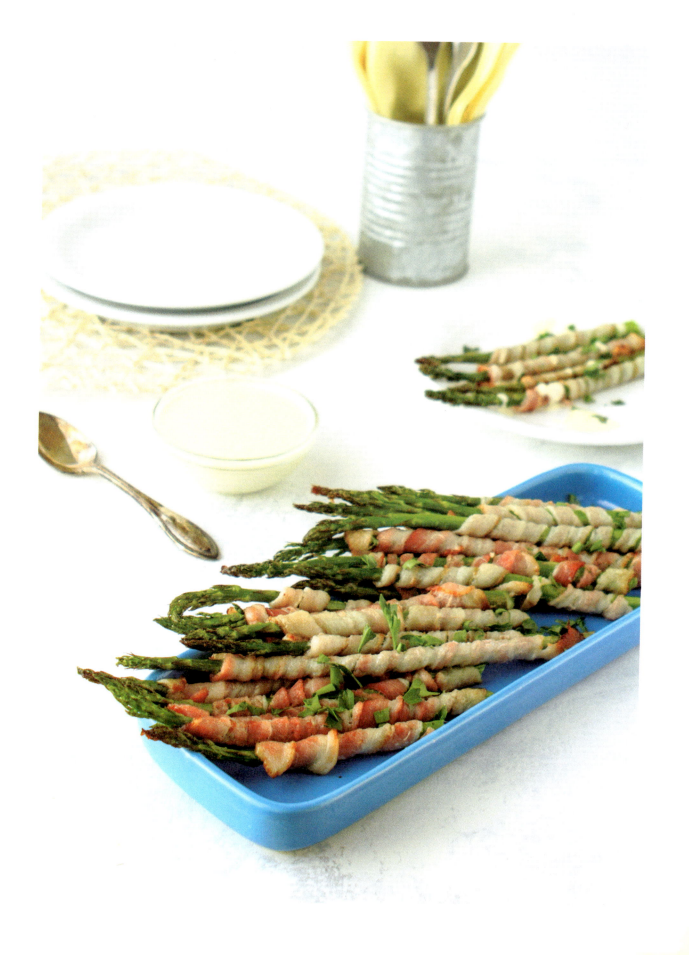

FRANGO COM MOLHO BUFFALO

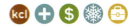

PREPARO: 15 minutos **COZIMENTO:** 30 minutos **RENDIMENTO:** 24 a 36 unidades (6 porções)
SEM OLEAGINOSAS **OPÇÕES:** SEM COCO • SEM OVOS

Se você adora comidas picantes, esta receita é para você! Eu tiro a pele e os ossos da sobrecoxa de frango em casa, com a vantagem de economizar dinheiro e ainda poder guardar os ossos para fazer caldo; a pele pode ser congelada por até três meses e usada nos Crisps de Frango. Caso não saiba desossar e tirar a pele das sobrecoxas, procure orientações em sites de receitas.

455 g de sobrecoxa de frango sem osso e sem pele
⅓ xícara (54 g) de Tempero cajun
½ xícara (120 ml) de óleo refinado de abacate ou gordura de frango derretida

MOLHO BUFFALO:
2 colheres (sopa) de molho de pimenta
1 colher (sopa) de óleo de coco "amanteigado" derretido
1 colher (sopa) de suco de limão-siciliano
½ colher (chá) de alho em pó

PARA SERVIR:
½ xícara (120 ml) de Molho ranch
Talos de aipo (opcional)

1. Preaqueça o forno a 205 °C e forre uma assadeira com papel antiaderente ou tapete de silicone.

2. Corte as sobrecoxas em pedaços com cerca de 2,5 cm; reserve.

3. Coloque o Tempero cajun em uma tigela. Junte alguns pedaços de frango e mexa para cobrir levemente; transfira para um prato. Repita com o frango restante.

4. Aqueça o óleo de abacate em uma frigideira grande, em fogo médio-alto, por cerca de 2 minutos, ou até começar a crepitar de leve.

5. Frite os pedaços de frango, deixando um pequeno espaço entre eles, por 2 a 3 minutos; vire e deixe por mais 2 a 3 minutos, até ficar crocante. (Se necessário, frite em mais de uma leva.)

6. Coloque os ingredientes do molho em uma tigela média e misture. Quando o frango estiver pronto, transfira para a tigela e mexa para cobrir com o molho.

7. Espalhe o frango na assadeira e asse por 20 minutos, ou até que as bordas dos pedaços comecem a escurecer.

8. Sirva com o Molho ranch e talos de aipo, se quiser.

GUARDE: Em recipiente hermético, na geladeira, por até 3 dias, ou no freezer por até 1 mês.

REAQUEÇA: Em um prato, no micro-ondas. Ou em refratário tampado, no forno 150 °C, por 5 minutos. Outra opção: em frigideira tampada, em fogo médio-baixo, com um fio de óleo refinado de abacate.

DESCONGELE: Na geladeira. Siga as instruções acima para reaquecer ou sirva frio.

SEM COCO: Substitua o óleo de coco por azeite de oliva refinado ou ghee (se tolerável); elimine o Molho ranch.

SEM OVOS: Prepare o Molho ranch conforme a variação sem ovos.

COMO REFORÇO DE CARBOIDRATOS: Substitua o Molho ranch pelo carboidrato de sua escolha. O frango fica maravilhoso com abacaxi fresco, manga assada ou abóbora-japonesa grelhada.

INFORMAÇÕES NUTRICIONAIS [PORÇÃO DE 4-6 UNIDADES COM 1⅓ COLHER (CHÁ) DE MOLHO RANCH]:
calorias: 371 | calorias de gorduras: 312 | gordura total: 34,6 g | gordura saturada: 8,2 g | colesterol: 64 mg
sódio: 305 mg | carboidratos: 1,6 g | fibras: 0 g | carboidratos líquidos: 1,6 g | açúcares: 0 g | proteínas: 13.2 g

PROPORÇÕES:
gorduras: 84% | carboidratos: 2% | proteínas: 14%

Capítulo 7: PETISCOS & LANCHINHOS

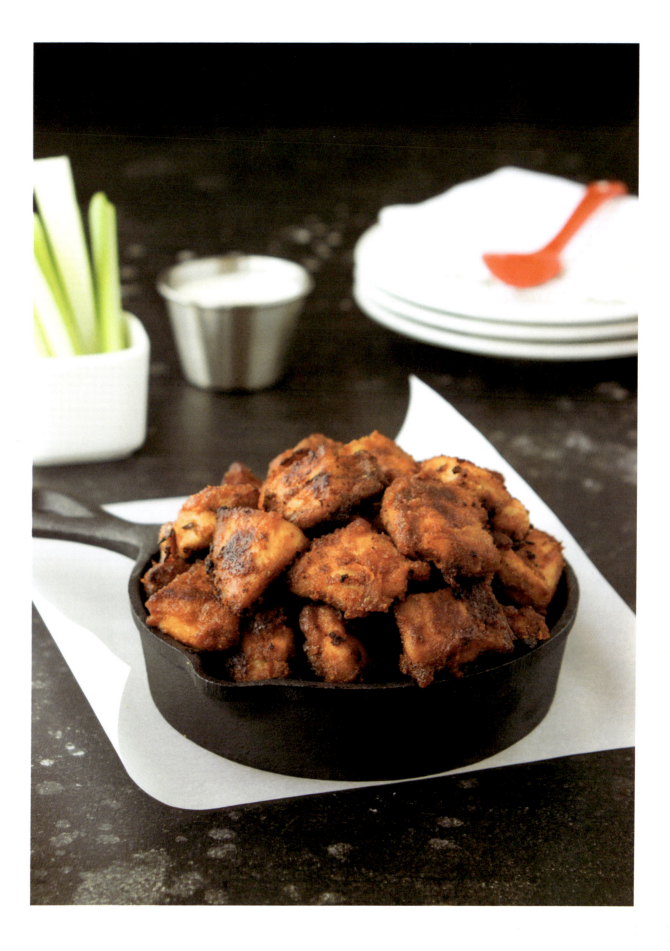

BRÓCOLIS CAJUN ASSADOS

PREPARO: 15 minutos **COZIMENTO:** 27 minutos **RENDIMENTO:** 8 porções

VEGETARIANO **OPÇÕES:** SEM COCO • MENOS FODMAPs • SEM SOLANÁCEAS • VEGANO

Tecnicamente, mais do que ½ xícara (36 g) de brócolis já representa um excesso para quem tem sensibilidade a FODMAPs. Se for seu caso, sirva um buquê da hortaliça por porção, já que a receita também tem amêndoas.

Deixo os buquês grandes – cerca de oito, no total – porque fica mais divertido. Caso queira servir um grupo de amigos, como petisco, prepare cerca de dezesseis buquês menores e verifique se os brócolis estão cozidos depois de 18 a 20 minutos.

PARA EMPANAR:
¼ xícara (60 ml) de óleo refinado de abacate ou óleo de coco derretido
2 ovos grandes
½ xícara (55 g) de farinha de amêndoas sem pele
3 colheres (sopa) de Tempero cajun
1 maço grande de brócolis dividido em oito buquês (cerca de 300 g de buquês)
1 porção de Molho de queijo, para servir

1. Preaqueça o forno a 190 °C e forre uma assadeira com papel antiaderente ou tapete de silicone.

2. Misture o óleo de abacate e os ovos em uma tigela média.

3. Em outra vasilha, misture a farinha de amêndoas e o Tempero cajun.

4. Mergulhe um buquê de brócolis de cada vez na mistura de ovo, cobrindo bem. Retire e chacoalhe para retirar o excesso.

5. Com a outra mão, espalhe a farinha temperada sobre o buquê. Chacoalhe para retirar o excesso e transfira para a assadeira. Repita o processo, reservando uma das mãos para a mistura de ovos e outra para a farinha – assim, você não faz uma sujeirada.

6. Asse por 25 a 27 minutos, até o topo começar a dourar. Deixe esfriar por 5 minutos antes de transferir para um prato e servir com molho de queijo.

GUARDE: *Em recipiente hermético, na geladeira, por até 3 dias.*

REAQUEÇA: *Em um prato, no micro-ondas. Ou em refratário tampado, no forno 150 °C, por 10 minutos. Outra opção: na frigideira tampada, em fogo médio-baixo, com 2 a 3 colheres (sopa) de óleo.*

SEM COCO: *Use óleo de abacate e prepare a versão sem coco do Molho de queijo.*

MENOS FODMAPS: *Substitua o Tempero cajun por uma mistura com menos FODMAPs. Caso escolha uma que não tenha sal, junte ¾ colher (chá) à farinha.*

SEM SOLANÁCEAS: *Substitua o Tempero cajun por uma mistura sem solanáceas. Caso escolha uma que não tenha sal, junte ¾ colher (chá) à farinha.*

VEGANO: *Siga as instruções do preparo vegano na receita de Molho de queijo.*

INFORMAÇÕES NUTRICIONAIS [PORÇÃO DE 1 UNIDADE GRANDE COM 2 COLHERES (SOPA) DE MOLHO]:
calorias: 216 | calorias de gorduras: 161 | gordura total: 17,9 g | gordura saturada: 7,4 g | colesterol: 47 mg | sódio: 186 mg | carboidratos: 6,5 g | fibras: 2,9 g | carboidratos líquidos: 3,6 g | açúcares: 1,2 g | proteínas: 7,2 g

PROPORÇÕES:
gorduras: 75% | carboidratos: 12% | proteínas: 13%

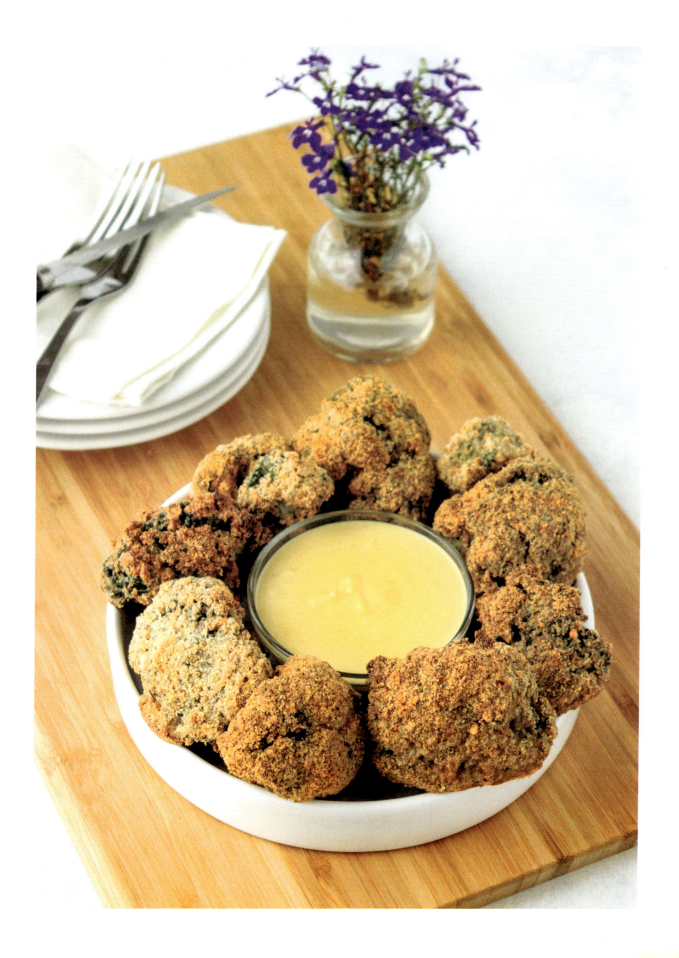

SUSHI COM MOLHO DE AMÊNDOAS

PREPARO: 30 minutos   **COZIMENTO:** 5 minutos   **RENDIMENTO:** 8 porções

SEM OVOS • VEGETARIANO   **OPÇÕES:** SEM COCO • SEM SOLANÁCEAS • SEM OLEAGINOSAS • VEGANO

Aprendi a fazer sushi com minha amiga de longa data, Crystal, que conheci em uma escola de nutrição holística quase uma década atrás. Ela vinha ao quarto de subsolo que eu dividia com outras três pessoas e fazíamos sushis recheados de quinoa, oleaginosas e diversas hortaliças orientais apetitosas.

Se a técnica de fazer sushi parecer assustadora, assista a alguns vídeos no YouTube para aprender. Você vai dominar a arte depois de poucas tentativas!

ROLINHOS:
8 folhas de alga nori
2 avocados grandes sem casca e sem caroço, em fatias (cerca de 340 g de polpa)
½ pepino japonês em fatias finas
3 colheres (sopa) de sementes de gergelim torradas
½ xícara (35 g) de folhas de coentro grosseiramente picadas

MOLHO DE AMÊNDOAS
1 colher (chá) de óleo de gergelim torrado
2 dentes de alho pequenos, picados
½ xícara (140 g) de manteiga de amêndoas lisa e sem açúcar
⅓ xícara (80 ml) de óleo MCT
1 colher (sopa) de suco de limão-taiti
1 colher (sopa) de molho de peixe
2 colheres (chá) de aminos de coco
1 colher (chá) de molho de pimenta tailandês
2 gotas de estévia líquida
1 colher (sopa) de vinagre de maçã

1. Coloque uma alga sobre uma esteira para sushi e, com os dedos molhados, umedeça levemente os três quartos inferiores da folha. Divida os recheios em oito porções e arrume uma porção em cada folha de alga, na parte inferior, a 2,5 cm da borda.

2. Pegue a extremidade da esteira e enrole sobre ela mesma, sobre o recheio, tomando cuidado para não empurrar os ingredientes para cima da folha de alga. Continue a enrolar até chegar ao pedaço da alga que ainda está seco. Umedeça a parte restante e enrole, pressionando para selar. Gire o rolinho dentro da esteira por alguns segundos, para firmar. Retire da esteira e coloque em um prato. Se achar que está um pouco seco, umedeça com mais água.

3. Repita com os ingredientes restantes. Quando terminar, corte cada rolo em seis pedaços com uma faca afiada. Transfira para um prato limpo.

4. Para o molho, coloque o óleo de gergelim e o alho em uma panela pequena. Aqueça em fogo baixo até soltar o aroma, por cerca de 2 minutos.

5. Junte a manteiga de amêndoas, o óleo MCT, o suco de limão, o molho de peixe, os aminos, o molho de pimenta e a estévia. Cozinhe, mexendo de vez em quando, até ficar homogêneo e começar a borbulhar de leve.

6. Acrescente o vinagre e reserve por 2 minutos antes de usar. Regue os rolinhos com ele e sirva o restante em uma tigela.

GUARDE: Mantenha o molho (por até 5 dias) e os sushis (por até 3 dias) em recipientes de fecho hermético separados, na geladeira; embrulhe os rolinhos em filme plástico, para mantê-los frescos. Para evitar que o avocado escureça, guarde o caroço da fruta com os sushis. Os rolinhos se mantêm melhor inteiros do que cortados.

PREPARO ANTECIPADO: Deixe o molho pronto até 2 dias antes de fazer os rolinhos.

SEM COCO: Substitua o óleo MCT por óleo refinado de abacate. Caso tolere soja, troque os aminos de coco por molho de soja sem trigo.

SEM SOLANÁCEAS: Elimine o molho de pimenta.

SEM OLEAGINOSAS: Substitua a manteiga de amêndoas por manteiga de sementes de girassol.

VEGANO: Elimine o molho de peixe.

COMO REFORÇO DE CARBOIDRATOS: Substitua o óleo MCT por água, elimine um dos avocados e recheie a alga com um carboidrato de sua escolha.

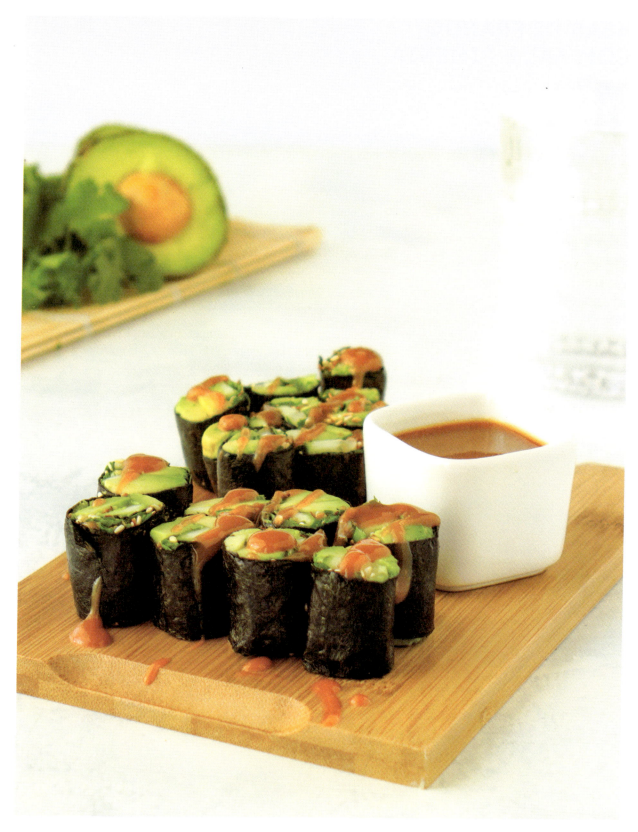

INFORMAÇÕES NUTRICIONAIS [PORÇÃO DE 1 UNIDADE COM 2 COLHERES (SOPA) DE MOLHO]:
calorias: 321 | calorias de gorduras: 260 | gordura total: 28,9 g | gordura saturada: 12,4 g | colesterol: 0 mg
sódio: 188 mg | carboidratos: 9 g | fibras: 6,4 g | carboidratos líquidos: 2,6 g | açúcares: 1.2 g | proteínas: 6.2 g

PROPORÇÕES:
gorduras: carboidratos: proteínas:
31% 4% 65%

PARTE 2: RECEITAS

ASAS DE FRANGO COM SAL E PIMENTA

PREPARO: 5 minutos **COZIMENTO:** 35 minutos **RENDIMENTO:** 4 porções

SEM COCO • SEM OVOS • MENOS FODMAPs • SEM SOLANÁCEAS • SEM OLEAGINOSAS

Não há nada que eu ame tanto quanto um prato de asas de frango. Geralmente preparo uma receita e divido entre o almoço e o jantar, ao lado de uma grande salada verde: simples e fácil!

455 g de asas de frango
¼ xícara (60 ml) de óleo refinado de abacate
¼ colher (chá) de sal marinho cinza fino
1 colher (chá) de pimenta-do-reino moída

GUARDE: Em recipiente hermético, na geladeira, por até 3 dias.

REAQUEÇA: Em um prato, no micro-ondas. Ou em refratário tampado, no forno 150 °C, por 5 minutos. Outra opção: na frigideira tampada, em fogo médio-baixo, com um fio de óleo refinado de abacate.

1. Preaqueça o forno a 205 °C.

2. Coloque o frango, o óleo, o sal e ¼ colher (chá) de pimenta em uma vasilha média. Misture para cobrir a carne.

3. Transfira para uma frigideira de ferro fundido, assadeira ou refratário com capacidade para 1,4 litros. Polvilhe a pimenta restante.

4. Asse por 30 minutos, ou até dourar. Se usar uma assadeira, vire na metade do tempo.

5. Ligue o grill do forno em temperatura baixa (se não tiver essa gradação, use apenas a função "grill") e toste o frango por 3 minutos. Deixe esfriar por 5 minutos antes de servir.

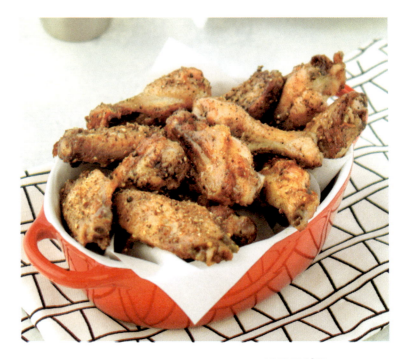

INFORMAÇÕES NUTRICIONAIS (POR PORÇÃO):
calorias: 360 | calorias de gorduras: 282 | gordura total: 31,3 g | gordura saturada: 6,6 g | colesterol: 81 mg
sódio: 290 mg | carboidratos: 0,3 g | fibras: 0 g | carboidratos líquidos: 0,3 g | açúcares: 0 g | proteínas: 19,3 g

PROPORÇÕES:
gorduras: 79% | carboidratos: 0% | proteínas: 21%

Capítulo 7: PETISCOS & LANCHINHOS

BISCOITOS DE CARNE-SECA

PREPARO: 15 minutos   **COZIMENTO:** 6 horas   **RENDIMENTO:** 18 unidades (18 porções)

SEM OVOS • SEM OLEAGINOSAS   **OPÇÕES:** SEM COCO • MENOS FODMAPs • SEM SOLANÁCEAS

Meu marido, Kevin, adora biscoitos de carne-seca. Se fosse por ele, teria um pacotinho a seu lado o tempo todo. Mas, como você pode imaginar, esse amor eleva demais nossa conta de supermercado. Então decidi fazer os biscoitos em casa, mas usar carnes caras não ajuda a economizar. Foi quando descobri que dá para usar carne moída! Imagine minha alegria. Esta receita está repleta de sabor e não custa muito!

455 g de carne moída com 10% de gordura
2 colheres (sopa) de aminos de coco
1 colher (chá) de sal marinho defumado
1 colher (chá) de pimenta-do-reino moída
½ colher (chá) de alho em pó
½ colher (chá) de pimenta-vermelha em flocos

GUARDE: Em recipiente hermético, na geladeira, por até 5 dias, ou por até 1 mês no freezer.

DESCONGELE: Em temperatura ambiente, por 1 hora antes de servir.

SIRVA COM: Os biscoitos ficam ótimos com Patê de couve-galega, Dip de bacon e espinafre ou maionese.

SEM COCO: Substitua os aminos de coco por molho de soja sem trigo, se tolerar soja.

MENOS FODMAPS: Substitua os aminos de coco, sal, pimenta-do-reino, alho e pimenta-vermelha por 1 colher (sopa) de uma mistura com menos FODMAP, que seja picante. Caso escolha uma que não tenha sal, junte 1 colher (chá); se não tiver pimenta-do-reino, acrescente 1 colher (chá).

SEM SOLANÁCEAS: Elimine a pimenta-vermelha em flocos.

1. Coloque duas grades o mais próximo possível no centro do forno. Preaqueça a 77 °C e forre duas assadeiras com papel antiaderente ou tapete de silicone.

2. Em uma vasilha média, misture todos os ingredientes com as mãos, até incorporar bem.

3. Retire uma colherada cheia da carne, enrole para formar uma bola e achate para obter um disco de 5 cm. Transfira para a assadeira e repita com a massa restante.

4. Asse os biscoitos por 6 horas, virando na metade do tempo. De vez em quando, troque as assadeiras de lugar, para garantir um cozimento homogêneo. Os biscoitos estão prontos quando obtiverem a consistência de carne-seca.

5. Transfira para uma grade e deixe esfriar por 30 minutos.

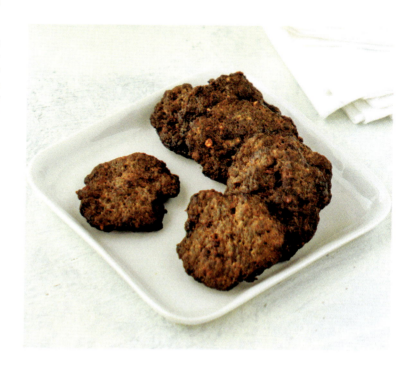

INFORMAÇÕES NUTRICIONAIS (POR UNIDADE):
calorias: 47 | calorias de gorduras: 14 | gordura total: 1,6 g | gordura saturada: 0,6 g | colesterol: 23 mg
sódio: 124 mg | carboidratos: 0,5 g | fibras: 0 g | carboidratos líquidos: 0,5 g | açúcares: 0 g | proteínas: 7,7 g

PROPORÇÕES:
gorduras: 81%   carboidratos: 11%   proteínas: 8%

PARTE 2: RECEITAS   131

BOLINHOS DE AÇÃO DE GRAÇAS

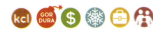

PREPARO: 20 minutos **COZIMENTO:** 35 minutos **RENDIMENTO:** 14 unidades (14 porções)

SEM COCO • SEM OVOS • SEM SOLANÁCEAS

Estes bolinhos de carne me lembram um recheio paleo que publiquei no HealthfulPursuit.com alguns anos atrás. O que eu adorava naquele prato – e adoro neste também – era a facilidade. Precisa economizar tempo? Incluí uma variação ainda mais rápida. Prepare duas receitas, guarde no freezer e sirva os bolinhos sozinhos ou acrescente a qualquer refeição como fonte de proteína: saladas, ovos mexidos, tigelas com todo tipo de delícias.

A linguiça usada influencia o sabor da receita. Escolhi uma versão leve de frango e maçã com apenas 1 grama de carboidratos por unidade. Recomendo evitar as mais picantes para preservar o sabor característico das refeições do Dia de Ação de Graças.

¼ xícara (52 g) de gordura de pato
125 g de linguiça de frango picada
½ xícara (85 g) de aipo picado
3 champignons (cerca de 65 g) picados
2 dentes de alho pequenos, picados
2 colheres (chá) de tomilho seco
½ colher (chá) de sálvia em pó
½ colher (chá) de sal marinho cinza fino
¼ colher (chá) de pimenta-do-reino moída
¾ xícara (85 g) de nozes cruas, deixadas de molho por 12 horas, escorridas e lavadas
¼ xícara (16 g) de salsinha bem picada

1. Preaqueça o forno a 177 °C e forre uma assadeira com papel antiaderente ou tapete de silicone.

2. Coloque a gordura de pato, a linguiça, o aipo, o cogumelo e o alho em uma frigideira em fogo médio. Cozinhe por 7 a 10 minutos, até o aipo ficar macio quando espetado com um garfo e a linguiça atingir 74 °C.

3. Junte tomilho, sálvia, sal e pimenta-do-reino; cozinhe por mais 1 a 2 minutos, até soltar o aroma. Retire do fogo e transfira para um liquidificador ou processador.

4. Adicione as nozes e pulse para incorporar, conservando um pouco de textura.

5. Transfira 3 colheres (sopa) da massa para uma vasilha e bata novamente o restante, até ficar homogêneo.

6. Acrescente a massa batida e a salsa; misture.

7. Pegue uma colherada cheia da mistura, enrole para formar uma bola e coloque na assadeira. Repita com a massa restante.

8. Asse por 22 a 25 minutos, até dourar e rachar levemente por cima. Espere esfriar na assadeira por 30 minutos antes de servir.

GUARDE: Em recipiente hermético, na geladeira, por até 2 dias, ou por até 1 mês no freezer.

REAQUEÇA: Em um prato, no micro-ondas. Ou em refratário tampado, no forno a 150 °C, por 5 minutos.

DESCONGELE: Na geladeira. Sirva frio ou siga as instruções acima para reaquecer.

VARIAÇÃO: BOLINHO DE AÇÃO DE GRAÇAS MAIS RÁPIDO. Caso você não se importe muito com a apresentação do prato, pode servir os bolinhos a partir do passo 7. Não leve ao forno: coloque a assadeira na geladeira por 1 ou 2 horas, até firmar, e sirva em seguida.

SIRVA COM: Para uma refeição completa, sirva como fonte de proteínas ao lado de sua salada preferida ou esmigalhe um bolinho e junte ao ovo mexido no café da manhã.

INFORMAÇÕES NUTRICIONAIS (POR UNIDADE):
calorias: 82 | calorias de gorduras: 70 | gordura total: 7,7 g | gordura saturada: 1,7 g | colesterol: 5 mg
sódio: 88 mg | carboidratos: 1,4 g | fibras: 0,7 g | carboidratos líquidos: 0,7 g | açúcares: 0 g | proteínas: 1,7 g

PROPORÇÕES:
gorduras: 85% carboidratos: 7% proteínas: 8%

Capítulo 7: PETISCOS & LANCHINHOS

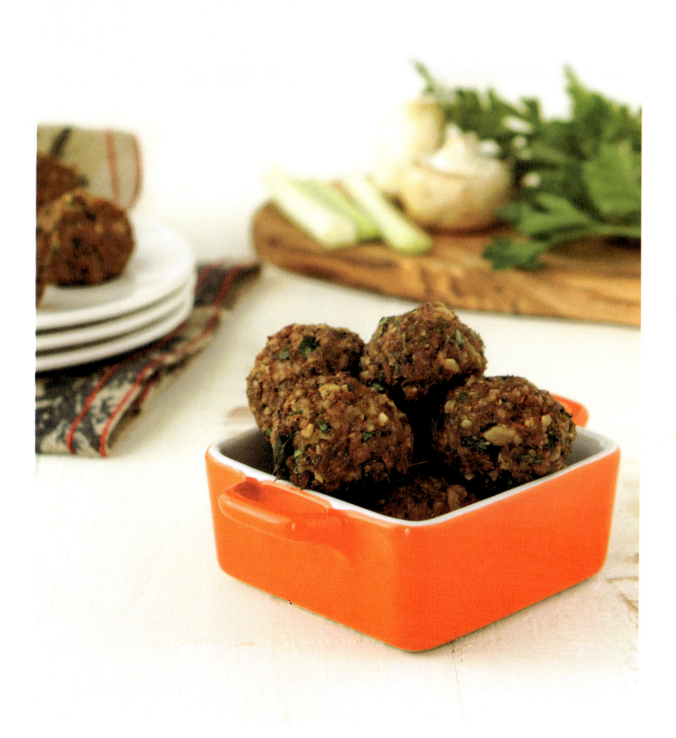

FÍGADO DO ÚNICO JEITO QUE EU COMO

PREPARO: 15 minutos, mais o tempo de molho durante a noite **COZIMENTO:** 20 minutos **RENDIMENTO:** 6 porções

SEM COCO • SEM OVOS • MENOS FODMAPs • SEM SOLANÁCEAS • SEM OLEAGINOSAS

Por favor, por amor ao fígado, não pule a etapa de deixar a carne de molho em vinagre. Isso ajuda a suavizar o sabor. É melhor cobrir a panela com uma peneira de metal para que o fígado não salte em direção ao seu rosto. Não estou brincando. Quando eles fritam, gostam de pular! Se você está tentando se acostumar a comer fígado, saiba que os de frango são menos intensos do que os bovinos. Sirva com maionese ou como fonte de proteínas em uma salada. As sobras podem ser reaquecidas ou servidas frias.

455 g de fígado de frango lavado e cortado em pedaços médios
1 colher (sopa) de vinagre de maçã
170 g de bacon (cerca de 6 fatias) picado

PARA EMPANAR:
¾ xícara (50 g) de torresmo moído
1 colher (sopa) de tomilho seco
¾ colher (chá) de sal marinho cinza fino
1 colher (chá) de pimenta-do-reino moída
1 limão-siciliano cortado em gomos, para servir (opcional)

1. Coloque o fígado em uma vasilha grande de vidro ou inox. Cubra com água, junte o vinagre e mexa, para misturar. Tampe e mantenha na geladeira durante a noite.

2. Frite o bacon em uma frigideira grande, em fogo médio, por 8 a 10 minutos, até ficar crocante.

3. Misture os ingredientes para o empanado em uma vasilha média.

4. Escorra e lave o fígado. Transfira metade para a tigela com o torresmo e misture, para cobrir os pedaços.

5. Retire os pedaços de bacon e reserve; mantenha a gordura na frigideira.

6. Frite os pedaços de fígado em fogo médio-baixo por 10 a 12 minutos, até perder a cor rosada (ou ficar apenas rosado por dentro), virando na metade do tempo.

7. Transfira para um prato. Empane e frite o fígado restante como descrito nos passos 4 e 6.

8. Coloque em um prato de servir, decore com os pedaços de bacon reservados e sirva.

GUARDE: *Em recipiente hermético, na geladeira, por até 3 dias.*

REAQUEÇA: *Em um prato, no micro-ondas. Ou em refratário tampado, no forno 150 °C, por 5 minutos. Outra opção: na frigideira tampada, em fogo médio-baixo, com um fio de óleo refinado de abacate.*

PREPARO ANTECIPADO: *É possível fritar o bacon com até 1 mês de antecedência; mantenha em recipiente hermético, no freezer. Depois, basta acrescentar à receita. Nesse caso, junte 3 colheres (sopa) de óleo refinado de abacate à frigideira no Passo 6.*

INFORMAÇÕES NUTRICIONAIS [PORÇÃO DE ⅓ XÍCARA (115 G)]:
calorias: 246 | calorias de gorduras: 145 | gordura total: 16,1 g | gordura saturada: 5,1 g | colesterol: 23 mg
sódio: 624 mg | carboidratos: 0,9 g | fibras: 0 g | carboidratos líquidos: 0,9 g | açúcares: 0 g | proteínas: 24,4 g

PROPORÇÕES:
gorduras: 59% carboidratos: 1% proteínas: 40%

Capítulo 7: PETISCOS & LANCHINHOS

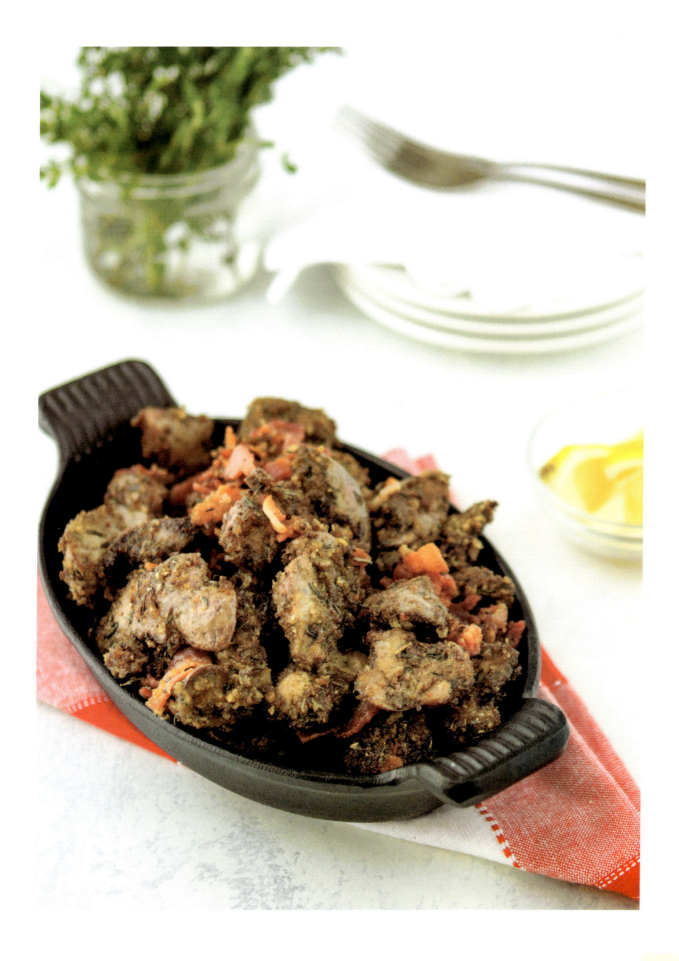

CAPÍTULO 8
SOPAS & SALADAS

SOPA DE FRANGO COM MACARRÃO

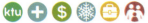

PREPARO: 10 minutos **COZIMENTO:** 35 minutos **RENDIMENTO:** 4 porções

SEM OVOS • SEM SOLANÁCEAS • SEM OLEAGINOSAS **OPÇÕES:** SEM COCO • MENOS FODMAPs

O caldo de frango caseiro eleva esta sopa a um outro patamar, mas também dá para usá-lo comprado pronto. Em lugar de sobrecoxas de frango cruas, muitas vezes uso sobras da ave assada, que conferem um sabor excelente, economizam tempo e combatem o desperdício. Nesse caso, use cerca de 300 g. E embora seja uma receita de sopa de frango, também fica ótima com carne suína! Uma boa escolha é o filé mignon suíno cru, em fatias, ou qualquer outro tipo de corte já cozido.

⅓ xícara (70 g) de óleo de coco ou gordura de pato

455 g de sobrecoxa de frango sem pele e sem osso, em fatias

1 xícara (170 g) de aipo em cubos

1 xícara (80 g) de cebolinha picada (só a parte verde)

½ xícara (80 g) de cenoura em cubos

6 xícaras (1,4 l) de caldo de frango

2 colheres (chá) de sal marinho cinza fino

½ colher (chá) de manjericão seco

½ colher (chá) de orégano

⅛ colher (chá) de pimenta-do-reino moída

2 xícaras (200 g) de Macarrão de abobrinha e de nabo-japonês

1. Aqueça o óleo em uma panela grande, em fogo médio-alto. Junte o frango e doure dos dois lados, por cerca de 10 minutos.

2. Acrescente o aipo, a cebolinha e a cenoura; cozinhe por 5 minutos.

3. Adicione o caldo, o sal, o manjericão, o orégano e a pimenta-do-reino. Tampe e espere ferver. Reduza a temperatura para médio-baixo e cozinhe por 20 minutos; nos 2 minutos finais, acrescente o macarrão.

4. Retire do fogo e divida em quatro tigelas médias de servir.

PANELA DE PRESSÃO: Complete o Passo 1 usando a função "saltear" de sua panela. Junte os ingredientes restantes, exceto o macarrão, tampe e cozinhe em pressão alta por 8 minutos. Espere a pressão sair, destampe, acrescente o macarrão, tampe novamente e espere 2 minutos antes de servir.

SIRVA COM: Fica ótimo com Biscoitos Amanteigados clássicos.

SEM COCO: Substitua o óleo de coco por gordura de pato.

MENOS FODMAPS: Reduza a quantidade de aipo para ½ xícara (85 g).

COMO REFORÇO DE CARBOIDRATOS: Substitua a sobrecoxa por peito de frango sem pele e sem osso, reduza a quantidade de óleo para 1 colher (sopa) e troque o macarrão por pastinaca, inhame ou batata-doce cortados em espiral e acrescentados nos 10 minutos finais do cozimento.

GUARDE: Em recipiente hermético, na geladeira, por até 4 dias, ou no freezer por até 1 mês.

REAQUEÇA: No micro-ondas, ou em uma panela tampada, em fogo médio-baixo.

DESCONGELE: Na geladeira. Use as instruções acima para reaquecer.

INFORMAÇÕES NUTRICIONAIS [PORÇÃO DE 2 XÍCARAS (475 ML)]:
calorias: 371 | calorias de gorduras: 220 | gordura total: 22,2 g | gordura saturada: 6,9 g | colesterol: 113 mg
sódio: 752 mg | carboidratos: 6,5 g | fibras: 2,3 g | carboidratos líquidos: 4,2 g | açúcares: 2,9 g | proteínas: 36,4 g

PROPORÇÕES:
gorduras:	carboidratos:	proteínas:
54%	7%	39%

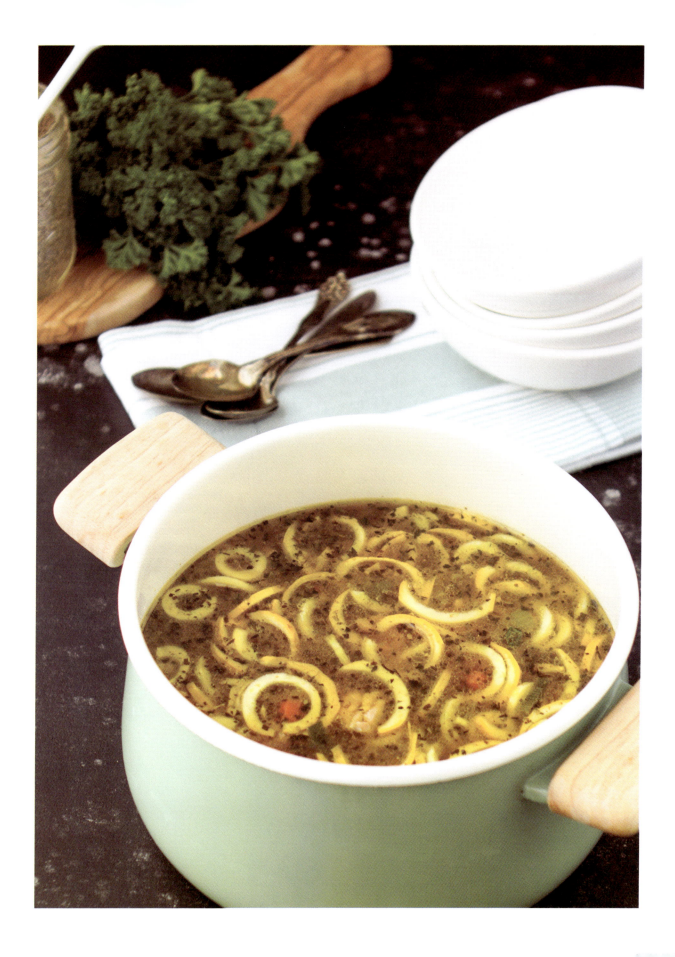

CHOWDER DE CAMARÃO

PREPARO: 10 minutos   **COZIMENTO:** 40 minutos   **RENDIMENTO:** 6 porções

SEM OVOS • SEM OLEAGINOSAS   **OPÇÕES:** SEM COCO • MENOS FODMAPs • SEM SOLANÁCEAS

Essa receita é o resultado de um acaso. Meu plano inicial era assar um peixe em molho cremoso de cogumelos, mas não encontrei truta no mercado e, por isso, tive que comprar camarões. Na hora de preparar o molho, percebi que estava sem gemas de ovos, que eu pretendia usar para engrossar o creme. No fim das contas, porém, fico feliz por nada ter acontecido como eu imaginava, porque o resultado não teria sido tão bom se eu tivesse programado tudo! Se você adora chowders, como eu, vai amar esse prato.

¼ xícara/60 ml de óleo refinado de abacate ou ghee derretida (se tolerável)
1 ⅔ xícara/140 g de cogumelo em cubos
⅓ xícara/55 g de cebola amarela em cubos
300 g de camarão pequeno limpo e sem casca
400 ml de leite de coco integral
⅓ xícara/80 ml de caldo de ossos de aves (p. 11)
2 colheres (sopa) de vinagre de maçã
1 colher (chá) de cebola em pó
1 colher (chá) de páprica
1 folha de louro
¾ colher (chá) de sal marinho cinza fino
½ colher (chá) de orégano seco
¼ colher (chá) de pimenta-do-reino moída
12 rabanetes (cerca de 170 g) em cubos
1 abobrinha-italiana média (cerca de 200 g) em cubos

1. Em uma panela grande em fogo médio, aqueça o óleo por alguns minutos e refogue o cogumelo e a cebola de 8 a 10 minutos, até a cebola ficar translúcida e o cogumelo começar a dourar.

2. Adicione os ingredientes restantes, com exceção do rabanete e da abobrinha. Tampe, espere ferver e diminua o fogo para baixo; cozinhe por 20 minutos.

3. Acrescente o rabanete e a abobrinha. Cozinhe por mais 10 minutos, até as hortaliças estarem macias quando espetadas com um garfo.

4. Retire a folha de louro, divida a sopa entre seis tigelas e sirva.

PANELA DE PRESSÃO ELÉTRICA: Para o Passo 1, use a função "refogar/saltear" da panela. Adicione os ingredientes restantes, incluindo o rabanete e a abobrinha. Tampe e cozinhe na pressão alta por 8 minutos. Espere o vapor acabar, destampe e sirva, como no Passo 4.

SIRVA COM: O chowder fica ótimo servido sobre Noodles de abobrinha e daikon ou com Focaccia clássica com semente de linhaça.

SEM COCO: Use o leite vegetal de sua escolha.

MENOS FODMAPs: Omita a cebola em cubos e em pó. Substitua 2 colheres (sopa) de óleo de avocado por Óleo aromatizado com cebola. Em vez da cebola em cubos, acrescente ¼ xícara de cebolinha (apenas a parte verde).

SEM SOLANÁCEAS: Omita a páprica.

GUARDE: Mantenha na geladeira, em recipiente hermético, por até 3 dias; no freezer, por até 1 mês.

REAQUEÇA: No micro-ondas. Ou coloque em uma panela, tampe e aqueça em fogo médio até a temperatura desejada.

DESCONGELE: Mantenha na geladeira até descongelar completamente. Reaqueça de acordo com as instruções acima.

INFORMAÇÕES NUTRICIONAIS (PORÇÃO DE 1 XÍCARA/240 ML):
calorias: 301 | calorias de gordura: 213 | gorduras totais: 23,7 g | gorduras saturadas: 13,9 g | colesterol: 105 mg
sódio: 410 mg | carboidratos: 7,4 g | fibras: 1,5 g | carboidratos líquidos: 5,9 g | açúcares: 3,2 g | proteínas: 14,5 g

PROPORÇÕES:
gorduras: 71%   carboidratos: 10%   proteínas: 19%

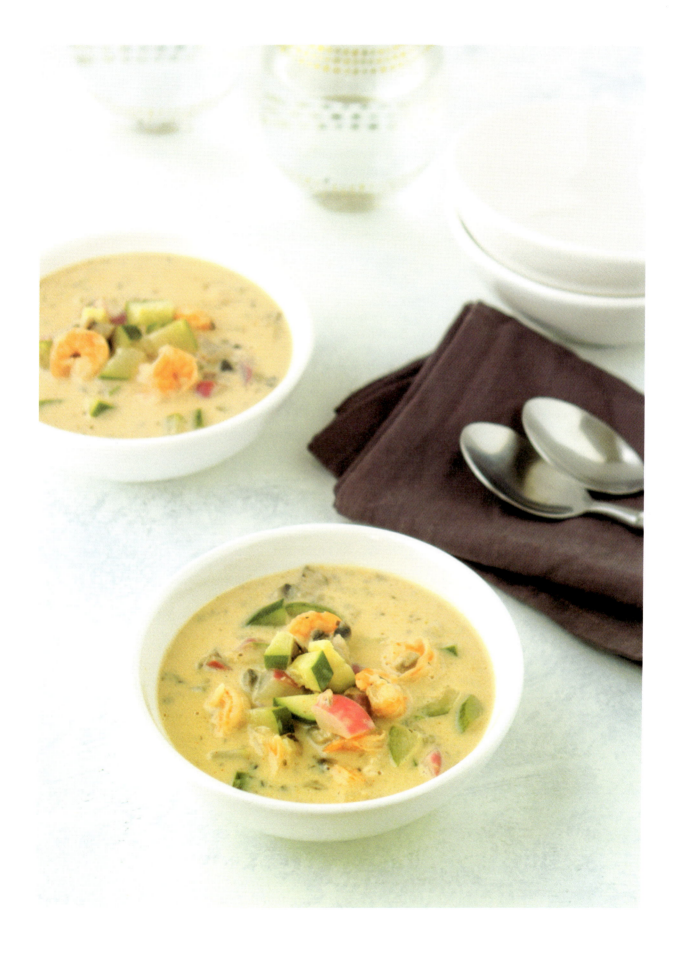

SOPA DE BACON

PREPARO: 10 minutos   **COZIMENTO:** 1 hora, 20 minutos   **RENDIMENTO:** 6 porções

SEM OVOS • SEM SOLANÁCEAS • SEM OLEAGINOSAS   OPÇÕES: SEM COCO • MENOS FODMAPs

Se quiser realmente dar um passo além com esta sopa, pode substituir a carne suína por sua linguiça low-carb preferida e servir com uma tigela de chucrute, talvez até com um pouco de mostarda por cima. Além do preparo no fogão, incluí um método em que basta colocar tudo na panela elétrica, programar e esquecer da vida, e outro que acelera tudo na panela de pressão.

⅓ xícara (69 g) de banha
455 g de carne suína em pedaços médios
¾ xícara (110 g) de chalota em fatias
10 fatias de bacon (cerca de 285 g) em pedaços com cerca de 1,25 cm
1¾ xícara (415 ml) de caldo de frango
3 nabos médios (cerca de 355 g) em cubos
¼ xícara (60 ml) de vinho branco, como Pinot Grigio, Sauvignon Blanc ou Chardonnay fermentado em barris de inox
1 colher (sopa) de mostarda-amarela pronta
4 ramos de tomilho fresco
½ xícara (120 ml) de leite de coco integral
2 colheres (sopa) de vinagre de maçã
2 colheres (sopa) de gelatina sem sabor
1 colher (sopa) de folhas de estragão seco

1. Em uma panela grande, derreta a banha em fogo médio. Junte a carne suína e frite por 8 minutos, ou até dourar levemente.

2. Acrescente a chalota e o bacon. Refogue por 5 minutos, ou até a chalota soltar o aroma.

3. Adicione o caldo, o nabo, o vinho, a mostarda e o tomilho. Tampe, espere ferver e reduza o fogo para médio-baixo; cozinhe por cerca de 1 hora, até a carne e o nabo ficarem macios quando espetados com um garfo.

4. Retire o tomilho. Junte o leite de coco, o vinagre, a gelatina e o estragão. Aumente o fogo para médio e ferva, com a panela tampada, por mais 10 minutos.

5. Divida em seis tigelas pequenas e sirva.

GUARDE: Em recipiente hermético, na geladeira, por até 3 dias, ou no freezer por até 1 mês.

REAQUEÇA: No micro-ondas. Ou em refratário tampado, no forno a 150 °C, por 10 a 15 minutos. Outra opção: em uma panela tampada, em fogo médio-baixo, por 5 minutos.

DESCONGELE: Na geladeira. Reaqueça seguindo as instruções acima.

PANELA DE PRESSÃO: Complete os Passos 1 e 2 usando a função "saltear". Junte o caldo, nabo, vinho, mostarda e tomilho, feche a tampa e cozinhe em pressão alta por 30 minutos. Espere a pressão sair, destampe, retire o tomilho e volte à função "saltear". Tampe e ferva por 10 minutos; sirva em seguida.

PANELA ELÉTRICA: Depois dos Passos 1 e 2, transfira as carnes e a chalota para a panela elétrica. Junte o caldo, nabo, vinho, mostarda e tomilho. Tampe e cozinhe em temperatura alta por 4 horas ou baixa por 6 horas. Retire o tomilho e acrescente o leite de coco, vinagre, gelatina e estragão. Tampe e cozinhe por 30 minutos em temperatura alta.

SEM COCO: Substitua o leite de coco por outro leite vegetal, como o de amêndoas sem açúcar.

MENOS FODMAPS: Substitua a chalota por cebolinha picada (só a parte verde).

INFORMAÇÕES NUTRICIONAIS [PORÇÃO DE ¾ XÍCARA (180 ML)]:
calorias: 571 | calorias de gordura: 372 | gorduras totais: 41,4 g | gorduras saturadas: 16,9 g | colesterol: 114 mg
sódio: 1429 mg | carboidratos: 9,7 g | fibras: 1,1 g | carboidratos líquidos: 8,6 g | açúcares: 2,8 g | proteínas: 39,8 g

PROPORÇÕES:
gorduras: 65%   carboidratos: 7%   proteínas: 28%

Capítulo 7: SOPAS & SALADAS

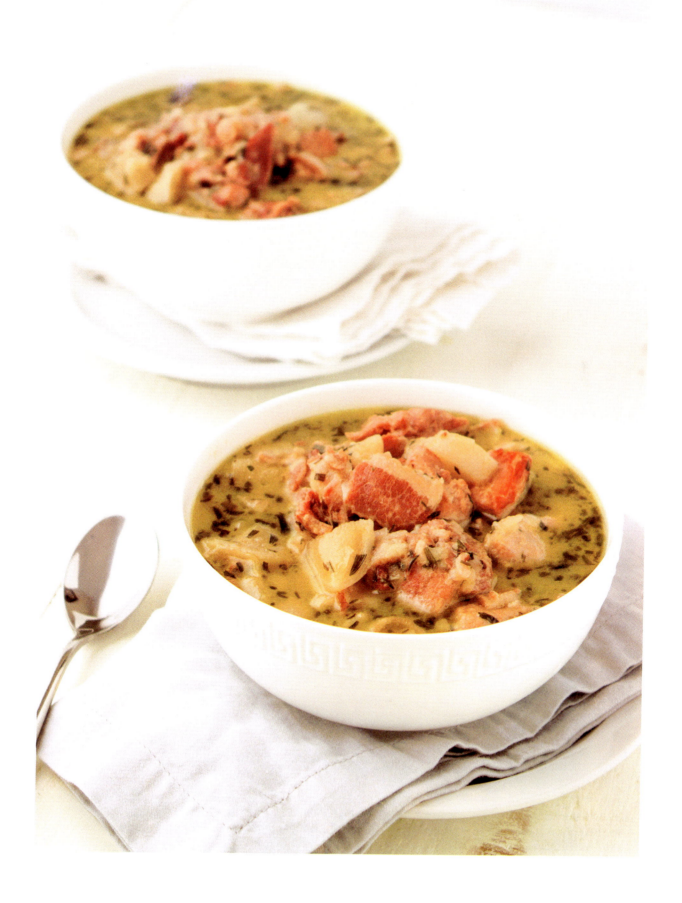

CREME VEGANO DE BRÓCOLIS

PREPARO: 20 minutos **COZIMENTO:** 15 minutos **RENDIMENTO:** 6 porções
SEM OVOS • SEM SOLANÁCEAS • SEM OLEAGINOSAS • VEGANO   OPÇÃO: SEM COCO

Delícia sem laticínios para o ano todo, esta sopa pode até servir como molho. Fria, é uma refeição perfeita para o verão, junto com macarrão espiral e tirinhas de sobrecoxa de frango cozidas. No inverno, quando você começa a tremer só de pensar em hortaliças frias, a sopa fica ótima servida quente! Experimente com uma fatia de Focaccia de Linhaça Sem Ovos.

O azeite amanteigado é o óleo extravirgem colocado em infusão com ervas para criar o sabor da manteiga sem o uso de laticínios. Também existe óleo de coco amanteigado. Você pode encontrar os dois em diversas lojas de produtos naturais. Se for difícil e você tolerar ghee ou manteiga, fique à vontade para usar!

2 xícaras (475 ml) de caldo de legumes

400 ml de leite de coco integral

1 couve-flor pequena (cerca de 400 g), aparada e cortada em buquês grandes

6 cebolinhas (só a parte verde) grosseiramente picadas

2 talos de aipo médios picados

1 colher (chá) de sal marinho cinza fino

1 brócolis grande, aparado e cortado em buquês grandes (cerca de 325 g)

⅓ xícara (80 ml) de azeite ou óleo de coco amanteigados

¼ colher (chá) de pimenta-do-reino preta moída

¼ colher (chá) de pimenta-do-reino branca moída (opcional)

PARA FINALIZAR (OPCIONAL):

1 cebolinha em fatias diagonais

1. Coloque o caldo, o leite de coco, a couve-flor, a cebolinha, o aipo e o sal em uma panela grande. Tampe e espere ferver. Cozinhe por 15 minutos, ou até os buquês ficarem macios.

2. Cozinhe o brócolis no vapor, até ficarem macios.

3. Transfira o cozido para o liquidificador; junte o azeite e os dois tipos de pimenta-do-reino. Bata em velocidade alta por 1 minuto, ou até ficar homogêneo.

4. Acrescente os brócolis e pulse 3 ou 4 vezes, apenas para triturar grosseiramente (mantenha alguns pedaços).

5. Divida em seis tigelas pequenas, decore com a cebolinha e sirva.

GUARDE: Em recipiente hermético, na geladeira, por até 4 dias, ou no freezer por até 1 mês.

REAQUEÇA: No micro-ondas, ou em uma panela tampada, em fogo médio.

DESCONGELE: Na geladeira. Reaqueça seguindo as instruções acima.

SIRVA COM: Para uma refeição completa, sirva com macarrão espiral e cubra com sementes de cânhamo sem casca, sua mistura preferida de oleaginosas/sementes ou (se estiver comendo carne) frango ou porco cozidos, moídos ou em fatias. Também fica ótimo com Focaccia de linhaça sem ovos.

SEM COCO: Substitua o leite de coco por seu leite vegetal favorito e use azeite de oliva em lugar de óleo de coco.

INFORMAÇÕES NUTRICIONAIS [PORÇÃO DE ¾ XÍCARA MAIS 2 COLHERES (SOPA) (210 ML)]:
calorias: 279 | calorias de gorduras: 210 | gordura total: 23,3 g | gordura saturada: 12,4 g | colesterol: 0 mg
sódio: 518 mg | carboidratos: 10,3 g | fibras: 3,6 g | carboidratos líquidos: 6,7 g | açúcares: 4 g | proteínas: 6,9 g

PROPORÇÕES:
gorduras: carboidratos: proteínas:
75% 15% 10%

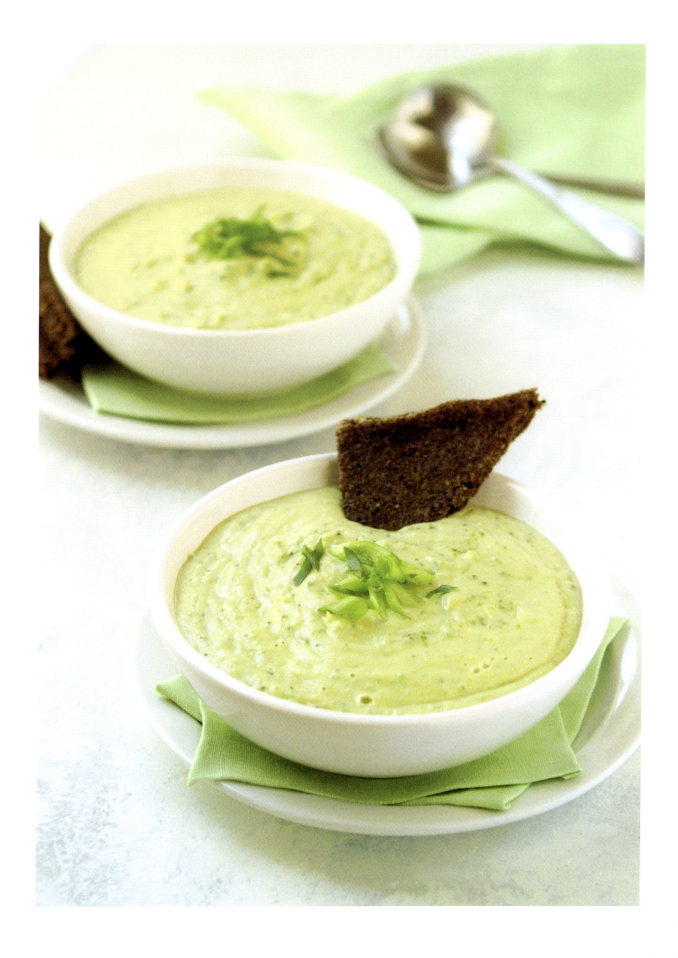

SALADA DE ESPINAFRE COM TIRINHAS DE FRANGO EMPANADO

PREPARO: 15 minutos   **COZIMENTO:** 25 minutos   **RENDIMENTO:** 4 porções

SEM OLEAGINOSAS   **OPÇÕES:** SEM COCO • SEM OVOS • MENOS FODMAPs • SEM SOLANÁCEAS

Para tirinhas de frango perfeitamente crocantes, ligue o grill do forno depois de assar a carne e deixe por cerca de 1 minuto. Mas fique de olho, pois o coco ralado queima rápido!

3 colheres (sopa) de óleo refinado de abacate, para untar

FRANGO:
1 xícara (100 g) de coco ralado sem açúcar
1 colher (sopa) mais 1 colher (chá) de Tempero cajun
680 g de sobrecoxa de frango sem pele e sem osso

SALADA:
4 xícaras (280 g) de espinafre
½ xícara (85 g) de aipo grosseiramente picado
½ xícara (40 g) de cebolinha picada
1 xícara (240 ml) de Molho ranch

1. Preaqueça o forno a 190 °C e unte generosamente uma assadeira com o óleo de abacate.

2. Passe o coco ralado pelo liquidificador ou processador, pulsando até moer grosseiramente (não deixe virar pó).

3. Em uma tigela média, misture o coco e o Tempero cajun.

4. Coloque uma sobrecoxa de frango entre dois pedaços de filme plástico. Com um martelo de cozinha ou a superfície plana de um objeto pesado (como uma frigideira pequena de ferro ou uma caneca), bata a carne até que fique com 6 mm de espessura. Transfira para a tigela com o coco e vire para cobrir bem. Disponha na assadeira e repita com o frango restante. Asse por 25 minutos. (Para uma carne ainda mais crocante, siga as instruções do texto acima.)

5. Divida o espinafre em quatro pratos grandes. Cubra com o aipo e a cebolinha. Divida o molho em quatro tigelinhas e disponha ao lado da salada.

6. Corte o frango em tirinhas e sirva sobre a salada.

GUARDE: *Os ingredientes da salada e o frango cozido em recipientes separados de fecho hermético, na geladeira, por até 3 dias.*

REAQUEÇA: *Leve o frango ao micro-ondas. Ou em refratário tampado, no forno a 150 °C, por 10 a 15 minutos.*

SEM COCO: *Substitua o coco por 1 xícara (150 g) de sementes de girassol sem casca.*

SEM OVOS: *Use a versão sem ovos do Molho ranch.*

MENOS FODMAPS: *Substitua o Tempero cajun por uma mistura com menos FODMAPs. Caso escolha uma que não tenha sal, junte 1½ colher (chá) à receita. Substitua o aipo pela mesma quantidade de pepino e use apenas a parte verde da cebolinha. Prepare a variação com menos FODMAPs do Molho ranch.*

SEM SOLANÁCEAS: *Substitua o Tempero cajun por uma mistura sem solanáceas. Caso escolha uma que não tenha sal, junte 1½ colher (chá) à receita.*

INFORMAÇÕES NUTRICIONAIS (POR PORÇÃO):
calorias: 706 | calorias de gorduras: 511 | gordura total: 56,8 g | gordura saturada: 22,9 g | colesterol: 153 mg
sódio: 490 mg | carboidratos: 11,1 g | fibras: 63 g | carboidratos líquidos: 4,8 g | açúcares: 2,9 g | proteínas: 37,7 g

PROPORÇÕES:
gorduras: 73%   carboidratos: 6%   proteínas: 21%

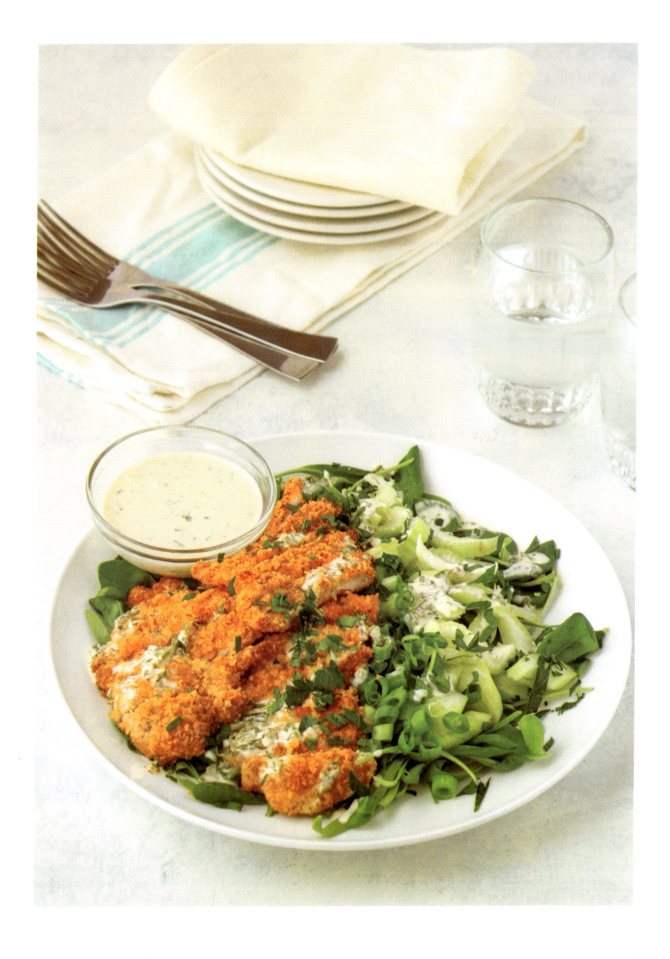

BARRIGA DE PORCO CAJUN COM SALADA

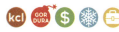

PREPARO: 15 minutos, mais uma noite   **COZIMENTO:** 1 hora 45 minutos   **RENDIMENTO:** 4 porções

SEM COCO • SEM OVOS • SEM OLEAGINOSAS   OPÇÕES: MENOS FODMAPs • SEM SOLANÁCEAS

Tenho loucura por pele de porco crocante, e este prato tem a mais estaladiça que você vai encontrar por aí. Um grande torresmo envolve o interior suculento, tudo repleto de sabores cajun. Ao lado de uma salada refrescante, eu não mudaria nada nesta receita. Nada mesmo.

455 g de barriga de porco
1 colher (sopa) de óleo refinado de abacate
1½ colher (sopa) de Tempero cajun

SALADA:
2 xícaras (240 g) de rabanete em fatias
3 cebolinhas em fatias
1 maço de coentro fresco (cerca de 50 g) picado
¼ xícara (15 g) de hortelã fresca picada
1 abobrinha grande (cerca de 300 g) em cubos
¼ xícara (60 ml) de óleo refinado de abacate ou azeite de oliva extravirgem
Suco de 2 limões-taiti
¼ colher (chá) de sal marinho cinza fino
2 gotas de estévia líquida

PARA SERVIR (OPCIONAL):
Gomos de limão-taiti

1. Coloque a barriga de porco sobre uma tábua de cozinha com o lado da gordura para cima. Com uma faca afiada, faça cortes diagonais na superfície, a cerca de 1,25 cm de distância uns dos outros. Regue com o óleo e cubra com o Tempero cajun; esfregue para espalhar. Embrulhe em filme plástico e guarde na geladeira por pelo menos 2 horas, e no máximo 24 horas.

2. Preaqueça o forno a 260 °C e coloque a carne em uma panela de ferro fundido (ou alguma outra que possa ir ao forno) com o lado da gordura para cima. Asse por 15 minutos, até dourar. Reduza o calor para 163 °C e asse por 1h30, ou até a superfície e as laterais ficarem bem douradas e a temperatura interna atingir 74 °C. Retire do forno e transfira para uma tábua de cozinha; deixe descansar por 5 minutos.

3. Prepare a salada. Coloque todos os ingredientes em uma tigela grande, misture e transfira para um prato de servir.

4. Com uma faca afiada, corte a carne em fatias e distribua por cima da salada. Se quiser, sirva com gomos de limão.

GUARDE: Em recipiente hermético, na geladeira por até 4 dias, ou no freezer por até 1 mês.

REAQUEÇA A CARNE: No micro-ondas. Ou em refratário tampado, no forno a 150 °C, por 10 a 15 minutos, até aquecer por dentro. Outra opção: em frigideira tampada, em fogo médio-baixo.

DESCONGELE: Na geladeira. Reaqueça seguindo as instruções acima.

MENOS FODMAPS: Substitua o Tempero cajun pela mesma quantidade de uma mistura com menos FODMAPs. Caso escolha uma que não tenha sal, junte ½ colher (chá). Use apenas a parte verde da cebolinha.

SEM SOLANÁCEAS: Substitua o Tempero cajun pela mesma quantidade de uma mistura sem solanáceas. Caso escolha uma que não tenha sal, junte ½ colher (chá).

INFORMAÇÕES NUTRICIONAIS (POR PORÇÃO):
calorias: 1045 | calorias de gorduras: 948 | gordura total: 105,4 g | gordura saturada: 34,4 g | colesterol: 117 mg
sódio: 209 mg | carboidratos: 6,7 g | fibras: 2,8 g | carboidratos líquidos: 3,9 g | açúcares: 2,9 g | proteínas: 17,4 g

PROPORÇÕES:
gorduras: 73% carboidratos: 6% proteínas: 21%

Capítulo 7: SOPAS & SALADAS

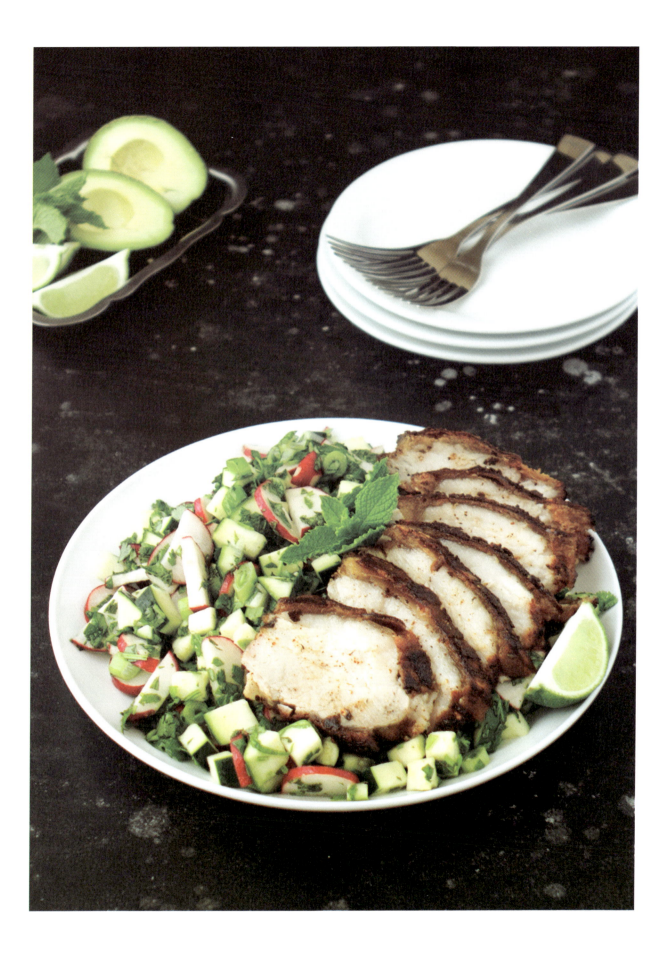

SALADA DE LULA

 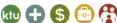

PREPARO: 10 minutos **COZIMENTO:** 7 minutos **RENDIMENTO:** 4 porções

SEM COCO • SEM OVOS • SEM OLEAGINOSAS   **OPÇÕES:** MENOS FODMAPs • SEM SOLANÁCEAS

Ah, esta salada é tão maravilhosa! Eu poderia comê-la todos os dias... e olha que nem mesmo gosto de lula! Se tolerar laticínios, aposto que o queijo feta faria um belíssimo efeito aqui. Sempre que fiz a receita (foram quatro vezes, só para garantir que estava tudo certo), praguejei demais contra minha alergia a laticínios. Com ou sem queijo feta, porém, a salada é uma delícia...e rápida!

340 g de lula descongelada, cortada em anéis

1½ xícara (210 g) de tomate grape cortado ao meio

½ xícara (60 g) de azeitonas pretas sem caroço cortada ao meio

½ xícara (35 g) de salsinha picada

¼ xícara (20 g) de cebolinha em fatias

MOLHO:

½ xícara (120 ml) de azeite de oliva extravirgem ou óleo refinado de abacate

1 colher (sopa) de vinagre de vinho tinto

Raspas e suco de ½ limão-siciliano

2 dentes de alho pequenos picados

¼ colher (chá) de sal marinho cinza fino

¼ colher (chá) de pimenta-do-reino moída

1. Cozinhe a lula no vapor por 7 minutos. Transfira para o freezer e deixe esfriar por alguns minutos.

2. Prepare o molho: coloque todos os ingredientes em uma tigela e misture para incorporar; reserve.

3. Quando a lula estiver fria, coloque em uma tigela grande com o tomate, a azeitona, a salsa e a cebolinha. Junte o molho e misture, para cobrir.

4. Divida em quatro pratos e sirva.

GUARDE: Em recipiente hermético, na geladeira, por até 3 dias.

SIRVA COM: Para uma refeição completa, sirva sobre uma cama de folhas verdes misturadas.

MENOS FODMAPS: Elimine o alho. Substitua 2 colheres (sopa) do azeite por Óleo de alho.

SEM SOLANÁCEAS: Substitua o tomate por sua hortaliça picada preferida. Uma mistura de couve-flor e brócolis cozidos no vapor e resfriados é uma boa pedida!

COMO REFORÇO DE CARBOIDRATOS: Substitua metade do azeite por água. Sirva com o carboidrato de sua escolha. Fica delicioso com arroz branco cozido e frio, misturado à salada no Passo 3.

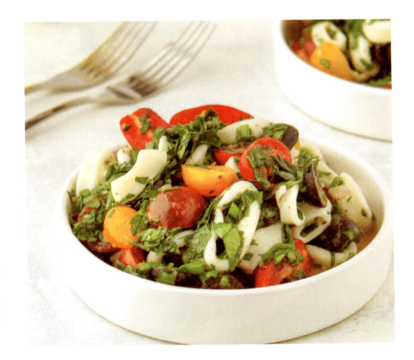

INFORMAÇÕES NUTRICIONAIS (POR PORÇÃO):
calorias: 507 | calorias de gorduras: 270 | gordura total: 30 g | gordura saturada: 5,4 g | colesterol: 765 mg
sódio: 1278 mg | carboidratos: 4,3 g | fibras: 1,6 g | carboidratos líquidos: 2,7 g | açúcares: 1,8 g | proteínas: 55 g

PROPORÇÕES:
gorduras: 54% carboidratos: 3% proteínas: 43%

Capítulo 7: SOPAS & SALADAS

SALADA CAESAR COM ALCAPARRAS CROCANTES

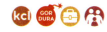

PREPARO: 10 minutos **COZIMENTO:** 4 minutos **RENDIMENTO:** 4 porções
SEM COCO • SEM OLEAGINOSAS **OPÇÕES:** SEM OVOS • MENOS FODMAPs • VEGANO

As "bombinhas" de gorduras podem assumir diversos formatos, e este prato é um exemplo perfeito. A cultura das dietas recomenda que saladas sejam servidas com menos molhos, ou com molhos prontos sem gordura – e, por isso, esta versão faz com que você se rebele a cada mordida. E não sei quanto a você; mas, quando eu era criança, antes de ouvir dizer que molhos eram "ruins e gordurosos", eles eram minha parte preferida de comer salada. Então aproveite esta receita de folhas verdes repleta de óleo MCT, estimulador de cetonas.

ALCAPARRAS CROCANTES:
2 colheres (sopa) de óleo refinado de abacate ou azeite de oliva refinado
2 colheres (sopa) de alcaparras escorridas e secas com papel-toalha

SALADA:
4 xícaras (140 g) de rúcula
¼ xícara (20 g) de manjericão picado
¼ xícara (20 g) de coentro picado
¼ xícara (10 g) de salsinha picada
¼ xícara (37 g) de sementes de cânhamo sem casca
½ xícara (120 ml) de Molho caesar clássico

1. Aqueça o óleo de abacate em uma frigideira pequena, em fogo médio, por 1 minuto. Junte as alcaparras e frite até ficar crocante, por cerca de 4 minutos, virando de vez em quando. Transfira para um prato.

2. Misture a rúcula, as ervas e as sementes de cânhamo em uma tigela grande.

3. Na hora de servir, acrescente o Molho caesar e misture, para cobrir as folhas.

4. Divida em quatro tigelas ou pratos e distribua 2 colheres (chá) de alcaparras sobre a salada. Sirva imediatamente.

> **MENOS FODMAPS:** *Siga as instruções para preparar Molho caesar clássico na versão com menos FODMAPs*

> **GUARDE:** *Mantenha os ingredientes – alcaparras crocantes, salada e molho – em recipientes de fecho hermético separados, na geladeira, por até 3 dias. Siga os Passos 3 e 4 para montar a salada na hora de servir.*
>
> **PREPARO ANTECIPADO:** *Prepare a salada com até 2 dias de antecedência, mantendo os ingredientes – alcaparras crocantes, salada e molho – separados. Siga os Passos 3 e 4 para montar a salada na hora de servir.*
>
> **SIRVA COM:** *Para uma refeição completa, sirva com sobrecoxa ou peito de frango grelhado e frio. Fica ótimo com Croutons de alecrim e alho.*
>
> **SEM OVOS/VEGANO:** *Tempere a salada com Molho caesar vegano.*

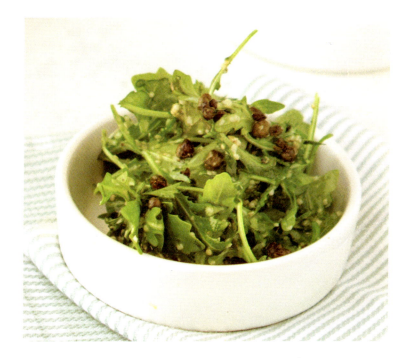

INFORMAÇÕES NUTRICIONAIS (POR PORÇÃO):
calorias: 317 | calorias de gorduras: 281 | gordura total: 31,2 g | gordura saturada: 16,3 g | colesterol: 3 mg
sódio: 263 mg | carboidratos: 3,3 g | fibras: 1,9 g | carboidratos líquidos: 1,4 g | açúcares: 0,9 g | proteínas: 5,8 g

PROPORÇÕES:
gorduras: 89% carboidratos: 4% proteínas: 7%

PARTE 2: RECEITAS

SALADA DE VIEIRA E ALFACE GRELHADA

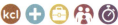

PREPARO: 10 minutos   **COZIMENTO:** 5 minutos   **RENDIMENTO:** 4 porções

SEM COCO • SEM OVOS • MENOS FODMAPs • SEM OLEAGINOSAS   **OPÇÃO:** SEM SOLANÁCEAS

O Kevin sempre foi bom em planejar jantares românticos em belos restaurantes com ótima comida e serviço excelente. Em nossa cidade, já fomos algumas vezes a um lugar que faz uma deliciosa salada de vieiras com alface-romana grelhada. Coberta com pedacinhos de bacon e uma redução de vinagre balsâmico, é de deixar emocionada esta garota adepta do *low carb*! Adoro o desafio de recriar em casa meus pratos preferidos dos restaurantes; esta é minha versão, mais simples porque quero passar o menor tempo possível na cozinha.

E dá para simplificar ainda mais substituindo o tempero caseiro para frutos do mar por cerca de 2¾ colheres (chá) de uma versão comprada.

VIEIRA:
5 colheres (sopa) de óleo refinado de abacate
455 g de vieiras
1 colher (chá) de sal de aipo
½ colher (chá) de mostarda em pó
½ colher (chá) de pimenta-vermelha em flocos
¼ colher (chá) de pimenta-do-reino moída
⅛ colher (chá) de pimenta-da-jamaica moída
⅛ colher (chá) de cravo-da-índia em pó
⅛ colher (chá) de gengibre em pó
⅛ colher (chá) de cardamomo moído
⅛ colher (chá) de canela em pó

ALFACE:
¼ xícara (60 ml) de óleo refinado de abacate
2 colheres (sopa) de vinagre balsâmico
1 colher (sopa) de orégano
½ colher (chá) de sal marinho cinza fino
½ colher (chá) de pimenta-do-reino moída
2 maços de alface-romana (cerca de 400 g) cortados ao meio na vertical

PARA SERVIR:
¼ xícara (20 g) de coentro bem picado

1. Preaqueça uma grelha em temperatura média (177 °C) ou aqueça uma frigideira do tipo grelha em fogo médio. (Também é possível preparar no grill do forno, se quiser.)

2. Prepare a vieira: em uma frigideira grande, aqueça 3 colheres (sopa) de óleo de abacate em fogo médio. Seque as vieiras, coloque em uma tigela e regue com 2 colheres (sopa) de óleo de abacate. Em uma vasilha pequena, misture o sal de aipo, mostarda, pimenta-vermelha, pimenta-do-reino, pimenta-da-jamaica, cravo-da-índia, gengibre, cardamomo e canela. Polvilhe a vieira com esse tempero e mexa com cuidado, para cobrir.

3. Frite a vieira por 3 minutos, sem mexer; vire e frite por mais 2 minutos. Retire imediatamente da frigideira e deixe sobre o fogão para manter aquecido.

4. Prepare a alface: misture ¼ xícara (60 ml) de óleo de abacate com vinagre, orégano, sal e pimenta-do-reino. Pincele um pouco do tempero sobre a parte cortada da alface. Grelhe as folhas (com o lado cortado voltado para baixo) por 1 a 2 minutos, até adquirir as marcas da grelha. (Se usar o grill do forno, coloque a grade na posição mais alta, ligue a temperatura no máximo e cozinhe a alface, em uma assadeira, por 2 a 3 minutos, até as bordas ficarem douradas.)

5. Para servir, transfira a alface para um prato grande. Cubra com a vieira, regue com o tempero restante e finalize com o coentro.

GUARDE: *Em recipiente hermético, na geladeira, por até 2 dias.*

SEM SOLANÁCEAS: *Elimine a pimenta-vermelha.*

COMO REFORÇO DE CARBOIDRATOS: *Reduza a quantidade de óleo de abacate para 2 colheres (sopa) – use 1 colher (chá) para saltear, 2 colheres (chá) para grelhar e 1 colher (sopa) para o tempero. Sirva com o carboidrato de sua preferência. Fica excelente com inhame salteado ou assado, abóbora-japonesa ou mandioca grelhada.*

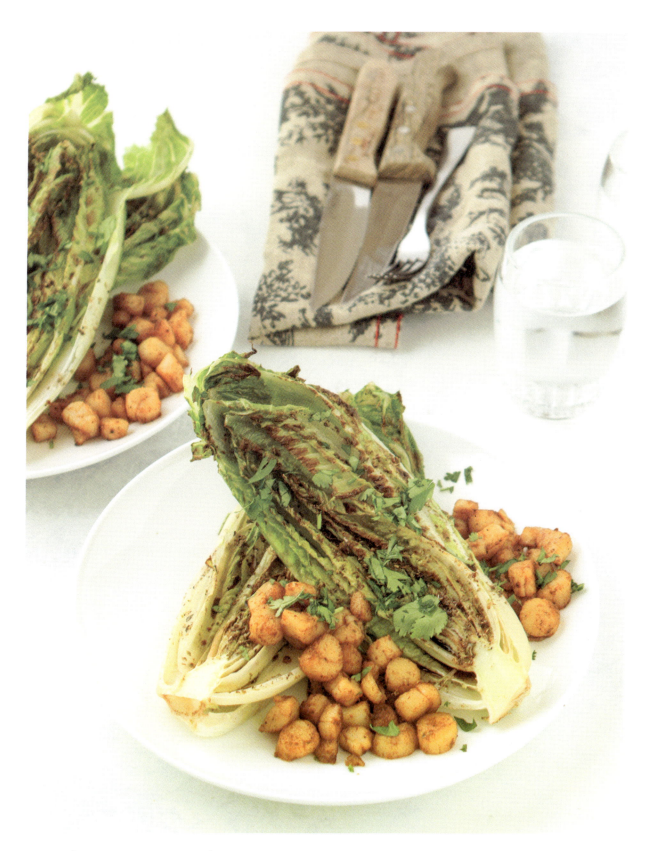

INFORMAÇÕES NUTRICIONAIS (POR PORÇÃO):
calorias: 403 | calorias de gorduras: 289 | gordura total: 32,1 g | gordura saturada: 4,1 g | colesterol: 38 mg
sódio: 430 mg | carboidratos: 7,7 g | fibras: 1 g | carboidratos líquidos: 6,7 g | açúcares: 0 g | proteínas: 20,7 g

PROPORÇÕES:
gorduras: carboidratos: proteínas:
72%   8%   20%

SALADA DE ESPINAFRE COM CARNE

PREPARO: 15 minutos, mais 24 horas para marinar   **COZIMENTO:** 12 minutos   **RENDIMENTO:** 6 porções

SEM COCO • SEM OVOS • SEM SOLANÁCEAS   **OPÇÕES:** MENOS FODMAPs • SEM OLEAGINOSAS

O fraldão bovino é conhecido como um corte particularmente saboroso de carne, mas também por ser difícil de mastigar quando não é preparado da maneira correta. Parece assustador, não? Pensar em lidar com o fraldão sempre me deixava nervosa, então eu nunca cozinhava com ele... até o dia em que fiz esta receita! E o mais legal é que precisei fazer apenas uma vez para ficar perfeito. Hoje, não tenho mais medo dessa carne e ela se tornou parte de nossos cardápios semanais. Fácil assim! O principal, aqui, é o tempo da marinada: não pule essa etapa.

Não há problema em usar oleaginosas cruas; por motivos de saúde, porém, é melhor marinar e assar antes de acrescentar à receita.

CARNE:
3 colheres (sopa) de óleo refinado de abacate
3 colheres (sopa) de suco de limão-siciliano
¼ colher (chá) de cravo-da-índia em pó
¼ colher (chá) de pimenta-do-reino moída
750 g de fraldão bovino

SALADA:
8 xícaras (560 g) de espinafre fresco
2 xícaras (170 g) de repolho-roxo em fatias
1 xícara (120 g) de abobrinha-italiana em cubos
½ xícara (70 g) de nozes-pecãs cruas grosseiramente picadas
2 colheres (sopa) de alcaparras
1 receita de Vinagrete de vinho tinto

1. No dia anterior, misture o óleo, o suco de limão, o cravo-da-índia e a pimenta-do-reino em um refratário grande. Junte a carne, vire algumas vezes para cobrir com o tempero, cubra e mantenha na geladeira por 24 horas.

2. Na hora do preparo, coloque a grade do forno na posição superior. Ligue o grill (se houver controle de temperatura, use o calor mais forte) e transfira a carne marinada para uma frigideira de ferro fundido ou assadeira forrada com papel-alumínio.

3. Asse por 4 a 6 minutos de cada lado: para uma carne ao ponto para malpassada, deixe por 8 minutos no total; mais para bem-passada, 12 minutos no total. Retire do forno e deixe descansar por 5 minutos.

4. Prepare a salada: em uma tigela, misture todos os ingredientes e tempere com o vinagrete. Divida igualmente em seis pratos.

5. Identifique as fibras musculares que correm na superfície da carne. Coloque a peça em uma tábua de corte com as fibras na horizontal e, com uma faca afiada, corte fatias na perpendicular. Dessa maneira, a carne fica mais macia e suculenta.

6. Cubra a salada com fatias da carne e sirva.

GUARDE: A salada (sem o vinagrete) e a carne em recipientes de fecho hermético separados, na geladeira, por até 3 dias. Depois de temperada, a salada deve ser consumida imediatamente – a não ser que você goste de folhas empapadas.

MENOS FODMAPs: Siga as instruções para fazer o Vinagrete de vinho tinto com menos FODMAPs.

SEM OLEAGINOSAS: Substitua as nozes-pecãs pelas sementes de sua escolha. Boas ideias são pinholes tostados ou sementes de girassol sem casca.

INFORMAÇÕES NUTRICIONAIS (POR PORÇÃO):

calorias: 568 | calorias de gorduras: 388 | gordura total: 43,1 g | gordura saturada: 8,7 g | colesterol: 69 mg
sódio: 307 mg | carboidratos: 6,5 g | fibras: 3,4 g | carboidratos líquidos: 31 g | açúcares: 2,1 g | proteínas: 38,5 g

PROPORÇÕES:
gorduras: 68% carboidratos: 5% proteínas: 27%

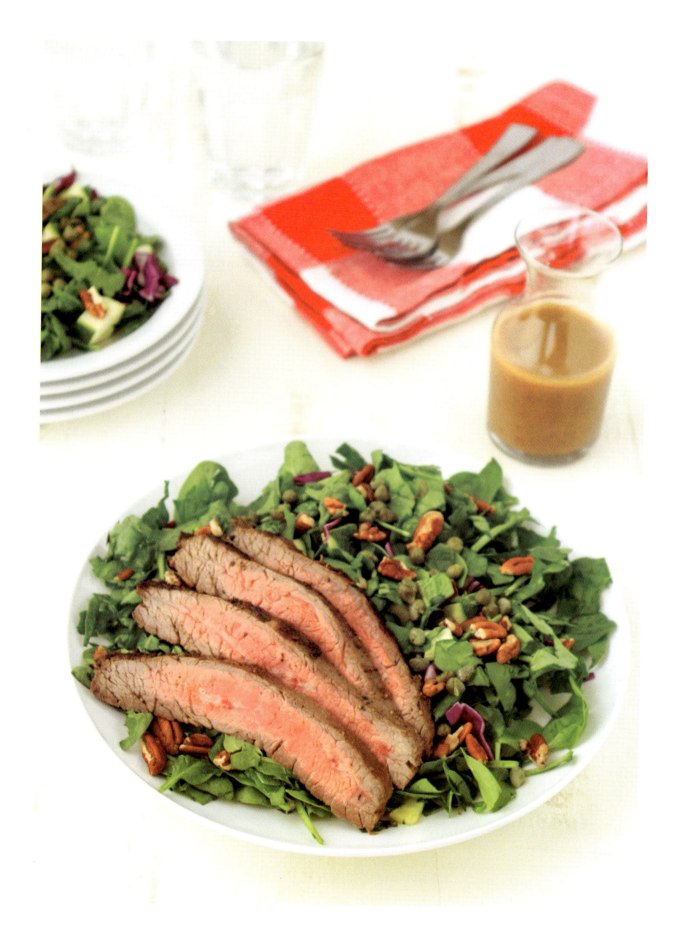

SALADA DE AVOCADO E FRUTAS VERMELHAS

PREPARO: 10 minutos   RENDIMENTO: 4 porções

SEM COCO • SEM OVOS • SEM OLEAGINOSAS • VEGANO

Esta salada de verão é perfeita para seu próximo churrasco, principalmente se for servida com uma porção de Tortilhas flexíveis recheadas com carne para taco. Se for preparar com algumas horas de antecedência, mantenha os caroços de avocado junto com a salada, pois evita que a polpa escureça.

MOLHO:
2 colheres (sopa) de azeite de oliva extra-virgem ou óleo refinado de abacate
1½ colher (chá) de suco de limão-taiti
1½ colher (chá) de pimenta-vermelha em pó
1 dente de alho pequeno picado
2 gotas de estévia líquida
Sal marinho cinza fino, a gosto

SALADA:
2 avocados grandes (340 g de polpa) sem casca e caroço, em cubos
12 morangos picados
½ xícara (30 g) de salsinha picada
1 colher (sopa) cheia de coentro picado
1 colher (sopa) de cebola bem picada

1. Em uma tigela grande, misture os ingredientes do molho. Junte os ingredientes da salada e mexa levemente, para cobrir.
2. Divida em quatro tigelas e sirva imediatamente.

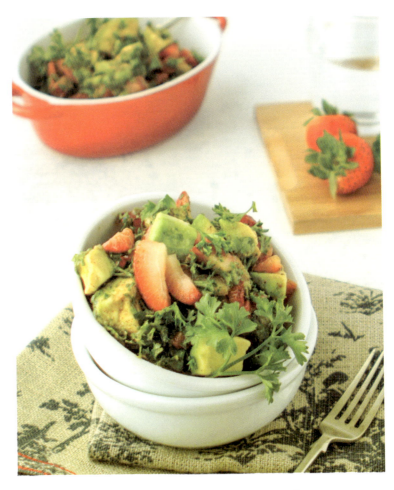

GUARDE: *Melhor consumir imediatamente. Se absolutamente necessário, porém, mantenha em recipiente hermético, na geladeira, por até 1 dia.*

INFORMAÇÕES NUTRICIONAIS (POR PORÇÃO):
calorias: 259 | calorias de gorduras: 194 | gordura total: 21,5 g | gordura saturada: 3,9 g | colesterol: 0 mg
sódio: 73 mg | carboidratos: 12,8 g | fibras: 9,9 g | carboidratos líquidos: 2,9 g | açúcares: 2 g | proteínas: 3,5 g

PROPORÇÕES:
gorduras: 75%   carboidratos: 20%   proteínas: 5%

154   Capítulo 7: SOPAS & SALADAS

SALADA DE ACELGA-CHINESA MARINADA

PREPARO: 20 minutos, mais uma noite   **RENDIMENTO:** 6 porções

SEM OVOS • SEM SOLANÁCEAS • VEGANO   **OPÇÕES:** SEM COCO • SEM OLEAGINOSAS

Preparei esta salada pela primeira vez em 2007 e, desde então, faço toda semana. Sem brincadeira. É um de meus pratos preferidos para almoços, viagens ou churrascos em família, e se mantém bem na geladeira.

Depois de passar a noite marinando, a salada solta um pouco de líquido no fundo da tigela. Ele é delicioso! Adoro servir a receita com Arroz de couve-flor, Purê cremoso de nabo ou Couves-de-bruxelas assadas com "queijo" de nozes, para que as hortaliças absorvam toda essa maravilha líquida.

Não há problema em usar oleaginosas cruas; por motivos de saúde, porém, é melhor marinar e assar antes de acrescentar à receita.

MOLHO:
1/3 xícara (80 ml) de azeite de oliva extra-virgem ou óleo refinado de abacate
3 colheres (sopa) de óleo MCT
3 colheres (sopa) de vinagre de maçã
2 colheres (sopa) de aminos de coco
4 dentes de alho pequenos picados
5 cm de gengibre bem picado
2 colheres (chá) de mostarda-amarela pronta
¼ colher (chá) de sal marinho cinza fino
¼ colher (chá) de pimenta-do-reino moída
2 gotas de estévia líquida

SALADA:
8 xícaras (900 g) de acelga-chinesa picada
1/3 xícara (40 g) de amêndoas cruas em lascas

1. Em uma vasilha grande, misture todos os ingredientes do molho.

2. Junte a acelga-chinesa e ¼ xícara (30 g) de amêndoas. Mexa para cobrir com o tempero. Tampe a tigela e mantenha na geladeira por pelo menos 12 horas, mas não mais do que 3 dias.

3. Na hora de servir, divida a salada em seis pratos e salpique com as amêndoas restantes.

SIRVA COM: *Para uma refeição completa, cubra com carne suína moída cozida. Fica ótimo com Arroz de couve-flor grego.*

SEM COCO: *Substitua o óleo MCT por azeite de oliva, óleo de canola não refinado ou óleo refinado de abacate. Troque os aminos de coco por molho de soja sem trigo (se tolerável).*

SEM OLEAGINOSAS: *Substitua as amêndoas por sementes de girassol ou sementes de cânhamo sem casca.*

GUARDE: *Em recipiente hermético, na geladeira, por até 3 dias.*

PREPARO ANTECIPADO: *Deixe o molho pronto com até 1 dia de antecedência.*

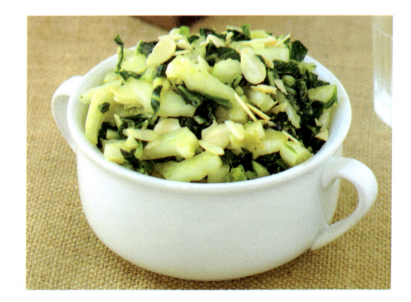

INFORMAÇÕES NUTRICIONAIS (POR PORÇÃO):
calorias: 234 | calorias de gorduras: 191 | gordura total: 21,3 g | gordura saturada: 8,9 g | colesterol: 0 mg
sódio: 201 mg | carboidratos: 6,9 g | fibras: 2,4 g | carboidratos líquidos: 4,5 g | açúcares: 2,1 g | proteínas: 3,7 g

PROPORÇÕES:
gorduras	carboidratos	proteínas
82%	12%	6%

PARTE 2: RECEITAS

SALADA DE QUIABO AO CURRY

PREPARO: 15 minutos **COZIMENTO: 15 minutos** **RENDIMENTO: 4 porções**

SEM OVOS • SEM OLEAGINOSAS • VEGANO   OPÇÕES: SEM COCO • SEM SOLANÁCEAS

Caso você nunca tenha provado quiabo, esta salada é uma excelente introdução a ele.

Se não tiver curry em pó ou não quiser preparar sua versão, a salada também fica ótima com garam masala.

QUIABO FRITO:
¼ xícara (55 g) mais 2 colheres (sopa) de óleo de coco
420 g de quiabo sem as pontas e cortado em quartos na vertical

SALADA:
¾ xícara (60 g) de coentro picado
1 tomate grande (cerca de 70 g) em cubos
½ cebola-roxa pequena em fatias (opcional)

MOLHO:
⅓ xícara (80 ml) de azeite de oliva extra-virgem, óleo de canola não refinado ou óleo refinado de abacate
2 colheres (sopa) de suco de limão-siciliano
2 colheres (chá) do curry em pó
¼ colher (chá) de sal marinho cinza fino
2 gotas de estévia líquida

1. Derreta ¼ xícara (55 g) de óleo de coco em uma frigideira grande em fogo médio-alto. Junte metade do quiabo e frite por 6 a 8 minutos, até dourar. Transfira para um prato, acrescente 2 colheres (sopa) de óleo de coco à frigideira e repita com o quiabo restante.

2. Coloque os ingredientes da salada em uma vasilha grande. Acrescente todo o quiabo frito.

3. Em outra tigela, misture os ingredientes do molho e use-o para regar a salada. Divida em quatro pratos e sirva.

GUARDE: Em recipiente hermético, na geladeira, por até 3 dias.

PREPARO ANTECIPADO: Doure o quiabo e mantenha em recipiente hermético, na geladeira, por até 1 dia antes de fazer a salada. O molho pode ser misturado com até 2 dias de antecedência e mantido em recipiente hermético, na geladeira, até a hora de usar.

SEM COCO: Substitua o óleo de coco por banha.

SEM SOLANÁCEAS: Substitua o tomate por 1 abobrinha-italiana média em cubos. Elimine a pimenta-vermelha da receita de curry para o molho.

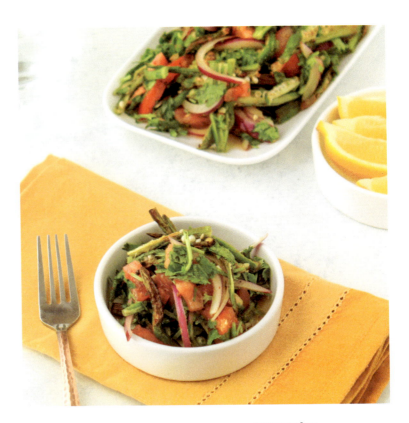

INFORMAÇÕES NUTRICIONAIS (POR PORÇÃO):
calorias: 390 | calorias de gorduras: 341 | gordura total: 37,9 g | gordura saturada: 20,2 g | colesterol: 0 mg
sódio: 152 mg | carboidratos: 9,2 g | fibras: 4,6 g | carboidratos líquidos: 4,6 g | açúcares: 2,3 g | proteínas: 3 g

PROPORÇÕES:
gorduras: 88% carboidratos: 9% proteínas: 3%

Capítulo 7: SOPAS & SALADAS

SALADA DE PEPINO E SALMÃO DEFUMADO

PREPARO: 10 minutos **RENDIMENTO:** 4 porções

SEM OVOS • SEM SOLANÁCEAS • SEM OLEAGINOSAS   OPÇÕES: SEM COCO • MENOS FODMAPs • VEGANO

Gosto de saladas que possam ser transformadas em refeições completas em menos de 10 minutos. Esta é uma delas, que preparo com frequência. Quando você fizer e se apaixonar pela receita, sirva com uma porção de Macarrão de abobrinha, em lugar das tirinhas de pepino, para uma versão divertida do prato.

Se gostar de cebola, pode acrescentar 2 colheres (sopa) de cebola-roxa picada. Aqui em casa, não fazemos tanta questão, então sempre me esqueço disso. Mas sei que a receita fica ótima com elas – ou com a mesma quantidade de cebolinha-francesa ou cebolinha picada.

MOLHO:
⅓ xícara (80 ml) de leite de coco integral
Raspas e suco de ½ limão-siciliano
¼ colher (chá) de sal marinho cinza fino
¼ colher (chá) de pimenta-do-reino moída, mais um pouco para finalizar

SALADA:
2 pepinos cortados ao meio na horizontal
225 g de salmão defumado em pedaços
2 colheres (sopa) cheias de endro picado, mais um pouco para decorar

1. Misture os ingredientes do molho em uma tigela grande.
2. Segure um pepino sobre a tigela com o molho e, com a outra mão, comece a cortar com um descascador de legumes.
3. Trabalhe até utilizar quase todo o pepino e restar apenas o miolo.
4. Repita com os outros pedaços de pepino.
5. Junte os ingredientes restantes e mexa com delicadeza, para cobrir com o tempero.
6. Divida em quatro pratos e finalize com endro e pimenta-do-reino.

GUARDE: *Em recipiente hermético, na geladeira, por até 1 dia; antes de servir, descarte o líquido que se acumular no fundo da vasilha.*

PREPARO ANTECIPADO: *O molho pode ser feito com até 2 dias de antecedência.*

SIRVA COM: *Para uma refeição completa, dobre a quantidade de salmão defumado e adicione 2 colheres (sopa) de óleo MCT sobre cada porção da salada.*

SEM COCO: *Substitua o leite de coco por maionese.*

MENOS FODMAPS: *Caso você seja muito sensível ao leite de coco, substitua por maionese.*

VEGANO: *Troque o salmão por ½ xícara de sementes de cânhamo sem casca.*

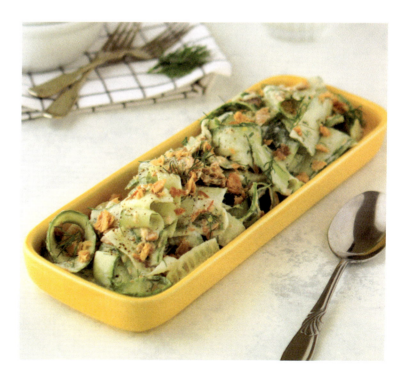

INFORMAÇÕES NUTRICIONAIS (POR PORÇÃO):
calorias: 138 | calorias de gorduras: 59 | gordura total: 6,5 g | gordura saturada: 4,2 g | colesterol: 13 mg
sódio: 1229 mg | carboidratos: 6,7 g | fibras: 2,6 g | carboidratos líquidos: 4,1 g | açúcares: 2,7 g | proteínas: 13,1 g

PROPORÇÕES:
gorduras: carboidratos: proteínas:
43%   19%   38%

PARTE 2: RECEITAS 157

CAPÍTULO 9
CARNE BOVINA E CORDEIRO

BOLINHO DE CARNE COM BACON

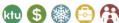

PREPARO: 10 minutos   **COZIMENTO:** 30 minutos   **RENDIMENTO:** 8 unidades (8 porções)
SEM COCO • SEM OVOS • SEM OLEAGINOSAS   **OPÇÃO:** MENOS FODMAPs

Você poderia fazer bolo de carne à maneira clássica – que precisaria esfriar antes de ser fatiado – ou divertir-se com esses bolinhos. É só assar e servir! Também são ótimos como sobras, servidas quentes ou frias.

455 g de carne moída com 20 a 30% de gordura
⅓ xícara (22 g) de levedura nutricional
¼ xícara (60 ml) de Ketchup Excelente
1 colher (sopa) de mostarda-amarela pronta
¾ colher (chá) de sal marinho cinza fino
¼ colher (chá) de pimenta-do-reino moída
8 fatias longas de bacon (cerca de 240 g)

GUARDE: *Em recipiente hermético, na geladeira, por até 4 dias, ou no freezer por até 1 mês.*

REAQUEÇA: *No micro-ondas. Ou em refratário tampado, no forno preaquecido a 150 °C, por 5 minutos.*

DESCONGELE: *Na geladeira. Sirva frio ou siga as instruções acima para reaquecer.*

SIRVA COM: *Para uma refeição completa, sirva com salada verde e seu molho preferido ou com legumes assados temperados com um fio de seu óleo favorito. Fica ótimo com Purê cremoso de nabo ou condimentos como maionese, Ketchup excelente ou mostarda.*

1. Preaqueça o forno a 177 °C.

2. Em uma tigela média, junte a carne, a levedura, o ketchup, a mostarda, o sal e a pimenta-do-reino. Misture com as mãos, até incorporar tudo.

3. Divida a massa em oito porções iguais e enrole com as mãos para formar bolinhos com cerca de 7,5 cm por 4 cm. Embrulhe cada cilindro com uma fatia de bacon e ponha em uma frigideira grande de ferro fundido (com a "emenda" para baixo), deixando pelo menos 1,25 cm de espaço entre eles.

4. Leve ao forno e asse por 30 minutos, ou até que um termômetro marque 74 °C para a carne.

5. Ligue o grill do forno na temperatura alta e deixe a frigideira na grade do meio. Grelhe por até 2 minutos, até que o bacon comece a ficar crocante.

6. Retire do forno e sirva.

MENOS FODMAPS: *Use mostarda pronta sem alho e cebola ou substitua por 2 colheres (chá) de mostarda em pó misturadas com 1 colher (chá) de água. Se sua sensibilidade a FODMAPs for muito grande, pode ser que haja reação ao tomate seco na receita de Ketchup excelente, caso coma mais do que um bolinho.*

INFORMAÇÕES NUTRICIONAIS (POR UNIDADE):
calorias: 375 | calorias de gorduras: 239 | gordura total: 26,6 g | gordura saturada: 8,6 g | colesterol: 83 mg
sódio: 986 mg | carboidratos: 4,8 g | fibras: 2 g | carboidratos líquidos: 2,8 g | açúcares: 0,7 g | proteínas: 29,2 g

PROPORÇÕES:
gorduras: carboidratos: proteínas:
64%   **5%**   **31%**

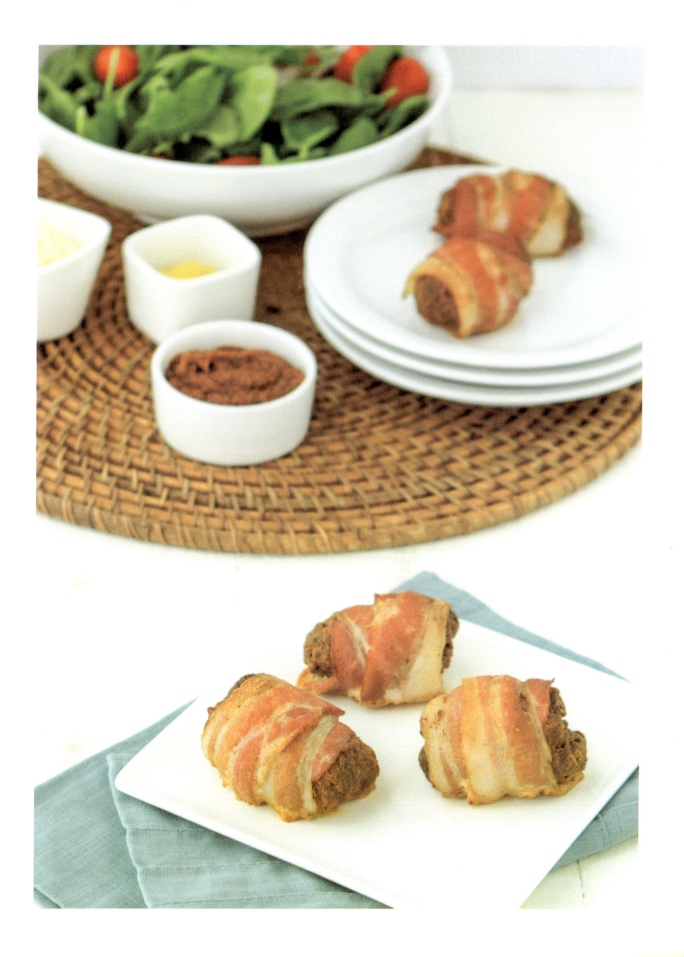

ESTROGONOFE DE CARNE

PREPARO: 15 minutos **COZIMENTO:** 1 hora **RENDIMENTO:** 8 porções

SEM OVOS • SEM SOLANÁCEAS • SEM OLEAGINOSAS OPÇÕES: SEM COCO • MENOS FODMAPs

Sinto o maior prazer, orgulho e espanto ao saber que este estrogonofe, sem usar nenhum tipo de amido, tem um dos molhos mais intensos e deliciosos que já provei. O segredo é a gelatina! Acho mais fácil cortar o acém enquanto ainda está levemente congelado.

- ⅔ xícara (160 ml) de caldo de carne
- ¼ xícara (40 g) de gelatina sem sabor
- 910 g de acém bovino
- 1¼ colher (chá) de sal marinho cinza fino
- ½ colher (chá) de pimenta-do-reino moída
- ½ xícara (105 g) de óleo de coco "amanteigado", derretido
- 6 cebolinhas (apenas a parte verde) bem picadas
- 2 colheres (chá) de mostarda-amarela pronta
- ⅓ xícara (80 ml) de leite de coco integral
- ¼ xícara (60 ml) de vinho branco, como Pinot Grigio, Sauvignon Blanc ou Chardonnay fermentado em barris de inox
- 8 champignons (cerca de 115 g) em fatias
- 2 porções de Macarrão de abobrinha e de nabo-japonês, para servir
- Cebolinha (apenas a parte verde), para finalizar (opcional)

1. Coloque o caldo de carne em uma tigela, polvilhe a gelatina e reserve.

2. Derreta o óleo de coco em uma frigideira grande ou panela funda em fogo médio-alto. Corte a carne em tirinhas de 1,25 cm por 5 cm. Tempere com sal e pimenta-do-reino e junte à frigideira, sem encher muito (se necessário, cozinhe em mais de uma leva).

3. Frite em fogo médio-alto por 3 minutos, virando na metade do tempo, até dourar.

4. Acrescente a cebolinha e frite por mais 3 minutos.

5. Misture o caldo com um garfo e, quando estiver homogêneo, adicione à frigideira junto com a mostarda. Tampe e espere ferver. Reduza o fogo para médio-baixo e cozinhe por 45 minutos, até a carne ficar macia. Acrescente o leite de coco, o vinho e o cogumelo. Cozinhe em fogo baixo, sem tampar, por mais 15 minutos, ou até o molho engrossar.

6. Retire do fogo, tampe e reserve por 15 minutos antes de servir. Divida o macarrão em oito pratos e coloque uma concha de estrogonofe por cima. Se quiser, decore com cebolinha em fatias.

GUARDE: Em recipiente hermético, na geladeira, por até 4 dias. Ou congele apenas a carne por até 1 mês.

REAQUEÇA: Tampado, no micro-ondas, ou em uma frigideira, em fogo médio, até atingir a temperatura desejada. Não há problema em fazer isso caso o macarrão seja guardado com a carne.

DESCONGELE: Na geladeira. Em seguida, siga as instruções acima para reaquecer.

PANELA DE PRESSÃO: No Passo 2, transfira os alimentos para a panela de pressão. No Passo 3, use a função "saltear" por 5 minutos, ou até que a carne doure levemente. No Passo 5, tampe e cozinhe em pressão alta por 20 minutos. Espere a pressão sair e destampe. Junte o leite de coco, o vinho e o cogumelo; cozinhe na função "saltear" por 10 a 15 minutos, até o molho engrossar.

SEM COCO: Substitua o óleo de coco por banha ou ghee (se tolerável) e troque o leite de coco por seu leite vegetal preferido.

MENOS FODMAPS: Use caldo e mostarda que não contenham alho ou cebola. Se desejar, substitua a mostarda pronta por 1 colher (chá) do ingrediente em pó misturado com 1 colher (chá) de água. Elimine o vinho e o cogumelo.

INFORMAÇÕES NUTRICIONAIS (POR PORÇÃO):
calorias: 598 | calorias de gorduras: 427 | gordura total: 47,5 g | gordura saturada: 26,2 g | colesterol: 117 mg
sódio: 475 mg | carboidratos: 5,7 g | fibras: 1,5 g | carboidratos líquidos: 4,2 g | açúcares: 2,3 g | proteínas: 36,8 g

PROPORÇÕES:
gorduras: 72% carboidratos: 4% proteínas: 24%

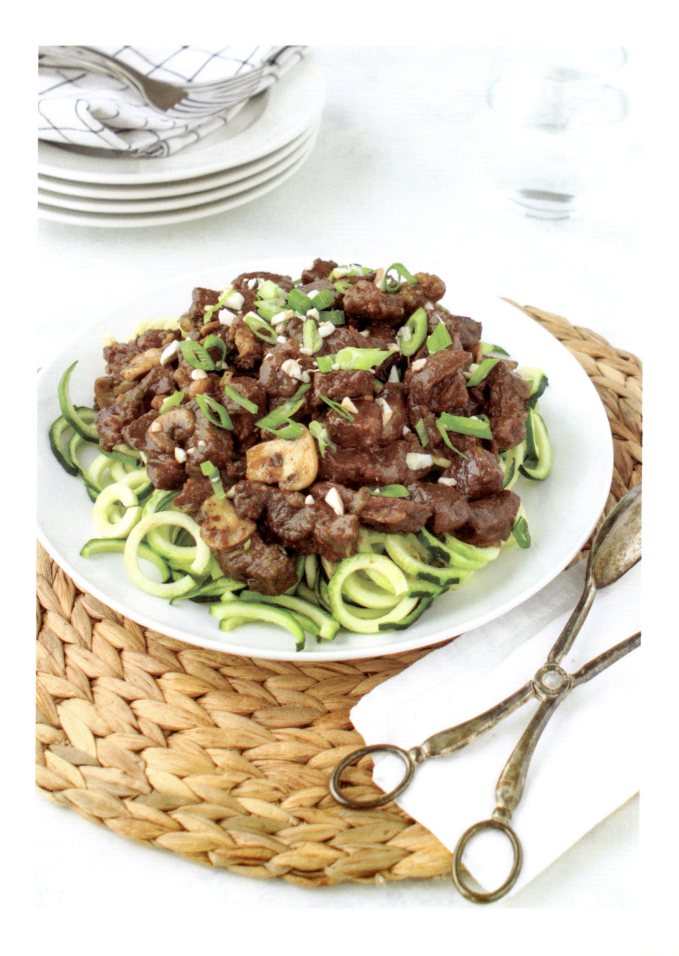

SLOPPY JOLENE INDIANO

PREPARO: 15 minutos **COZIMENTO:** 40 minutos **RENDIMENTO:** 8 porções
SEM OVOS **OPÇÕES:** SEM COCO • MENOS FODMAPs • SEM OLEAGINOSAS

Se você gosta de pratos com inspiração étnica, não precisa procurar mais. As folhas de endívia substituem o pão e facilitam na hora de servir, evitando que a carne escorra pelo seu queixo.

Você pode usar as oleaginosas cruas, mas, por motivos de saúde, é melhor deixá-las de molho e tostar antes de acrescentar à receita.

¼ xícara (60 ml) mais 1½ colher (chá) de óleo refinado de abacate ou gordura bovina derretida
¼ xícara (40 g) de cebola-roxa bem picada
1 pedaço (5 x 2,5 cm) de gengibre ralado
2 dentes de alho pequenos picados
1 colher (chá) de sementes de cominho
455 g de carne moída com 20 a 30% de gordura
1⅔ xícara (390 ml) de molho de tomate sem açúcar
¾ xícara (180 ml) de água
1 a 2 pimentas-vermelhas secas picadas
2 colheres (chá) do curry em pó
1 colher (chá) de sal marinho cinza fino
½ colher (chá) de páprica
⅓ xícara (57 g) de macadâmia crua cortada ao meio
½ xícara (120 ml) de leite de coco integral
1 colher (sopa) de vinagre de maçã
¼ xícara (15 g) de folhas de coentro fresco picado, mais um pouco para finalizar (opcional)
4 endívias (folhas separadas), para servir

1. Em uma panela grande, em fogo médio, aqueça ¼ xícara (60 ml) de óleo e refogue a cebola, o gengibre, o alho e as sementes de cominho por 2 a 3 minutos, até soltar o aroma.

2. Junte a carne moída e frite por uns 8 minutos, até perder a cor rosada, mexendo com frequência para soltar os pedacinhos.

3. Acrescente o molho de tomate, a água, a pimenta, o curry, o sal e a páprica. Mexa e tampe parcialmente, para permitir que o vapor escape. Espere ferver, diminua a temperatura para médio-baixo e cozinhe por 25 minutos.

4. Coloque a macadâmia e 1½ colher (chá) de óleo em uma frigideira. Toste em fogo médio-baixo por 2 a 3 minutos, mexendo com frequência, até dourar levemente.

5. Depois de cozinhar a carne por 25 minutos, junte o leite de coco e o vinagre. Destampe e mantenha no fogo por mais 5 minutos, até engrossar.

6. Divida a endívia em oito pratos.

7. Acrescente a macadâmia e o coentro à carne; mexa para incorporar.

8. Com uma colher, transfira a carne para as folhas de endívia. Se quiser, decore com coentro.

GUARDE: Mantenha os sloppy jolenes montados em recipiente hermético, na geladeira, por até 4 dias. Ou congele apenas a carne por até 1 mês.

REAQUEÇA: Leve a carne ao micro-ondas até obter a temperatura desejada. Ou em refratário tampado, no forno preaquecido a 150 °C, por 10 a 15 minutos. Outra opção: em panela tampada, em fogo médio-baixo.

DESCONGELE: Deixe descongelar completamente na geladeira. Depois de descongelado, reaqueça ou consuma frio como salada!

SIRVA COM: Para uma refeição completa, sirva com pepino em fatias.

SEM COCO: Substitua o leite de coco por ⅓ xícara (80 ml) de seu leite vegetal preferido.

MENOS FODMAPS: Substitua a cebola-roxa por ½ xícara (40 g) de cebolinha picada (apenas a parte verde). Elimine o alho e troque 2 colheres (sopa) do óleo de abacate ou gordura bovina usado no Passo 1 por Óleo de alho feito com óleo refinado de abacate.

SEM OLEAGINOSAS: Elimine a macadâmia ou substitua por sementes de girassol sem casca.

Capítulo 9: CARNE BOVINA E CORDEIRO

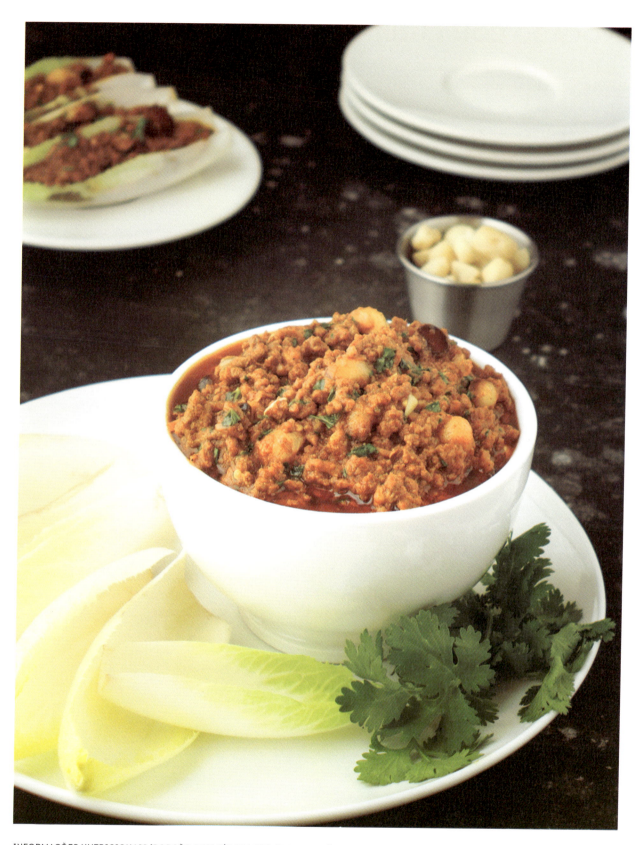

INFORMAÇÕES NUTRICIONAIS [PORÇÃO DE ⅓ XÍCARA (180 G) COM ENDÍVIA]:
calorias: 338 | calorias de gorduras: 240 | gordura total: 26,7 g | gordura saturada: 8,6 g | colesterol: 50 mg
sódio: 693 mg | carboidratos: 8,1 g | fibras: 2,8 g | carboidratos líquidos: 5,3 g | açúcares: 2,8 g | proteínas: 16,4 g

PROPORÇÕES:
gorduras: carboidratos: proteínas:
71%   **10%**   **19%**

PARTE 2: RECEITAS 163

AVOCADO COM CHILI

PREPARO: 10 minutos **COZIMENTO: 30 minutos** **RENDIMENTO: 8 porções**

SEM COCO • SEM OVOS • SEM OLEAGINOSAS

Quando faço chili, sempre corto um avocado em cubinhos para juntar à panela. Um dia, pensei como seria se servisse a carne *dentro* da fruta. Bem, este é o resultado! E ficou maravilhoso.

Meu jeito preferido de servir é com o chili escorrendo pelas laterais do avocado. Mas, embora seja mais divertido para comer, fica feio e não parece apetitoso, portanto, a foto mostra um pouco menos de recheio. Se não estiver servindo algum convidado mais chique, encha os avocados com o máximo de chili que puder. Um pouco de bagunça faz bem!

2 colheres (sopa) de gordura bovina ou de bacon
455 g de carne moída com 20 a 30% de gordura
1 lata de tomate pelado (408 g) com o líquido
1½ colher (sopa) de pimenta-vermelha em pó
2 dentes de alho pequenos picados
2 colheres (chá) de páprica
¾ colher (chá) de sal marinho cinza fino
¼ colher (chá) de canela em pó
2 colheres (sopa) de salsinha bem picada
4 avocados grandes cortados ao meio, sem caroço (mantenha a casca), para servir

1. Em uma panela grande, derreta a gordura em fogo médio. Junte a carne moída e cozinhe por 7 a 8 minutos, até perder a cor rosada, mexendo com frequência para soltar os pedacinhos.

2. Acrescente o tomate, a pimenta, o alho, a páprica, o sal e a canela. Tampe, aumente o fogo e espere ferver; diminua o fogo para médio-baixo e cozinhe por 20 a 25 minutos, com a panela parcialmente tampada para deixar o vapor sair.

3. Quando engrossar, tire do fogo e adicione a salsa.

4. Coloque uma metade de avocado em um prato pequeno – ou todas elas em um prato grande de servir. Recheie com cerca de ⅓ xícara (180 g) de chili, deixando escorrer pelos lados. Repita com todos os ingredientes.

GUARDE: Apenas a carne em recipiente hermético, na geladeira, por até 4 dias, ou no freezer por até 1 mês. Sirva as sobras com avocados frescos.

REAQUEÇA: Leve a carne ao micro-ondas até obter a temperatura desejada. Ou em refratário tampado, no forno preaquecido a 150 °C, por 10 a 15 minutos, até aquecer por dentro. Outra opção: em panela tampada, em fogo médio-baixo.

DESCONGELE: Na geladeira. Siga as instruções acima para reaquecer.

PANELA DE PRESSÃO: Coloque todos os ingredientes, exceto a salsa e o avocado. Tampe e cozinhe em fogo alto por 15 minutos. Espere a pressão sair, destampe e prossiga a partir do Passo 3.

SIRVA COM: Pepino em fatias é um bom acompanhamento para este prato.

INFORMAÇÕES NUTRICIONAIS (PORÇÃO DE ½ AVOCADO COM CHILI):
calorias: 385 | calorias de gorduras: 275 | gordura total: 30,5 g | gordura saturada: 9,1 g | colesterol: 54 mg
sódio: 251 mg | carboidratos: 10,3 g | fibras: 7 g | carboidratos líquidos: 3,3 g | açúcares: 1,7 g | proteínas: 17,2 g

PROPORÇÕES:
gorduras: 72% carboidratos: 10% proteínas: 18%

Capítulo 9: CARNE BOVINA E CORDEIRO

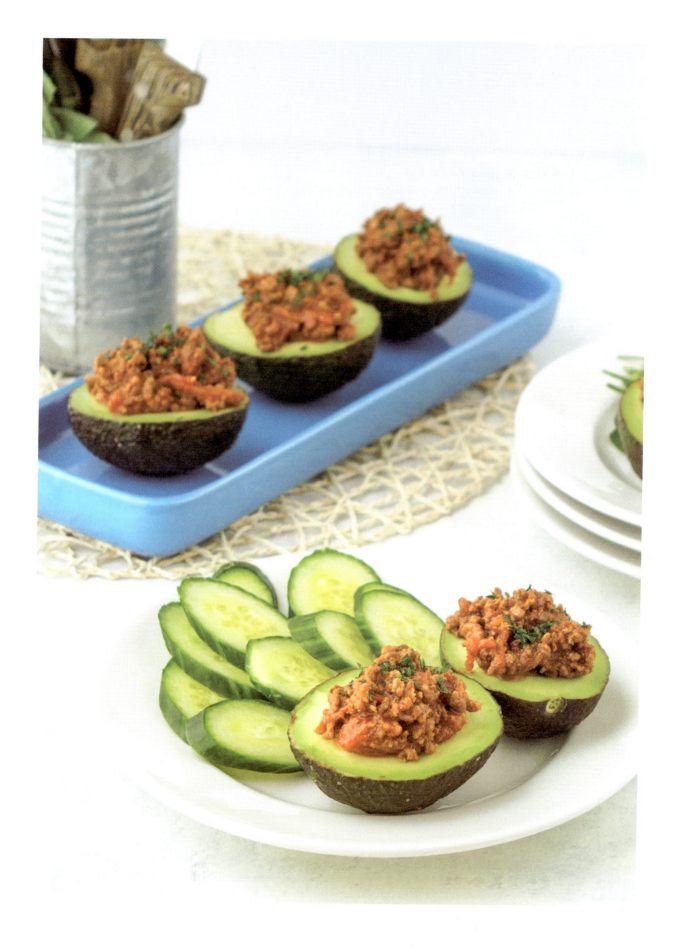

FILÉ COM MANTEIGA DE ERVAS

PREPARO: 10 minutos, mais 30 minutos para marinar **COZIMENTO:** 4 a 8 minutos **RENDIMENTO:** 4 porções

SEM COCO • SEM OVOS • SEM SOLANÁCEAS • SEM OLEAGINOSAS   OPÇÃO: MENOS FODMAPs

Sou de Alberta, no Canadá, por isso cresci achando que fazer churrasco em pleno inverno é perfeitamente natural. Só que pessoas normais não gostam de se arrastar até o quintal enquanto ainda está nevando apenas para grelhar um bife. Estranho. Se você é uma delas, mas também adora um bom filé, mesmo quando o clima não ajuda, esta receita simples vai resolver a situação. Tudo é feito na cozinha, então ninguém precisa encarar o frio para saborear uma boa carne.

Aqui, eu escolhi alcatra, mas também já usei t-bone, bisteca fiorentina e bife ancho. Vale tudo, na verdade.

Você pode preparar a manteiga de ervas para qualquer ocasião. Fica fabulosa com o Pão crocante para sanduíche e com os Biscoitos amanteigados clássicos, ou para acompanhar suas hortaliças preferidas cozidas no vapor.

370 g de alcatra sem osso com cerca de 2,5 cm de espessura
¾ colher (chá) de pimenta-do-reino moída
¼ colher (chá) de alho em pó
¼ colher (chá) de sal marinho fino cinza

MANTEIGA DE ERVAS:
¼ xícara (52 g) de gordura bovina
1 ramo de tomilho fresco
1 ramo de alecrim fresco
1 maço de salsinha fresca
1 ramo de sálvia fresca

GUARDE: Em recipiente hermético, na geladeira, por até 3 dias, ou no freezer por até 1 mês.

REAQUEÇA: Em um prato, no micro-ondas. Ou em refratário tampado, no forno preaquecido a 150 °C, por 10 minutos.

DESCONGELE: Na geladeira. Sirva frio ou siga as instruções acima para reaquecer.

PREPARO ANTECIPADO: Guarde uma porção da manteiga de ervas na geladeira, em recipiente hermético, para usar quando quiser. Ela se mantém por várias semanas refrigerada ou diversos meses no freezer.

SIRVA COM: Para uma refeição completa, sirva com abobrinha-italiana salteada com ervas frescas. Fica ótimo com Salada de batata... sem batata!

1. Retire a carne da geladeira e coloque em um prato. Polvilhe a pimenta-do-reino, o alho e o sal dos dois lados do bife. Umedeça as mãos e esfregue os temperos sobre a carne, dos dois lados, até obter uma pasta. Se precisar de mais água, molhe as mãos novamente. Reserve por 30 minutos.

2. Prepare a manteiga de ervas: em uma panela pequena, derreta a gordura em fogo médio. Junte os ingredientes restantes, diminua o fogo e cozinhe por 10 minutos. Coe as ervas e recoloque a gordura na panela; mantenha aquecida.

3. Dez minutos antes de preparar a carne, coloque a grade do forno na posição superior, ligue o grill na temperatura máxima e aqueça lá dentro uma frigideira grande de ferro fundido. (Se seu forno não tiver gradação de temperatura para o grill, basta ligar a função.)

4. Aqueça a frigideira por 10 minutos. Com uma luva de cozinha, retire do forno (mantenha o grill ligado) e coloque sobre a chama do fogão, em temperatura alta.

5. Grelhe a carne na frigideira por 30 segundos, sem mexer; vire e grelhe por mais 30 segundos. (Lembre-se de usar a luva ao segurar o cabo da frigideira.)

6. Depois de selar a carne, transfira a frigideira para o forno. Grelhe por 2 a 4 minutos e vire o bife; volte e grelhe por mais 2 a 4 minutos, dependendo do ponto desejado. (Ao ponto para malpassado: total de 4 minutos; ao ponto: 5 minutos; ao ponto para bem passado: 6 minutos; bem passado: 8 minutos.)

7. Retire a frigideira do forno e reserve o filé por 5 minutos.

8. Transfira para uma tábua de cozinha, fatie, divida em quatro pratos e adicione a manteiga de ervas.

| **MENOS FODMAPS:** *Elimine o alho em pó.*

| **COMO REFORÇO DE CARBOIDRATOS:** *Elimine a manteiga de ervas e sirva com o carboidrato de sua preferência. Fica divino com batata cozida, mandioca assada ou abóbora grelhada.*

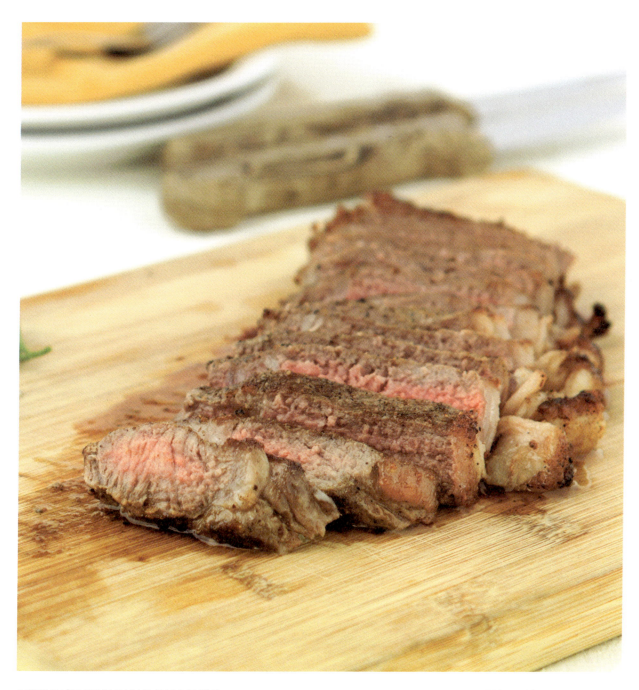

INFORMAÇÕES NUTRICIONAIS (POR PORÇÃO):
calorias: 304 | calorias de gorduras: 219 | gordura total: 24,4 g | gordura saturada: 11 g | colesterol: 75 mg
sódio: 163 mg | carboidratos: 0,5 g | fibras: 0 g | carboidratos líquidos: 0,5 g | açúcares: 0 g | proteínas: 20,5 g

PROPORÇÕES:
gorduras: carboidratos: proteínas:
72% **1%** **27%**

PARTE 2: RECEITAS 167

HAMBÚRGUER SURPREENDENTE

PREPARO: 15 minutos   **COZIMENTO:** 15 minutos   **RENDIMENTO:** 6 porções

SEM COCO • SEM OLEAGINOSAS   OPÇÕES: SEM OVOS • MENOS FODMAPs • SEM SOLANÁCEAS

Misturar raiz-forte à massa do hambúrguer pode parecer um pouco esquisito, mas garanto que não é. Tanto faz se você vai aproveitar esta receita ou usar alguma outra: experimente! A raiz-forte confere um toque interessante sem que você precise usar alho ou cebola e mantém a carne úmida, mesmo que seja acidentalmente assada um pouco além da conta.

Quando comprar raiz-forte, escolha uma que não tenha muito açúcar! Para uma ousadia ainda maior, use uma feita com beterraba em pó. Vai fazer a receita brilhar!

Se você gosta de usar a churrasqueira tanto quanto eu, grelhe o hambúrguer no ponto que quiser. Caso contrário, siga as instruções para o preparo no forno.

HAMBÚRGUERES:
455 g de carne moída com 20 a 30% de gordura
1 colher (sopa) cheia de raiz-forte em conserva
1½ colher (chá) de mostarda em pó
¼ colher (chá) de sal marinho cinza fino
¼ colher (chá) de pimenta-do-reino moída

"PÃES":
1 berinjela média cortada em rodelas com 1 cm de espessura (cerca de 300 g)
3 colheres (sopa) de óleo refinado de abacate ou gordura bovina derretida

COMPLEMENTOS:
1 avocado grande sem casca e sem semente, amassado (cerca de 170 g de polpa)
6 colheres (sopa) (90 ml) de maionese caseira ou comprada
6 folhas de alface pequenas

1. Hambúrgueres: preaqueça o forno a 190 °C e forre uma assadeira com papel antiaderente ou tapete de silicone.

2. Misture com as mãos os ingredientes do hambúrguer em uma tigela média, até incorporar tudo.

3. Divida a massa em seis porções iguais e modele em discos com 1,25 cm de espessura.

4. Transfira para a assadeira, deixando um espaço de pelo menos 2,5 cm entre os discos. Asse por 10 a 15 minutos, até o ponto desejado. Para malpassado, 10 minutos; ao ponto, 12 minutos; ao ponto para bem-passado, 14 minutos; bem-passado, 15 minutos.

5. Prepare os "pães": aqueça uma frigideira grande em fogo médio-alto. Coloque as fatias de berinjela em uma tigela e regue com o óleo; vire para untar dos dois lados.

6. Frite por 1 minuto de cada lado, ou até dourar levemente, e transfira para uma grade.

7. Monte os sanduíches: coloque uma fatia de berinjela em um prato, cubra com uma colherada (28 g) de avocado amassado, um hambúrguer, 1 colher (sopa) de maionese, uma folha de alface e outra fatia de berinjela.

GUARDE: *Montados: em recipiente hermético, na geladeira, por até 3 dias. Ou congele apenas a carne, crua ou cozida, por até 1 mês.*

PREPARO ANTECIPADO: *Se decidir preparar os hambúrgueres com antecedência (é ótimo para levar em acampamentos), congele antes de cozinhar, ou apenas os discos crus, entre pequenos quadrados de papel antiaderente.*

VARIAÇÃO: HAMBÚRGUER GRELHADO. *Preaqueça a grelha em temperatura média-alta, ou 190 °C. Complete os Passos 2 e 3 e coloque os hambúrgueres sobre a grelha. Cubra e cozinhe por 3 minutos; vire e deixe mais 3 a 5 minutos. (Ao ponto: total de 6 minutos; ao ponto para bem-passado, 7 minutos; bem-passado, 8 minutos.) Prossiga com os Passos 5 a 7.*

REAQUEÇA: Coloque os hambúrgueres no micro-ondas ou em uma frigideira, sempre cobertos. Então monte os sanduíches como descrito no Passo 7.

DESCONGELE: Se crus, espere os hambúrgueres descongelarem completamente na geladeira. Se cozidos, descongele na geladeira ou reaqueça ainda congelados. Use as instruções acima para cozinhar ou reaquecer.

SIRVA COM: Fica ótimo com Salada de avocado e frutas vermelhas, Chips picantes de repolho ou Avocado frito com molho.

SEM OVOS: Use a maionese sem ovos.

MENOS FODMAPS: Limite o avocado a cerca de 21 g por porção – ou elimine-o completamente e sirva com fatias de seu picles preferido sem alho.

SEM SOLANÁCEAS: Use folhas de alface-lisa ou romana em lugar da berinjela. Os hambúrgueres também ficam ótimos servidos em wraps de coco.

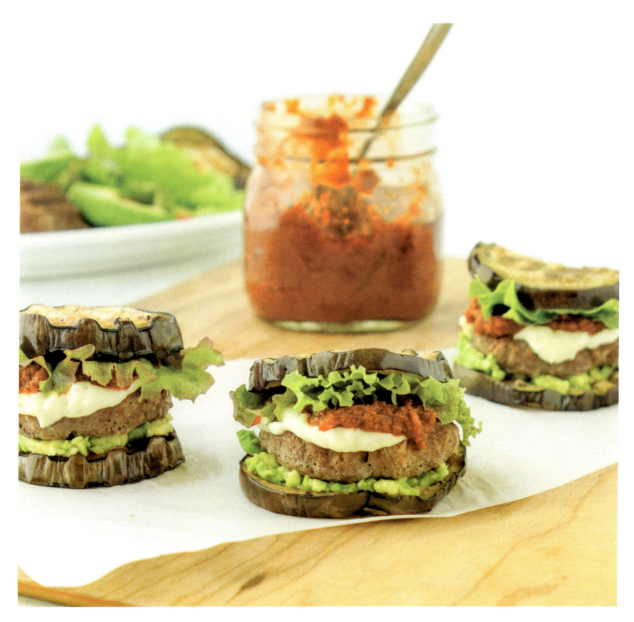

INFORMAÇÕES NUTRICIONAIS (POR PORÇÃO):
calorias: 493 | calorias de gorduras: 373 | gordura total: 41,4 g | gordura saturada: 9,7 g | colesterol: 72 mg
sódio: 341 mg | carboidratos: 8,3 g | fibras: 4,4 g | carboidratos líquidos: 3,9 g | açúcares: 3,3 g | proteínas: 21,7 g

PROPORÇÕES:
gorduras: 76%   carboidratos: 7%   proteínas: 17%

PARTE 2: RECEITAS

HAMBÚRGUER NO PRATO

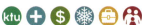

PREPARO: 15 minutos   COZIMENTO: 15 minutos   RENDIMENTO: 4 porções

SEM COCO • SEM OVOS • SEM SOLANÁCEAS • SEM OLEAGINOSAS

Quando tenho pouquíssimo tempo para fazer o jantar (o que acontece quase sempre), esta é a receita que preparo. Meu marido adora, eu adoro, as sobras podem ser congeladas ou reaquecidas no micro-ondas e cai bem em uma noite fria. Para economizar ainda mais tempo, mantenho sempre uma grande vasilha de arroz de couve-flor na geladeira.

455 g de carne moída com 20 a 30% de gordura

4 xícaras (500 g) de arroz de couve-flor

½ xícara (120 ml) de caldo de carne

1 colher (sopa) mais 1 colher (chá) de Tempero italiano

1½ colher (chá) de sal marinho cinza fino

¼ xícara (17 g) de levedura nutricional

1 colher (sopa) de salsinha bem picada

1 limão-siciliano cortado em gomos, para servir (opcional)

1. Frite a carne moída em uma frigideira grande, em fogo médio, por 5 a 6 minutos, até perder a cor rosada, mexendo com frequência para soltar os pedacinhos.

2. Junte o arroz de couve-flor, o caldo, o tempero italiano e o sal. Mexa, tampe e cozinhe por 8 a 10 minutos, até o líquido evaporar e a couve-flor ficar macia.

3. Acrescente a levedura e a salsa. Divida em quatro pratos e sirva.

GUARDE: *Em recipiente hermético, na geladeira, por até 3 dias, ou no freezer por até 1 mês.*

REAQUEÇA: *No micro-ondas. Ou em refratário tampado, no forno preaquecido a 150 °C, por 10 a 15 minutos. Outra opção: em frigideira tampada, em fogo médio-baixo.*

DESCONGELE: *Na geladeira. Siga as instruções acima para reaquecer ou sirva frio com salada.*

SIRVA COM: *Para uma refeição completa, sirva sobre folhas de espinafre baby.*

COMO REFORÇO DE CARBOIDRATOS: *Substitua o arroz de couve-flor por 2 xícaras (300 g) de arroz branco cozido e descarte um pouco de gordura da frigideira depois de completar o Passo 1.*

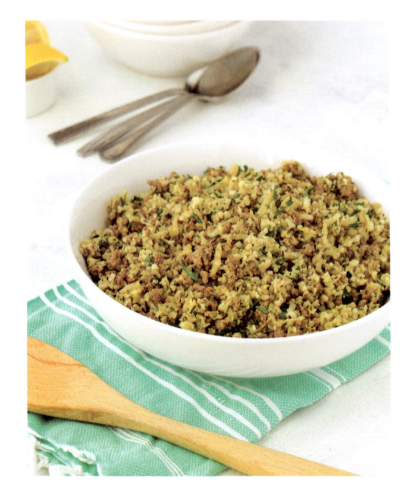

INFORMAÇÕES NUTRICIONAIS (POR PORÇÃO):
calorias: 363 | calorias de gorduras: 189 | gordura total: 21,1 g | gordura saturada: 8 g | colesterol: 101 mg
sódio: 897 mg | carboidratos: 8,6 g | fibras: 4,2 g | carboidratos líquidos: 4,4 g | açúcares: 3 g | proteínas: 34,6 g

PROPORÇÕES:
gorduras: 52%   carboidratos: 10%   proteínas: 38%

Capítulo 9: CARNE BOVINA E CORDEIRO

ROLINHOS DE ABOBRINHA

PREPARO: 10 minutos   **RENDIMENTO:** 2 porções

SEM COCO • SEM OVOS • SEM OLEAGINOSAS   OPÇÕES: MENOS FODMAPs • SEM SOLANÁCEAS

Nesta receita, a melhor pedida é usar sobras de um bife, mas qualquer coisa serve: sua carne cozida em fatias preferida, frango, salmão, o que for. Para o molho picante, uso o molho de pimenta tailandês com alho e sem açúcar ou conservantes.

ROLINHOS:
1 abobrinha-italiana média (cerca de 200 g)
1 xícara (120 g) de tirinhas de carne cozida
5 rabanetes médios em fatias finas

MOLHO PICANTE:
¼ xícara (60 ml) de azeite de oliva extra-virgem ou óleo refinado de abacate
2 colheres (sopa) de molho de pimenta
2 colheres (chá) de suco de limão-taiti

1. Coloque a abobrinha em uma tábua de cozinha e, usando um descascador de legumes, corte fatias finas no sentido do comprimento.

2. Disponha uma fatia com o lado menor voltado para você. Cubra com pedaços de carne e três ou quatro fatias de rabanete; enrole e prenda com um palito. Repita com os ingredientes restantes e transfira para um prato.

3. Em uma tigela pequena, misture os ingredientes do molho e sirva ao lado dos rolinhos.

GUARDE: Em recipiente hermético, na geladeira, por até 4 dias.

SIRVA COM: Para uma refeição completa, sirva com fatias de avocado regados com óleo.

MENOS FODMAPS/SEM SOLANÁCEAS: Substitua o molho por ⅓ xícara (70 g) de Molho de raiz-forte.

COMO REFORÇO DE CARBOIDRATOS: Reduza a quantidade de molho pela metade. No Passo 2, complete o recheio com purê de batata-doce ou de inhame.

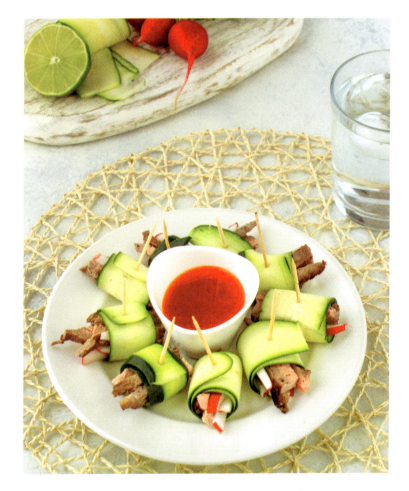

INFORMAÇÕES NUTRICIONAIS [PORÇÃO COM 3 COLHERES (SOPA) MAIS 1 COLHER (CHÁ) DE MOLHO]:
calorias: 370 | calorias de gorduras: 296 | gordura total: 32,9 g | gordura saturada: 6,6 g | colesterol: 40 mg
sódio: 422 mg | carboidratos: 4 g | fibras: 1,1 g | carboidratos líquidos: 2,9 g | açúcares: 1,9 g | proteínas: 14,4 g

PROPORÇÕES:
gorduras: 80%   carboidratos: 4%   proteínas: 16%

PARTE 2 RECEITAS

PIZZA DE PEPPERONI DO MICHAEL

PREPARO: 20 minutos   **COZIMENTO:** 30 minutos   **RENDIMENTO:** 6 porções

SEM COCO   **OPÇÕES:** MENOS FODMAPs • SEM OLEAGINOSAS

Depois de viajar sozinha para a Índia – período em que morei em um ashram, pulei de cachoeiras e comi carboidratos demais –, voltei para casa, pedi demissão de meu emprego e me mudei com meu marido para Montreal, do outro lado do país. Esse processo reacendeu amizades e apoios que eu tinha sem nunca ter percebido. Entre eles, o relacionamento fabuloso com Michael, um primo de minha mãe. Ele adora cozinhar, mas expressões como "sem glúten" e "sem laticínios" não fazem parte de seu vocabulário. Paleo ou keto, então, nem pensar.

Em um domingo, Michael e sua mulher nos receberam para o almoço com essa deliciosa "pizza" de pepperoni, completamente livre de todas as coisas que meu corpo detesta. Devorei um quarto de tudo durante o almoço e eles embrulharam o restante para que eu pudesse dividir com Kevin… mas não sobrou nada para dividir, essa é a verdade. Eis a receita que o tio Michael usou, com algumas alterações que não resisti em fazer.

Óleo refinado de abacate, para untar

"MASSA":
455 g de carne moída com 20 a 30% de gordura
⅓ xícara (36 g) de farinha de amêndoas sem pele
2 ovos grandes
1 colher (sopa) de Tempero Italiano
1 colher (chá) de sal marinho cinza fino
¼ colher (chá) de pimenta-do-reino moída

"MOLHO":
½ xícara (130 g) de Patê de couve-galega
1 colher (sopa) de vinagre de maçã

COBERTURA:
¾ xícara (105 g) de pepperoni em fatias

1. Preaqueça o forno a 220 °C e unte levemente uma fôrma redonda de 23 cm com óleo de abacate.

2. "Massa": em uma tigela grande, misture a carne, farinha de amêndoas, ovos, tempero italiano, sal e pimenta-do-reino com as mãos, até incorporar tudo.

3. Transfira para a assadeira e alise com as mãos sobre o fundo da fôrma.

4. Em uma tigela pequena, misture o patê e o vinagre. Espalhe sobre a "massa", com o verso de uma colher, deixando uma borda de 1,25 cm nas beiradas.

5. Distribua o pepperoni sobre o patê de uma forma harmoniosa.

6. Asse por 25 a 30 minutos, até o pepperoni dourar, a massa começar a desgrudar das bordas da assadeira e a temperatura interna da carne atingir 74 °C.

7. Reserve na fôrma por 10 minutos, corte em seis fatias e sirva.

GUARDE: *Em recipiente hermético, na geladeira, por até 3 dias, ou no freezer por até 1 mês.*

REAQUEÇA: *No micro-ondas. Ou coloque em uma assadeira e leve ao forno preaquecido a 150 °C, por 10 minutos.*

DESCONGELE: *Na geladeira. Siga as instruções acima para reaquecer ou sirva frio.*

PREPARO ANTECIPADO: *Faça o Patê de couve-galega com até 3 dias de antecedência para usar na receita.*

SIRVA COM: *Fica ótimo com a Salada caesar com alcaparras crocantes ou o Repolho com bacon.*

MENOS FODMAPS: *Use pepperoni sem alho e sem cebola. Ou substitua por seus frios preferidos, fatias de carne suína ou de frango.*

SEM OLEAGINOSAS: *Substitua a farinha de amêndoas por sementes de girassol sem casca moídas.*

INFORMAÇÕES NUTRICIONAIS (POR PORÇÃO):
calorias: 446 | calorias de gorduras: 315 | gordura total: 35 g | gordura saturada: 9,9 g | colesterol: 148 mg
sódio: 782 mg | carboidratos: 4,1 g | fibras: 1,4 g | carboidratos líquidos: 2,7 g | açúcares: 0 g | proteínas: 28,6 g

PROPORÇÕES:
gorduras: 71% carboidratos: 4% proteínas: 25%

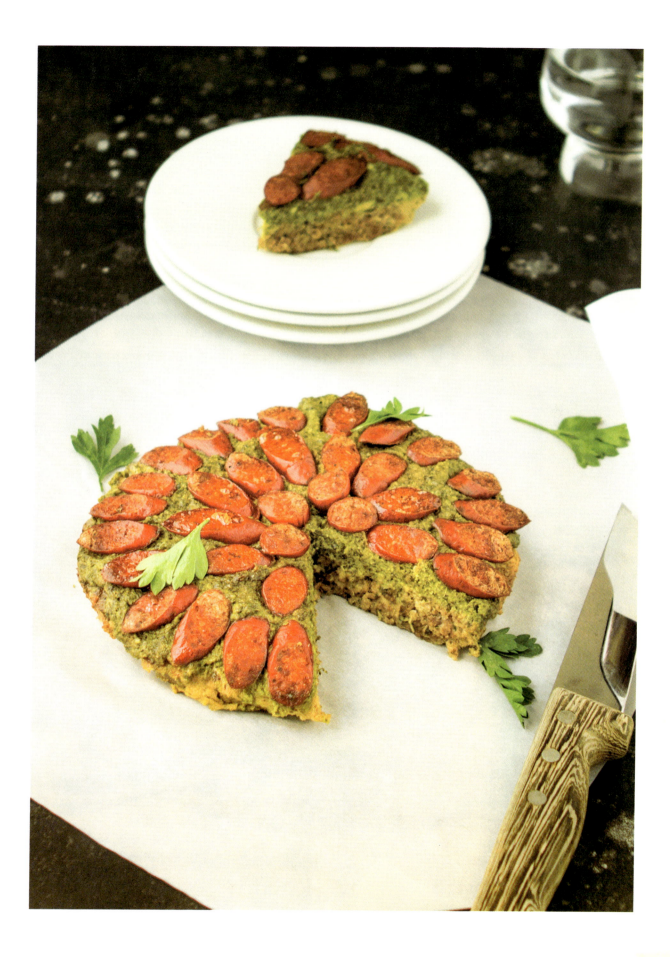

TACO DE CARNE DESFIADA

PREPARO: 15 minutos **COZIMENTO:** 4 a 8 horas **RENDIMENTO:** 4 porções

SEM COCO • SEM OVOS • MENOS FODMAPs • SEM SOLANÁCEAS • SEM OLEAGINOSAS

Durante anos lutei contra uma acne intensa. E foi só há pouco tempo que descobri como as solanáceas, em boa parte, contribuíam para meu problema irritante. Quando as eliminei da dieta, minha pele suavizou bastante. Mas gosto da facilidade da carne desfiada, já que pode ser usada em quase qualquer prato. O problema é que não existiam muitas receitas de carnes bovina, suína ou de frango desfiadas sem incluir solanáceas... até agora!

Esta receita rende um montão de carne. E não vou julgar caso você queira fazer tacos toda noite durante uma semana inteira. Dá para reaproveitar a carne desfiada aquecendo as sobras com suas hortaliças e gorduras favoritas em uma panela, usar como proteína em uma salada ou misturar com maionese para um recheio de sanduíche. As possibilidades são infinitas!

Não quer usar especiarias? Não precisa! Às vezes, minha maneira preferida de preparar carne desfiada é apenas cozinhá-la em caldo de carne caseiro. Chamo de "carne desfiada simples". Isso também pode ser feito com um frango inteiro ou com uma paleta suína, cozidos em caldo de frango. Mesmas instruções, mesmo resultado saboroso. Com a ave inteira, você precisa ficar caçando os ossos, mas isso é divertido... e delicioso!

Incluí um método de cozimento do tipo "programe e esqueça", na panela elétrica, e outro para quem tem pressa, na panela de pressão.

---

1 limão-taiti
1 2/3 xícara (390 ml) de caldo de carne
2 colheres (sopa) de Óleo de alho (feito com óleo refinado de abacate)
1 colher (sopa) de cominho em pó
1 colher (sopa) de orégano
1 colher (chá) de sal marinho cinza fino
½ colher (chá) de pimenta-do-reino moída
¼ colher (chá) de cravo-da-índia moído
1,4 kg de peito ou acém bovinos
2 colheres (sopa) de xilitol granulado (opcional)

MOLHO:
½ xícara (105 g) de maionese caseira ou comprada
3 colheres (sopa) de Óleo de alho (feito com óleo refinado de abacate)

PARA SERVIR:
1 maço de alface-lisa com as folhas separadas, lavadas e secas
8 rabanetes em cubinhos
2 cebolinhas (só a parte verde) bem picadas

1. Esprema o limão e reserve as metades. Coloque o suco, caldo de carne, óleo, cominho, orégano, sal, pimenta-do-reino e cravo-da-índia em uma panela de pressão ou elétrica; misture. Junte as metades do limão e a carne; vire para cobrir dos dois lados.

2. Se usar panela de pressão, tampe e cozinhe em temperatura alta por 4 horas. Caso use panela elétrica, tampe e cozinhe em temperatura alta por 6 horas ou baixa por 8 horas.

3. Escorra a carne e reserve o caldo. Transfira 2/3 do líquido de volta para a panela e acrescente o xilitol. Se usar uma panela de pressão, programe na função "saltear". Na panela elétrica, ligue em temperatura alta. Cozinhe, sem tampar, por 5 minutos.

4. Prepare o molho: em uma tigela pequena, misture a maionese e o óleo. Para uma apresentação mais bonita, transfira para um saco de confeiteiro ou para um saco plástico com o bico cortado.

5. Depois de reduzir o líquido do cozimento por 5 minutos, volte a carne à panela e desfie com dois garfos, misturando ao molho.

6. Para servir, divida as folhas de alface em oito pratos e recheie com a carne desfiada. Cubra com o rabanete e a cebolinha. Disponha o molho por cima com o saco de confeiteiro ou acrescente uma colherada pequena a cada taco. Aproveite!

VARIAÇÃO: TACO EXCELENTE DE CARNE DESFIADA. *Se você não tiver problemas com solanáceas ou FODMAPs, acrescente ¾ xícara (180 ml) de Ketchup excelente ao molho junto com o xilitol.*

GUARDE: Montados ou não, mantenha os tacos em recipiente hermético, na geladeira, por até 3 dias. A carne desfiada sozinha pode ser guardada em recipiente hermético na geladeira por até 4 dias, ou no freezer por até 1 mês.

REAQUEÇA: Leve a carne ao micro-ondas, coberta, ou coloque em uma frigideira, junte uma colherada de gordura ou óleo refinado de abacate e frite em fogo médio até obter a temperatura desejada.

DESCONGELE: Deixe que a carne desfiada descongele completamente na geladeira. Sirva fria ou siga as instruções acima para reaquecer.

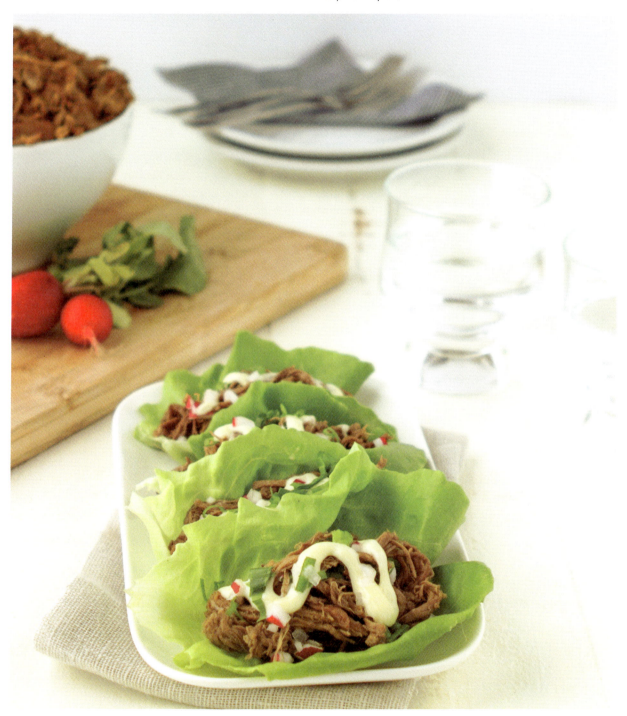

INFORMAÇÕES NUTRICIONAIS (POR PORÇÃO):
calorias: 454 | calorias de gorduras: 310 | gordura total: 34,4 g | gordura saturada: 7,4 g | colesterol: 160 mg
sódio: 541 mg | carboidratos: 3,7 g | fibras: 0,8 g | carboidratos líquidos: 2,9 g | açúcares: 0,7 g | proteínas: 32,5 g

PROPORÇÕES:
gorduras:	carboidratos:	proteínas:
68%	3%	29%

PARTE 2: RECEITAS 175

CURRY DE CORDEIRO E COCO

PREPARO: 25 minutos **COZIMENTO:** 1h25 **RENDIMENTO:** 8 porções

SEM OVOS • SEM OLEAGINOSAS   OPÇÃO: SEM SOLANÁCEAS

Embora não seja frequente, às vezes não quero nem pensar em aves, carne bovina, porco ou frutos do mar, mas começo a sentir fome só de pensar em cordeiro. Esta é a receita que faço. Na panela de pressão, fica pronta rapidinho.

Se as instruções para abrir um coco parecerem confusas, saiba que é muito mais fácil do que parece. E, quando você aprender – principalmente se segue a dieta cetogênica –, terá o ingrediente fresco na geladeira sempre que quiser, e isso é bom. Caso você não se convença, porém, substitua a polpa fresca desta receita por ½ xícara (50 g) de coco ralado sem açúcar.

1 coco fresco pequeno (cerca de 600 g)
1 xícara (208 g) de óleo de coco
455 g de costeleta de cordeiro sem osso em cubos de 2,5 cm
400 ml de leite de coco integral
8 cebolinhas (só a parte verde) picadas
2 colheres (sopa) do curry em pó
1 colher (sopa) de vinagre de maçã
2 colheres (chá) de sementes de mostarda-amarela
1 colher (chá) de sal marinho cinza fino
¼ xícara (20 g) de coentro bem picado
4 xícaras (500 g) de arroz de couve-flor cozido no vapor, para servir

1. Preaqueça o forno a 190 °C.

2. Existem três buracos no topo de um coco fresco. Com uma faca afiada, pressione cada buraco até encontrar o mais fraco – a faca deve entrar por ele. Faça um buraco de bom tamanho, vire a fruta sobre um copo e escorra a água. Reserve para fazer smoothies.

3. Coloque o coco escorrido em uma assadeira e leve ao forno por 10 minutos, até a casca rachar.

4. Retire do forno e embrulhe em um pano de prato limpo. Coloque em um saco de lixo e bata sobre uma superfície dura. Eu uso as escadas de concreto do lado de fora de minha casa.

5. Retire o coco do saco e solte a polpa da casca. Com um descascador de legumes, remova a pele marrom e descarte. Corte a polpa em tirinhas – você deve obter cerca de 2 xícaras (160 g) de coco.

6. Em uma panela grande, misture as tirinhas, o óleo, o cordeiro, o leite de coco, a cebolinha, o curry, o vinagre, a mostarda e o sal. Leve ao fogo médio-alto até ferver, diminua a temperatura e cozinhe por 1h15, ou até o coco e o cordeiro ficarem macios.

7. Acrescente o coentro e sirva com arroz de couve-flor cozido no vapor.

GUARDE: *Em recipiente hermético, na geladeira, por até 4 dias, ou no freezer por até 1 mês. Não há problema em guardar o arroz com o cordeiro.*

REAQUEÇA: *No micro-ondas, coberto, ou em uma panela em fogo médio.*

DESCONGELE: *Na geladeira. Siga as instruções acima para reaquecer.*

SEM SOLANÁCEAS: *Elimine a pimenta-vermelha da receita de curry.*

PANELA DE PRESSÃO: *Complete os Passos 1 a 5; coloque o coco e os ingredientes restantes, menos o coentro e o arroz de couve-flor, na panela de pressão. Tampe e cozinhe em pressão alta por 30 minutos. Espere a pressão sair, destampe e siga o Passo 7.*

INFORMAÇÕES NUTRICIONAIS (POR PORÇÃO):
calorias: 556 | calorias de gorduras: 439 | gordura total: 48,8 g | gordura saturada: 40,3 g | colesterol: 51 mg
sódio: 315 mg | carboidratos: 10 g | fibras: 4,3 g | carboidratos líquidos: 5,7 g | açúcares: 3,9 g | proteínas: 19,3 g

PROPORÇÕES:
gorduras: 79% carboidratos: 7% proteínas: 14%

Capítulo 9: CARNE BOVINA E CORDEIRO

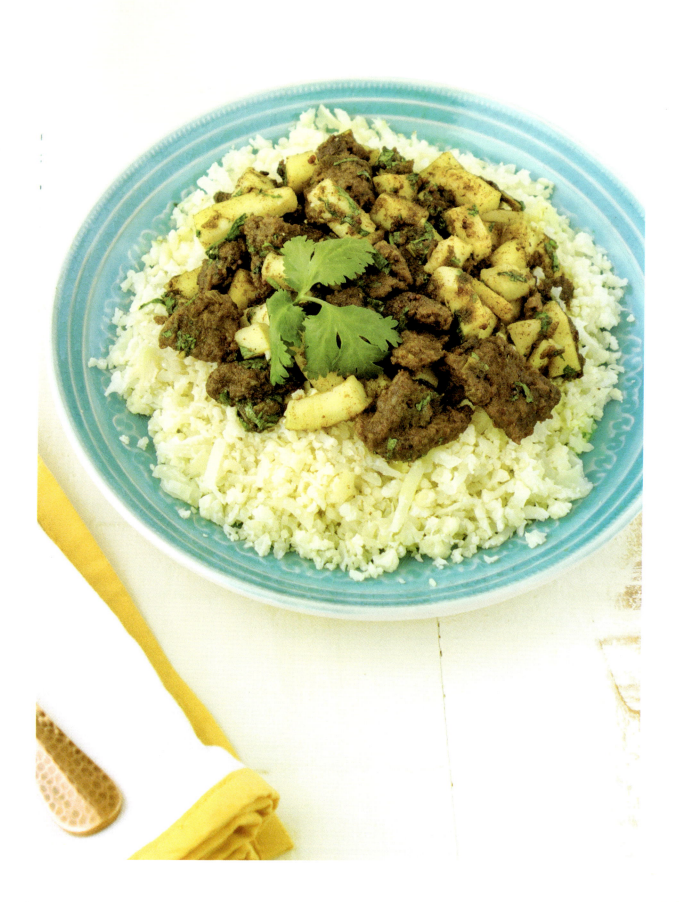

KEBAB DE CORDEIRO

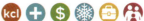

PREPARO: 15 minutos **COZIMENTO:** 15 minutos **RENDIMENTO:** 6 porções

SEM OVOS • SEM OLEAGINOSAS   OPÇÕES: SEM COCO • SEM SOLANÁCEAS

Se puder esperar, o tzatziki fica melhor no dia seguinte ao preparo, já que todos os sabores se integram durante a noite. Mas, caso você seja como eu – e nem pense em esperar pelo jantar –, vai gostar dele também feito na hora. E ainda sobra para depois. Excelente!

TZATZIKI:
1 xícara (240 ml) de creme de coco
1 pepino (10 cm), ralado
2 colheres (sopa) de azeite de oliva extravirgem
1 colher (sopa) de vinagre de maçã
1 colher (sopa) de endro fresco picado
Raspas e suco de ½ limão-siciliano
1 dente de alho pequeno picado
½ colher (chá) de sal marinho cinza fino
½ colher (chá) de pimenta-do-reino moída

KEBAB:
455 g de carne de cordeiro moída
¼ xícara de água
3 colheres (chá) de Tempero bahārāt
1 colher (chá) de sal marinho cinza fino

UTENSÍLIO ESPECIAL:
6 espetinhos de bambu com cerca de 25 cm de comprimento

1. Preaqueça o forno a 190 °C e forre uma assadeira com papel antiaderente ou tapete de silicone.

2. Coloque os espetinhos em um copo alto com água. Deixe de molho por pelo menos 30 minutos, enquanto prepara o restante da receita.

3. Para o tzatziki, coloque todos os ingredientes em uma tigela pequena e misture. Cubra e ponha na geladeira.

4. Em uma tigela média, use as mãos para misturar a carne, a água, 2 colheres (chá) de Tempero bahārāt e o sal, até incorporar tudo.

5. Divida a carne em seis porções e modele-as em um cilindro com cerca de 15 cm de comprimento. Insira os espetos e acerte o formato, se necessário.

6. Polvilhe com o Tempero bahārāt restante. Coloque na assadeira e leve ao forno até dourar – cerca de 10 minutos para kebabs ao ponto e 15 minutos para bem-passados.

7. Distribua os espetinhos em seis pratos e complete cada um com ¼ xícara (60 ml) de tzatziki; sirva.

GUARDE: Kebabs: em recipiente hermético, na geladeira, por até 4 dias, ou no freezer por até 1 mês. Tzatziki: em outra vasilha hermética, na geladeira, por até 3 dias.

REAQUEÇA: No micro-ondas, coberto, ou em uma frigideira tampada, em fogo médio.

DESCONGELE: Na geladeira, ou reaqueça direto do freezer, seguindo as instruções acima.

SIRVA COM: Para uma refeição completa, sirva sobre folhas verdes. Também fica ótimo com Salada de acelga-chinesa marinada.

SEM COCO: Substitua o creme de coco pelo iogurte feito sem laticínios (não adoçado) de sua preferência.

SEM SOLANÁCEAS: Substitua o Tempero bahārāt por uma mistura sem solanáceas.

COMO REFORÇO DE CARBOIDRATOS: Elimine o tzatziki. Sirva os kebabs com o carboidrato de sua escolha. Fica ótimo com arroz branco.

INFORMAÇÕES NUTRICIONAIS (POR UNIDADE E ¼ XÍCARA/60 ML TZATZIKI):
calorias: 274 | calorias de gorduras: 206 | gordura total: 22,9 g | gordura saturada: 14,1 g | colesterol: 54 mg
sódio: 528 mg | carboidratos: 3,1 g | fibras: 0,5 g | carboidratos líquidos: 2,6 g | açúcares: 0 g | proteínas: 13,8 g

PROPORÇÕES:
gorduras: 75% carboidratos: 5% proteínas: 20%

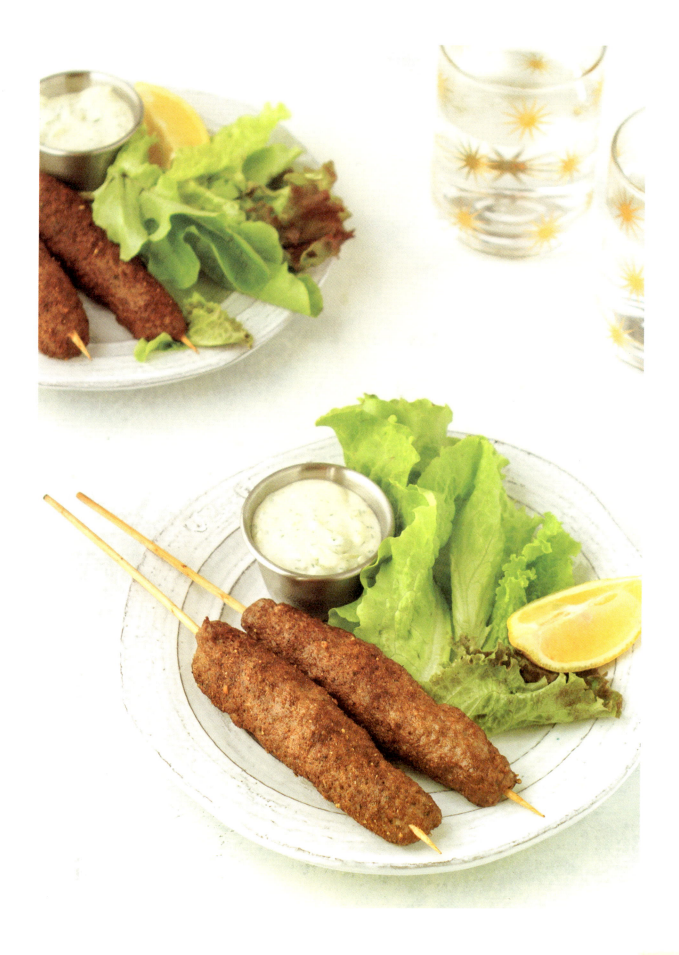

CAPÍTULO 10: CARNE SUÍNA

MAC'N'CHEESE COM BACON

PREPARO: 25 minutos   **COZIMENTO:** 50 minutos   **RENDIMENTO:** 4 porções

SEM COCO • SEM SOLANÁCEAS • SEM OLEAGINOSAS

Ah, este prato! Você pode não acreditar que uma receita de mac'n'cheese sem macarrão e sem queijo seja boa, mas eu convido você a preparar esta versão para descobrir que estou certa. Quando fizer o prato novamente, vou usar tigelinhas individuais, para que cada pessoa tenha sua porção e não roube da minha! Sim, estou falando com você, meu marido querido...

Por conter gelatina, a receita fica firme quando resfria. Mas basta reaquecer como indicado abaixo para recuperar a textura. E também é gostosa em temperatura ambiente!

Óleo de coco, para untar
1 couve-flor grande (cerca de 750 g), sem o talo, em pedaços de 1,25 cm
⅓ xícara (22 g) de salsinha bem picada
6 fatias de bacon (cerca de 170 g); frite até ficar crocante e quebre em pedaços (reserve a gordura)
2 xícaras (475 ml) de leite vegetal sem açúcar
2 colheres (sopa) de gelatina sem sabor
1 colher (sopa) de suco de limão-siciliano
1 colher (chá) de cebola em pó
1 colher (chá) de sal marinho cinza fino
¼ colher (chá) de alho em pó
⅓ xícara (22 g) de levedura nutricional
2 ovos grandes batidos
2 colheres (chá) de mostarda-amarela pronta
60 g de torresmo moído

1. Preaqueça o forno a 177 °C e unte um refratário raso com capacidade para 1,4 l com o óleo de coco. Reserve.

2. Em uma tigela grande, misture a couve-flor, a salsa e o bacon.

3. Em uma panela média, junte a gordura de bacon, o leite, a gelatina, o suco de limão, a cebola, o sal e o alho. Aqueça em fogo médio, mexendo de vez em quando, até ferver; cozinhe por 5 minutos.

4. Acrescente a levedura nutricional, os ovos e a mostarda; cozinhe em fogo baixo por 3 minutos, mexendo constantemente.

5. Retire do fogo e despeje sobre a mistura de couve-flor. (Se você cozinhou o molho demais ou se não mexeu o suficiente, pode encontrar pedacinhos de ovo; para que fique mais homogêneo, passe o molho por uma peneira.) Misture com uma espátula para cobrir todos os pedaços de couve-flor.

6. Transfira para o refratário e alise com o verso da espátula. Polvilhe o torresmo moído e asse por 40 a 45 minutos, até a couve-flor ficar macia (verifique com uma faca afiada nas bordas do refratário).

7. Deixe descansar por 15 minutos antes de servir.

GUARDE: *Em recipiente hermético, na geladeira, por até 3 dias.*

REAQUEÇA: *No micro-ondas. Ou em refratário tampado, no forno preaquecido a 150 °C, por 10 a 15 minutos. Outra opção: em frigideira tampada, em fogo médio-baixo.*

PREPARO ANTECIPADO: *O molho pode ser feito com até 2 dias de antecedência. Aqueça em fogo baixo até começar a ferver antes de prosseguir com o Passo 5.*

SIRVA COM: *Junte uma ou duas colheradas de maionese.*

INFORMAÇÕES NUTRICIONAIS (POR PORÇÃO):
calorias: 440 | calorias de gorduras: 244 | gordura total: 27 g | gordura saturada: 8,8 g | colesterol: 128 mg
sódio: 973 mg | carboidratos: 14,6 g | fibras: 6,6 g | carboidratos líquidos: 8 g | açúcares: 4,8 g | proteínas: 34,6 g

PROPORÇÕES:

gorduras	carboidratos	proteínas
55%	13%	32%

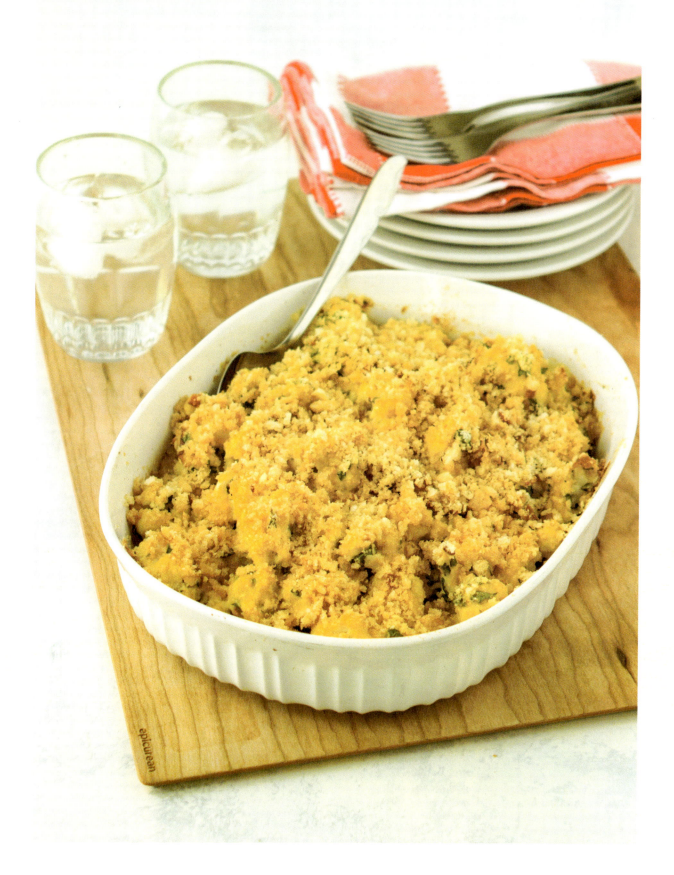

ALMÔNDEGAS COM PIMENTA CHIPOTLE

PREPARO: 15 minutos **COZIMENTO:** 35 minutos **RENDIMENTO:** 15 unidades (15 porções)

SEM COCO • SEM OVOS • SEM OLEAGINOSAS

Quem não gosta de almôndegas? Eu adoro a versatilidade deste prato. Você pode usar "pães" de repolho, como indico aqui. Colocar sobre uma fatia de Pão crocante para sanduíche. Deixar esfriar um pouco e servir em corações de alface-romana. Ou dispor sobre verduras misturadas, para uma salada cetogênica épica, ou usar as sobras no ovo mexido de amanhã!

Acho mais fácil comprar um repolho grande e retirar as folhas de maneira irregular. Você precisa de pedaços do tamanho da palma da mão. Use o repolho restante em outra receita, como o Repolho com bacon.

ALMÔNDEGAS
- 750 g de carne suína moída
- 455 g de carne de frango moída
- ½ xícara (160 g) de cebola ralada
- 1½ colher (chá) de orégano
- 1¼ colher (chá) de cominho em pó
- 1 colher (chá) de sal marinho cinza fino

MOLHO:
- 2½ xícaras (600 ml) de tomate amassado
- ½ xícara (120 ml) de óleo refinado de abacate ou gordura de frango derretida
- ⅔ xícara (80 ml) de caldo de frango
- 1 colher (sopa) de orégano
- 1¼ colher (chá) de pimenta chipotle em pó
- 1 colher (chá) de alho em pó
- ½ colher (chá) de cebola em pó
- ½ colher (chá) de páprica defumada
- ½ colher (chá) de sal marinho cinza fino
- ¼ colher (chá) de pimenta-do-reino moída

PARA SERVIR:
- 1 repolho grande
- Coentro fresco bem picado (opcional)

1. Preaqueça o forno a 177 °C e forre uma assadeira com papel antiaderente ou tapete de silicone.

2. Misture todos os ingredientes da almôndega em uma tigela grande, com as mãos, até incorporar tudo.

3. Umedeça as mãos e retire cerca de 1½ colher (sopa) da massa; enrole para formar uma bola. Coloque na assadeira e repita com a carne restante, produzindo um total de trinta almôndegas. Manter as palmas da mão úmidas ajuda a modelar as bolas mais depressa.

4. Asse as almôndegas por 25 a 30 minutos, até que a temperatura interna da carne atinja 74 °C.

5. Coloque os ingredientes do molho em uma panela grande. Misture e tampe parcialmente, para o vapor escapar. Leve ao fogo médio-alto, espere ferver, diminua a temperatura e cozinhe por 20 minutos.

6. Enquanto assa a carne e cozinha o molho, retire trinta folhas médias do repolho e cozinhe no vapor por 1 a 2 minutos.

7. Retire as almôndegas do forno e transfira para a panela com o molho. Vire, para cobrir, tampe e cozinhe por 5 minutos em fogo baixo.

8. Para servir, disponha duas folhas de repolho uma sobre a outra. Cubra com duas almôndegas, uma colherada de molho e uma pitada de coentro.

REAQUEÇA: No micro-ondas, até que a almôndega obtenha a temperatura desejada. Ou em refratário tampado, no forno preaquecido a 150 °C, por 10 a 15 minutos. Outra opção: em frigideira tampada, em fogo médio-baixo.

DESCONGELE: Na geladeira. Sirva frio, em uma salada, ou reaqueça seguindo as instruções acima.

GUARDE: Mantenha as porções (tudo bem se já estiverem montadas) em recipiente hermético, na geladeira, por até 3 dias; a carne e/ou o molho podem ser congelados por até 1 mês.

SIRVA COM: Ficam ótimas com Tortilhas flexíveis.

COMO REFORÇO DE CARBOIDRATOS: Reduza a quantidade de óleo de abacate para ¼ xícara (60 ml) e substitua o repolho pelo carboidrato de sua escolha. Fica excelente com purê de batata-doce, inhame ou batata.

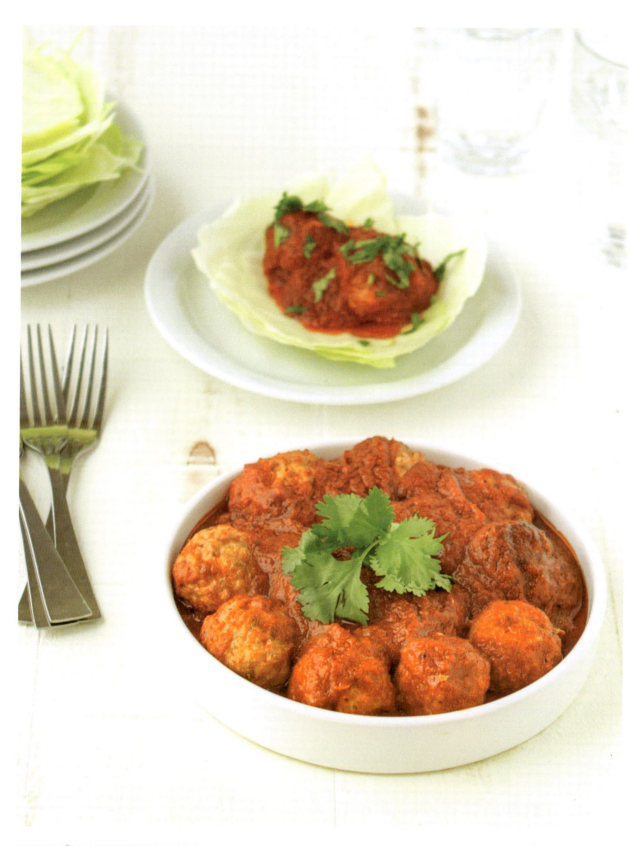

INFORMAÇÕES NUTRICIONAIS (POR UNIDADE):
calorias: 253 | calorias de gorduras: 151 | gordura total: 16,8 g | gordura saturada: 4,3 g | colesterol: 52 mg
sódio: 271 mg | carboidratos: 7,9 g | fibras: 2,6 g | carboidratos líquidos: 5,3 g | açúcares: 4 g | proteínas: 17,5 g

PROPORÇÕES:
gorduras: carboidratos: proteínas:
60%   12%   28%

PARTE 2: RECEITAS   183

SANDUÍCHES COM SALADA DE PRESUNTO

PREPARO: 10 minutos   RENDIMENTO: 8 unidades (8 porções)

SEM COCO • SEM SOLANÁCEAS   OPÇÕES: SEM OVOS • SEM OLEAGINOSAS

Esta receita combina salada de ovo com salada de presunto e fica perfeita. Não quer fazer um pão inteiro apenas para aproveitar nos sanduíches? Eu não condeno. Basta enrolar o recheio em folhas de couve – fica maravilhoso.

800 g de presunto defumado totalmente cozido

½ xícara (105 g) de maionese caseira ou comprada

3 colheres (sopa) de raiz-forte em conserva

2 colheres (sopa) de mostarda de Dijon

2 ovos cozidos, picados

6 cebolinhas (só a parte verde) picadas

3 rabanetes (cerca de 85 g) em cubinhos

2 picles pequenos de pepino com endro em cubinhos

1 talo de aipo em cubinhos

PARA SERVIR:

1 Pão crocante para sanduíche cortado em 16 fatias

Salsinha fresca ou folhas de alface rasgadas (opcional)

Picles de sua preferência

1. Corte o presunto em pedaços grandes e coloque no processador ou em um liquidificador possante. Pulse por 20 a 30 segundos, até obter a consistência desejada.

2. Transfira para uma tigela grande. Junte maionese, raiz-forte, mostarda, ovos, cebolinha, rabanete, picles e aipo. Misture com uma espátula, para cobrir o presunto.

3. Para servir, coloque uma fatia de pão sobre uma tábua de corte. Finalize com salsa ou alface picada e disponha ⅔ xícara (175 g) de salada de presunto por cima. Feche com outra fatia de pão. Repita com os ingredientes restantes, até obter oito sanduíches. Sirva com picles.

GUARDE: *Mantenha os ingredientes para montar os sanduíches em recipientes separados de fecho hermético, na geladeira, por até 4 dias. Os sanduíches prontos podem ser mantidos por 2 dias.*

PREPARO ANTECIPADO: *Cozinhe os ovos até 3 dias antes de preparar a receita e mantenha-os na geladeira, sem descascar. O pão pode ser feito com 3 dias de antecedência – ou assado e congelado 1 mês antes. A maionese pode ser feita com 5 dias de antecedência.*

SEM OVOS: *Prepare a maionese seguindo a receita sem ovos, elimine os ovos cozidos e sirva a salada sobre folhas de alface-romana.*

SEM OLEAGINOSAS: *Elimine o pão e sirva a salada sobre folhas de alface-romana.*

INFORMAÇÕES NUTRICIONAIS (POR UNIDADE):

calorias: 509 | calorias de gorduras: 333 | gordura total: 37 g | gordura saturada: 6,1 g | colesterol: 207 mg

sódio: 1404 mg | carboidratos: 11,9 g | fibras: 7,9 g | carboidratos líquidos: 4 g | açúcares: 2,2 g | proteínas: 32 g

PROPORÇÕES:

gorduras: 66%   carboidratos: 9%   proteínas: 25%

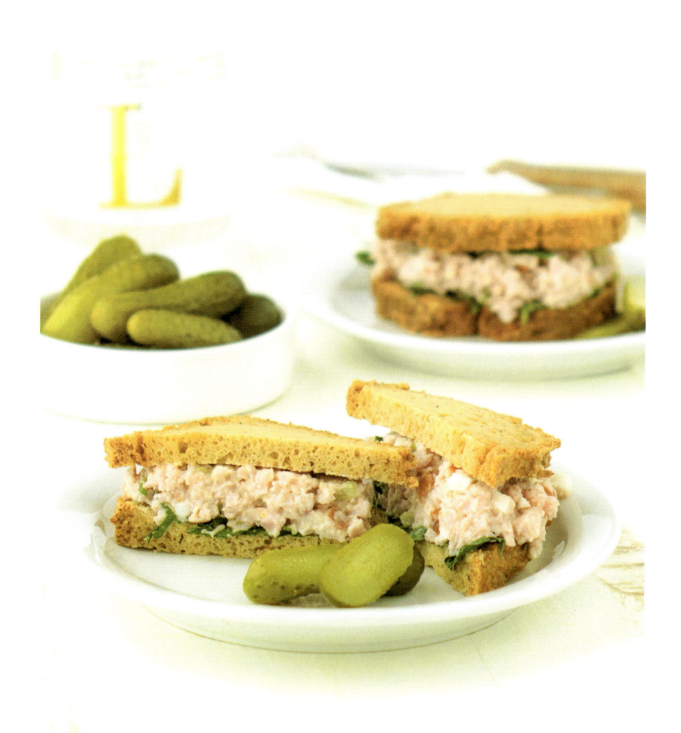

COSTELETA SUÍNA COM ERVAS

PREPARO: 15 minutos **COZIMENTO:** 24 minutos **RENDIMENTO:** 6 porções

MENOS FODMAPs • SEM SOLANÁCEAS • SEM OLEAGINOSAS **OPÇÃO:** SEM COCO

Você pode preparar uma costeleta suína sem graça, à moda antiga, e besuntar com maionese – ou fazer esta receita e se deliciar na hora de cortar a crosta de ervas sobre a carne. (Mesmo assim, recomendo que você sirva com maionese.) Se tiver uma frigideira bem grande – que acomode as seis costeletas sem que fiquem sobrepostas –, frite de uma só vez, usando ½ xícara de óleo; caso contrário, é preciso cozinhar em duas porções, como indicado abaixo.

6 costeletas suínas sem osso (cerca de 155 g cada)
2 colheres (chá) de sal marinho cinza fino
½ colher (chá) de pimenta-do-reino moída
½ xícara (120 ml) de óleo refinado de abacate ou óleo de coco derretido

CROSTA DE ERVAS:
85 g de torresmo moído
1 colher (chá) de salsa desidratada
1 colher (chá) de sálvia desidratada picada
½ colher (chá) de folhas de manjerona ou orégano
½ colher (chá) de alecrim
½ colher (chá) de tomilho seco

PARA EMPANAR:
2 ovos grandes

Salsinha bem picada, para finalizar (opcional)

1. Tempere as costeletas dos dois lados com sal e pimenta-do-reino; reserve.

2. Despeje ¼ xícara de óleo em uma frigideira grande e aqueça em fogo médio. Prepare os ingredientes para empanar.

3. Misture o torresmo e as ervas em um prato fundo. Quebre os ovos em uma tigela e bata para misturar.

4. Mergulhe uma costeleta no ovo e escorra o excesso. Passe pela mistura de ervas e vire para cobrir, chacoalhando para retirar o excesso. Leve à frigideira; repita com mais duas costeletas. Frite por 5 a 6 minutos de cada lado, até a temperatura interna atingir 74 °C, Transfira para um prato de servir.

5. Descarte o óleo e limpe a frigideira para retirar as migalhas de torresmo. Aqueça o outro ¼ xícara de óleo e repita o Passo 4 com os ingredientes restantes.

6. Finalize com salsa picada, se quiser, e sirva em seguida.

GUARDE: Em recipiente hermético, na geladeira, por até 4 dias, ou no freezer por até 1 mês.

REAQUEÇA: No micro-ondas. Ou em refratário tampado, no forno preaquecido a 150 °C, por 5 a 10 minutos, até aquecer por dentro. Outra opção: em frigideira tampada, em fogo médio-baixo.

DESCONGELE: Na geladeira. Sirva frio, em uma salada, ou reaqueça como indicado acima.

SIRVA COM: Para uma refeição completa, junte uma colherada de maionese. As costeletas ficam óticas com Arroz de couve-flor grego, Rabanete com ervas ou Purê cremoso de nabo.

SEM COCO: Use óleo de abacate.

COMO REFORÇO DE CARBOIDRATOS: Reduza a quantidade de óleo de abacate para ¼ xícara (60 ml). Sirva com o carboidrato de sua escolha. Fica delicioso com purê de batata e molho feito com farinha de tapioca.

INFORMAÇÕES NUTRICIONAIS (POR PORÇÃO):
calorias: 471 | calorias de gorduras: 272 | gordura total: 30,2 g | gordura saturada: 6,9 g | colesterol: 163 mg
sódio: 731 mg | carboidratos: 0,4 g | fibras: 0 g | carboidratos líquidos: 0,4 g | açúcares: 0 g | proteínas: 49,4 g

PROPORÇÕES:
gorduras: 58% carboidratos: 1% proteínas: 41%

Capítulo 10: CARNE SUÍNA

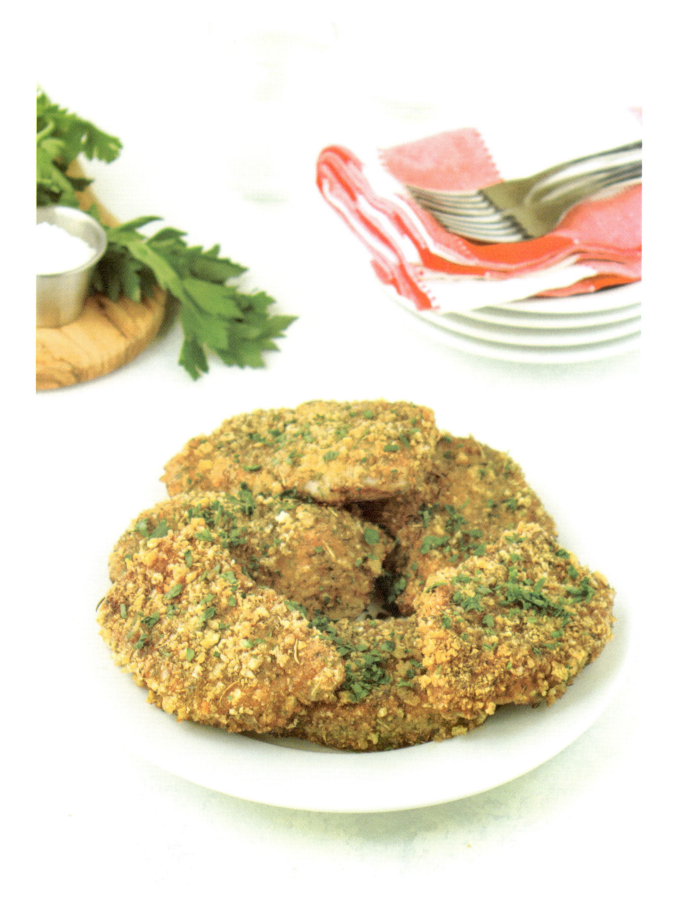

PORCO KUNG PAO

PREPARO: 15 minutos **COZIMENTO:** 10 minutos **RENDIMENTO:** 4 porções

SEM OVOS   OPÇÕES: SEM COCO • MENOS FODMAPs • SEM SOLANÁCEAS • SEM OLEAGINOSAS

Nada como um salteado rápido em uma noite corrida durante a semana – principalmente ao lado de uma salada fria! Caso pratos frios não combinem com a época do ano, o arroz de couve-flor vai muito bem com este porco.

SALTEADO SUÍNO:

2 colheres (sopa) de óleo refinado de abacate ou óleo de avelã

455 g de carne suína em tirinhas

4 dentes de alho pequenos picados

1 pedaço (2,5 cm) de gengibre

2 a 4 pimentas-vermelhas secas

2 colheres (sopa) de aminos de coco

2 colheres (chá) de vinagre de maçã

2 gotas de estévia líquida

¼ xícara (40 g) de castanha-de-caju tostada grosseiramente picada

MOLHO DA SALADA:

2 colheres (sopa) de manteiga de amêndoas lisa e sem açúcar

2 colheres (sopa) de óleo refinado de abacate ou óleo de avelã

1 colher (sopa) mais 1 colher (chá) de vinagre de maçã

1 colher (sopa) de óleo de gergelim torrado

1 colher (sopa) de aminos de coco

PARA SERVIR:

1 pepino cortado em espiral

½ maço de coentro fresco (cerca de 28 g) picado

1. Caso queira marinar o porco antes de cozinhar, coloque todos os ingredientes, menos a castanha-de-caju, em um refratário grande. Misture e leve à geladeira por pelo menos 1 hora, e no máximo 12 horas.

2. Para o salteado: aqueça uma frigideira em fogo médio. Se não marinou a carne, junte o óleo à frigideira, esquente por cerca de 1 minuto e acrescente os ingredientes restantes. Caso tenha marinado, coloque todos os ingredientes do refratário (incluindo o líquido) na frigideira quente. Cozinhe por 10 minutos, mexendo sempre, até o porco ficar cozido. Retire do fogo e adicione a castanha-de-caju.

3. Bata todos os ingredientes do molho em uma tigela pequena.

4. Coloque o pepino e o coentro em um prato de servir; misture. Disponha o salteado de porco ao lado da hortaliça e regue tudo com o molho.

GUARDE: Em recipiente hermético, na geladeira, por até 3 dias, ou congele apenas a carne por até 1 mês.

REAQUEÇA: Leve a carne ao micro-ondas até obter a temperatura desejada. Ou em refratário tampado, no forno preaquecido a 150 °C, por 5 a 10 minutos. Outra opção: em frigideira tampada, em fogo médio-baixo.

DESCONGELE: Na geladeira. Sirva frio com a salada e o molho ou siga as instruções acima para reaquecer.

SEM COCO: Substitua os aminos de coco por molho de soja sem trigo, se tolerar soja.

MENOS FODMAPs: Elimine o alho e substitua o óleo de abacate do salteado por Óleo de alho feito com óleo refinado de abacate. Use sementes de girassol tostadas sem casca em lugar da castanha-de-caju. Caso você tenha muita sensibilidade a FODMAPs em amêndoas, substitua a manteiga de amêndoas por manteiga de sementes de girassol sem açúcar.

SEM SOLANÁCEAS: Elimine a pimenta-vermelha.

SEM OLEAGINOSAS: Use sementes de girassol tostadas sem casca em lugar da castanha-de-caju. Substitua a manteiga de amêndoas por manteiga de sementes de girassol sem açúcar. Não use óleo de avelã, mas óleo refinado de abacate.

COMO REFORÇO DE CARBOIDRATOS: Reduza a quantidade de porco para 225 g. Elimine o óleo no salteado e coloque a marinada imediatamente na frigideira quente. Não use castanha-de-caju. No molho, elimine o óleo de abacate ou avelã – fique apenas com 1 colher (sopa) de óleo de gergelim torrado. Sirva com o carboidrato de sua preferência. Fica excelente com batata-doce espiral assada, mandioca assada ou abóbora delicata.

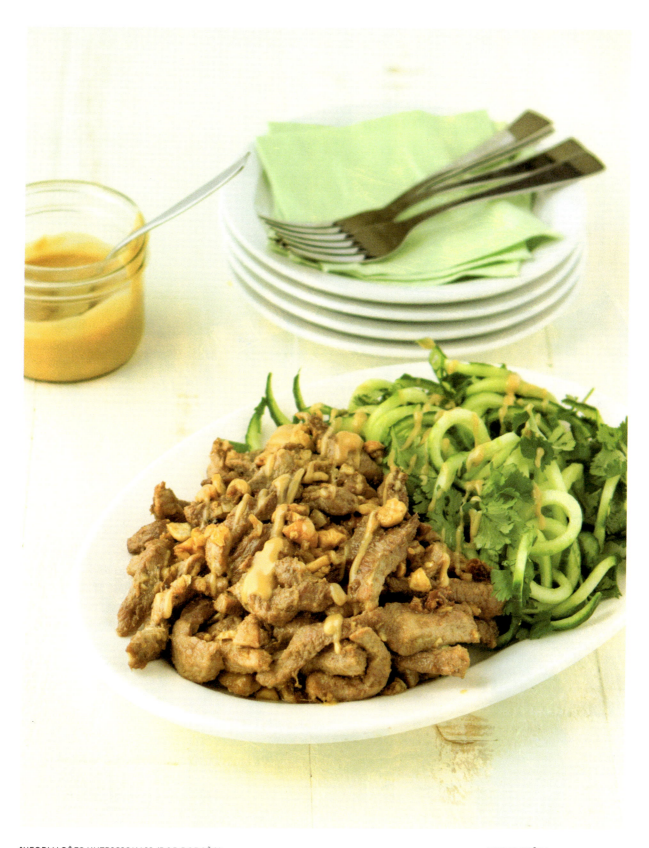

INFORMAÇÕES NUTRICIONAIS (POR PORÇÃO):
calorias: 453 | calorias de gorduras: 292 | gordura total: 32,4 g | gordura saturada: 5,7 g | colesterol: 65 mg
sódio: 81 mg | carboidratos: 12 g | fibras: 2,1 g | carboidratos líquidos: 9,9 g | açúcares: 2,2 g | proteínas: 28,4 g

PROPORÇÕES:
gorduras:	carboidratos:	proteínas:
64%	11%	25%

PARTE 2: RECEITAS

COSTELINHA COM SAL E PIMENTA

PREPARO: 10 minutos, mais o tempo de descanso à noite   **COZIMENTO:** 35 minutos a 4h15   **RENDIMENTO:** 8 porções
SEM COCO • SEM OVOS • SEM OLEAGINOSAS   **OPÇÕES:** MENOS FODMAPs • SEM SOLANÁCEAS

Essa é minha maneira preferida de fazer costelinhas de qualquer tipo. Garanto que você consegue apressar o processo, mas eu não recomendo. Esta receita envolve três passos: primeiro você cozinha as costelinhas na panela de pressão ou elétrica, então reserva na geladeira durante a noite e finalmente tosta a carne na churrasqueira ou no grill do forno.

1,5 kg de costelinha suína
2 xícaras (475 ml) de caldo de frango ou mais, se necessário
1 colher (sopa) de sal marinho cinza fino
2 colheres (chá) de pimenta-do-reino moída
1 receita de Ketchup excelente, para servir (opcional)

GUARDE: Em recipiente hermético, na geladeira, por até 4 dias, ou no freezer por até 1 mês.

REAQUEÇA: No micro-ondas até obter a temperatura desejada. Ou em refratário tampado, no forno preaquecido a 150 °C, por 5 a 10 minutos. Outra opção: corte em pedaços individuais e reaqueça em uma frigideira tampada em fogo médio-baixo.

DESCONGELE: Na geladeira. Siga as instruções acima para reaquecer.

PREPARO ANTECIPADO: As costelinhas cozidas, ainda no líquido, podem ser mantidas na geladeira por até 48 horas antes de serem finalizadas no forno ou na grelha.

SIRVA COM: Para uma refeição completa, sirva com uma salada verde e seu molho preferido. Fica ótimo com Salada de batata... sem batata!, Repolho com bacon ou Macarrão de abobrinha com pesto.

1. Disponha as costelinhas em pé, ao redor das laterais de uma panela de pressão ou elétrica, com o mesmo lado da carne voltado para fora. Junte caldo de frango em quantidade suficiente para chegar à metade da altura da carne.

2. Se usar a panela de pressão, tampe e cozinhe em pressão alta por 15 minutos (costelinhas pequenas) ou 25 minutos (grandes). Na panela elétrica, cozinhe em potência baixa por 4 horas ou alta por 2 horas. O cozimento está perfeito quando a carne ficar macia, mas permanecer presa ao osso; retire da panela antes que a carne se desprenda do osso.

3. Transfira a carne e o líquido de cozimento para um refratário raso. Depois de frio, tampe e deixe na geladeira durante a noite.

4. Um pouco antes de servir, preaqueça uma grelha ou churrasqueira em fogo médio (177 °C) ou, se usar o forno, coloque a grade na parte superior e preaqueça a 205 °C.

5. Retire a carne da geladeira; ela estará rodeada por gordura solidificada. Espalhe essa gordura na parte carnuda de cada costelinha e tempere com o sal e a pimenta-do-reino.

6. Caso prepare no forno, coloque a carne em uma assadeira e asse por 10 minutos, apenas até aquecer. Então ligue o grill na temperatura baixa (se não houver gradação de temperatura, basta ligar a função) e asse por 5 a 7 minutos, até ficar crocante. Se usar a grelha ou churrasqueira, cozinhe por 1 a 2 minutos de cada lado, para aquecer e deixar crocante.

7. Transfira para um prato e aproveite!

MENOS FODMAPS: Use a versão com menos FODMAPs do Ketchup excelente, ou simplesmente elimine o ingrediente.

SEM SOLANÁCEAS: Elimine o ketchup.

INFORMAÇÕES NUTRICIONAIS (POR PORÇÃO):
calorias: 374 | calorias de gorduras: 238 | gordura total: 26,5 g | gordura saturada: 0 g | colesterol: 0 mg
sódio: 752 mg | carboidratos: 0,5 g | fibras: 0 g | carboidratos líquidos: 0,5 g | açúcares: 0 g | proteínas: 33,3 g

PROPORÇÕES:
gorduras: 64%   carboidratos: 1%   proteínas: 35%

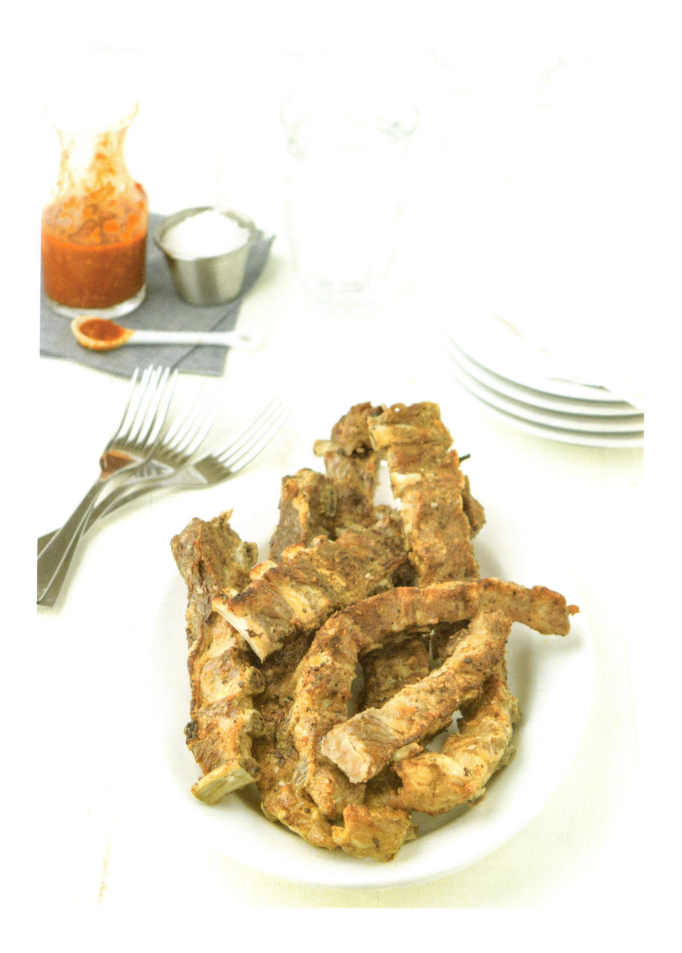

COSTELETA SUÍNA COM MOLHO DE LIMÃO E TOMILHO

PREPARO: 30 minutos **COZIMENTO:** 40 minutos **RENDIMENTO:** 6 porções

SEM OVOS • MENOS FODMAPS • SEM SOLANÁCEAS • SEM OLEAGINOSAS

Você já comeu bife de porco? Bem, não é exatamente um "bife", mas bem que poderia ser. É um bife! E é ótimo. Faço este prato a toda hora, e sempre com esta receita. Por ter crescido comendo costeletas suínas, pensando nelas como a única parte comestível do porco, fazer bifes de algum modo parece... exclusivo – e até rebelde!

¼ xícara (60 ml) de óleo refinado de abacate ou óleo de coco derretido, para fritar

1,2 kg de costeletas suínas com osso, com cerca de 1,25 cm de espessura

1½ colher (chá) de sal marinho cinza fino

1 colher (chá) de pimenta-do-reino moída

⅓ xícara (80 ml) de vinho branco como Pinot Grigio, Sauvignon Blanc ou Chardonnay fermentado em barris de inox

2 colheres (sopa) de gelatina sem sabor

Raspas e suco de 1 limão-siciliano

1 colher (chá) de tomilho seco

⅔ xícara (160 ml) de leite de coco integral

1. Aqueça o óleo em uma frigideira, em fogo alto. Tempere as costeletas com 1 colher (chá) de sal e a pimenta-do-reino. Frite por 4 minutos de cada lado e transfira para um prato.

2. Retire a frigideira do fogo, mantendo a gordura. Junte o vinho, a gelatina, as raspas e o suco de limão, o tomilho e ½ colher (chá) de sal. Misture.

3. Volte as costeletas à frigideira. Tampe e cozinhe em fogo médio-baixo por 30 minutos, virando na metade do tempo.

4. Coloque a grade do forno na posição superior e ligue o grill na potência baixa (caso não haja gradação de temperatura, basta ligar a função). Transfira as costeletas para um refratário (eu gosto de usar uma panela de ferro fundido) e asse por 3 minutos de cada lado, ou até dourar. Reserve por 5 minutos.

5. Junte o leite de coco ao líquido da frigideira. Cozinhe em fogo médio por 15 minutos, mexendo de vez em quando, até engrossar um pouco.

6. Para servir em porções individuais, retire os ossos de cada costeleta e distribua os bifes por seis pratos. Sirva regado com o molho.

GUARDE: Em recipiente hermético, na geladeira, por até 4 dias, ou no freezer por até 1 mês.

REAQUEÇA: No micro-ondas. Ou em refratário tampado, no forno preaquecido a 150 °C, por 5 minutos. Outra opção: em uma frigideira tampada, em fogo médio-baixo.

SIRVA COM: Para uma refeição completa, sirva com suas hortaliças preferidas cozidas no vapor. Usei brócolis para fazer esta foto, mas também fica ótimo com repolho no vapor ou acelga refogada!

INFORMAÇÕES NUTRICIONAIS [POR PORÇÃO COM 2½ COLHERES (SOPA) DE MOLHO]:

calorias: 511 | calorias de gorduras: 369 | gordura total: 40,9 g | gordura saturada: 14,9 g | colesterol: 118 mg

sódio: 658 mg | carboidratos: 2,5 g | fibras: 0 g | carboidratos líquidos: 2,5 g | açúcares: 0 g | proteínas: 33,3 g

PROPORÇÕES:

gorduras: 72% carboidratos: 2% proteínas: 26%

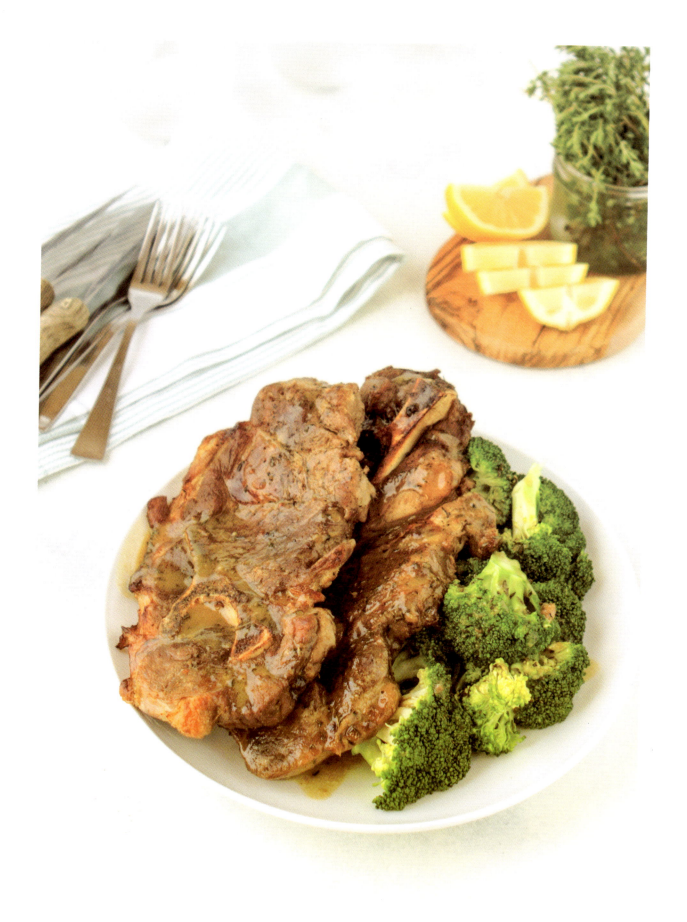

LOMBO RECHEADO COM MOLHO DE ERVAS

PREPARO: 15 minutos **COZIMENTO:** 1h40 **RENDIMENTO:** 8 porções

SEM COCO • SEM OVOS • MENOS FODMAPs • SEM SOLANÁCEAS • SEM OLEAGINOSAS

Nesta receita, você pode usar qualquer corte sem osso e com gordura, como filé-mignon bovino, paleta suína ou filé de costela, abertos. Com o filé de costela, não precisa marinar a carne e tudo fica pronto bem rápido. E embora o nome sugira que o corte vem com osso, é possível encontrá-lo desossado no açougue ou no mercado.

A carne precisa ser aberta; mas, a não ser que você tenha uma faca realmente boa e confiança suficiente para cortar um pedaço de porco de maneira perfeita, sugiro que você deixe a tarefa para o açougueiro. Como sou desajeitada na cozinha, peço ao meu que corte a carne para que "se abra como um livro", assim posso rechear e enrolar. Eles fazem um trabalho primoroso e eu mantenho meus dedos intactos!

E o sabor de alecrim deixa o recheio muito melhor.

---

910 g de lombo suíno aberto
1 colher (sopa) de óleo refinado de abacate, para untar
2 xícaras (475 ml) de caldo de frango
1 colher (chá) de farinha de tapioca, para o molho

RECHEIO:
1 maço de salsinha (cerca de 55 g) picada
3 colheres (sopa) de óleo refinado de abacate ou azeite de oliva refinado
57 g de torresmo moído
1 colher (sopa) de Tempero italiano
1 colher (chá) de sal marinho cinza fino
1 colher (chá) de pimenta-do-reino moída

CROSTA DE ERVAS:
3 colheres (sopa) de óleo refinado de abacate ou azeite de oliva refinado
2 colheres (chá) de Tempero italiano
1 colher (chá) de sal marinho cinza fino
½ colher (chá) de pimenta-do-reino moída

UTENSÍLIO ESPECIAL:
3 pedaços de barbante de algodão com 40,5 cm cada

---

1. Preaqueça o forno a 163 °C.

2. Coloque a carne sobre uma tábua de corte e abra com o lado mais estreito voltado para você. Misture os ingredientes do recheio em uma tigela média. Distribua sobre a superfície da carne, espalhando até as duas bordas verticais e a horizontal próxima de você; deixe cerca de ¼ do espaço livre na borda horizontal superior. Enrole e amarre com o barbante.

3. Aqueça 1 colher (sopa) de óleo de abacate em uma frigideira grande de ferro fundido (ou uma panela que possa ir ao forno) em fogo médio-alto. Enquanto isso, misture os ingredientes da crosta e espalhe sobre a carne de todos os lados.

4. Transfira para a frigideira e frite por 2 minutos de cada lado. Regue com o caldo de frango, leve ao forno e asse por 1h30, ou até que a temperatura interna marque 74 °C e o topo fique bem dourado.

5. Transfira o assado para uma tábua de cozinha enquanto prepara o molho. Aqueça a frigideira em fogo médio-alto, polvilhe o caldo com a tapioca e cozinhe, sem parar de mexer, por cerca de 2 minutos, até engrossar.

6. Corte a carne em oito fatias, coloque no prato de servir e regue com o molho – ou sirva o molho à parte.

GUARDE: Em recipiente hermético, na geladeira, por até 4 dias, ou no freezer por até 1 mês.

REAQUEÇA: No micro-ondas. Ou em refratário tampado, no forno preaquecido a 150 °C, por 10 a 15 minutos. Outra opção: em uma frigideira tampada, em fogo médio-baixo.

DESCONGELE: Na geladeira. Sirva frio com uma salada, ou siga as instruções acima para reaquecer.

SIRVA COM: Para uma refeição completa, sirva com suas hortaliças assadas preferidas.

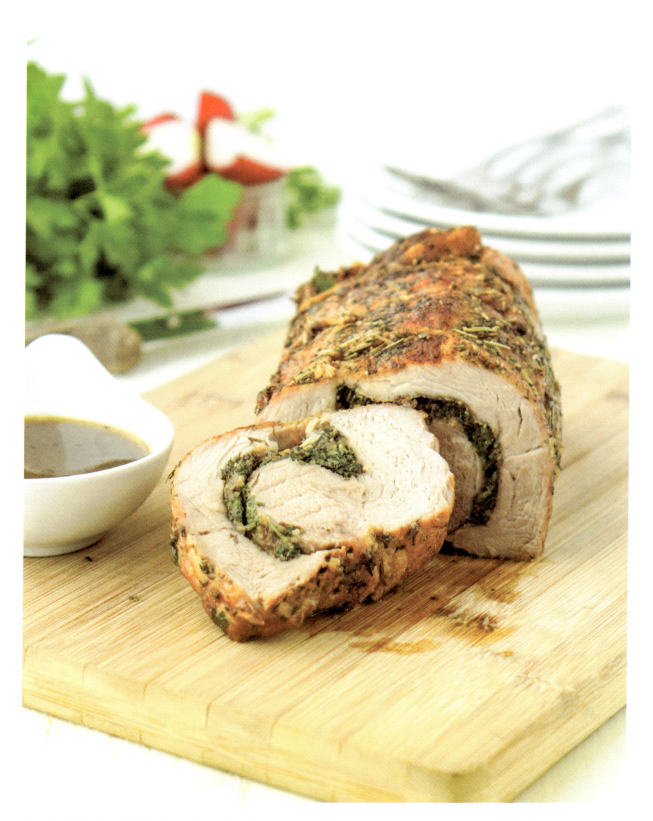

INFORMAÇÕES NUTRICIONAIS [POR PORÇÃO COM 1½ COLHER (SOPA) DE MOLHO]:
calorias: 434 | calorias de gorduras: 270 | gordura total: 30,1 g | gordura saturada: 8,4 g | colesterol: 95 mg
sódio: 794 mg | carboidratos: 1,1 g | fibras: 0 g | carboidratos líquidos: 1,1 g | açúcares: 0 g | proteínas: 39,7 g

PROPORÇÕES:
gorduras: carboidratos: proteínas:
64%   **11%**   **25%**

PARTE 2: RECEITAS

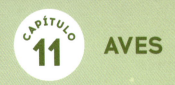

CAPÍTULO 11 — AVES

FRANGO ASSADO COM AZEITONAS

 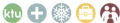

PREPARO: 20 minutos   **COZIMENTO:** cerca de 50 minutos   **RENDIMENTO:** 8

SEM COCO • SEM OVOS • SEM SOLANÁCEAS • SEM OLEAGINOSAS   **OPÇÃO:** MENOS FODMAPs

Recorro a esta estratégia quase sempre, quando tenho pressa de preparar o jantar e mesmo assim quero alguma coisa reconfortante e caseira. E embora eu tenha escolhido dar um toque mediterrâneo à receita, você pode acrescentar praticamente qualquer coisa à panela antes de juntar a ave. E nem precisa ser frango! Já fiz o prato com sobrecoxa de peru, salmão, bife e costeletas suínas envolvidas em bacon. Em lugar da erva-doce e da cebola, experimente repolho picado para a base. É uma alternativa fabulosa, assim como abobrinha-italiana, aipo, abóbora ou verduras cozidas.

BASE:

1 limão-siciliano

½ xícara (120 ml) de óleo refinado de abacate ou gordura de frango derretida

1 maço grande de erva-doce (cerca de 300 g) em fatias finas

2 cebolas pequenas em fatias

760 g de azeitonas pretas sem caroço

⅔ xícara (40 g) de salsinha fresca grosseiramente picada

8 dentes de alho pequenos (ou 4 grandes) picados

Folhas de 2 ramos de alecrim fresco

1 colher (chá) de sal marinho cinza fino

½ colher (chá) de pimenta-do-reino moída

4 peitos de frango com osso e pele (cerca de 910 g)

1 colher (sopa) de Tempero grego ou Tempero italiano

½ colher (chá) de sal marinho cinza fino

½ colher (chá) de pimenta-do-reino moída

1. Preaqueça o forno a 190 °C.

2. Base: esprema o suco do limão e corte as metades em três pedaços cada. Coloque o suco, os pedaços e os ingredientes restantes em uma tigela grande. Misture e transfira para uma assadeira ou panela de ferro fundido grandes.

3. Disponha o frango por cima da base e polvilhe o Tempero grego e ½ colher (chá), cada, de sal e pimenta-do-reino.

4. Asse por 45 a 55 minutos, até a temperatura interna da carne marcar 74 °C e os sucos saírem claros quando ela for espetada com um garfo.

5. Retire do forno, transfira o frango para uma tábua de cozinha e corte os peitos ao meio. Remova os pedaços de limão e divida a base, incluindo os sucos liberados no cozimento, em oito pratos de sopa. Complete com metade de um peito de frango e sirva.

GUARDE: Em recipiente hermético, na geladeira, por até 4 dias, ou no freezer por até 1 mês.

REAQUEÇA: No micro-ondas, ou em uma frigideira tampada em fogo médio.

DESCONGELE: Na geladeira. Reaqueça seguindo as instruções acima.

MENOS FODMAPS: Use o Tempero italiano. Substitua a erva-doce, a cebola e a azeitona por 2 abobrinhas-italianas grandes e 1 berinjela média em rodelas. Troque 2 colheres (sopa) de óleo de abacate por Óleo de alho feito com óleo refinado de abacate.

COMO REFORÇO DE CARBOIDRATOS: Elimine o óleo de abacate e use peito de frango sem osso e sem pele. Sirva com o carboidrato de sua escolha. Fica sensacional com uma tigela de frutas frescas servida na sobremesa.

INFORMAÇÕES NUTRICIONAIS (POR PORÇÃO):
calorias: 463 | calorias de gorduras: 234 | gordura total: 26 g | gordura saturada: 4,5 g | colesterol: 130 mg
sódio: 952 mg | carboidratos: 13,3 g | fibras: 4,3 g | carboidratos líquidos: 9 g | açúcares: 1,7 g | proteínas: 43,9 g

PROPORÇÕES:
gorduras: 51%   carboidratos: 11%   proteínas: 38%

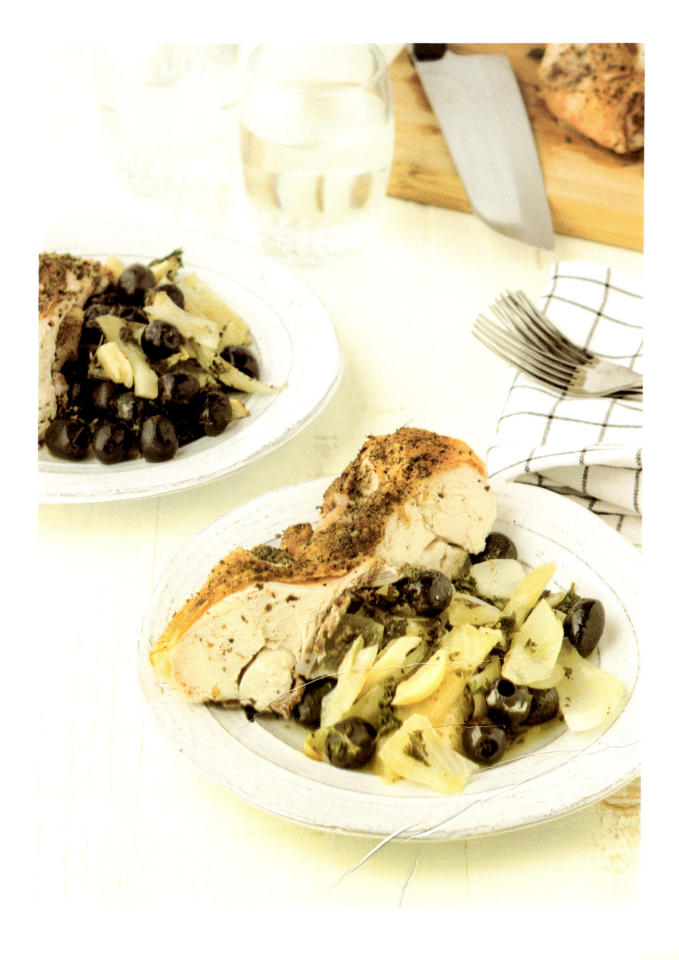

SOBRECOXA DE PERU AO BALSÂMICO

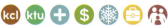

PREPARO: 5 minutos, mas pelo menos 1 hora para marinar **COZIMENTO:** 1h **RENDIMENTO:** 8 porções
SEM COCO • SEM OVOS • MENOS FODMAPs • SEM SOLANÁCEAS • SEM OLEAGINOSAS

A verdadeira delícia (e a pele mais crocante!) aparece quando uso o vinagre de coco ao estilo balsâmico nesta marinada. Trata-se de um xarope de coco fermentado, com açúcares naturais que se cristalizam e deixam crocante até a pele mais firme – um acréscimo fabuloso para sua próxima marinada!

¼ xícara (60 ml) de vinagre balsâmico (leia acima)
¼ xícara (60 ml) de óleo refinado de abacate ou azeite de oliva refinado
1 colher (sopa) de mostarda de Dijon
2 colheres (chá) de sal marinho cinza fino
1 colher (chá) de Tempero italiano
1,2 kg de sobrecoxa de peru com pele e com osso

1. Coloque o vinagre, o óleo, a mostarda, o sal e o Tempero italiano em um refratário grande ou em um saco plástico de fecho hermético. Misture bem. Junte a sobrecoxa e cubra. Deixe marinar na geladeira por 1 hora, ou até 24 horas.

2. Preaqueça o forno a 177 °C. Transfira a sobrecoxa para uma assadeira ou panela de ferro fundido e asse por 55 a 60 minutos, até a temperatura interna da carne marcar 74 °C e os sucos saírem claros quando ela for espetada com um garfo.

3. Ligue o grill do forno em temperatura alta (se não houver gradação, basta ligar a função) e asse por 3 a 5 minutos, até dourar. Reserve por 5 minutos antes de fatiar e servir.

GUARDE: Em recipiente hermético, na geladeira, por até 4 dias, ou no freezer por até 1 mês.

REAQUEÇA: No micro-ondas, coberto. Ou em refratário tampado, no forno preaquecido a 150 °C, por 10 a 15 minutos, até aquecer por dentro. Outra opção: em frigideira tampada, em fogo médio.

DESCONGELE: Na geladeira. Sirva frio, em uma salada, ou siga as instruções acima para reaquecer.

PREPARO ANTECIPADO: Comece a marinar o peru até 24 horas antes de cozinhar.

SIRVA COM: Para uma refeição completa, sirva com salada de rúcula com avelã tostada picada, vinagre balsâmico e azeite de oliva. Também fica bom com o Macarrão de abobrinha com pesto.

COMO REFORÇO DE CARBOIDRATOS: Sirva com o carboidrato de sua escolha. Fica delicioso com salada verde misturada a uvas e maçãs em fatias.

INFORMAÇÕES NUTRICIONAIS (POR PORÇÃO):
calorias: 333 | calorias de gorduras: 224 | gordura total: 24,9 g | gordura saturada: 0,9 g | colesterol: 0 mg
sódio: 491 mg | carboidratos: 0,2 g | fibras: 0 g | carboidratos líquidos: 0,2 g | açúcares: 0 g | proteínas: 27,1 g

PROPORÇÕES:
gorduras: 67% | carboidratos: 0% | proteínas: 33%

Capítulo 11: AVES

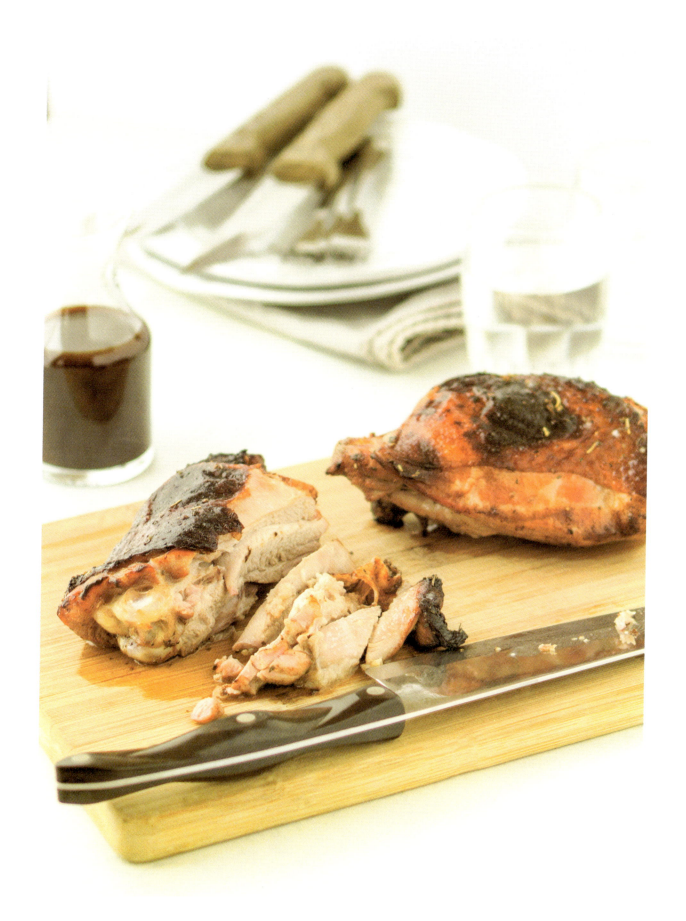

FRANGO INDIANO

PREPARO: 10 minutos   **COZIMENTO:** 45 minutos   **RENDIMENTO:** 4 porções

SEM OVOS   **OPÇÕES:** MENOS FODMAPs • SEM OLEAGINOSAS

Um dos vários pontos altos de meu passeio pela Índia foi participar de um dia inteiro de aulas de culinária com outros viajantes. Aprendemos a fazer algumas de nossas delícias preferidas – e recém-descobertas – do sul do país, incluindo aloo palak, dhal aloo kofta, baingan bharta e payasam de abacaxi. Embora este frango seja menos indiano do que americano, usei o que aprendi na aula para criar o prato. Se quiser partir do zero, pode fazer seu próprio garam masala tostando as especiarias inteiras e então passando pelo moedor (procure receitas *on-line*); caso seja como eu e prefira o caminho mais rápido, use uma mistura de temperos pronta.

⅓ xícara (70 g) de óleo de coco
600 g de sobrecoxa de frango sem pele e sem osso, em cubos
½ xícara (70 g) de cebola em fatias
2 dentes de alho pequenos picados
1 pedaço (2,5 cm) de gengibre ralado
1 lata (400 g) de tomate em cubos
1 xícara (240 ml) de caldo de frango
1 folha de louro
1 colher (sopa) de garam masala ou curry em pó
1 colher (chá) de cominho em pó
1 colher (chá) de sal marinho cinza fino
½ colher (chá) de coentro em pó
¼ colher (chá) de cravo-da-índia em pó
⅛ colher (chá) de pimenta-do-reino moída
⅛ colher (chá) de cardamomo moído
⅓ xícara (80 ml) de leite de coco integral
3 colheres (sopa) de farinha de amêndoas sem pele
1 colher (sopa) de suco de limão-siciliano
Um punhado de coentro fresco picado, para servir
Cebolinha picada, para servir

1. Derreta o óleo de coco em uma panela grande em fogo médio-alto. Junte o frango e cozinhe por 10 minutos, ou até perder a cor rosada.

2. Acrescente a cebola, o alho e o gengibre; cozinhe por 5 minutos, até soltar o aroma.

3. Adicione o tomate, o caldo, o louro, o garam masala, o cominho, o sal, o coentro em pó, o cravo-da-índia, a pimenta-do-reino e o cardamomo. Mexa bem, tampe e espere ferver. Diminua o fogo e cozinhe por 20 minutos.

4. Junte o leite de coco, a farinha de amêndoas e o suco de limão. Aumente o fogo para médio-alto e cozinhe por 5 minutos, até engrossar um pouco.

5. Retire a folha de louro. Divida o frango e o molho por quatro pratos. Antes de servir, finalize com coentro fresco e cebolinha.

REAQUEÇA: *No micro-ondas, coberto. Ou em refratário tampado, no forno preaquecido a 150 °C, por 10 a 15 minutos, até aquecer por dentro. Outra opção: em frigideira tampada, em fogo médio.*

DESCONGELE: *Na geladeira. Reaqueça seguindo as instruções acima.*

PANELA DE PRESSÃO: *Nos Passos 1 e 2, use a panela de pressão na função "saltear". Junte os ingredientes listados no Passo 3, tampe e cozinhe em pressão alta por 10 minutos. Espere a pressão sair, destampe e continue a partir do Passo 4 usando a função "saltear".*

SIRVA COM: *Fica ótimo com Arroz de couve-flor com ou sem coco.*

MENOS FODMAPS: *Em lugar de cebola fatiada, use cebolinha (só a parte verde) picada. Substitua o alho e 2 colheres (sopa) de óleo de coco por 2 colheres (sopa) de Óleo de alho feito com óleo refinado de abacate. Use apenas a parte verde da cebolinha para finalizar o prato antes de servir.*

SEM OLEAGINOSAS: *Elimine a farinha de amêndoas.*

COMO REFORÇO DE CARBOIDRATOS: *Reduza a quantidade de óleo de coco para 1 colher (sopa). Sirva com o carboidrato de sua escolha. Fica delicioso com pastinaca cortada em espiral, abacaxi grelhado ou abóbora-japonesa cozida no micro-ondas.*

GUARDE: *Em recipiente hermético, na geladeira, por até 4 dias, ou no freezer por até 1 mês.*

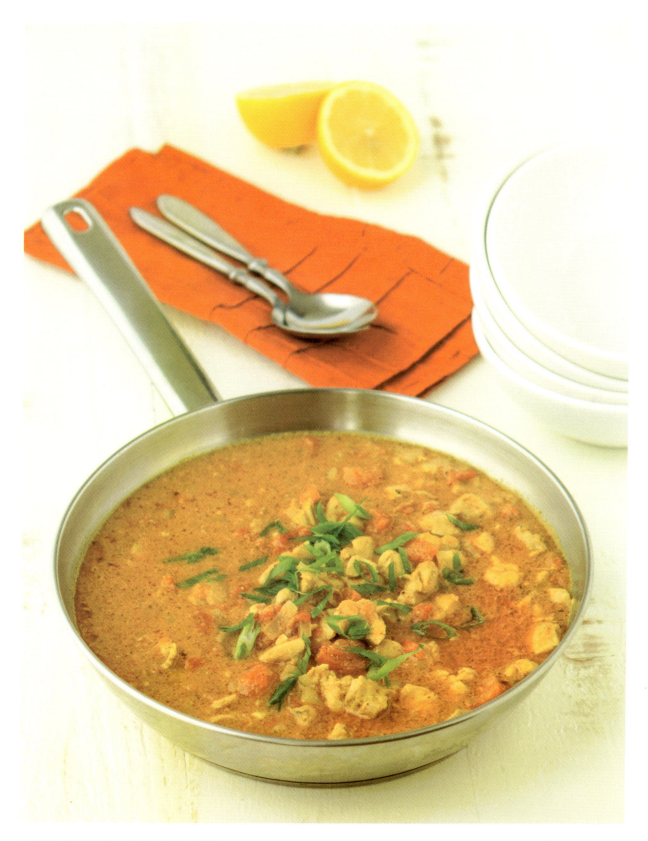

INFORMAÇÕES NUTRICIONAIS (POR PORÇÃO):
calorias: 450 | calorias de gorduras: 281 | gordura total: 31,3 g | gordura saturada: 20,5 g | colesterol: 126 mg
sódio: 716 mg | carboidratos: 7,6 g | fibras: 2,2 g | carboidratos líquidos: 5,4 g | açúcares: 3,5 g | proteínas: 34,4 g

PROPORÇÕES:
gorduras: carboidratos: proteínas:
63% 7% 30%

PARTE 2: RECEITAS 201

FRANGO ALFREDO

PREPARO: 15 minutos   **COZIMENTO:** 35 minutos   **RENDIMENTO:** 4 porções
SEM SOLANÁCEAS • SEM OLEAGINOSAS   **OPÇÕES:** SEM COCO • MENOS FODMSPs

Se você incluir acidentalmente um pouco de claras na mistura de gemas, ou se cozinhar as gemas levemente além do ponto, pode ser que o molho fique com grumos; neste caso, basta passá-lo por uma peneira fina.

4 sobrecoxas de frango com pele e com osso (cerca de 600 g)
2 colheres (chá) de sal marinho cinza fino
2 colheres (chá) de pimenta-do-reino moída

MOLHO ALFREDO:
1 xícara (240 ml) de leite vegetal
¼ xícara (52 g) de óleo de coco
2 colheres (chá) de vinagre de maçã
2 colheres (sopa) de Óleo de alho feito com óleo refinado de abacate
¼ colher (chá) de sal marinho cinza fino
½ colher (chá) de pimenta-do-reino moída
6 gemas grandes
1 receita de Macarrão de abobrinha e de nabo-japonês, para servir
Salsinha picada, para servir (opcional)

1. Preaqueça o forno a 205 °C. Coloque a sobrecoxa em uma panela de ferro fundido ou assadeira. Tempere com 2 colheres (chá) de sal e 2 colheres (chá) de pimenta-do-reino. Asse por 30 minutos, até a temperatura interna da carne marcar 74 °C e os sucos saírem claros quando ela for espetada com um garfo. Retire do forno e reserve por 5 minutos.

2. Prepare o molho: em uma panela pequena, aqueça o leite, o óleo de coco, o vinagre, o óleo de alho, ¼ colher (chá) de sal e ½ colher (chá) de pimenta-do-reino em fogo médio. Quando ferver, diminua para fogo baixo.

3. Em um refratário médio, bata as gemas levemente. Aos poucos, acrescente a mistura de leite quente, sem parar de bater. Quando tiver acrescentado um terço do líquido, volte tudo à panela e cozinhe em fogo baixo, mexendo sempre, por 1 minuto.

4. Divida o macarrão em quatro pratos. Disponha uma sobrecoxa em cada um deles e regue com o molho. Se quiser, finalize com salsa antes de servir.

GUARDE: Mantenha o molho e o macarrão em recipientes de fecho hermético separados, na geladeira, por até 4 dias.

REAQUEÇA: No micro-ondas, coberto. Ou em refratário tampado, no forno preaquecido a 150 °C, por 10 a 15 minutos. Outra opção: em frigideira tampada, em fogo médio.

PREPARO ANTECIPADO: Use 445 g de frango cozido.

SEM COCO: Substitua o óleo de coco por óleo refinado de abacate, banha derretida ou ghee (se tolerável).

MENOS FODMAPS: Evite usar leite de castanha-de-caju ou de pistache.

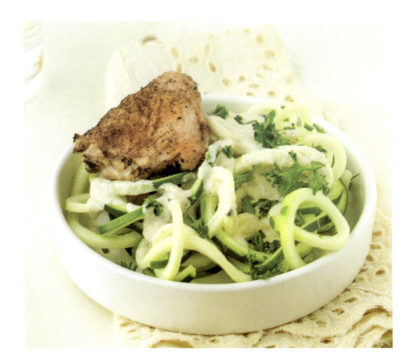

INFORMAÇÕES NUTRICIONAIS (POR PORÇÃO):
calorias: 651 | calorias de gorduras: 506 | gordura total: 56,2 g | gordura saturada: 25,4 g | colesterol: 462 mg
sódio: 1226 mg | carboidratos: 5,6 g | fibras: 1,7 g | carboidratos líquidos: 3,9 g | açúcares: 1,9 g | proteínas: 30,8 g

PROPORÇÕES:
gorduras: 78%   carboidratos: 3%   proteínas: 19%

FRANGO COMPLETO PARA O JANTAR

PREPARO: 10 minutos **COZIMENTO:** cerca de 20 minutos **RENDIMENTO:** 4 porções
SEM COCO • SEM OVOS • MENOS FODMAPs • SEM SOLANÁCEAS   OPÇÃO: SEM OLEAGINOSAS

Não é preciso tostar as nozes, mas elas ficam deliciosas se você fizer isso! Tudo bem usá-las cruas, mas por motivos de saúde é melhor deixá-las de molho e tostar antes de acrescentar à receita.

¼ xícara (52 g) de banha
300 g de sobrecoxa de frango sem pele e sem osso, em fatias finas
8 fatias de bacon (cerca de 225 g) picadas
4 xícaras (470 g) de repolho-verde ou roxo em fatias
1 colher (sopa) de orégano
1 colher (chá) de sal marinho cinza fino
½ colher (chá) de pimenta-do-reino moída
½ xícara (56 g) de nozes tostadas em pedaços
1 colher (sopa) de vinagre de maçã

1. Derreta a banha em uma panela ou frigideira grande, em fogo médio-alto. Junte o frango e o bacon; cozinhe por cerca de 10 minutos, até a ave perder a cor rosada.

2. Acrescente o repolho, o orégano, o sal e a pimenta-do-reino. Tampe, reduza o fogo para médio-baixo e cozinhe por cerca de 6 minutos, até o repolho ficar macio.

3. Adicione as nozes e o vinagre. Tampe e cozinhe por mais 5 minutos.

4. Divida em quatro pratos e sirva.

GUARDE: Em recipiente hermético, na geladeira, por até 3 dias.

REAQUEÇA: No micro-ondas, coberto. Ou em refratário tampado, no forno preaquecido a 150 °C, por 10 a 15 minutos. Outra opção: em frigideira tampada, em fogo médio.

PANELA DE PRESSÃO: Complete o Passo 1 na panela de pressão usando a função "saltear". Junte os ingredientes restantes, mais ¼ xícara (60 ml) de caldo de frango. Tampe e cozinhe em pressão alta por 2 minutos. Espere a pressão sair, destampe e sirva.

SIRVA COM: Para uma refeição completa, cubra com fatias de avocado.

SEM OLEAGINOSAS: Substitua as nozes por sementes de cânhamo sem casca.

COMO REFORÇO DE CARBOIDRATOS: Elimine a banha. Frite o bacon na panela por 5 minutos, até desprender a gordura. Junte o frango e cozinhe por cerca de 10 minutos, até perder a cor rosada. Prossiga a partir do Passo 2. Sirva com o carboidrato de sua escolha. Fica ótimo com batata frita em espiral.

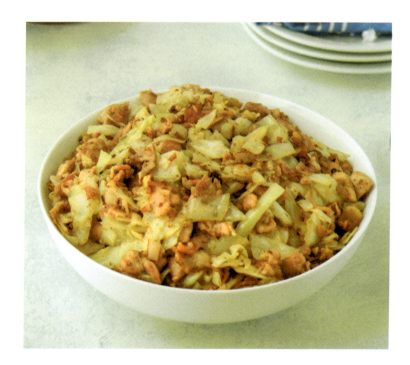

INFORMAÇÕES NUTRICIONAIS (POR PORÇÃO):
calorias: 592 | calorias de gorduras: 446 | gordura total: 49,6 g | gordura saturada: 14,8 g | colesterol: 116 mg
sódio: 952 mg | carboidratos: 10,5 g | fibras: 4,3 g | carboidratos líquidos: 6,2 g | açúcares: 4,7 g | proteínas: 25,9 g

PROPORÇÕES:
gorduras: 75% carboidratos: 7% proteínas: 18%

TORTA CRUMBLE DE FRANGO

PREPARO: 25 minutos   **COZIMENTO:** 45 minutos   **RENDIMENTO:** 4 porções

SEM SOLANÁCEAS • SEM OLEAGINOSAS

Você pode fazer uma torta de frango com cobertura tradicional: passar um tempão preparando a massa, sovando e abrindo, e então se frustrar quando ela inevitavelmente rasgar. Ou pode experimentar este crumble e economizar 30 minutos no preparo. Prefiro a última opção... e aposto que você também.

Óleo de coco, para untar

RECHEIO:
¼ xícara (55 g) de óleo de coco ou gordura de pato
455 g de sobrecoxa de frango sem pele e sem osso, em cubos
⅓ xícara (55 g) de aipo em cubos
¼ xícara (45 g) de cebola em cubos
¼ xícara (40 g) de cenoura em cubos
2 dentes de alho pequenos picados
1 couve-flor pequena
2 xícaras (475 ml) de caldo de frango
¾ colher (chá) de sal marinho cinza fino
½ colher (chá) de cebola em pó

CRUMBLE:
1 colher (sopa) do líquido quente do cozimento da couve-flor
¼ xícara mais 2 colheres (sopa) (40 g) de farinha de coco
¼ xícara (55 g) de óleo de coco
1 ovo grande
½ colher (chá) de alho em pó
½ colher (chá) de cebola em pó

1. Preaqueça o forno a 177 °C e unte um refratário raso (com capacidade para 1,4 l) com óleo de coco.

2. Para o recheio, derreta o óleo de coco em uma frigideira, em fogo médio. Junte o frango e salteie por 10 minutos, ou até ficar cozido. Acrescente o aipo, a cebola, a cenoura e o alho; cozinhe por 5 minutos e retire do fogo.

3. Divida a couve-flor em buquês grandes (cerca de 400 g) e coloque em uma panela com o caldo de frango. Tampe e cozinhe em fogo alto até ferver. Diminua o fogo para médio-baixo e cozinhe por 15 minutos, até ficar macio. Transfira a couve-flor e ½ xícara (120 ml) do líquido para o liquidificador (reserve o restante para usar mais tarde). Junte o sal e a cebola em pó e bata em velocidade alta por cerca de 1 minuto, até ficar homogêneo.

4. Transfira o creme de couve-flor para a panela com os pedaços de frango. Misture e passe para o refratário.

5. Para o crumble, coloque 1 colher (sopa) do líquido de cozimento da couve-flor, a farinha e o óleo de coco, o ovo, o alho e a cebola em uma tigela média. Misture com as mãos, até formar uma bola.

6. Esmigalhe a massa sobre o recheio, distribuindo por igual. Asse por 25 a 30 minutos, até dourar. Sirva imediatamente.

GUARDE: *Em recipiente hermético, na geladeira, por até 3 dias.*

REAQUEÇA: *No micro-ondas. Ou em refratário tampado, no forno preaquecido a 150 °C, por 10 a 15 minutos. (Atenção: para evitar que se quebre, nunca leve uma vasilha de vidro ou cerâmica diretamente da geladeira ao forno quente.)*

PREPARO ANTECIPADO: *O creme de couve-flor (Passo 3) pode ser feito com até 2 dias de antecedência. Lembre-se de reservar 1 colher (sopa) do líquido de cozimento para o crumble e aqueça-o antes de usá-lo no Passo 5. Caso se esqueça de reservar o líquido, use 1 colher (sopa) de caldo de frango ou água quente.*

INFORMAÇÕES NUTRICIONAIS (POR PORÇÃO):
calorias: 474 | calorias de gorduras: 312 | gordura total: 34,7 g | gordura saturada: 26,6 g | colesterol: 137 mg
sódio: 359 mg | carboidratos: 10,3 g | fibras: 4,8 g | carboidratos líquidos: 5,5 g | açúcares: 2,5 g | proteínas: 30 g

PROPORÇÕES:
gorduras: 66%   carboidratos: 9%   proteínas: 25%

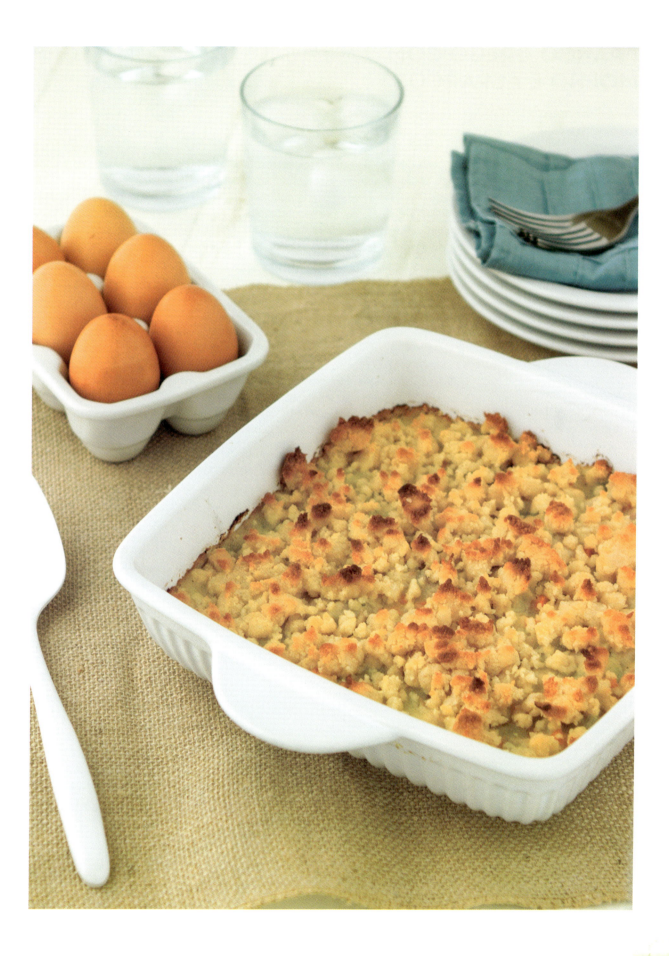

FRANGO GREGO COM MOLHO E ASPARGOS

PREPARO: 15 minutos   COZIMENTO: 1h30   RENDIMENTO: 6 porções
SEM OVOS • SEM SOLANÁCEAS • SEM OLEAGINOSAS   OPÇÃO: SEM COCO

Quando não tenho muito tempo, mas preciso de uma refeição reconfortante que ajude a relaxar depois de uma semana de estresse, este frango assado é sempre a solução. Dependendo do que você tiver à mão ou de quanto esforço queira dedicar à receita, é possível mudar os ingredientes do recheio, assim como as ervas usadas para temperar a carne. Outra combinação que uso sempre (e ainda mais simples) é temperar apenas com sal e pimenta-do-reino e rechear a ave com pedaços de maçã verde e salsinha fresca. Um pouco do sumo da fruta se junta à gordura da carne enquanto assa e deixa tudo bem úmido. Nunca falha!

Minha família sempre fez molho com miúdos. Quando preparo para os amigos, eles acham muito estranho. Mas deixa o molho tão, tão bom – sem falar que ele fica mais nutritivo – que eu não sonharia em fazer de outro jeito! Em todo caso, você pode substituir o líquido do cozimento dos miúdos pela mesma quantidade de caldo de frango para economizar tempo ou caso a ave tenha vindo sem eles.

---

1 frango de 1,6 kg (retire e reserve os miúdos)
3 colheres (sopa) de óleo refinado de abacate ou óleo de coco derretido
1½ colher (sopa) de Tempero grego
1 maçã grosseiramente picada
Um punhado de salsinha fresca
6 ramos de orégano fresco
6 ramos de tomilho fresco
4 dentes de alho pequenos

MOLHO:
Miúdos (leia acima)
3 colheres (sopa) de gordura de pato derretida
1 colher (chá) de farinha de tapioca
455 g de aspargos sem a extremidade mais dura, para servir

---

1. Preaqueça o forno a 177 °C. Coloque o frango em uma assadeira ou panela de ferro fundido grandes. Unte com o óleo e cubra com o Tempero grego. Recheie a ave com a maçã, salsinha, orégano, tomilho e alho. Asse por 1h15, ou até a temperatura interna da coxa marcar 74 °C e os sucos saírem claros quando ela for espetada com um garfo.

2. Coloque os miúdos em uma panela pequena e cubra com cerca de 1½ xícara (350 ml) de água. Tampe e espere ferver. Abaixe o fogo e cozinhe por 30 minutos. Coe e reserve o líquido, descartando os miúdos.

3. Cerca de 10 minutos antes de o frango ficar pronto, cozinhe os aspargos no vapor.

4. Transfira o frango para um prato de servir. Retire o recheio e contorne a ave com os aspargos.

5. Aqueça a assadeira na chama do fogão, em fogo médio. Junte ½ xícara (120 ml) do líquido de cozimento dos miúdos e a gordura de pato; misture. Acrescente a tapioca e cozinhe, mexendo, até engrossar.

6. Regue o frango com o molho e sirva o restante à parte.

GUARDE: Em recipiente hermético, na geladeira, por até 4 dias, ou no freezer por até 1 mês.

REAQUEÇA: No micro-ondas, tampado, ou em uma frigideira tampada, em fogo médio.

DESCONGELE: Na geladeira. Reaqueça seguindo as instruções acima.

SEM COCO: Use óleo de abacate.

COMO REFORÇO DE CARBOIDRATOS: Elimine o molho (ou use em outra refeição). Não cubra o frango com óleo. Sirva com o carboidrato de sua escolha. Fica fabuloso com mandioca grelhada, banana-da-terra verde cozida ou jícama assada.

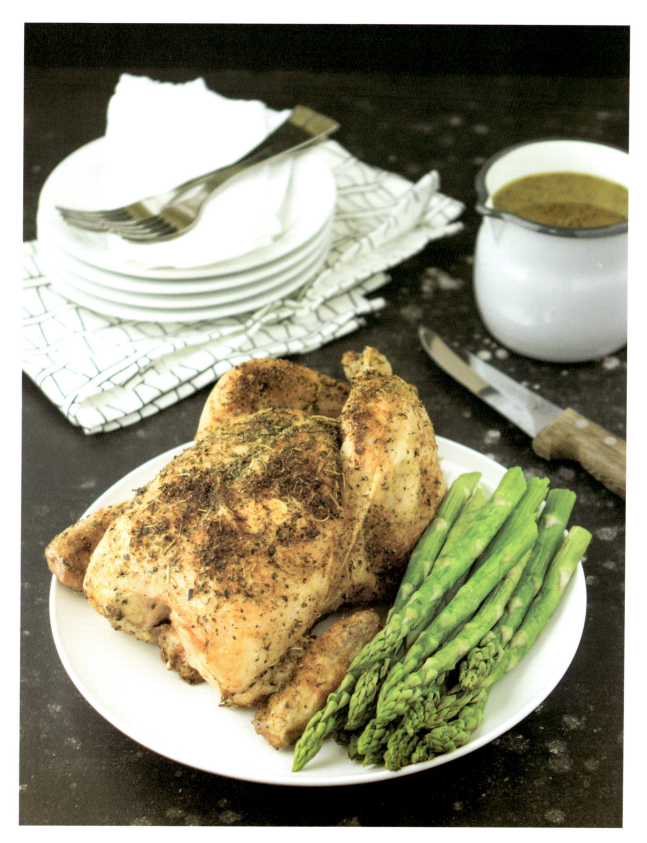

INFORMAÇÕES NUTRICIONAIS [PORÇÃO COM 2 COLHERES (SOPA) DE MOLHO]:
calorias: 580 | calorias de gorduras: 366 | gordura total: 40,7 g | gordura saturada: 11,9 g | colesterol: 231 mg
sódio: 248 mg | carboidratos: 3,8 g | fibras: 1,9 g | carboidratos líquidos: 1,9 g | açúcares: 1,5 g | proteínas: 49,7 g

PROPORÇÕES:
gorduras: carboidratos: proteínas:
63%   3%   34%

PARTE 2: RECEITAS   207

PATO ASSADO COM MOLHO DE LARANJA

PREPARO: 15 minutos   **COZIMENTO:** 1h30   **RENDIMENTO:** 6 porções

SEM COCO • SEM OVOS • SEM SOLANÁCEAS • SEM OLEAGINOSAS   OPÇÃO: MENOS FODMAPs

Minha mãe é obcecada por pato. No verão passado, ela me visitou e ensinou-me como assar uma ave da maneira perfeita, graças à receita de um de seus chefs preferidos, que ela adaptou para fazer na metade do tempo. (Embora ela adore cozinhar, não gosta de passar horas e horas em função disso.) Quando comecei a planejar o capítulo de aves deste livro, era óbvio que eu precisava incluir esta receita!

1 pato de 2,3 kg, sem os miúdos
1 laranja
4 ramos de tomilho fresco
Um punhado de salsinha fresca
2¼ colheres (chá) de sal marinho cinza fino
1 colher (chá) de coentro em pó
¾ colher (chá) de pimenta-do-reino em pó
½ colher (chá) de cominho em pó
¾ xícara (180 ml) de caldo de frango
¼ xícara de vinho branco, como Pinot Grigio, Sauvignon Blanc ou Chardonnay fermentado em barris de inox
⅓ xícara (53 g) de eritritol de confeiteiro
2 colheres (sopa) de vinagre de maçã

UTENSÍLIO ESPECIAL:
Barbante de algodão

1. Preaqueça o forno a 245 °C.

2. Rale a casca da laranja com um ralador bem fino e corte a fruta ao meio. Esprema metade e corte a outra metade em gomos. Reserve as raspas e o suco. Recheie o pato com os gomos, o tomilho e a salsinha. Amarre as pernas dele com barbante de algodão e transfira a ave para uma assadeira ou panela de ferro fundido pequenas.

3. Tempere o exterior do pato com 2 colheres (chá) de sal, o coentro, a pimenta-do-reino e o cominho. Asse por 30 minutos.

4. Em uma vasilha, misture o suco de laranja com ½ xícara (120 ml) de caldo de frango e o vinho. Quando o pato tiver assado por 30 minutos, diminua o fogo para 177 °C e despeje o líquido sobre a ave. Asse por mais 50 a 60 minutos, até a temperatura interna da carne atingir 74 °C. Se quiser a pele crocante, ligue o grill do forno, passe a assadeira para a grade superior e asse por mais 5 minutos. Transfira o pato para uma tábua de corte.

5. Para o molho, junte ¼ xícara (60 ml) de caldo de frango, o eritritol, o vinagre e ¼ colher (chá) de sal à assadeira. Aqueça no fogão, em fogo médio-baixo, mexendo sem parar até o eritritol dissolver. Acrescente as raspas de laranja. Cozinhe por mais 5 minutos, mexendo sempre, até engrossar.

6. Corte o pato e disponha no prato de servir. Regue com o molho – ou o sirva à parte, em uma molheira.

GUARDE: Em recipiente hermético, na geladeira, por até 4 dias, ou no freezer por até 1 mês.

REAQUEÇA: No micro-ondas, coberto. Ou em refratário tampado, no forno preaquecido a 150 °C, por 10 a 15 minutos, até aquecer por dentro. Outra opção: em frigideira tampada, em fogo médio.

DESCONGELE: Na geladeira. Sirva frio em uma salada ou reaqueça seguindo as instruções acima.

SIRVA COM: Para uma refeição completa, sirva sobre uma grande cama de espinafre e também regue a verdura com o molho.

MENOS FODMAPS: Substitua o eritritol por 5 gotas de estévia líquida.

INFORMAÇÕES NUTRICIONAIS [PORÇÃO COM 2 COLHERES (SOPA) DE MOLHO]:
calorias: 458 | calorias de gorduras: 337 | gordura total: 37,4 g | gordura saturada: 12,4 g | colesterol: 116 mg
sódio: 776 mg | carboidratos: 3,9 g | fibras: 0,8 g | carboidratos líquidos: 3,1 g | açúcares: 2,9 g | proteínas: 26,4 g

PROPORÇÕES:
gorduras:	carboidratos:	proteínas:
74%	3%	23%

Capítulo 11: AVES

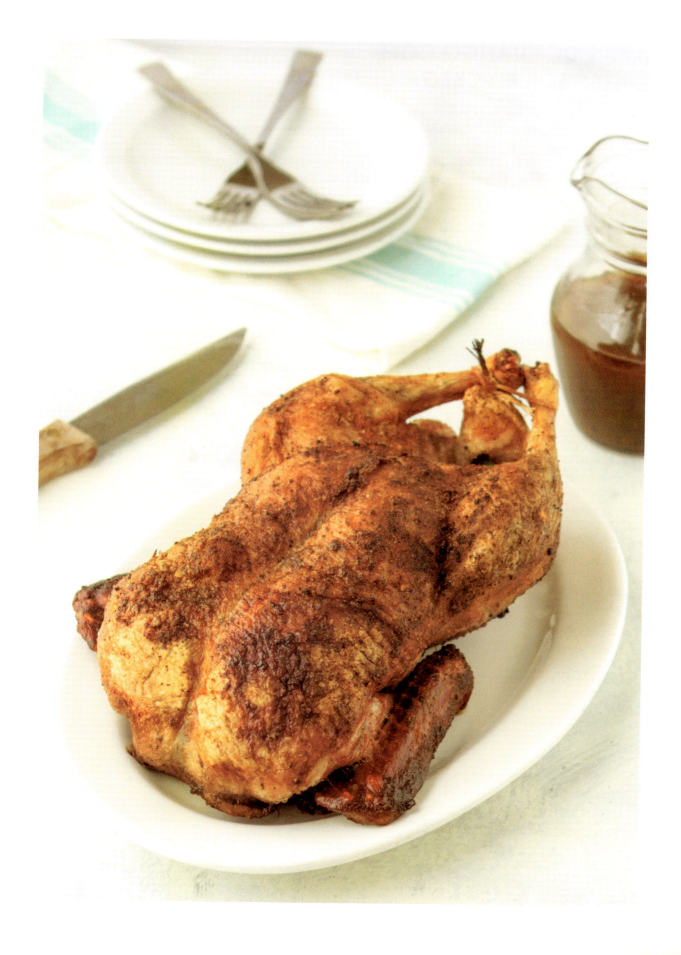

ASAS DE FRANGO COM GIRASSOL E ACELGA-CHINESA

PREPARO: 10 minutos   **COZIMENTO:** 40 minutos   **RENDIMENTO:** 6 porções

SEM OVOS • SEM OLEAGINOSAS   **OPÇÕES:** SEM COCO • MENOS FODMAPs • SEM SOLANÁCEAS

Quase qualquer pedaço de frango pode ser usado aqui! Gosto das asas porque são divertidas e demora um tempinho para comê-las. Mas sobrecoxas com osso ou peito também ficam fabulosos!

MOLHO:

½ xícara (40 g) de cebolinha (apenas a parte verde) picada

⅓ xícara (80 ml) de óleo refinado de abacate ou azeite de oliva refinado

⅓ xícara (80 ml) de caldo de frango

¼ xícara (70 g) de manteiga de sementes de girassol sem açúcar

1½ colher (sopa) de aminos de coco

1 colher (sopa) de vinagre de maçã

1 colher (sopa) de suco de limão-siciliano

1 colher (chá) de molho de peixe

¼ colher (chá) de pimenta-vermelha em flocos

900 g de asas ou coxinhas da asa de frango

ACELGA-CHINESA:

3 colheres (sopa) de óleo refinado de abacate ou azeite de oliva refinado

1 acelga-chinesa grande (cerca de 525 g) em fatias

2 colheres (chá) de Tempero shichimi

1. Preaqueça o forno a 190 °C.

2. Coloque os ingredientes do molho em uma tigela grande e misture. Junte o frango e mexa, para cobrir.

3. Transfira o frango para um refratário ou panela de ferro fundido grandes. Asse por 30 minutos, aumente a temperatura para 220 °C e asse por mais 10 minutos.

4. Acelga: em uma frigideira, aqueça o óleo em fogo médio-alto por 1 minuto. Junte a verdura e o tempero; salteie por 5 minutos, até ficar macia quando espetada com um garfo.

5. Divida a acelga-chinesa em seis pratos e cubra com as asas de frango.

MENOS FODMAPS: Substitua o Tempero shichimi por uma mistura com menos FODMAPs.

SEM SOLANÁCEAS: Elimine a pimenta-vermelha. Substitua o Tempero shichimi por uma mistura sem solanáceas.

GUARDE: Em recipiente hermético, na geladeira, por até 3 dias.

REAQUEÇA: No micro-ondas, coberto. Ou em um refratário tampado, no forno preaquecido a 150 °C, por 10 a 15 minutos, até aquecer por dentro. Outra opção: na frigideira, em fogo médio.

SEM COCO: Substitua os aminos de coco por molho de soja sem trigo, se tolerar soja.

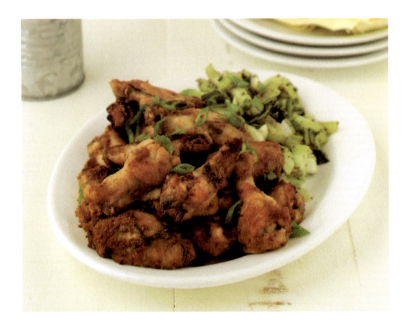

INFORMAÇÕES NUTRICIONAIS (POR PORÇÃO):
calorias: 584 | calorias de gorduras: 433 | gordura total: 48,2 g | gordura saturada: 9,7 g | colesterol: 116 mg
sódio: 653 mg | carboidratos: 6,2 g | fibras: 1,1 g | carboidratos líquidos: 5,1 g | açúcares: 1,2 g | proteínas: 31,4 g

PROPORÇÕES:
gorduras: 74%   carboidratos: 4%   proteínas: 22%

Capítulo 11: AVES

TOMATES WALDORF RECHEADOS

PREPARO: 10 minutos   **RENDIMENTO:** 4 porções

SEM COCO   **OPÇÕES:** SEM OVOS • MENOS FODMAPS • SEM SOLANÁCEAS • SEM OLEAGINOSAS

Nesta receita, tudo me deixa feliz. É cremosa, rápida e capaz de incrementar sua marmita de almoço a qualquer dia da semana. Fique à vontade para substituir o frango cozido por quase qualquer coisa: bife, costeleta suína, peru, você escolhe!

Você pode usar as oleaginosas cruas, mas por motivos de saúde é melhor deixá-las de molho e tostar antes de acrescentar à receita.

SALADA:

2⅓ xícaras (300 g) de sobrecoxa de frango cozida com pele

1 xícara (170 g) de aipo em cubos

½ xícara (105 g) de maionese caseira ou comprada

½ xícara (75 g) de maçã vermelha em cubos

½ xícara (60 g) de nozes tostadas

1 colher (sopa) mais 1 colher (chá) de suco de limão-siciliano

¼ colher (chá) de sal marinho cinza fino

1 gota de estévia líquida

PARA SERVIR:

4 tomates-caqui (cerca de 455 g)

¼ xícara (17 g) de salsinha picada, para finalizar

1. Em uma tigela grande, misture bem todos os ingredientes da salada. Reserve.

2. Coloque os tomates sobre uma tábua de cozinha. Corte um círculo no topo de cada um, para "destampar". Com uma colher pequena, retire e descarte as sementes.

3. Preencha os tomates com a salada Waldorf e finalize com a salsa.

SEM SOLANÁCEAS: *Substitua o tomate por folhas de alface-romana.*

SEM OLEAGINOSAS: *Substitua as nozes por sementes de girassol sem casca e tostadas.*

COMO REFORÇO DE CARBOIDRATOS: *Substitua a sobrecoxa de frango por peito de frango sem pele, reduza a quantidade de maionese para ¼ xícara (52 g) e elimine as nozes. No Passo 1, junte ½ xícara (115 g) de uva-passa.*

GUARDE: *Em recipiente hermético, na geladeira, por até 3 dias.*

SEM OVOS: *Use maionese sem ovos.*

MENOS FODMAPS: *Reduza a quantidade de aipo para ¼ xícara (42 g) e substitua a maçã por 2 colheres (sopa) de cranberry desidratados sem açúcar, picados.*

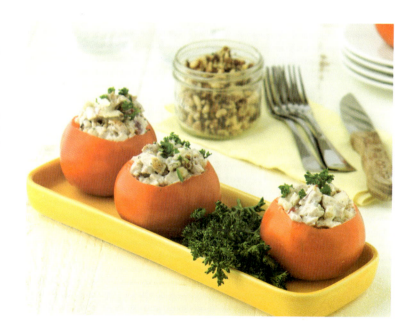

INFORMAÇÕES NUTRICIONAIS (POR UNIDADE):

calorias: 507 | calorias de gorduras: 374 | gordura total: 41,6 g | gordura saturada: 7,3 g | colesterol: 80 mg
sódio: 364 mg | carboidratos: 10,5 g | fibras: 3,6 g | carboidratos líquidos: 6,9 g | açúcares: 6,1 g | proteínas: 22,6 g

PROPORÇÕES:

gorduras:	carboidratos:	proteínas:
74%	8%	18%

PARTE 2: RECEITAS   211

CAPÍTULO 12 — FRUTOS DO MAR

TORTA DE LAGOSTA

PREPARO: 15 minutos   **COZIMENTO:** 35 minutos   **RENDIMENTO:** 6 porções
MENOS FODMAPs • SEM SOLANÁCEAS • SEM OLEAGINOSAS   OPÇÃO: SEM COCO

Este prato reconfortante é uma adaptação da shepherd's pie, a adorada torta de carne moída coberta de purê de batata pelos ingleses. Substitua a carne por lagosta, o molho por um creme, e as hortaliças sazonais por um punhado de cebolinha, e pronto! Também é possível usar alho-poró em lugar da erva. Era minha intenção original, mas não o encontrei em nenhum mercado de minha pequena cidade. Então fiz com cebolinha mesmo!

RECHEIO:
¼ xícara (52 g) de óleo de coco
2 xícaras (160 g) de cebolinha (só a parte verde) picada
2½ xícaras (450 g) de carne de lagosta cozida e picada
¼ xícara (60 ml) de leite de coco integral
¼ xícara (18 g) de endro fresco picado
½ colher (chá) de sal marinho cinza fino

COBERTURA:
3 xícaras (475 g) de nabo grosseiramente picado e cozido no vapor
¼ xícara (60 ml) de leite de coco integral
2 colheres (sopa) de óleo de coco
½ colher (chá) de sal marinho cinza fino
¼ colher (chá) de pimenta-do-reino moída
3 gemas grandes

1. Preaqueça o forno a 205 °C.

2. Para o recheio, salteie a cebolinha no óleo de coco em uma frigideira grande, em fogo médio, por 5 minutos. Junte a lagosta, o leite de coco, o endro e o sal; cozinhe por mais 2 minutos. Transfira para um refratário raso com capacidade para 1,4 l.

3. Para a cobertura, coloque o nabo, o leite e o óleo de coco, o sal e a pimenta-do-reino no liquidificador, processador ou batedeira. Bata até obter um purê grosseiro. Junte as gemas e misture para incorporar.

4. Espalhe o purê de nabo por igual sobre o recheio de lagosta. Com um garfo, afofe o purê para formar pequenos picos.

5. Asse por 25 minutos, ou até dourar. Retire do forno e sirva!

GUARDE: Em recipiente hermético, na geladeira, por até 3 dias.

REAQUEÇA: No micro-ondas, tampado. Ou em refratário tampado, no forno preaquecido a 150 °C, por 10 a 15 minutos. Outra opção: na frigideira, em fogo médio.

SIRVA COM: Fica ótimo com os Biscoitos amanteigados clássicos.

SEM COCO: Substitua o óleo de coco por ghee, se tolerável, ou óleo refinado de abacate. Troque o leite de coco por ⅓ xícara (80 ml) de seu leite vegetal preferido (divida em quantidades iguais para usar nos Passos 2 e 3)

INFORMAÇÕES NUTRICIONAIS (POR PORÇÃO):
calorias: 301 | calorias de gorduras: 185 | gordura total: 20,6 g | gordura saturada: 16,3 g | colesterol: 158 mg
sódio: 737 mg | carboidratos: 10,4 g | fibras: 2,5 g | carboidratos líquidos: 7,9 g | açúcares: 4 g | proteínas: 18,4 g

PROPORÇÕES:
gorduras: 62%   carboidratos: 14%   proteínas: 24%

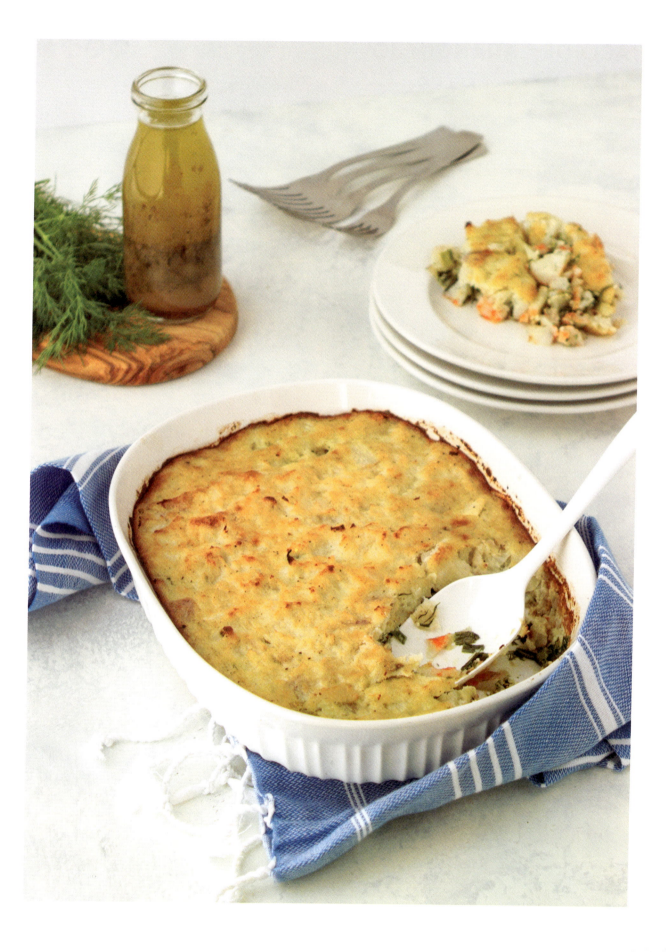

TACO DE CARANGUEJO

PREPARO: 5 minutos   **RENDIMENTO:** 8 unidades (4 porções)

SEM COCO • SEM OLEAGINOSAS   OPÇÃO: MENOS FODMAPs

Se você acha que eu limpei e cozinhei um punhado de caranguejos, quebrei a casca e tirei a carne para fazer estes tacos, não entendeu nada sobre mim. Primeiro: eu nunca passaria tanto tempo em uma receita, a não ser um bolo – eu seria capaz de gastar três horas, se fosse comê-lo. Depois, nada poderia estar mais distante do que quero fazer da vida do que lidar com uma pilha de crustáceos.

Por sorte, vivemos em uma época moderna que nos permite comprar carne de caranguejo pré-cozida, pronta para ser devorada sem que seja preciso cozinhar, quebrar ou desfiar nada. Vitória!

1 xícara (230 g) de carne de caranguejo cozida
2 tomates pequenos em cubos
⅓ xícara (55 g) de rabanete em cubos
Suco de 1 limão-siciliano
3 colheres (sopa) de azeite de oliva extravirgem
3 colheres (sopa) de pimentão-verde bem picado
2 colheres (sopa) de pimentão-amarelo bem picado
2 colheres (sopa) de coentro fresco bem picado, mais um pouco para finalizar
2 colheres (sopa) de molho de pimenta tailandês
1 colher (sopa) de hortelã bem picada
¼ colher (chá) de sal marinho cinza fino
8 Tortilhas flexíveis, para servir

1. Em uma tigela grande, misture todos os ingredientes, menos as tortilhas.
2. Divida o recheio entre as oito tortilhas, salpique com mais coentro e sirva.

GUARDE: Mantenha as tortilhas separadas do recheio, na geladeira, por até 3 dias.

PREPARO ANTECIPADO: Faça as tortilhas com antecedência seguindo as instruções que estão no fim do livro.

SIRVA COM: Para uma refeição completa, cubra os tacos com fatias de avocado. Fica ótimo com Salada de avocado e frutas vermelhas ou Avocado frito com molho.

MENOS FODMAPS: Use molho de pimenta sem alho e sem cebola.

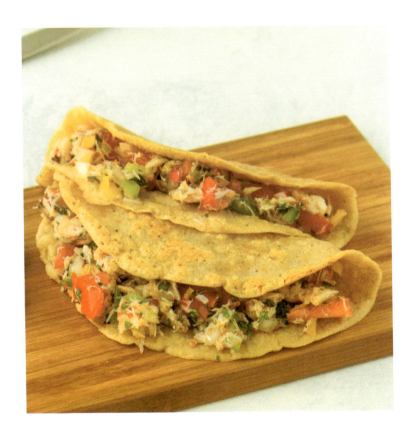

INFORMAÇÕES NUTRICIONAIS (PARA 2 TACOS):
calorias: 297 | calorias de gorduras: 176 | gordura total: 19,5 g | gordura saturada: 4,4 g | colesterol: 129 mg
sódio: 747 mg | carboidratos: 5,5 g | fibras: 1,1 g | carboidratos líquidos: 4,4 g | açúcares: 3,4 g | proteínas: 24,9 g

PROPORÇÕES:
gorduras: 60% | carboidratos: 7% | proteínas: 33%

Capítulo 12: FRUTOS DO MAR

TRUTA RECHEADA

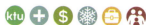

PREPARO: 5 minutos   **COZIMENTO:** 20 minutos   **RENDIMENTO:** 4 porções

SEM COCO • SEM OVOS • MENOS FODMAPs • SEM SOLANÁCEAS • SEM OLEAGINOSAS

Minha mãe merece todo o crédito por esta receita. Para ser sincera, pescados não são o meu forte. Gosto de comer de vez em quando, mas ela é quem gosta de peixes na família. Eu sou a garota que ama o campo, mora em cidade pequena e come carne bovina. "Peixe", para mim, é frango. Então, enquanto conversávamos sobre este capítulo, mamãe recomendou que eu recheasse uma truta com todos os ingredientes que listo a seguir. Ou seja: esta é a receita que ela gentilmente dividiu comigo para que eu dividisse com você.

2 trutas (200 g) sem cabeça e sem vísceras
2 colheres (sopa) de óleo refinado de abacate ou óleo de coco derretido
2 colheres (chá) de endro seco
1 colher (chá) de tomilho seco
½ colher (chá) de pimenta-do-reino moída
¼ colher (chá) de sal marinho cinza fino
½ limão-siciliano em fatias
1 cebolinha (só a parte verde) cortada ao meio na vertical

1. Preaqueça o forno a 205 °C.

2. Coloque o peixe em uma assadeira ou frigideira grande de ferro fundido; unte com o óleo. Em uma tigela pequena, misture os ingredientes secos, a pimenta-do-reino e o sal. Polvilhe todo o peixe com essa mistura: por cima, por baixo e por dentro.

3. Abra o peixe ao meio e disponha o limão e a cebolinha entre os dois filés de carne. Volte à assadeira e asse por 20 minutos, até o ponto desejado.

4. Corte ao meio e transfira para um prato para servir.

GUARDE: Em recipiente hermético, na geladeira, por até 4 dias, ou no freezer por até 1 mês.

REAQUEÇA: No micro-ondas, tampado. Ou em refratário tampado, no forno preaquecido a 150 °C, por 5 a 10 minutos, até aquecer por dentro. Outra opção: na frigideira, com óleo, em fogo médio.

DESCONGELE: Na geladeira. Reaqueça seguindo as instruções acima.

SIRVA COM: Fica ótimo com Salada de avocado e frutas vermelhas ou Patê de couve-galega.

COMO REFORÇO DE CARBOIDRATOS: Reduza a quantidade de óleo para 1 colher (sopa). Sirva com o carboidrato de sua escolha. Fica delicioso com damasco ou pera grelhados

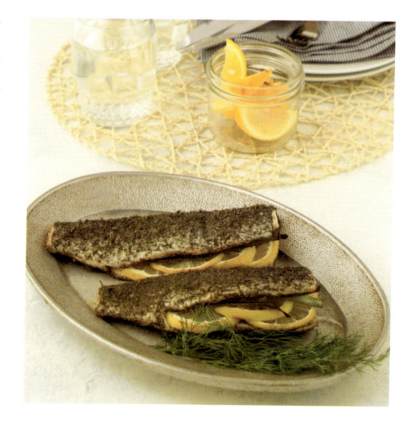

INFORMAÇÕES NUTRICIONAIS (POR PORÇÃO):
calorias: 219 | calorias de gorduras: 108 | gordura total: 12 g | gordura saturada: 2 g | colesterol: 74 mg
sódio: 186 mg | carboidratos: 0,9 g | fibras: 0 g | carboidratos líquidos: 0,9 g | açúcares: 0 g | proteínas: 26,9 g

PROPORÇÕES:
gorduras: 49%   carboidratos: 2%   proteínas: 49%

PARTE 2: RECEITAS   215

FILÉ DE SALMÃO CROCANTE COM REPOLHO AGRIDOCE

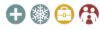

PREPARO: 10 minutos **COZIMENTO:** 40 minutos **RENDIMENTO:** 4 porções
SEM COCO • SEM OVOS • SEM SOLANÁCEAS **OPÇÕES:** MENOS FODMAPs • SEM OLEAGINOSAS

Eu estava predestinada a abraçar a alimentação cetogênica. Desde que comecei a fazer minhas próprias escolhas alimentares, sou louca por chucrute, repolho e peixes oleosos – tudo indicado para a dieta keto. Este prato simples, perfeito para uma refeição durante a semana, é facílimo de fazer. E se você quiser um bife ou frango em lugar do peixe, tudo bem! O repolho agridoce também fica ótimo com Sobrecoxa de peru ao balsâmico.

REPOLHO AGRIDOCE:
¼ xícara (60 ml) de óleo refinado de abacate ou óleo de macadâmia
⅓ xícara (55 g) de cebola-roxa em fatias
4 xícaras (470 g) de repolho-roxo em fatias
⅓ xícara (80 ml) de vinho tinto, como Pinot Noir, Merlot ou Cabernet Sauvignon
¼ xícara (60 ml) de caldo de frango
1 colher (sopa) de vinagre balsâmico
½ colher (chá) de sal marinho cinza fino
¼ colher (chá) de pimenta-do-reino moída

SALMÃO:
4 filés de salmão (170 g cada)
3 colheres (sopa) de óleo refinado de abacate ou óleo de macadâmia
Sal marinho cinza fino e pimenta-do-reino moída
2 colheres (sopa) de salsinha picada, para finalizar

1. Repolho: salteie a cebola no óleo em uma frigideira grande, em fogo médio, por 5 minutos. Junte o repolho e cozinhe por mais 5 minutos, ou até murchar levemente. Acrescente o vinho, o caldo, o vinagre, o sal e a pimenta-do-reino. Tampe, reduza o fogo para médio-baixo e cozinhe por 25 minutos. Nos últimos 5 minutos, cozinhe com a frigideira destampada, para que um pouco do líquido evapore.

2. Coloque a grade do forno na posição superior e ligue o grill em temperatura baixa (se não houver gradação de temperatura, basta ligar a função).

3. Coloque os filés de salmão em uma assadeira ou frigideira grande de ferro fundido. Regue com o óleo e tempere com sal e pimenta-do-reino. Asse por 9 minutos (ao ponto para malpassado, ainda um pouco translúcido no centro) ou 12 minutos (ao ponto, com a carne opaca).

4. Divida o repolho em quatro pratos, cubra cada um com um filé de salmão e finalize com a salsa.

GUARDE: Em recipiente hermético, na geladeira, por até 3 dias, ou no freezer por até 1 mês.

REAQUEÇA: No micro-ondas, tampado. Ou em refratário tampado, no forno preaquecido a 150 °C, por 10 a 15 minutos. Outra opção: na frigideira, em fogo médio.

DESCONGELE: Na geladeira. Reaqueça seguindo as instruções acima.

SIRVA COM: Fica ótimo com Patê de couve-galega.

MENOS FODMAPS: Elimine a cebola e substitua 2 colheres (sopa) de óleo no Passo 1 por Óleo de alho feito com óleo de abacate.

SEM OLEAGINOSAS: Use óleo de abacate.

COMO REFORÇO DE CARBOIDRATOS: Reduza a quantidade de óleo para 1½ colher (chá) no Passo 1 e 1½ colher (chá) no Passo 3. Sirva com 2 xícaras (435 g) de amora fresca.

INFORMAÇÕES NUTRICIONAIS (POR PORÇÃO):
calorias: 485 | calorias de gorduras: 310 | gordura total: 34.5 g | gordura saturada: 4.6 g | colesterol: 75 mg
sódio: 499 mg | carboidratos: 8,3 g | fibras: 3,3 g | carboidratos líquidos: 5 g | açúcares: 4,4 g | proteínas: 35,2 g

PROPORÇÕES:
gorduras: 64% carboidratos: 7% proteínas: 29%

Capítulo 12: FRUTOS DO MAR

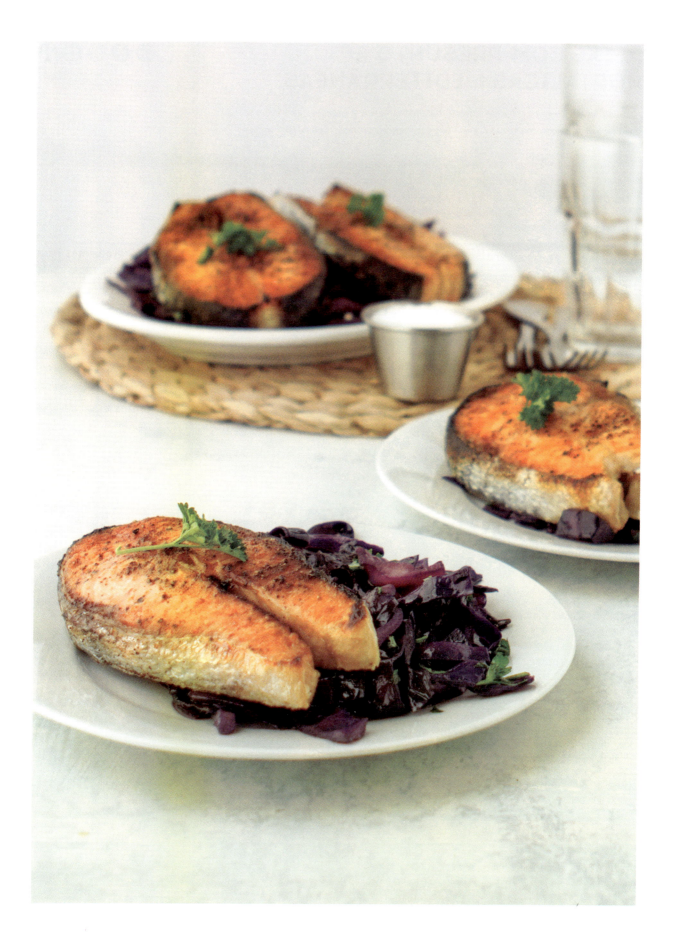

PEIXE COM PRESUNTO E HORTALIÇAS MEDITERRÂNEAS

PREPARO: 15 minutos **COZIMENTO:** 30 minutos **RENDIMENTO:** 6 porções
SEM COCO • SEM OVOS • SEM SOLANÁCEAS **OPÇÕES:** MENOS FODMAPs • SEM OLEAGINOSAS

O presunto vai rasgar enquanto você embrulha o peixe, mas não se preocupe: o resultado final ainda será delicioso! Você pode usar as oleaginosas cruas, mas, por motivos de saúde, é melhor deixá-las de molho e tostar antes de acrescentar à receita.

HORTALIÇAS:

300 g de endívia ou radicchio grosseiramente picados

6 corações de alcachofra em conserva

½ xícara (70 g) de noz-pecã crua cortada ao meio

⅓ xícara (80 ml) de óleo refinado de abacate ou banha derretida

4 cebolinhas (só a parte verde) picadas

Suco de 1 limão-taiti

1 pedaço (2,5 cm) de gengibre ralado

Folhas de 1 ramo de estragão fresco

½ colher (chá) de sal marinho cinza fino

¼ colher (chá) de pimenta-do-reino moída

PEIXE:

455 g de filés de truta, tilápia ou bagre

Sal marinho cinza fino e pimenta-do-reino moída

255 g de presunto cru em fatias finas

PARA FINALIZAR (OPCIONAL):

Folhas de salsinha fresca

Gomos de limão-taiti

1. Preaqueça o forno a 177 °C.

2. Em uma tigela grande, misture bem todos os ingredientes para as hortaliças e transfira para um refratário raso com capacidade para 1,4 l.

3. Coloque os filés de peixe em uma superfície limpa e tempere com sal e pimenta-do-reino. Embrulhe um de cada vez com duas ou três fatias de presunto. Disponha sobre as hortaliças.

4. Asse por 30 minutos, ou até que as laterais do refratário comecem a dourar e os peixes se desfaçam em lascas com um garfo.

5. Divida os peixes e as hortaliças em seis pratos e, se desejar, finalize com salsa e gomos de limão. Sirva!

GUARDE: Em recipiente hermético, na geladeira, por até 3 dias. O peixe embrulhado no presunto pode ser mantido no freezer por até 1 mês.

REAQUEÇA: No micro-ondas, coberto. Ou em refratário tampado, no forno preaquecido a 150 °C, por 10 a 15 minutos, até aquecer por dentro. Outra opção: em uma frigideira tampada, em fogo médio.

DESCONGELE: Na geladeira. Reaqueça seguindo as instruções acima.

VARIAÇÃO: CAMARÃO COM PRESUNTO E HORTALIÇAS MEDITERRÂNEAS. Siga a receita acima e substitua o peixe por 455 g de camarões grandes limpos e sem casca; rasgue cada fatia de presunto em alguns pedaços para embrulhar. Asse por 20 minutos, ou até o refratário começar a dourar nas bordas.

MENOS FODMAPS: Substitua a alcachofra por 1 aipo-rábano picado ou alguns punhados de couve-toscana ou rabanete picados.

SEM OLEAGINOSAS: Elimine as nozes-pecãs.

COMO REFORÇO DE CARBOIDRATOS: Reduza a quantidade de óleo para 3 colheres (sopa). Sirva com o carboidrato de sua preferência.

Fica delicioso com arroz branco, pastinaca assada ou inhame cozido no vapor.

INFORMAÇÕES NUTRICIONAIS (POR PORÇÃO):

calorias: 436 | calorias de gorduras: 265 | gordura total: 29,5 g | gordura saturada: 4,4 g | colesterol: 78 mg
sódio: 772 mg | carboidratos: 10 g | fibras: 5,5 g | carboidratos líquidos: 4,5 g | açúcares: 1,3 g | proteínas: 32,6 g

PROPORÇÕES:

gorduras	carboidratos	proteínas
61%	9%	30%

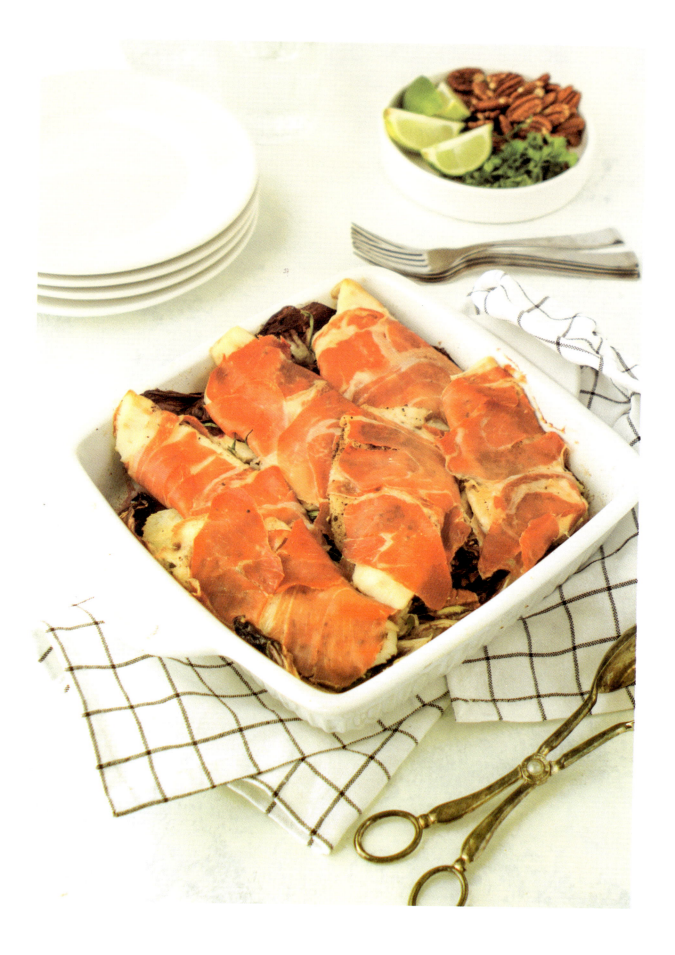

BOLINHO DE SALMÃO COM MOLHO CREMOSO DE ENDRO

   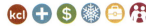

PREPARO: 5 minutos **COZIMENTO:** cerca de 15 minutos (em duas porções) **RENDIMENTO:** 4 porções

MENOS FODMAPs • SEM SOLANÁCEAS   **OPÇÕES:** SEM COCO • SEM OLEAGINOSAS

Faço esta receita há muito tempo. Ela mudou ao longo dos anos: foi ficando mais e mais simples, até se transformar apenas em salmão batido com ovos e frito no óleo. Nada muito chique, mas tão bom e rico em gorduras! Você pode incrementar como quiser – junte mais ervas frescas, como salsa, ou hortaliças picadas, como aipo, e até misturas de temperos.

Não se preocupe com espinhas no salmão enlatado. Na verdade, caso existam, é até melhor: manter os ossinhos aumenta o perfil nutricional desta receita! Elas serão pulverizadas na hora de fazer a massa, então ninguém vai engasgar. Caso o salmão enlatado tenha muito sal, elimine o tempero dos ingredientes.

¼ xícara (60 ml) de óleo refinado de abacate ou óleo de macadâmia, para fritar

BOLINHOS:
2 latas de salmão (213 g cada) escorridas
2 ovos grandes
2 colheres (sopa) de endro fresco grosseiramente picado
Suco de ½ limão-siciliano
½ colher (chá) de sal marinho cinza fino

MOLHO CREMOSO DE ENDRO:
1 xícara (240 ml) de creme de coco
Suco de ½ limão-siciliano
2 colheres (chá) de endro fresco bem picado
½ colher (chá) de pimenta-do-reino moída

1. Em uma frigideira grande, aqueça o óleo por 2 minutos em fogo médio.

2. Bata o salmão, os ovos, o endro, o suco de limão e o sal em um processador ou liquidificador possante, até ficar homogêneo. Retire porções com cerca de 3 colheres (sopa) da massa, enrole entre as mãos e achate. Repita com a massa restante até obter oito bolinhos.

3. Frite no óleo quente por 3 a 5 minutos, vire e frite por mais 3 minutos, até ficar levemente dourado. Transfira para uma grade, para escorrer.

4. Para o molho, coloque todos os ingredientes em uma tigela média e misture.

5. Divida os bolinhos em quatro pratos, regue com o molho e aproveite!

GUARDE: Mantenha os bolinhos e o molho em recipientes separados de fecho hermético, na geladeira, por até 4 dias. Os bolinhos podem ser congelados por até 1 mês.

REAQUEÇA: No micro-ondas, coberto. Ou em refratário tampado, no forno preaquecido a 150 °C, por 10 a 15 minutos, até aquecer por dentro. Outra opção: em frigideira com óleo, em fogo médio.

DESCONGELE: Na geladeira. Reaqueça seguindo as instruções acima.

SIRVA COM: Fica ótimo com a Salada de batata… sem batata! ou com Macarrão de abobrinha com pesto.

SEM COCO: Substitua o creme de coco por maionese.

SEM OLEAGINOSAS: Use óleo de abacate ou óleo de coco.

COMO REFORÇO DE CARBOIDRATOS: Reduza a quantidade de molho cremoso de endro pela metade. Sirva com o carboidrato de sua preferência. Fica fabuloso com jicama salteada.

INFORMAÇÕES NUTRICIONAIS [PORÇÃO DE 2 UNIDADES COM ¼ XÍCARA (60 ML DE MOLHO)]:
calorias: 459 | calorias de gorduras: 337 | gordura total: 37,4 g | gordura saturada: 16,4 g | colesterol: 140 mg
sódio: 331 mg | carboidratos: 4,7 g | fibras: 1,6 g | carboidratos líquidos: 3,1 g | açúcares: 2,5 g | proteínas: 25,8 g

PROPORÇÕES:

gorduras	carboidratos	proteínas
73%	4%	23%

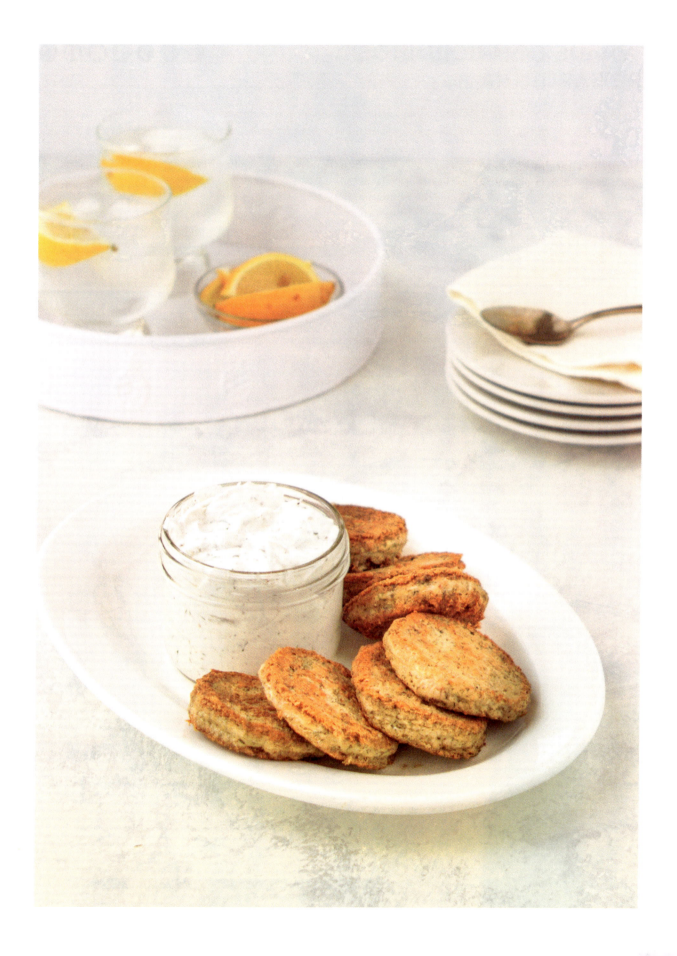

WRAPS COM BOLINHOS DE SARDINHA

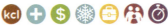

PREPARO: 5 minutos   **COZIMENTO:** 8 minutos (em duas porções)   **RENDIMENTO:** 8 unidades (4 porções)

SEM COCO   OPÇÕES: MENOS FODMAPs • SEM SOLANÁCEAS • SEM OLEAGINOSAS

Ok, sei que a sardinha é um dos peixes mais saudáveis que existem... mas não consigo gostar – a não ser em frituras – nem comer como os outros, amassadas com maionese. De jeito nenhum! Se você for como eu e não puder nem pensar em sardinhas recém-saídas da lata, precisa fazer esses bolinhos. E, é claro, pode colocar maionese quando estiverem prontos.

Caso as sardinhas enlatadas tenham muito sal, elimine o tempero dos ingredientes.

⅓ xícara (80 ml) de óleo refinado de abacate, para fritar

BOLINHOS:
2 latas de sardinha (125 g) escorridas
½ xícara (55 g) de farinha de amêndoas sem pele
2 ovos grandes
2 colheres (sopa) de salsinha bem picada
2 colheres (sopa) de pimentão-vermelho bem picado
2 dentes de alho picados
½ colher (chá) de sal marinho cinza fino
¼ colher (chá) de pimenta-do-reino moída

PARA SERVIR:
8 folhas de alface-romana
1 pepino pequeno em fatias finas
8 colheres (sopa) (105 g) de maionese caseira ou comprada
Cebolinha picada

1. Coloque o óleo em uma frigideira grande e aqueça em fogo médio por alguns minutos.

2. Misture todos os ingredientes para os bolinhos em uma tigela média; mexa bem, mas tome cuidado para não desfazer completamente a sardinha. Pegue cerca de 1 colher (sopa) da massa, enrole entre as mãos e achate. Repita com o restante até obter dezesseis bolinhos pequenos.

3. Frite no óleo quente por 2 minutos de cada lado e transfira para uma grade, para escorrer. Caso a frigideira não seja grande o suficiente, será preciso fritar em duas porções.

4. Distribua as folhas de alface em quatro pratos. Cubra com o pepino e dois bolinhos. Junte uma colherada de maionese, finalize com a cebolinha e sirva!

GUARDE: Em recipiente hermético, na geladeira, por até 3 dias. Os bolinhos podem ser congelados por até 1 mês.

REAQUEÇA (APENAS OS BOLINHOS): No micro-ondas, cobertos. Ou em refratário tampado, no forno preaquecido a 150 °C, por 10 a 15 minutos. Outra opção: em frigideira tampada, em fogo médio.

DESCONGELE: Na geladeira. Reaqueça seguindo as instruções acima.

MENOS FODMAPs: Substitua o alho por ¼ xícara (20 g) de cebolinha bem picada (só a parte verde).

SEM SOLANÁCEAS: Substitua o pimentão por rabanete bem picado.

SEM OLEAGINOSAS: Use sementes de cânhamo sem casca em lugar da farinha de amêndoas.

COMO REFORÇO DE CARBOIDRATOS: Reduza a quantidade de maionese para ¼ xícara (52 g). Leve os bolinhos ao forno a 177 °C em uma assadeira forrada com papel antiaderente por 15 minutos, ou até dourar levemente. Sirva com o carboidrato de sua escolha. Fica delicioso com abóbora-japonesa grelhada ou inhame assado.

INFORMAÇÕES NUTRICIONAIS (PORÇÃO DE 2 UNIDADES):
calorias: 612 | calorias de gorduras: 499 | gordura total: 55,5 g | gordura saturada: 7,6 g | colesterol: 192 mg
sódio: 731 mg | carboidratos: 5,5 g | fibras: 1,9 g | carboidratos líquidos: 3,6 g | açúcares: 1,8 g | proteínas: 22,5 g

PROPORÇÕES:
gorduras: 73%   carboidratos: 4%   proteínas: 23%

Capítulo 12: FRUTOS DO MAR

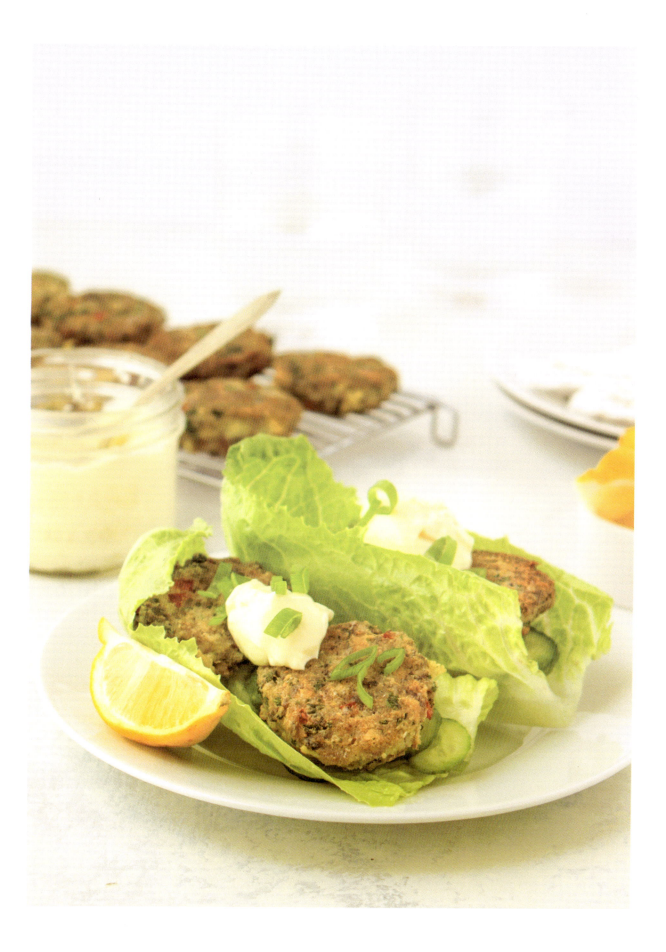

CAPÍTULO 13 — ACOMPANHAMENTOS

ARROZ DE COUVE-FLOR

PREPARO: 15 minutos **COZIMENTO:** 15 minutos **RENDIMENTO:** 4 porções

SEM OVOS • SEM SOLANÁCEAS • SEM OLEAGINOSAS **OPÇÕES:** SEM COCO • VEGANO

Se você nunca fez arroz de couve-flor, não sabe o que está perdendo: trata-se de um acompanhamento bem simples que todos em minha família adoram. É muito fácil de fazer e ainda serve como uma sessão de exercício. Depois de separar os buquês do talo, rale em um ralador grosso ou use o acessório para ralar (médio, se tiver escolha) do processador de alimentos. Só evite criar pedaços muito pequenos, pois o tamanho pode fazer a diferença na receita.

Com qualquer tipo de arroz de couve-flor, tome cuidado para não cozinhar demais, ou ficará empapado. Assim que estiver macio, está pronto!

⅓ xícara (69 g) de banha
4 xícaras (500 g) de buquês de couve-flor ralados
1 xícara (240 ml) de caldo de frango
½ colher (chá) de sal marinho cinza fino

1. Em uma frigideira grande, derreta a banha em fogo médio, então junte os ingredientes restantes. Tampe e cozinhe por 8 a 10 minutos, até ficar macio.
2. Destampe e cozinhe por mais 5 minutos, ou até o líquido evaporar.
3. Divida em quatro tigelas pequenas e sirva.

GUARDE: Em recipiente hermético, na geladeira, por até 3 dias.

REAQUEÇA: No micro-ondas, tampado, ou em uma frigideira em fogo médio.

PREPARO ANTECIPADO: Rale a couve-flor com até 3 dias de antecedência e mantenha na geladeira.

VARIAÇÃO: ARROZ DE COUVE-FLOR GREGO. Substitua o sal por 2 colheres (sopa) de Tempero grego.

VARIAÇÃO: ARROZ DE COUVE-FLOR COM COCO. Em uma frigideira grande, derreta ¼ xícara (55 g) de óleo de coco em fogo médio. Junte 2 dentes de alho picados, ½ cebola-roxa pequena picada e 1 colher (chá) de gengibre ralado; refogue por 1 minuto. Acrescente 4 xícaras (500 g) de arroz de couve-flor, 1 xícara (240 ml) de leite de coco integral, ½ colher (chá) de sal marinho cinza fino e ½ colher (chá) de cardamomo moído. Tampe e cozinhe por 8 a 10 minutos, até ficar macio. Destampe e cozinhe por mais 5 minutos, ou até o líquido evaporar. Divida em quatro tigelas pequenas e adicione uma pitada de pimenta-do-reino moída.

SIRVA COM: Para uma refeição completa, sirva com frango grelhado. Também fica ótimo com Kebab de cordeiro, Porco kung pao e Frango assado com azeitonas.

SEM COCO: Prepare a versão simples ou a grega.

VEGANO: Substitua a banha por óleo de abacate e o caldo de frango por caldo de legumes.

COMO REFORÇO DE CARBOIDRATOS: Reduza a quantidade de banha para 2 colheres (sopa) e substitua o arroz de couve-flor por 2 xícaras (300 g) de arroz branco cozido.

INFORMAÇÕES NUTRICIONAIS (POR PORÇÃO DO ARROZ DE COUVE-FLOR SIMPLES):
calorias: 200 | calorias de gorduras: 155 | gordura total: 17,2 g | gordura saturada: 6,7 g | colesterol: 16 mg | sódio: 137 mg | carboidratos: 6,6 g | fibras: 3,1 g | carboidratos líquidos: 3,5 g | açúcares: 3 g | proteínas: 4,6 g

PROPORÇÕES:
gorduras: 78% | carboidratos: 13% | proteínas: 9%

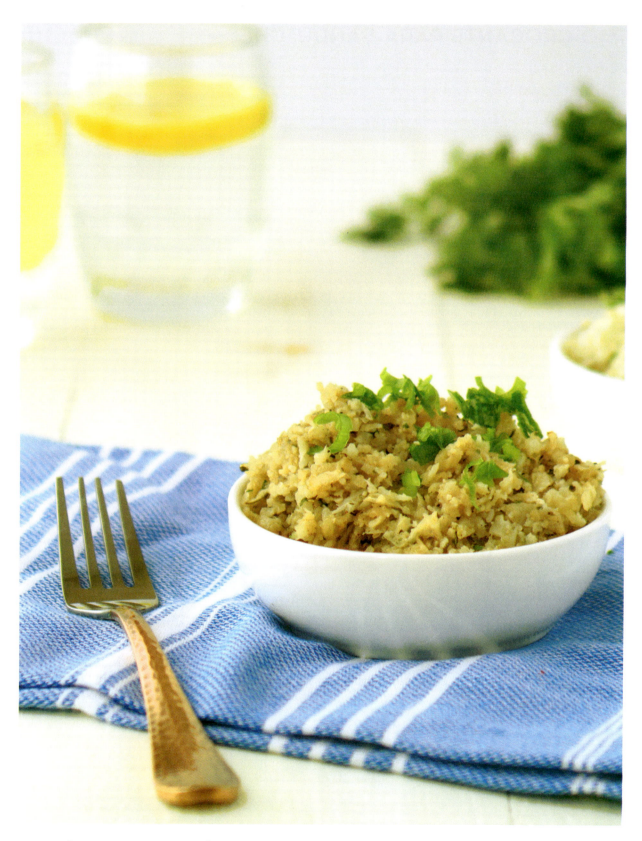

INFORMAÇÕES NUTRICIONAIS (POR PORÇÃO DO ARROZ DE COUVE-FLOR COM COCO):
calorias: 281 | calorias de gorduras: 233 | gordura total: 25,8 g | gordura saturada: 22,8 g | colesterol: 0 mg
sódio: 344 mg | carboidratos: 11,5 g | fibras: 3,7 g | carboidratos líquidos: 7,8 g | açúcares: 4,9 g | proteínas: 3,9 g

PROPORÇÕES:
gorduras:	carboidratos:	proteínas:
78%	13%	9%

PARTE 2: RECEITAS 225

PÃO CROCANTE PARA SANDUÍCHE

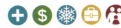

PREPARO: 20 minutos, mais 1 hora para esfriar   **COZIMENTO:** 1 hora   **RENDIMENTO:** 1 pão de 21 x 11 cm (16 fatias)

SEM COCO • SEM SOLANÁCEAS

Existem várias receitas de pão neste livro. Não porque eu seja uma grande consumidora – na verdade, antes de aprender este aqui, eu não comia pão havia mais de um ano –, mas porque descobri que, se você adotou recentemente a alimentação cetogênica e quer que toda a família siga a mesma linha, vai gostar de ter algumas dessas fórmulas por perto. Lembro de como eu sentia vontade de comer pão quando comecei a dieta keto. Eu te entendo!

Todos os alemães que conheço, incluindo meu marido, são muito frescos em relação ao pão que comem, e adoram esse filão de casca crocante. Por isso eu sei que é bom. Macio, é perfeito para sanduíches e fica ótimo na rabanada do brunch de domingo. (Para prepará-la, use azeite de oliva refinado "amanteigado" em lugar de um óleo aromatizado com ingredientes salgados, como ervas ou alho.)

O tipo de manteiga de amêndoas utilizado na receita tem um efeito grande no resultado: deve ser lisa, feita com oleaginosas sem pele e sem adição de açúcar. Para o azeite, escolho um toscano, refinado e aromatizado com ervas. É possível utilizar qualquer sabor, de alho a alecrim ou harissa. As cascas de psyllium podem ser encontradas a granel em diversas lojas de produtos naturais. Ele é vendido em cascas ou em pó – uso as primeiras para que o pão cresça bonito.

½ xícara (42 g) de casca de psyllium
1 colher (chá) de fermento em pó
½ colher (chá) de sal marinho cinza fino
¾ xícara (210 g) de manteiga de amêndoas lisa e sem açúcar (feita com amêndoas sem pele)
5 ovos grandes
¼ xícara (60 ml) de azeite de oliva refinado "amanteigado"
⅓ xícara (80 ml) de água
¼ xícara (40 g) de gelatina sem sabor

GUARDE: O melhor é manter inteiro (e não em fatias), em temperatura ambiente, dentro de um saco plástico fechado, por até 3 dias. Fatias podem ser mantidas em recipientes de fecho hermético, no freezer, por até 1 mês.

REAQUEÇA: Faça torradas!

DESCONGELE: Coloque as fatias sobre uma grade e espere descongelar completamente antes de usar; outra opção: coloque na torradeira ainda congeladas.

SIRVA COM: Para uma refeição completa, faça sanduíches com maionese, bacon cozido, avocado, rúcula e uma fatia de tomate.

COMO REFORÇO DE CARBOIDRATOS: Experimente torradas com frutas vermelhas cozidas ou cobertas com banana em fatias ou pêssego grelhado.

1. Preaqueça o forno a 177 °C e forre uma fôrma de bolo inglês (21 x 11 cm) com papel antiaderente, deixando as pontas para fora (isso facilita na hora de desenformar).

2. Em uma tigela pequena, misture as cascas de psyllium, o fermento e o sal.

3. Coloque a manteiga de amêndoas, os ovos e o azeite na tigela da batedeira (ou em uma vasilha, caso use batedeira manual) e bata com o batedor raquete (também chamado de pá ou leque) até incorporar. Reserve.

4. Coloque a água em uma panela pequena e polvilhe a gelatina. Não mexa. Deixe por 5 minutos, leve ao fogo médio e bata até a gelatina dissolver e ficar viscosa. Continue a bater até ficar homogêneo, e acrescente à mistura de amêndoas; mexa com uma espátula.

5. Junte os ingredientes secos e misture com a espátula, para incorporar. A massa ficará bem pegajosa.

6. Transfira para a fôrma forrada e alise bem a superfície. (Não se preocupe muito com isso; o pão cresce tão bem que um ou outro grumo não afetará o resultado.) Asse por 1 hora.

7. Com ajuda do papel antiaderente, retire imediatamente da fôrma e transfira para uma grade. Descarte o papel.

8. Reserve por pelo menos 1 hora antes de cortar em dezesseis fatias com uma faca afiada.

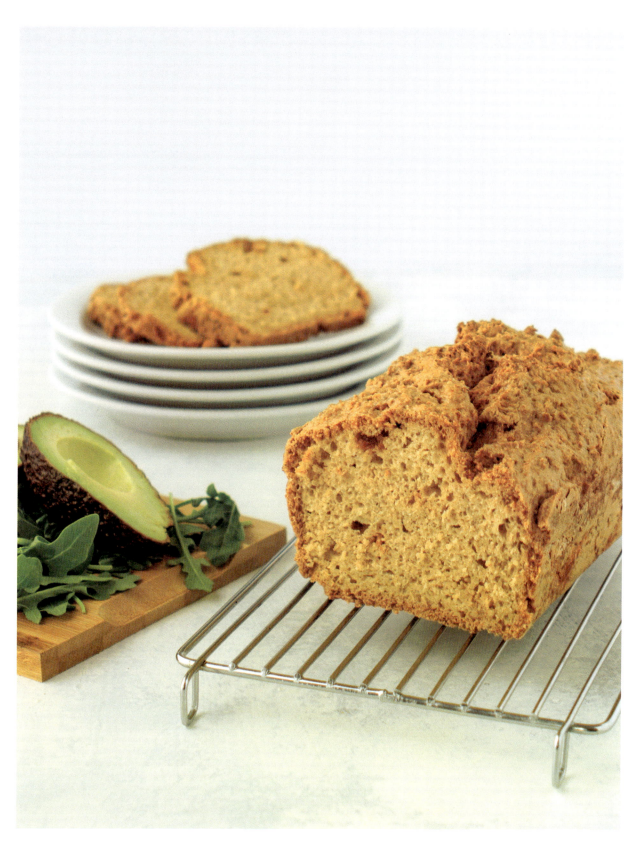

INFORMAÇÕES NUTRICIONAIS (POR FATIA):
calorias: 151 | calorias de gorduras: 103 | gordura total: 11,5 g | gordura saturada: 1,7 g | colesterol: 58 mg
sódio: 83 mg | carboidratos: 4,7 g | fibras: 3,5 g | carboidratos líquidos: 1,2 g | açúcares: 0 g | proteínas: 7,1 g

PROPORÇÕES:
gorduras: carboidratos: proteínas:
69% **12%** **19%**

PARTE 2: RECEITAS

BISCOITOS AMANTEIGADOS CLÁSSICOS

PREPARO: 15 minutos, mais 1 hora para esfriar **COZIMENTO:** 25 minutos **RENDIMENTO:** 12 unidades (12 porções)
SEM OVOS • MENOS FODMAPs • SEM SOLANÁCEAS • SEM OLEAGINOSAS

A massa pronta para ser modelada em biscoitos ainda não estará firme, pois a gelatina vai se estabilizando enquanto você trabalha. Gosto de separar pequenas porções em bolinhas, pressionar e enrolar com o apoio da superfície de trabalho.

São fabulosos com molhos ou manteiga de amêndoas. Sobras ficam deliciosas cortadas ao meio e tostadas, então besuntadas com óleo de coco.

¾ xícara (180 ml) de água
3 colheres (sopa) de gelatina sem sabor
1½ xícara (150 g) de farinha de coco
¾ colher (chá) de fermento em pó
¾ colher (chá) de sal marinho cinza fino
½ xícara (120 ml) de leite de coco integral
6 colheres (sopa) (80 g) de óleo de coco
1 colher (sopa) de vinagre de maçã
¾ xícara (160 g) de óleo de coco, para servir

1. Preaqueça o forno a 190 °C e forre uma assadeira com papel antiaderente ou tapete de silicone.

2. Coloque a água em uma panela pequena e polvilhe a gelatina. Não mexa. Deixe por 5 minutos, aqueça em fogo médio e espere ferver levemente, mexendo de vez em quando. Quando ficar homogêneo, reserve. Se começar a esfriar, vai solidificar. Neste caso, basta reaquecer para voltar ao estado líquido.

3. Coloque a farinha, o fermento e o sal na tigela da batedeira (ou em uma vasilha, caso use batedeira manual) equipada com o batedor raquete (também chamado de pá ou leque). Bata para misturar.

4. Junte o leite e o óleo de coco, o vinagre e a gelatina; bata até ficar pegajoso. (Deve ficar pegajoso; se bater demais, você perde a textura.)

5. Trabalhando rapidamente, divida a massa em doze bolinhas com cerca de ¼ xícara cada; coloque em uma superfície limpa. Pressionando com a palma das mãos, achate e modele em biscoitos com cerca de 4 cm de espessura, girando com as mãos até obter o formato desejado.

6. Transfira para a assadeira, deixando 1,25 cm de espaço entre os biscoitos.

7. Asse por 20 a 25 minutos, até a superfície rachar e começar a dourar.

8. Deixe esfriar por 1 hora na própria assadeira. Sirva cada biscoito com 1 colher (sopa) de óleo de coco.

GUARDE: *Em recipiente hermético, em temperatura ambiente, por até 3 dias, ou no freezer por até 1 mês.*

REAQUEÇA: *Corte ao meio um biscoito (em temperatura ambiente) e coloque na torradeira, ou frite em uma panela com óleo de coco, em temperatura médio-baixa, até dourar dos dois lados.*

DESCONGELE: *Em temperatura ambiente, por cerca de 30 minutos.*

SIRVA COM: *Para uma refeição completa, corte um biscoito ao meio e sirva cada metade com um ovo frito. Cubra com Molho de queijo ou sobras de Molho de limão e tomilho. Também são ótimos com Jambalaya matinal.*

COMO REFORÇO DE CARBOIDRATOS: *Em lugar de óleo de coco, sirva com o carboidrato de sua escolha. Ficam sensacionais com pera cozida, maçã assada ou frutas vermelhas ao natural.*

INFORMAÇÕES NUTRICIONAIS (POR UNIDADE)
calorias: 266 | calorias de gorduras: 218 | gordura total: 24,2 g | gordura saturada: 21,3 g | colesterol: 0 mg
sódio: 147 mg | carboidratos: 7,6 g | fibras: 4,5 g | carboidratos líquidos: 3,1 g | açúcares: 1,1 g | proteínas: 4,4 g

PROPORÇÕES:
gorduras: 82% carboidratos: 11% proteínas: 7%

Capítulo 13: ACOMPANHAMENTOS

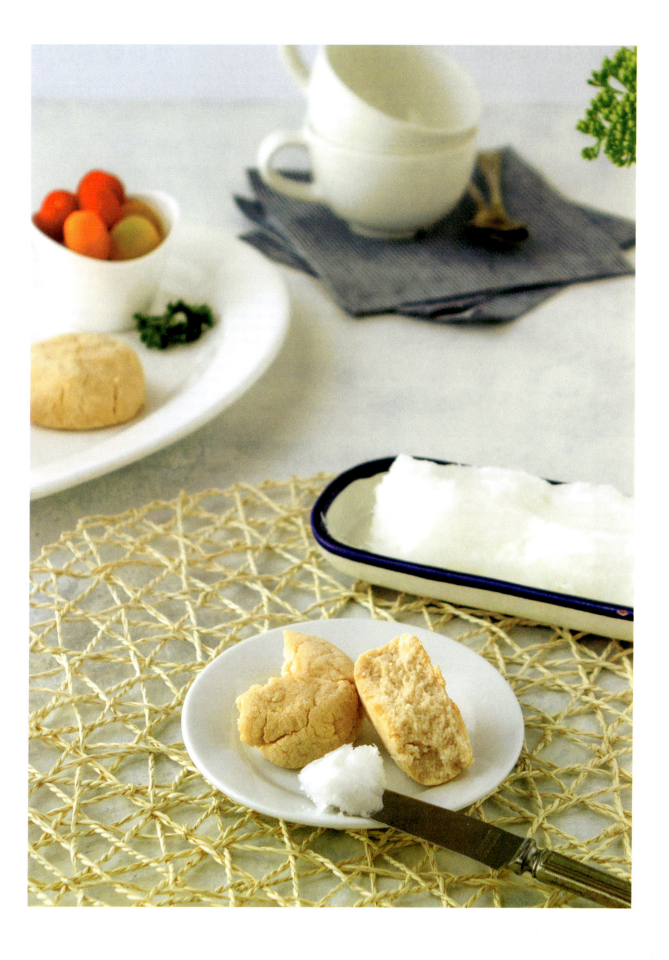

TORTILHAS FLEXÍVEIS

PREPARO: 5 minutos **COZIMENTO:** 3 horas, mais o tempo para esfriar a frigideira entre as porções **RENDIMENTO:** 12 unidades (12 porções)

SEM COCO • MENOS FODMAPs • SEM OLEAGINOSAS   OPÇÃO: SEM SOLANÁCEAS

Um acaso fez surgir esta receita. Fazia dias que eu estava na cozinha, tentando criar uma tortilha simples, quando um saco de torresmos caiu dentro da pia. Quando umedeceram, eles ficaram pegajosos e grudaram no fundo da cuba. Então eu vi que o torresmo molhado estava produzindo exatamente o mesmo efeito que eu queria com a massa da tortilha: ficar pegajoso sem o uso de algum amido. Pronto! É possível fazer torresmo moído em casa, passando torresmos pelo liquidificador até obter uma consistência semelhante à de migalhas de pão. Se contiverem sal, ervas ou especiarias, elimine o Sal temperado ou sal marinho desta receita.

Para preparar Tortilhas flexíveis com sucesso, siga os passos principais que descrevo abaixo. É sério: você precisa fazer isso direitinho, ou ficará frustrada por acabar com tortilhas crocantes e torradas que não se dobram.

- Use uma frigideira antiaderente de 20 cm (eu uso uma revestida de cerâmica). Se quiser economizar bastante tempo, tenha mais de uma por perto, para poder fritar mais de uma tortilha de cada vez. Como tenho três frigideiras, preparo uma receita em menos de 1 hora.
- Se reparar que as bordas da tortilha estão ficando crocantes ou douradas, o fogo está muito alto. É preciso ter paciência. As melhores tortilhas são resultado de fogo baixo e cozimento mais demorado, para que os ingredientes "grudem" e o produto final fique flexível.
- É fundamental espalhar a massa em uma camada fina no fundo da frigideira. Isso ajuda a tortilha a cozinhar por igual e garante que elas não adquiram a textura de uma omelete. Com a frigideira fria, fazer uma camada fina é fácil; se estiver quente, a massa começa a cozinhar imediatamente e fica difícil girar para obter um círculo perfeito. É por isso que a frigideira deve esfriar entre uma fritura e outra (e porque ajuda ter mais de uma delas disponível).

1⅓ xícara (85 g) de torresmo moído
1¼ xícara (300 ml) de água
3 ovos grandes
1 colher (sopa) de Sal temperado ou ½ colher (chá) de sal marinho cinza fino (opcional)

GUARDE: Em recipiente hermético, na geladeira, por até 3 dias, ou no freezer, separadas por pedaços de papel antiaderente, por até 1 mês.

REAQUEÇA: Na frigideira, em fogo médio, por 30 segundos de cada lado.

DESCONGELE: Na embalagem em que foi congelada, sem tampa, por 1 hora. Quando descongelar, retire o papel antiaderente e já pode usar.

1. Bata todos os ingredientes no liquidificador, até ficar homogêneo. Transfira para uma tigela média e reserve ao lado do fogão.

2. Coloque 3 colheres (sopa) da massa em uma frigideira antiaderente de 20 cm. Espalhe por igual: use o verso de uma colher ou gire a frigideira até a massa cobrir o fundo. Não deixe subir pelas laterais da panela, ou vai queimar. Tampe e leve ao fogo médio-baixo (mais para baixo).

3. Frite por 7 a 10 minutos, até ficar fácil de virar a tortilha e o fundo estar levemente dourado. Vire, tampe e frite por mais 6 a 8 minutos, até dourar um pouco.

4. Transfira para esfriar em uma grade. Retire a frigideira do fogo e espere esfriar por alguns minutos antes de repetir a operação. Enquanto espera, a massa vai engrossar um pouco – não tem problema. Se ficar muito difícil de espalhar, porém, junte algumas gotas de água, até readquirir a consistência inicial.

SIRVA COM: *Para uma refeição completa, recheie com sua proteína favorita e complete com maionese. São ótimas para o Taco de caranguejo e o Taco de carne desfiada.*

SEM SOLANÁCEAS: *Use sal marinho cinza em lugar do Sal temperado.*

COMO REFORÇO DE CARBOIDRATOS: *Sirva com o carboidrato de sua escolha.*

Ficam deliciosas com recheio de batata-doce assada ou abóbora delicata salteada.

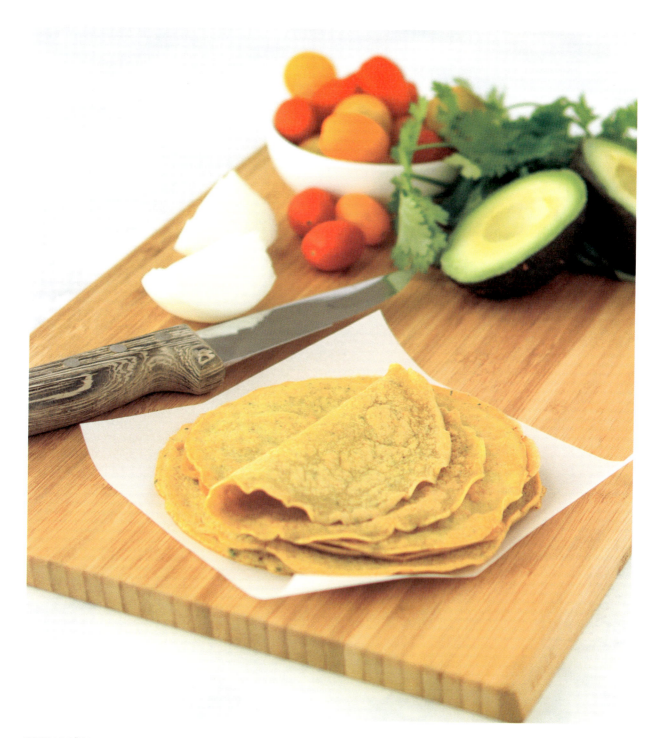

INFORMAÇÕES NUTRICIONAIS (POR TORTILHA):
calorias: 67 | calorias de gorduras: 34 | gordura total: 3,8 g | gordura saturada: 1,4 g | colesterol: 49 mg
sódio: 263 mg | carboidratos: 0,1 g | fibras: 0 g | carboidratos líquidos: 0,1 g | açúcares: 0 g | proteínas: 8,2 g

PROPORÇÕES:
gorduras: carboidratos: proteínas:
51%   1%   48%

PARTE 2: RECEITAS   231

FOCACCIA DE LINHAÇA COM AZEITONA E TOMATE

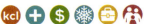

PREPARO: 15 minutos, mais 1 hora para esfriar   **COZIMENTO:** 25 minutos   **RENDIMENTO:** 1 unidade de 33 x 23 cm (18 porções)

SEM OLEAGINOSAS • VEGETARIANO   **OPÇÕES: SEM COCO • SEM OVOS • SEM SOLANÁCEAS • VEGANO**

Uso esta receita como uma maneira de consumir mais gorduras. Besuntada de maionese, óleo de coco, ghee ou manteiga produzida a partir de gado alimentado no pasto (se forem toleráveis), é um jeito fabuloso de aumentar a ingestão diária de gorduras.

Se quiser um pão mais espesso, com cerca de 4 cm, prepare a receita sem as azeitonas e tomates em uma fôrma quadrada de 20 cm e asse por mais 2 a 5 minutos. Depois de frio, corte em doze quadrados. As versões Clássica e Azeitona com tomate também podem ser cortadas ao meio e usadas como base para sanduíches!

A variação sem ovos deve ser feita em uma assadeira maior, e fica melhor sem a cobertura de azeitona e tomate. O pão não cresce tanto sem os ovos; fica mais fino e denso, perfeito para sanduíches. Corte em quadrados e use o recheio cetogênico que preferir.

INGREDIENTES SECOS:

2 xícaras (260 g) de sementes de linhaça grosseiramente moídas
1 colher (sopa) de flermento em pó
1 colher (sopa) de Tempero italiano
1 colher (chá) de sal marinho cinza fino

INGREDIENTES ÚMIDOS:

5 ovos grandes
½ xícara (120 ml) de água
⅓ xícara (80 ml) de óleo refinado de abacate

COBERTURA:

12 tomates-grape cortados ao meio na vertical
10 azeitonas sem caroço cortadas ao meio na vertical

PARA SERVIR:

18 colheres (sopa) (234 g) de maionese caseira ou comprada, ou de óleo de coco

> **GUARDE:** *Em recipiente hermético, na geladeira, por até 3 dias. Para congelar, transfira os pedaços para um recipiente de fecho hermético e deixe no freezer por até 1 mês.*
>
> **REAQUEÇA:** *Em uma frigideira, com um tipo de óleo que possa ser aquecido. Tampe e cozinhe em fogo médio por 1 a 2 minutos, até tostar.*
>
> **DESCONGELE:** *Em temperatura ambiente, por 1 hora.*

1. Coloque a grade no centro do forno e preaqueça a 177 °C. Forre uma assadeira de 33 x 23 cm com papel antiaderente, deixando as pontas para fora (facilita na hora de desenformar).

2. Em uma tigela grande, misture as sementes de linhaça, o fermento, o Tempero italiano e o sal.

3. No liquidificador, bata os ovos, a água e o óleo por cerca de 30 segundos, até espumar.

4. Despeje a mistura de ovos sobre os ingredientes secos e incorpore com uma espátula. Deixe descansar por 3 minutos.

5. Transfira para a assadeira e alise a superfície com o verso da espátula.

6. Distribua o tomate e a azeitona por cima da massa, pressionando levemente para que fiquem quase nivelados com a massa.

7. Asse por 23 a 25 minutos, até que comece a dourar.

8. Use as sobras de papel antiaderente para desenformar e transfira imediatamente para uma grade de esfriar. Com cuidado, retire e descarte o papel do fundo.

9. Deixe esfriar por 1 hora. Corte em dezoito quadrados e sirva cada pedaço com 1 colher (sopa) de maionese ou óleo de coco.

INFORMAÇÕES NUTRICIONAIS [POR PORÇÃO COM 1 COLHER (SOPA) DE MAIONESE]:

calorias: 225 | calorias de gorduras: 182 | gordura total: 20,2 g | gordura saturada: 3,1 g | colesterol: 57 mg
sódio: 200 mg | carboidratos: 4,7 g | fibras: 3,9 g | carboidratos líquidos: 0,8 g | açúcares: 0 g | proteínas: 4,4 g

PROPORÇÕES:

gorduras	carboidratos	proteínas
83%	9%	7%

Capítulo 13: ACOMPANHAMENTOS

SIRVA COM: A versão sem ovos é um acompanhamento fabuloso para o Creme vegano de brócolis.

SEM COCO: Sirva com maionese, e não com óleo de coco.

SEM OVOS/VEGANO: Prepare a versão Focaccia de linhaça sem ovos.

SEM SOLANÁCEAS: Prepare a versão Focaccia clássica com sementes de linhaça.

COMO REFORÇO DE CARBOIDRATOS: Prepare a Focaccia clássica com sementes de linhaça e troque a maionese pelo carboidrato de sua escolha. Fica incrível com cereja cozida, frutas vermelhas ou banana salteada.

VARIAÇÃO: *FOCACCIA CLÁSSICA COM SEMENTES DE LINHAÇA.* Elimine os tomates e as azeitonas; pule o Passo 6.

VARIAÇÃO: *FOCACCIA DE LINHAÇA SEM OVOS.* Coloque 1¼ xícara (300 ml) de água em uma panela pequena e polvilhe 5 colheres (sopa) (50 g) de gelatina sem sabor. Não mexa e reserve por 5 minutos. Enquanto isso, complete os Passos 1 e 2 da receita principal. Depois de 5 minutos, aqueça a panela em fogo médio, espere borbulhar levemente e cozinhe até a gelatina dissolver, mexendo de vez em quando. Junte o óleo de abacate, mexa e despeje sobre os ingredientes secos. (Os ovos são excluídos dos ingredientes úmidos.) Incorpore com uma espátula, até ficar homogêneo. Transfira imediatamente para a assadeira forrada, omitindo o tomate e a azeitona, e asse por 30 minutos, ou até as laterais começarem a ficar crocantes, e a superfície dourar e firmar. (Não deixe a massa descansar, como indicado no Passo 4 da receita principal.) Retire da assadeira, mantenha o papel e espere esfriar por 2 horas sobre uma grade. Corte em quadrados e sirva com óleo de coco ou maionese sem ovos.

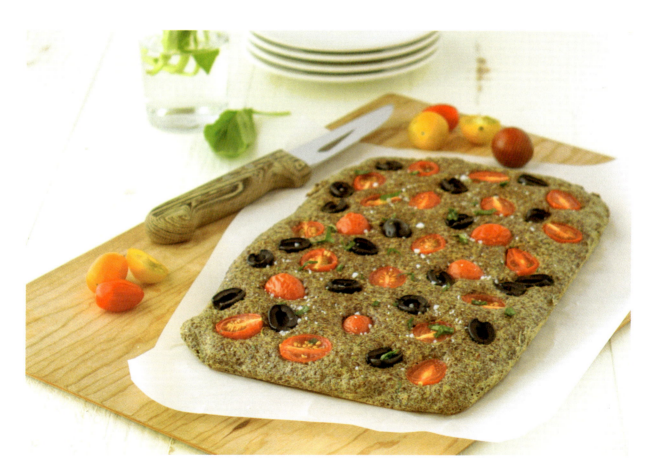

INFORMAÇÕES NUTRICIONAIS
[POR PORÇÃO DA FOCACCIA DE AZEITONA E TOMATE COM 1 COLHER (SOPA) DE MAIONESE]:

calorias: 222 | calorias de gorduras: 184 | gordura total: 20,4 g | gordura saturada: 3,1 g | colesterol: 57 mg
sódio: 220 mg | carboidratos: 5,1 g | fibras: 4,1 g | carboidratos líquidos: 1 g | açúcares: 0 g | proteínas: 4,5 g

PROPORÇÕES:
gorduras: 83% carboidratos: 9% proteínas: 8%

INFORMAÇÕES NUTRICIONAIS
[POR PORÇÃO DA FOCACCIA SEM OVOS COM 1 COLHER (SOPA) DE ÓLEO DE COCO]:

calorias: 242 | calorias de gorduras: 202 | gordura total: 22,4 g | gordura saturada: 12,9 g | colesterol: 1 mg
sódio: 116 mg | carboidratos: 4,6 g | fibras: 3,9 g | carboidratos líquidos: 0,7 g | açúcares: 0 g | proteínas: 5,1 g

PROPORÇÕES:
gorduras: 84% carboidratos: 8% proteínas: 8%

CROUTONS DE ALECRIM E ALHO

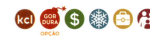

PREPARO: 1h05 **COZIMENTO:** 50 minutos **RENDIMENTO:** 64 unidades (8 porções)

SEM COCO • SEM SOLANÁCEAS • VEGETARIANO   OPÇÕES: SEM OVOS • MENOS FODMAPs • VEGANO

É a receita de croutons que sempre uso. São dois passos: primeiro, você faz o pão; depois, corta em pedacinhos e assa de novo. Mas vale o trabalho! Gosto de ter croutons no freezer para incrementar rapidamente qualquer salada.

Por serem feitos com chia, são uma boa alternativa para quem quer comer algo com jeitinho de pão, mas não tolera sementes de linhaça. Se for seu caso, você pode até nem fazer os croutons e cortar o pão ao meio, para usar em sanduíches. Para obter o melhor de cada textura, porém, sugiro que fique com a receita da focaccia quando quiser comer focaccia e com esta quando quiser croutons. Será o melhor dos dois mundos!

INGREDIENTES SECOS:
½ xícara (55 g) de sementes de chia moídas
⅓ xícara (40 g) de farinha de amêndoas sem pele
2 colheres (chá) de alecrim
1½ colher (chá) de alho em pó
1 colher (chá) de fermento em pó
½ colher (chá) de sal marinho cinza fino
¼ colher (chá) de pimenta-do-reino moída

INGREDIENTES ÚMIDOS:
½ xícara (120 ml) de óleo refinado de abacate
4 ovos grandes

COBERTURA:
2 colheres (sopa) de óleo refinado de abacate
Sal marinho cinza fino

GUARDE: Mantenha os croutons ou o pão em recipiente hermético, em temperatura ambiente, por até 1 semana, ou no freezer por até 1 mês.

DESCONGELE: Use direto do freezer. No caso do pão, descongele em temperatura ambiente por 1 hora.

SIRVA COM: Ficam ótimos com a Salada de pepino e salmão defumado.

"BOMBINHA" DE GORDURAS/ÓTIMO PARA A ADAPTAÇÃO CETOGÊNICA: Prepare o pão e sirva com óleo de coco ou ghee, se tolerável.

MENOS FODMAPS: Substitua o alho em pó por 2 colheres (chá) de Tempero italiano.

1. Preaqueça o forno a 177 °C e forre uma assadeira de 33 x 23 cm com papel antiaderente, deixando as pontas para fora (facilita na hora de desenformar).

2. Em uma tigela grande, misture os ingredientes secos.

3. Junte os ingredientes úmidos e misture com uma espátula, até incorporar. Você obterá uma massa semelhante à de muffin.

4. Transfira para a assadeira e alise com o verso da espátula. Coloque na grade do meio do forno e asse por 20 a 25 minutos, até que comece a dourar.

5. Desenforme imediatamente e coloque sobre uma tábua de cozinha. Reduza a temperatura do forno para 150 °C.

6. Corte o pão em cubos de 1,25 cm. Transfira para uma assadeira, regue com 2 colheres (sopa) de óleo refinado de abacate e tempere com sal. Vire com os dedos para temperar de todos os lados, tomando cuidado para não quebrar os croutons.

7. Asse por 30 a 40 minutos, até ficar crocante e dourado. Verifique com frequência, pois podem queimar no final do cozimento.

8. Espere esfriar completamente antes de usar ou guardar.

VARIAÇÃO: PÃO DE ALECRIM E ALHO. Complete os Passos 1 a 4. Desenforme o pão imediatamente e coloque sobre uma grade. Com cuidado, remova o papel antiaderente da parte de baixo e deixe esfriar por 1 hora. Corte em dezoito fatias e sirva cada uma com 1 colher (sopa) de óleo de coco ou ghee derretidos.

INFORMAÇÕES NUTRICIONAIS [POR FATIA COM 1 COLHER (SOPA) DE ÓLEO DE COCO OU GHEE]:
calorias: 212 | calorias de gorduras: 201 | gordura total: 22,4 g | gordura saturada: 12,6 g | colesterol: 41 mg
sódio: 83 mg | carboidratos: 2,2 g | fibras: 1,5 g | carboidratos líquidos: 0,7 g | açúcares: 0 g | proteínas: 2,5 g

PROPORÇÕES:
gorduras: 92% carboidratos: 4% proteínas: 4%

Capítulo 13: ACOMPANHAMENTOS

SEM OVOS/VEGANO: Essa adaptação vale para os croutons, mas não para o Pão de alecrim e alho, pois ele não cresce e fica pastoso. Substitua os ovos por ¾ xícara (180 ml) de água morna misturada a 2 colheres (sopa) mais 2 colheres (chá) de sementes de chia moídas. Reserve por 5 minutos antes de usar em lugar dos ovos, no Passo 3. Siga as instruções restantes e, no Passo 4, aumente o tempo de cozimento para 30 minutos. Quando cortar o pão em croutons, no Passo 6, use uma faca bem afiada. Estará pegajoso, mas siga em frente!

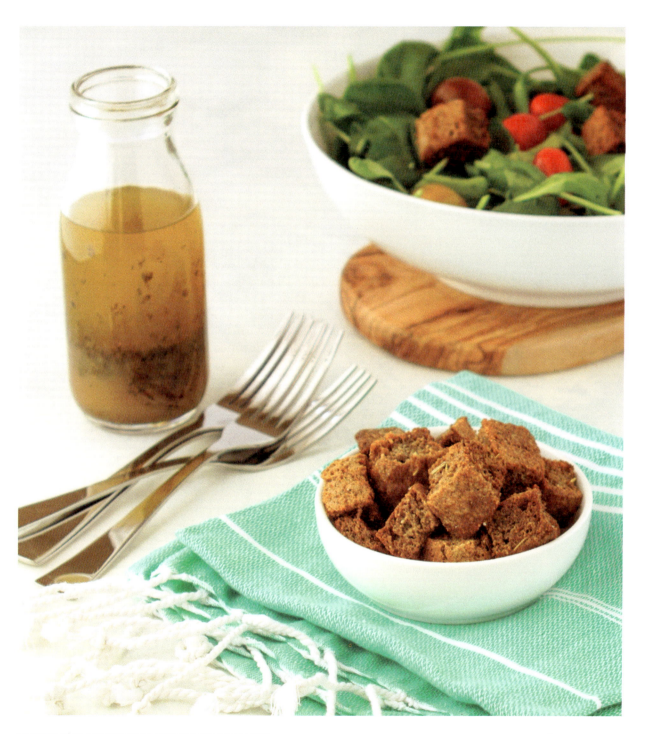

INFORMAÇÕES NUTRICIONAIS (PORÇÃO DE 8 UNIDADES):
calorias: 263 | calorias de gorduras: 220 | gordura total: 24,5 g | gordura saturada: 3,4 g | colesterol: 93 mg
sódio: 185 mg | carboidratos: 5 g | fibras: 3,4 g | carboidratos líquidos: 1,6 g | açúcares: 0,5 g | proteínas: 5,5 g

PROPORÇÕES:
gorduras: 84% carboidratos: 8% proteínas: 8%

PARTE 2: RECEITAS 235

MACARRÃO DE ABOBRINHA E NABO-JAPONÊS

PREPARO: 5 minutos **COZIMENTO:** – **RENDIMENTO:** 4 xícaras (4 porções)

SEM COCO • SEM OVOS • MENOS FODMAPs • SEM SOLANÁCEAS • SEM OLEAGINOSAS • VEGANO

Esse macarrão pobre em carboidratos é ótimo não apenas em receitas de massa. Use como base para saladas, pique e acrescente à sopa antes de servir, aproveite como recheio para tacos ou distribua no fundo do prato antes de servir a próxima refeição. Gosto de ter sempre uma porção na geladeira para dar uma incrementada rápida a quase qualquer alimento.

Se você não tem um cortador espiral (também chamado de spiralizer) e ainda assim quer fazer macarrão, pode usar um descascador de legumes para obter hortaliças em fitas.

MACARRÃO DE ABOBRINHA:
2 abobrinhas-italianas médias com cerca de 200 g cada, verdes ou amarelas

MACARRÃO DE NABO-JAPONÊS:
1 nabo-japonês com cerca de 400 g

1. Se tiver um cortador espiral, siga as instruções do fabricante para obter o macarrão.

2. Para fazer o macarrão usando um descascador de legumes, segure uma abobrinha ou nabo sobre uma tigela e comece a cortar usando sua mão dominante. A extensão do corte define o comprimento do macarrão. Se quiser mais curtos, basta passar o descascador sobre uma pequena porção da abobrinha/nabo-japonês e repetir até que sobre apenas o miolo comprido.

3. Caso esteja fazendo macarrão de abobrinha, repita o processo com a segunda hortaliça.

4. Use imediatamente ou guarde como indicado.

GUARDE: Na geladeira, em saco plástico sem ar ou outro recipiente de fecho hermético, por até 3 dias.

SIRVA COM: Molho de carne para uma refeição completa.

INFORMAÇÕES NUTRICIONAIS (POR PORÇÃO DE MACARRÃO DE ABOBRINHA):
calorias: 16 | calorias de gorduras: 2 | gordura total: 0,2 g | gordura saturada: 0 g | colesterol: 0 mg
sódio: 0 mg | carboidratos: 3,3 g | fibras: 1,1 g | carboidratos líquidos: 2,2 g | açúcares: 1,7 g | proteínas: 1,2 g

PROPORÇÕES:
gorduras: 9% carboidratos: 67% proteínas: 33%

Capítulo 13: ACOMPANHAMENTOS

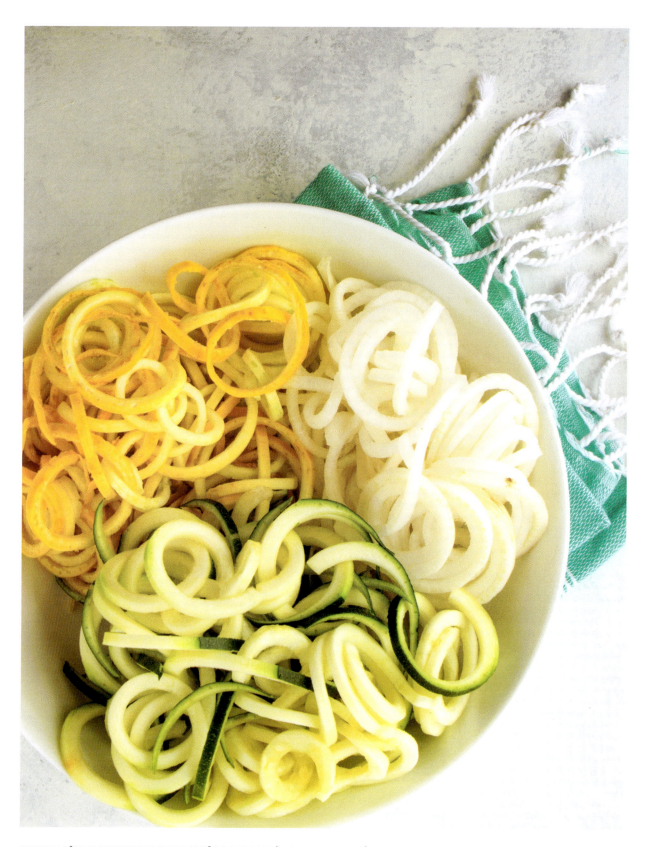

INFORMAÇÕES NUTRICIONAIS (POR PORÇÃO DE MACARRÃO DE NABO-JAPONÊS):
calorias: 20 | calorias de gorduras: 0 | gordura total: 0 g | gordura saturada: 0 g | colesterol: 0 mg
sódio: 20 mg | carboidratos: 4 g | fibras: 2 g | carboidratos líquidos: 2 g | açúcares: 2 g | proteínas: 2 g

PROPORÇÕES:
gorduras: carboidratos: proteínas:
0%   67%   33%

PARTE 2: RECEITAS 237

AVOCADO FRITO COM MOLHO

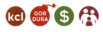

PREPARO: 10 minutos **COZIMENTO:** 16 minutos (em duas porções) **RENDIMENTO:** 4 porções

SEM COCO • SEM OLEAGINOSAS • VEGETARIANO OPÇÕES: SEM OVOS • SEM SOLANÁCEAS • VEGANO

Algumas semanas depois de iniciar a dieta cetogênica, diversos anos atrás, descobri a maravilha das frituras keto. Estava acampando e tudo o que tinha por perto era avocado, óleo, maionese e sal. Com esses quatro ingredientes, criei algo absolutamente delicioso. E embora eu adore o prato quando é feito em chama aberta, também fica ótimo na frigideira. Use um óleo de abacate indicado para o cozimento em altas temperaturas.

FRITURA:
2 avocados grandes sem casca e sem caroço (170 g de polpa)
½ colher (chá) de Sal temperado
3 colheres (sopa) de óleo refinado de abacate

MOLHO:
¼ xícara (52 g) de maionese caseira ou comprada
¾ colher (chá) de Sal temperado
¼ colher (chá) de vinagre de maçã

PARA FINALIZAR:
⅛ colher (chá) de salsa desidratada
⅛ colher (chá) de pimenta-do-reino moída

1. Corte os avocados em tiras no sentido do comprimento (como se fosse batata em gomos, para fritar). Disponha sobre uma superfície limpa e polvilhe com ½ colher (chá) de sal temperado de todos os lados.

2. Em uma frigideira grande, aqueça o óleo em fogo médio por 1 minuto.

3. Junte as fatias de avocado e frite até dourar, por cerca de 4 minutos. (Se necessário, frite em duas porções, para não encher demais a frigideira.) Com cuidado, vire e frite até dourar de todos os lados. Transfira para um prato limpo e repita com o avocado restante.

4. Prepare o molho: em uma tigela pequena, misture a maionese, o sal temperado e o vinagre.

5. Finalize as frituras com salsa e pimenta-do-reino. Sirva imediatamente, ao lado do molho.

SEM OVOS/VEGANO: *Use maionese sem ovos.*

SEM SOLANÁCEAS: *Substitua o Sal temperado por Tempero italiano e use ¼ colher (chá) de sal marinho cinza fino no Passo 1.*

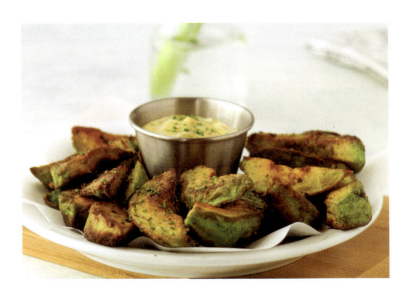

INFORMAÇÕES NUTRICIONAIS [PORÇÃO DE 5 UNIDADES COM 1 COLHER (SOPA) DE MOLHO]:
calorias: 355 | calorias de gorduras: 309 | gordura total: 34,4 g | gordura saturada: 5,7 g | colesterol: 5 mg
sódio: 304 mg | carboidratos: 8,6 g | fibras: 8,5 g | carboidratos líquidos: 0,1 g | açúcares: 0 g | proteínas: 2,8 g

PROPORÇÕES:
gorduras: 87% carboidratos: 10% proteínas: 3%

COUVE SHICHIMI

PREPARO: 15 minutos   **COZIMENTO:** 15 minutos   **RENDIMENTO:** 4 porções
SEM OVOS • VEGANO   OPÇÕES: SEM COCO • SEM OLEAGINOSAS

Também fica excelente com a mesma quantidade de acelga. A substituição faz com que cada porção seja mais pobre em carboidratos, mas também diminui a presença de fibras.

Você pode usar as sementes de gergelim cruas, mas por motivos de saúde é melhor deixá-las de molho e tostar antes de acrescentar à receita.

¼ xícara (60 ml) de óleo refinado de abacate ou óleo de avelã
½ cebola-roxa em fatias finas
2 maços de couve-galega (cerca de 510 g) sem os talos e grosseiramente picados
1 colher (sopa) de Tempero shichimi
2 colheres (sopa) de aminos de coco
1 colher (chá) de vinagre de maçã
¼ pimentão-verde em fatias finas
Sal marinho cinza fino
Sementes de gergelim, para finalizar (opcional)

1. Coloque o óleo e a cebola em uma frigideira. Cozinhe em fogo médio-baixo por 10 minutos, até dourar levemente.

2. Junte a couve, o tempero, os aminos de coco e o vinagre. Tampe e cozinhe em fogo médio-baixo por 5 minutos, ou até a verdura ficar brilhante e um pouco murcha.

3. Acrescente o pimentão e tempere com sal a gosto.

4. Divida em quatro tigelas pequenas e, se desejar, finalize com as sementes de gergelim.

SEM COCO: Substitua os aminos de coco por molho de soja sem trigo, se tolerar soja.

SEM OLEAGINOSAS: Use óleo de abacate.

COMO REFORÇO DE CARBOIDRATOS: Diminua a quantidade de óleo de abacate para 2 colheres (sopa) e sirva com o carboidrato de sua escolha.

GUARDE: Em recipiente hermético, na geladeira, por até 3 dias.

REAQUEÇA: No micro-ondas, coberto, ou na frigideira sem tampa, em fogo médio.

SIRVA COM: Para uma refeição completa, cubra com fatias de ovo cozido. Também fica ótimo com a Costelinha com sal e pimenta.

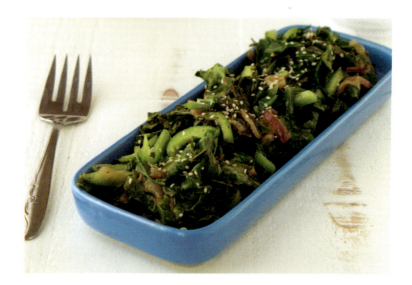

INFORMAÇÕES NUTRICIONAIS (POR PORÇÃO):
calorias: 184 | calorias de gorduras: 132 | gordura total: 14,6 g | gordura saturada: 2,1 g | colesterol: 0 mg
sódio: 674 mg | carboidratos: 9,9 g | fibras: 4,9 g | carboidratos líquidos: 5 g | açúcares: 1,2 g | proteínas: 3,3 g

PROPORÇÕES:
gorduras: 71%   carboidratos: 21%   proteínas: 8%

PARTE 2: RECEITAS

ASSADO CREMOSO DE ASPARGOS

PREPARO: 5 minutos **COZIMENTO:** 20 minutos **RENDIMENTO:** 4 porções

SEM COCO • SEM SOLANÁCEAS • SEM OLEAGINOSAS   OPÇÕES: SEM OVOS • VEGANO • VEGETARIANO

Fabuloso para reuniões de família, principalmente se alguns de seus integrantes não acreditam que receitas cetogênicas podem ser gostosas. Com ingredientes simples, mas que garantem um sabor intenso – e o Molho ranch sem laticínios facilita a digestão.

É possível fazer torresmos moídos em casa, passando-os pelo liquidificador até obter uma consistência semelhante à de migalhas de pão. Se eles contiverem sal, ervas ou especiarias, elimine o sal desta receita.

455 g de aspargos sem as pontas duras
1 xícara (240 ml) de Molho ranch
½ xícara (32 g) de torresmo moído
Uma pitada de sal marinho cinza fino
Salsinha picada, para finalizar (opcional)

1. Preaqueça o forno a 190 °C. Coloque os aspargos em um refratário médio.

2. Espalhe o Molho ranch de maneira uniforme e cubra com o torresmo moído. Acrescente o sal.

3. Asse por 18 a 20 minutos, até dourar levemente.

4. Sirva imediatamente com salsa, se desejar.

GUARDE: Em recipiente hermético, na geladeira, por até 3 dias.

REAQUEÇA: No micro-ondas, coberto, ou em uma frigideira tampada, em fogo médio.

PREPARO ANTECIPADO: O Molho ranch pode ser feito com até 2 dias de antecedência.

SIRVA COM: Para uma refeição completa, sirva com seu corte de carne preferido. Fica ótimo com o Filé com manteiga de ervas.

SEM OVOS: Prepare a variação sem ovos do Molho ranch.

VEGETARIANO: Substitua o torresmo moído por farinha grossa de amêndoas.

VEGANO: Prepare a variação sem ovos do Molho ranch. Substitua o torresmo moído por farinha grossa de amêndoas.

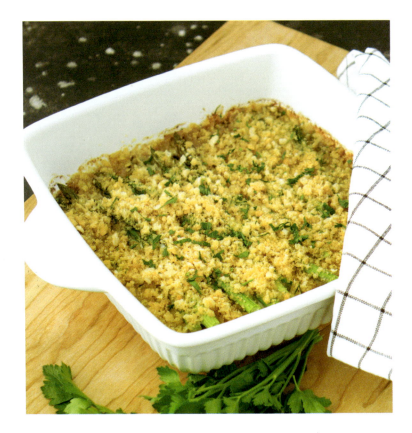

INFORMAÇÕES NUTRICIONAIS (POR PORÇÃO):
calorias: 292 | calorias de gorduras: 228 | gordura total: 25,3 g | gordura saturada: 6,8 g | colesterol: 12 mg
sódio: 429 mg | carboidratos: 5,7 g | fibras: 2,6 g | carboidratos líquidos: 3,1 g | açúcares: 2,5 g | proteínas: 10,4 g

PROPORÇÕES:
gorduras: 78%   carboidratos: 8%   proteínas: 14%

Capítulo 13: ACOMPANHAMENTOS

MACARRÃO DE ABOBRINHA COM PESTO

PREPARO: 15 minutos, mais 8 horas para deixar as amêndoas de molho   **RENDIMENTO:** 6 porções

SEM COCO • SEM OVOS • SEM SOLANÁCEAS • VEGANO   OPÇÃO: SEM OLEAGINOSAS

Sou conhecida como a garota do patê — não importa se você chama de patê, pesto, dip ou pasta, eu faço e adoro todos eles. Meus amigos sabem que adoro transformar oleaginosas, sementes e ervas frescas, e às vezes até vegetais folhosos, como espinafre, couve e repolho, em pestos como este. Dá para servir com quase qualquer coisa! No verão, minha maneira preferida de aproveitar a receita é misturar a Macarrão de abobrinha e de nabo-japonês; no inverno, espalho sobre carne e hortaliças assadas.

PESTO DE ERVAS:

115 g de manjericão fresco (cerca de 2 xícaras de folhas e talos)

¾ xícara (120 g) de amêndoas cruas deixadas de molho durante a noite, escorridas e lavadas

¾ xícara (45 g) de folhas de salsinha

1 dente de alho pequeno picado (se não usar um liquidificador possante)

3 colheres (sopa) de azeite de oliva extra-virgem ou óleo refinado de abacate

2 colheres (sopa) de vinagre de maçã

1 colher (sopa) de suco de limão-siciliano

1 ou 2 gotas de estévia líquida (opcional)

¼ colher (chá) de sal marinho cinza fino

PARA SERVIR:

1 receita de Macarrão de abobrinha ou nabo-japonês

Pimenta-do-reino moída na hora

> **GUARDE:** Se possível, mantenha o pesto separado do macarrão em recipientes de fecho hermético, na geladeira, por até 5 dias. Misture na hora de servir. Macarrão já temperado pode ser mantido em recipiente hermético, na geladeira, por até 3 dias.
>
> **PREPARO ANTECIPADO:** Prepare o pesto com até 2 dias de antecedência.
>
> **SIRVA COM:** Para uma refeição completa, sirva com salmão grelhado. O macarrão também fica ótimo com o Lombo recheado com molho de ervas.
>
> **SEM OLEAGINOSAS:** Substitua as amêndoas por ½ xícara (75 g) de sementes de cânhamo sem casca.
>
> **COMO REFORÇO DE CARBOIDRATOS:** Siga as instruções da receita de Macarrão de abobrinha e de nabo-japonês.

1. Para o pesto, separe as folhas de manjericão e pulse com os outros ingredientes em um liquidificador possante ou processador de alimentos equipado com a lâmina em "S". Você pode pulsar até ficar homogêneo ou parar enquanto ainda há pedacinhos de amêndoas.

2. Coloque o macarrão em uma tigela, junte o pesto e mexa com os dedos, para cobrir.

3. Divida em seis tigelas pequenas e polvilhe pimenta-do-reino antes de servir.

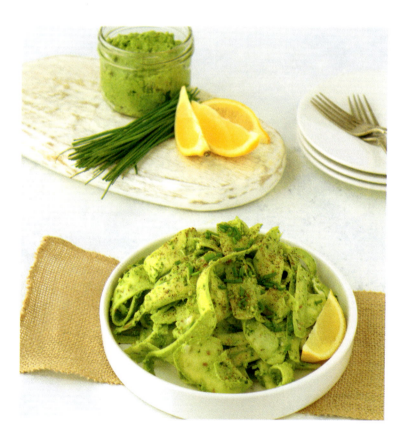

INFORMAÇÕES NUTRICIONAIS (POR PORÇÃO):
calorias: 161 | calorias de gorduras: 119 | gordura total: 13,3 g | gordura saturada: 1,5 g | colesterol: 0 mg
sódio: 109 mg | carboidratos: 6 g | fibras: 2,8 g | carboidratos líquidos: 3,2 g | açúcares: 1,8 g | proteínas: 4,2 g

PROPORÇÕES:
gorduras	carboidratos	proteínas
75%	15%	10%

PARTE 2: RECEITAS

PURÊ CREMOSO DE NABO

PREPARO: 45 minutos   **COZIMENTO:** 30 minutos   **RENDIMENTO:** 10 porções

SEM OVOS • SEM SOLANÁCEAS • SEM OLEAGINOSAS   OPÇÕES: SEM COCO • MENOS FODMAPs • VEGANO

Esta receita tem 63% menos carboidratos do que uma porção equivalente de purê de batata clássico. Fica deliciosa com molho de carne e todos os acompanhamentos tradicionais, mas não provoca a ressaca de carboidratos, os picos glicêmicos ou o desejo intenso de comer causados pela batata. Embora seja um prato festivo, é simples o suficiente para as refeições cotidianas e as sobras vão bem no almoço do dia seguinte.

- 4 nabos grandes (cerca de 1 kg) em cubos
- 2 colheres (sopa) de óleo refinado de abacate, gordura bovina derretida ou ghee (se tolerável)
- 6 dentes de alho pequenos sem casca
- 2 colheres (chá) de tomilho seco
- 1 colher (chá) de sal marinho cinza fino
- ⅔ xícara (160 ml) de leite de coco integral aquecido

PARA FINALIZAR (OPCIONAL):
- Pimenta-do-reino moída na hora
- Salsinha picada

1. Preaqueça o forno a 190 °C.
2. Coloque o nabo, o óleo, o alho, o tomilho e o sal em uma assadeira. Misture com as mãos, para temperar bem.
3. Asse por 25 a 30 minutos, virando a cada 10 minutos, até ficar macio e dourar.
4. Transfira para o liquidificador ou processador. Junte o leite de coco quente e pulse de cinco a dez vezes, até obter a consistência desejada.
5. Coloque em um prato de servir com capacidade para 950 ml e polvilhe pimenta-do-reino e salsa. Se não servir imediatamente, tampe para manter aquecido.

GUARDE: Em recipiente hermético, na geladeira, por até 3 dias.

REAQUEÇA: No micro-ondas, tampado, ou em uma frigideira com uma colherada de banha ou óleo de abacate; frite em fogo médio até obter a temperatura desejada.

PREPARO ANTECIPADO: Asse o nabo com até 2 dias de antecedência. Na hora de preparar a receita, aqueça a hortaliça seguindo as instruções acima e siga a partir do Passo 4.

SIRVA COM: Para uma refeição completa, sirva com frango assado. Também fica ótimo com Sobrecoxa de peru ao balsâmico.

SEM COCO: Substitua o leite de coco pelo leite vegetal de sua preferência. Gosto do leite de amêndoas sem açúcar.

MENOS FODMAPS: Elimine o alho e reduza a quantidade de óleo para 1 colher (sopa). Depois de colocar o nabo assado no liquidificador, no Passo 4, junte 3 colheres (sopa) de Óleo de alho feito com azeite de oliva. Se for muito sensível a leite de coco, use outro leite vegetal.

VEGANO: Use óleo de abacate.

COMO REFORÇO DE CARBOIDRATOS: Substitua o nabo por seu tipo preferido de batata. Reduza a quantidade de óleo de abacate para 1 colher (sopa) e de leite de coco para ¼ xícara (60 ml).

INFORMAÇÕES NUTRICIONAIS (POR PORÇÃO):
calorias: 93 | calorias de gorduras: 55 | gordura total: 6,1 g | gordura saturada: 3,4 g | colesterol: 0 mg
sódio: 261 mg | carboidratos: 8,2 g | fibras: 1,9 g | carboidratos líquidos: 6,3 g | açúcares: 4,6 g | proteínas: 1,3 g

PROPORÇÕES:
gorduras: 60%   carboidratos: 35%   proteínas: 5%

Capítulo 13: ACOMPANHAMENTOS

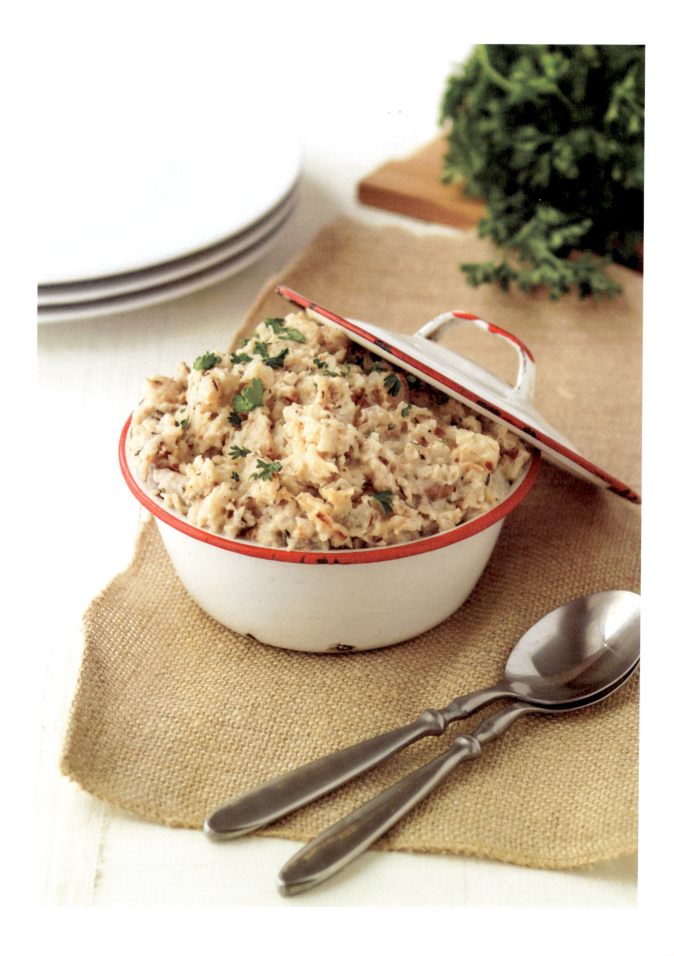

RABANETE COM ERVAS

PREPARO: 10 minutos   **COZIMENTO:** 15 minutos   **RENDIMENTO:** 2 porções

SEM COCO • SEM OVOS • MENOS FODMAPs • SEM SOLANÁCEAS • SEM OLEAGINOSAS   OPÇÃO: VEGANO

Adoro ter uma porção destes rabanetes na geladeira para montar um almoço rápido. Ficam ótimos em uma salada ou ao lado de seu prato de carne preferido. Gosto de servir com Bolinho de Carne com Bacon.

3 colheres (sopa) de banha

400 g de rabanete (cerca de dois maços) em quartos

⅛ colher (chá) de sal marinho cinza fino

⅛ colher (chá) de pimenta-do-reino moída

2 colheres (sopa) de cebolinha-francesa picada

1 colher (sopa) de ervas frescas picadas, como tomilho e/ou alecrim

1. Aqueça a banha em uma frigideira grande, em fogo médio, até derreter. Junte o rabanete, o sal e a pimenta-do-reino. Tampe e cozinhe por 5 minutos, ou até ficar macio.

2. Destampe e cozinhe por mais 7 minutos, mexendo com frequência, ou até começar a dourar.

3. Acrescente a cebolinha e as ervas; misture. Reduza o fogo para médio-baixo e cozinhe por 2 minutos.

4. Retire do fogo, divida em quatro tigelas pequenas e sirva.

GUARDE: Em recipiente hermético, na geladeira, por até 3 dias.

REAQUEÇA: No micro-ondas, coberto, ou em uma frigideira tampada, em fogo médio.

SIRVA COM: Para uma refeição completa, sirva com carne moída refogada e seu tempero preferido. Também fica ótimo com Sobrecoxa de peru ao balsâmico.

VEGANO: Substitua a banha por óleo de coco.

COMO REFORÇO DE CARBOIDRATOS: Reduza a quantidade de banha para 1 colher (sopa) e substitua o rabanete por beterraba.

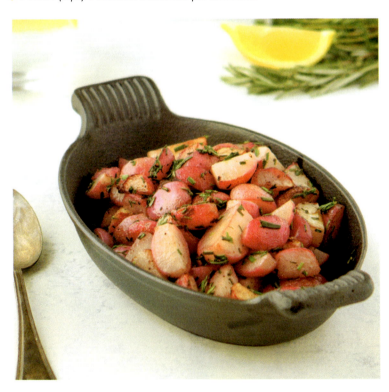

INFORMAÇÕES NUTRICIONAIS (POR PORÇÃO):
calorias: 223 | calorias de gorduras: 174 | gordura total: 19,3 g | gordura saturada: 7,6 g | colesterol: 18 mg
sódio: 173 mg | carboidratos: 6,6 g | fibras: 0,6 g | carboidratos líquidos: 6 g | açúcares: 5,8 g | proteínas: 5,8 g

PROPORÇÕES:
gorduras: 78%   carboidratos: 12%   proteínas: 10%

Capítulo 13: ACOMPANHAMENTOS

REPOLHO COM BACON

PREPARO: 10 minutos   **COZIMENTO:** 25 minutos   **RENDIMENTO:** 4 porções

SEM COCO • SEM OVOS • MENOS FODMAPs • SEM SOLANÁCEAS • SEM OLEAGINOSAS

Porco e repolho deveriam viver juntos para sempre. A combinação de bacon com avocado é minha preferida, mas o repolho vem logo depois. E, veja só, se quiser ousar um pouco, junte avocado em fatias a esta receita e aproveite o melhor dos dois mundos.

Gosto de usar repolho-verde para que você possa ver o bacon, mas o roxo também fica muito saboroso. Se cortar a hortaliça bem fino, dá para usar como um maravilhoso recheio de sanduíche.

6 fatias de bacon (cerca de 170 g)
4 xícaras (470 g) de repolho-verde em fatias
½ colher (chá) de sal marinho cinza fino
⅛ colher (chá) de pimenta-do-reino moída

GUARDE: *Em recipiente hermético, na geladeira, por até 3 dias.*

REAQUEÇA: *No micro-ondas, coberto, ou em uma frigideira tampada, em fogo médio.*

PREPARO ANTECIPADO: *Frite e quebre o bacon com até 1 mês de antecedência e mantenha em recipiente hermético, no freezer. Na hora de usar, basta acrescentar à receita no Passo 5. No Passo 2, derreta 3 colheres (sopa) mais 1 colher (chá) de gordura de bacon na frigideira e junte o repolho, sal e pimenta-do-reino.*

1. Frite o bacon em uma frigideira grande, em fogo médio, até ficar crocante; vire na metade do tempo. Transfira para um prato até esfriar.

2. Na gordura da frigideira, junte o repolho, o sal e a pimenta-do-reino. Tampe e cozinhe, mexendo com frequência, por cerca de 10 minutos, ou até ficar macio e levemente translúcido.

3. Destampe e cozinhe por mais 5 minutos, mexendo com frequência, até o líquido evaporar e o repolho começar a dourar um pouco.

4. Quebre o bacon em pedaços.

5. Junte o bacon à frigideira, retire do fogo e misture. Divida em quatro tigelas pequenas e sirva.

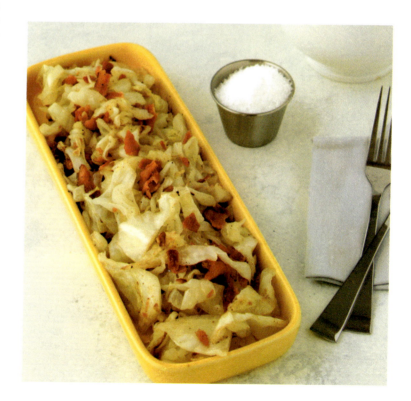

INFORMAÇÕES NUTRICIONAIS (POR PORÇÃO):
calorias: 215 | calorias de gorduras: 156 | gordura total: 17,4 g | gordura saturada: 5,8 g | colesterol: 30 mg
sódio: 552 mg | carboidratos: 7,6 g | fibras: 2,8 g | carboidratos líquidos: 4,8 g | açúcares: 4,2 g | proteínas: 6,9 g

PROPORÇÕES:
gorduras: 73%   carboidratos: 14%   proteínas: 13%

PARTE 2: RECEITAS   245

SALADA DE BATATA... SEM BATATA!

PREPARO: 25 minutos **COZIMENTO:** 10 minutos **RENDIMENTO:** 6 porções

SEM COCO • SEM SOLANÁCEAS • SEM OLEAGINOSAS • VEGETARIANO **OPÇÕES:** SEM OVOS • VEGANO

Salada de "batata" keto e paleo... sem nenhuma batata! É feita com ingredientes pobres em carboidratos e amigos da dieta cetogênica, e também pode ser vegana.

O "suco" de picles é o líquido que vem no vidro de sua conserva preferida – e o ingrediente secreto que fez a salada de batatas do meu pai ficar famosa entre os amigos e a família durante décadas. O segredo de uma boa salada de "batata", como esta, é o "suco" de picles. Confie em mim.

Quando preparo esta receita e não tenho tempo de deixar os pedaços de couve-flor esfriarem em temperatura ambiente ou na geladeira, transfiro o ingrediente cozido para uma assadeira e levo ao freezer. Enquanto preparo o resto do prato, a couve-flor atinge a temperatura perfeita!

1 couve-flor grande (cerca de 800 g) sem o talo
6 ovos grandes cozidos
⅓ xícara (13 g) de folhas de salsinha picadas
6 picles pequenos de pepino com endro, em cubos
6 cebolinhas (só a parte verde) picadas

MOLHO:
Gema de ovo cozida (dos ovos cozidos mencionados acima)
½ xícara (105 g) de maionese caseira ou comprada
3 colheres (sopa) de "suco" de picles
2 colheres (sopa) de mostarda de Dijon
¼ colher (chá) de sal marinho cinza fino
⅛ colher (chá) de pimenta-do-reino moída

1. Pique a couve-flor em pedaços médios. Cozinhe no vapor até ficar macio, mas ainda *al dente*. Espere esfriar em temperatura ambiente.

2. Separe as gemas dos ovos cozidos. Pique as claras e coloque em uma vasilha grande.

3. Para o molho, bata as gemas cozidas, a maionese, o "suco" de picles, a mostarda, o sal e a pimenta-do-reino no liquidificador ou processador, em velocidade média, até ficar homogêneo.

4. Transfira o molho para a tigela com claras. Junte a couve-flor, a salsa, os picles e a cebolinha. Misture para cobrir tudo.

5. Sirva imediatamente ou tampe e leve à geladeira para gelar, por cerca de 4 horas. Divida a salada entre seis tigelas e sirva.

GUARDE: Em recipiente hermético, na geladeira, por até 3 dias.

PREPARO ANTECIPADO: O molho e a salada podem ser feitos com 2 dias de antecedência e mantidos separadamente; misture na hora de servir.

SIRVA COM: Para uma refeição completa, sirva com sobrecoxa de frango assada. Também fica ótimo com o Hambúrguer surpreendente.

SEM OVOS/VEGANO: Elimine os ovos cozidos e use maionese sem ovos.

COMO REFORÇO DE CARBOIDRATOS: Substitua a couve-flor por batata crua. Corte em cubos e cozinhe em uma panela com água por cerca de 15 minutos, até ficar macia. Escorra e espere esfriar em temperatura ambiente. Prepare o restante da salada como indicado a partir do Passo 2.

INFORMAÇÕES NUTRICIONAIS (POR PORÇÃO):
calorias: 189 | calorias de gorduras: 128 | gordura total: 14,2 g | gordura saturada: 2,7 g | colesterol: 145 mg
sódio: 401 mg | carboidratos: 8 g | fibras: 3,6 g | carboidratos líquidos: 4,4 g | açúcares: 3,5 g | proteínas: 7,3 g

PROPORÇÕES:
gorduras: 68% carboidratos: 17% proteínas: 15%

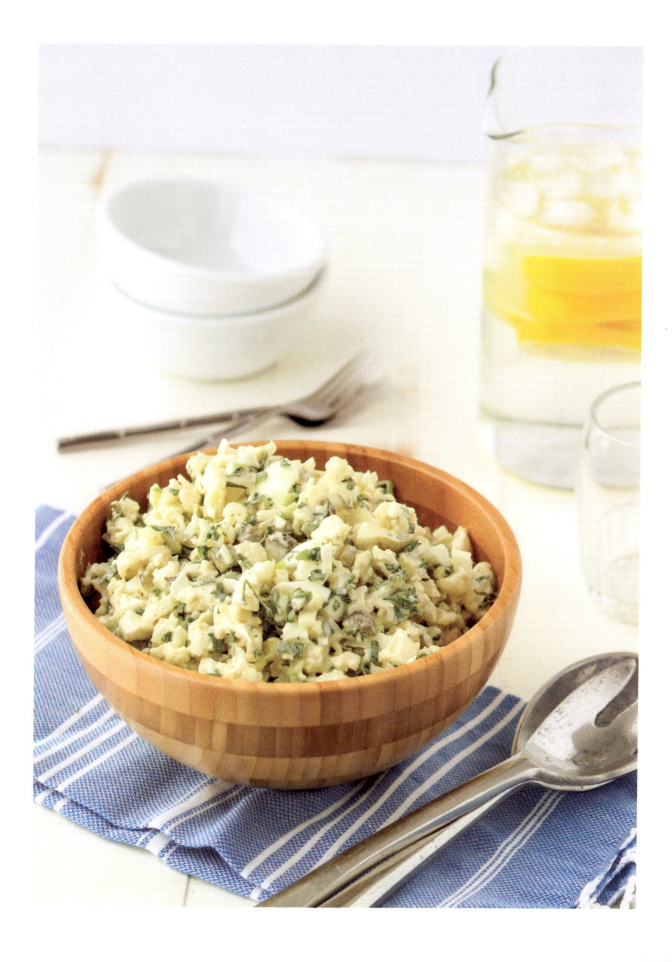

COUVES-DE-BRUXELAS ASSADAS COM "QUEIJO" DE NOZES

PREPARO: 20 minutos   **COZIMENTO:** 25 minutos   **RENDIMENTO:** 8 porções

SEM OVOS • SEM SOLANÁCEAS   OPÇÕES: SEM COCO • VEGANO

Esta é minha receita preferida do livro. Não consigo parar de fazer, comer e fazer outra vez. Se você experimentar apenas um prato de *Low Carb: A dieta cetogênica*, por favor, que seja este – principalmente se você adorar levedura nutricional, como eu. Trata-se de uma levedura desativada com sabor semelhante ao do queijo, mas 100% livre de laticínios. Combinada com os ingredientes abaixo, não tem como dar errado.

Quando você assar as couves-de-bruxelas, algumas folhas soltas vão se queimar; basta retirá-las ao transferir para a tigela de "queijo". E não pense que precisa reaquecer a receita quando usar as sobras: adoro ainda mais quando está fria.

COUVES-DE-BRUXELAS ASSADAS:
5 xícaras (600 g) de couves-de-bruxelas limpas e cortadas ao meio
¼ xícara (60 ml) de banha ou gordura bovina derretida, ou óleo de coco
½ colher (chá) de sal marinho cinza fino
¼ colher (chá) de pimenta-do-reino moída
Folhas de 3 ramos de tomilho fresco ou ¼ colher (chá) de seco

"QUEIJO" DE NOZES:
¾ xícara (85 g) de nozes cruas deixadas de molho por 24 horas, escorridas, lavadas e bem picadas
3 colheres (sopa) de azeite de oliva extra-virgem ou óleo refinado de abacate
⅓ xícara (22 g) de levedura nutricional
2 colheres (chá) de suco de limão-siciliano
½ colher (chá) de mostarda de Dijon
¼ colher (chá) de cebola em pó
¼ colher (chá) de alho em pó
Uma pitada de sal marinho cinza fino
Uma pitada de pimenta-do-reino moída

EXTRAS:
½ xícara (32 g) de folhas de salsinha bem picadas
2 colheres (sopa) de azeite de oliva extra-virgem ou óleo refinado de abacate
1 colher (sopa) de suco de limão-siciliano
Sal marinho cinza fino

1. Preaqueça o forno a 190 °C. Misture as couves-de-bruxelas, a gordura derretida, o sal, a pimenta-do-reino e o tomilho em uma assadeira, com as mãos, para temperar bem. Asse por 20 a 25 minutos, virando a cada 10 minutos, até dourar.

2. Prepare o "queijo": coloque todos os ingredientes em uma tigela grande e misture.

3. Transfira as couves-de-bruxelas para a vasilha com o "queijo". Junte a salsinha, o azeite, o suco de limão e sal a gosto.

4. Divida em oito tigelas pequenas e sirva.

GUARDE: *Em recipiente hermético, na geladeira, por até 3 dias.*

REAQUEÇA: *No micro-ondas, coberto, ou em uma frigideira tampada com uma colherada de banha ou óleo de abacate; frite em fogo médio até obter a temperatura desejada.*

PREPARO ANTECIPADO: *O "queijo" pode ser preparado com 1 dia de antecedência.*

SIRVA COM: *Para uma refeição completa, junte à sua salada preferida. Fica ótimo com a Pizza de pepperoni do Michael.*

SEM COCO: *Use banha ou gordura bovina.*

VEGANO: *Use óleo de coco.*

INFORMAÇÕES NUTRICIONAIS (POR PORÇÃO):
calorias: 263 | calorias de gorduras: 200 | gordura total: 22,2 g | gordura saturada: 4,5 g | colesterol: 6 mg
sódio: 204 mg | carboidratos: 9,9 g | fibras: 4,3 g | carboidratos líquidos: 5,6 g | açúcares: 2,1 g | proteínas: 5,8 g

PROPORÇÕES:
gorduras: 76%   carboidratos: 15%   proteínas: 9%

Capítulo 13: ACOMPANHAMENTOS

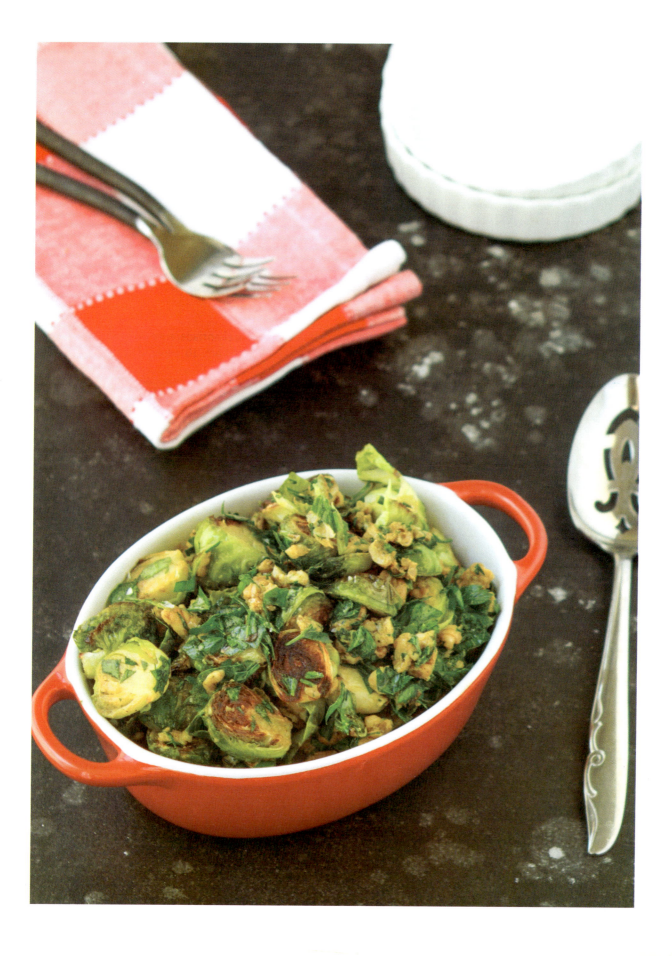

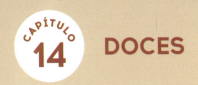

DOCES

BARRINHAS DE COCO

PREPARO: 20 minutos, mais 45 minutos para gelar   **RENDIMENTO:** 18 unidades (18 porções)

SEM OVOS • SEM SOLANÁCEAS • VEGANO   **OPÇÃO:** SEM OLEAGINOSAS

Enquanto fazíamos as fotos, eu repetia para mim mesma o quanto estava apaixonada por esta receita. É uma das minhas preferidas no livro! Se você adora aquelas guloseimas clássicas vendidas em lojas – sabe de quais estou falando –, vai amar estas daqui! E ainda são ricas em gorduras, o que ajuda a entrar em cetose. Ah, o mundo em que vivemos. Aproveite!

2⅔ xícaras (240 g) de coco ralado sem açúcar

1 receita de Leite condensado de coco, aquecido até ficar morno

¼ xícara (60 ml) de óleo de coco ou ghee (se tolerável) derretido

1 colher (sopa) mais 1 colher (chá) de eritritol de confeiteiro

1 colher (chá) de extrato de baunilha ou baunilha em pó

¼ colher (chá) de sal marinho cinza fino

36 amêndoas tostadas

½ xícara (112 g) de gotas de chocolate adoçado com estévia, derretidas

UTENSÍLIO ESPECIAL:
Fôrma de silicone com 18 espaços retangulares com capacidade para 30 ml cada (opcional)

GUARDE: Em recipiente hermético, na geladeira, por até 3 dias, ou no freezer por até 1 mês.

DESCONGELE: Em temperatura ambiente, por cerca de 15 minutos.

PREPARO ANTECIPADO: O leite condensado pode ser feito com até 3 dias de antecedência e aquecido antes do Passo 2. Toste as amêndoas em quantidade e mantenha no freezer por até 3 meses, para facilitar o preparo das refeições.

SEM OLEAGINOSAS: Elimine as amêndoas.

1. Forre uma assadeira com papel antiaderente ou tapete de silicone. Ou use uma fôrma de silicone com 18 espaços retangulares com capacidade para 30 ml cada.

2. Em uma tigela grande, junte o coco, o leite condensado, o óleo de coco, o eritritol, a baunilha e o sal. Misture bem, para cobrir cada pedaço da fruta.

3. Se usar uma assadeira, retire 2 colheres (sopa) da massa, modele em forma de barrinha e disponha sobre o papel antiaderente. Repita o processo com a massa restante. Se usar a fôrma de silicone, pressione 2 colheres (sopa) da massa em cada espaço. De qualquer maneira, pressione a massa com firmeza, para compactar.

4. Leve à geladeira até firmar, por pelo menos 30 minutos.

5. Retire da geladeira. Se usar a fôrma, remova cada barrinha dos espaços e coloque sobre um pedaço de papel antiaderente ou tapete de silicone.

6. Coloque duas amêndoas sobre cada barrinha e regue com o chocolate derretido.

7. Volte à geladeira para firmar por 15 minutos. Aproveite!

INFORMAÇÕES NUTRICIONAIS (POR UNIDADE):
calorias: 204 | calorias de gorduras: 168 | gordura total: 18,7 g | gordura saturada: 15,1 g | colesterol: 0 mg
sódio: 41 mg | carboidratos: 6,6 g | fibras: 3,3 g | carboidratos líquidos: 3,3 g | açúcares: 1,4 g | proteínas: 2,2 g

PROPORÇÕES:
gorduras: 83% carboidratos: 13% proteínas: 4%

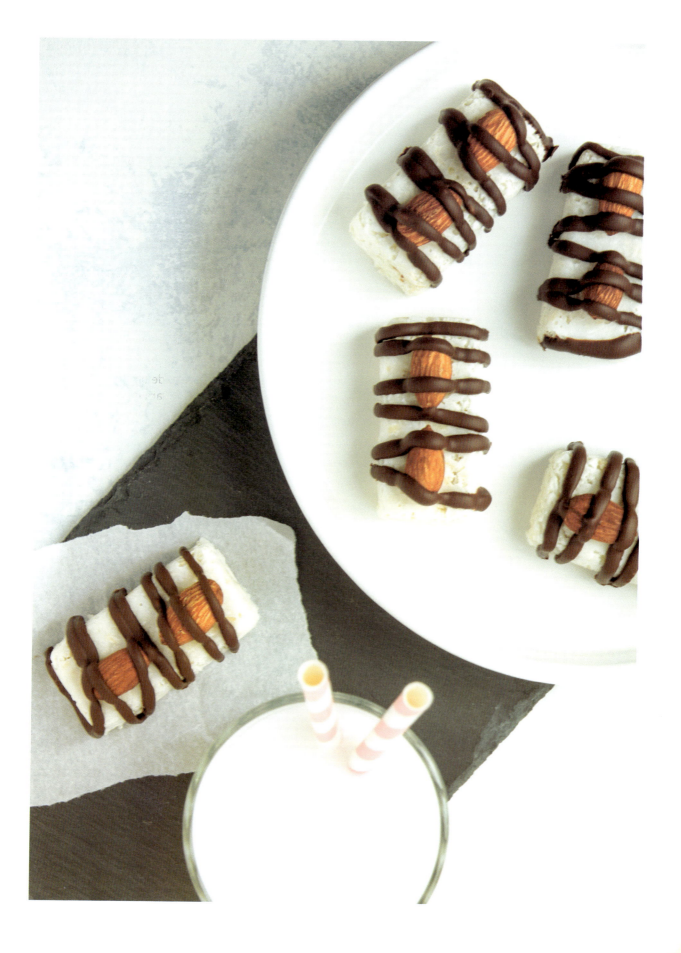

TRUFA DE AMÊNDOAS E CHAI

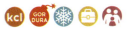

PREPARO: 20 minutos, mais 30 minutos para gelar   **RENDIMENTO:** 10 unidades (10 porções)

SEM COCO • SEM OVOS • MENOS FODMAPs • SEM SOLANÁCEAS • VEGANO   OPÇÃO: SEM OLEAGINOSAS

Ao contrário de outras "bombinhas" de gorduras, essas podem ser transportadas sem que derretam em temperatura ambiente – por isso, são ótima opção para o almoço. Dou duas opções de sabores; você escolhe de acordo com sua preferência ou alergias alimentares. Se a massa passar tempo demais na geladeira e ficar muito firme, não se preocupe: deixe em temperatura ambiente até conseguir modelar. O segredo é amassar com um garfo antes de enrolar para remover qualquer pedaço maior. E não se preocupe em fazer bolinhas perfeitas, pois a cobertura esconde a maior parte das imperfeições. Apenas lembre-se de limpar as mãos depois de enrolar cada trufa, ou vai fazer uma sujeirada na tigela da cobertura!

½ xícara (140 g) de manteiga de amêndoas lisa e sem açúcar

¼ xícara mais 2 colheres (sopa) (90 g) de manteiga de cacau derretida

1 colher (sopa) mais 1 colher (chá) de chai (receita abaixo)

1 colher (sopa) de eritritol de confeiteiro ou 2 a 4 gotas de estévia líquida

½ colher (chá) de extrato de baunilha ou baunilha em pó

Uma pitada de sal marinho cinza fino

3 colheres (sopa) de amêndoas tostadas

UTENSÍLIO ESPECIAL:
10 miniforminhas de papel (opcional)

1. Em uma tigela média, misture a manteiga de amêndoas, a manteiga de cacau, o chai, o eritritol, a baunilha e o sal. Leve à geladeira por 30 a 45 minutos, até ficar firme, mas ainda maleável.

2. Coloque as amêndoas em um saquinho, feche e cubra com um pano de prato. Bata com um martelo ou o fundo de uma caneca até obter pedacinhos com cerca de 3 mm. Transfira para uma tigela pequena.

3. Forre uma assadeira com papel antiaderente ou tapete de silicone.

4. Retire a massa da geladeira e amasse com um garfo até não restarem grumos maiores do que 0,5 cm de diâmetro. Pegue uma colherada da massa, enrole rapidamente entre as palmas e passe pela amêndoas, para cobrir. Transfira para a assadeira. Limpe as mãos, para não sujar a cobertura com a massa. Repita até obter dez trufas.

5. Se quiser, sirva em forminhas de papel. Melhor consumir em temperatura ambiente.

GUARDE: Em recipiente hermético, na geladeira, por até 2 semanas, ou no freezer por até 1 mês.

DESCONGELE: Em temperatura ambiente, por cerca de 15 minutos.

SEM OLEAGINOSAS: Prepare a Trufa de coco e chai.

VARIAÇÃO: TRUFA DE COCO E CHAI. Use ½ xícara (130 g) de pasta de coco em lugar da manteiga de amêndoas, substitua a manteiga de cacau por ¼ xícara mais 2 colheres (sopa) (90 ml) de óleo de coco derretido e troque as amêndoas por ⅓ xícara (33 g) de coco ralado sem açúcar e tostado.

VARIAÇÃO: TEMPERO CHAI CASEIRO. Para variar, use esta receita caseira de chai para substituir a canela em suas receitas preferidas. Em um vidro pequeno, junte 2 colheres (chá) de canela em pó, 2 colheres (chá) de cravo-da-índia em pó, 2 colheres (chá) de cardamomo moído, 1 colher (chá) de coentro em pó, 1 colher (chá) de gengibre em pó, ½ colher (chá) de pimenta-branca em pó e uma pitada de sal marinho cinza fino. Chacoalhe bem, para misturar. Rende 3 colheres (sopa).

INFORMAÇÕES NUTRICIONAIS (POR TRUFA DE AMÊNDOAS E CHAI):
calorias: 196 | calorias de gorduras: 165 | gordura total: 18,4 g | gordura saturada: 7,2 g | colesterol: 0 mg
sódio: 16 mg | carboidratos: 3,9 g | fibras: 2,4 g | carboidratos líquidos: 1,5 g | açúcares: 0,6 g | proteínas: 3,7 g

PROPORÇÕES:
gorduras: 85%   carboidratos: 8%   proteínas: 7%

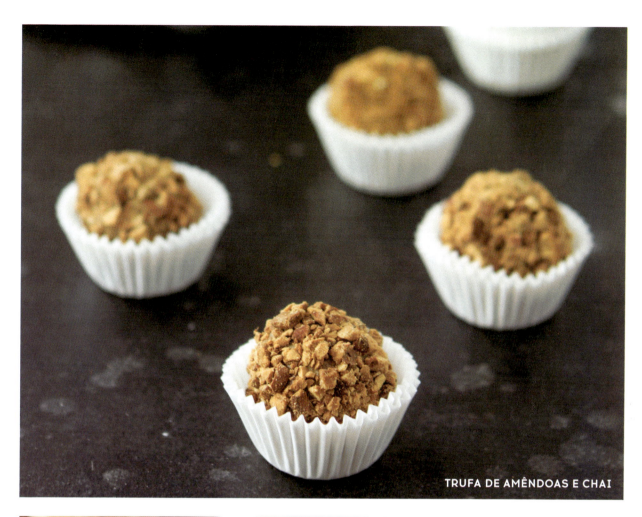

TRUFA DE AMÊNDOAS E CHAI

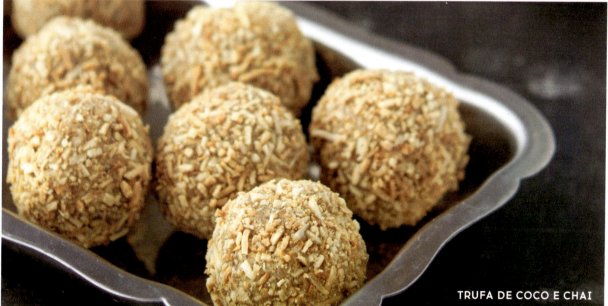

TRUFA DE COCO E CHAI

INFORMAÇÕES NUTRICIONAIS (POR TRUFA DE COCO E CHAI):
calorias: 147 | calorias de gorduras: 137 | gordura total: 15,2 g | gordura saturada: 13,5 g | colesterol: 0 mg
sódio: 16 mg | carboidratos: 3,2 g | fibras: 2,3 g | carboidratos líquidos: 0,9 g | açúcares: 0,7 g | proteínas: 0,7 g

PROPORÇÕES:
gorduras: carboidratos: proteínas:
90%   8%   2%

PARTE 2: RECEITAS 253

FUDGE DE BACON

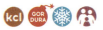

PREPARO: 10 minutos, mais 1 hora para gelar   COZIMENTO: 5 minutos   RENDIMENTO: 4 porções

SEM COCO • SEM OVOS • SEM SOLANÁCEAS • SEM OLEAGINOSAS   OPÇÃO: MENOS FODMAPs

Bacon e chocolate formam uma combinação poderosa. Não acredita? Dê uma olhada na internet: está em todo lugar! Mas nada se compara ao que temos aqui. Se você estiver comprando montes de bacon (e algo me diz que está) e não sabe o que fazer com toda a gordura que sobra, esta é sua salvação. Na verdade, acredito que você vai gostar tanto que é capaz de fritar bacon só para obter a gordura e preparar o fudge! De consistência perfeita, é a "bombinha de gorduras" mais rica do planeta. Para esta receita, você precisa de uma fôrma com capacidade de volume total de 350 ml. Prepare o fudge de qualquer tamanho ou formato. Para obter quatro pedaços grandes, como aparece na foto, use uma fôrma com quatro espaços de 90 ml cada. Eu usei uma fôrma grande de silicone para fazer gelo (chamada de "iceberg").

½ xícara (70 g) de gordura de bacon
¼ xícara (60 g) de manteiga de cacau
¼ xícara (20 g) de cacau em pó
3 colheres (sopa) de eritritol de confeiteiro
1 colher (chá) de extrato de baunilha ou baunilha em pó
⅛ colher (chá) de sal marinho cinza fino

UTENSÍLIO ESPECIAL:
Fôrma de silicone com quatro espaços de 90 ml ou capacidade total de 350 ml

1. Em uma panela pequena, junte todos os ingredientes e cozinhe em fogo médio por cerca de 5 minutos, sem parar de mexer, até a gordura derreter e o eritritol dissolver.

2. Despeje na fôrma de silicone e leve à geladeira por 1 hora, para firmar. O fudge fica melhor se você deixar em temperatura ambiente por 30 minutos antes de servir.

MENOS FODMAPS: Use 2 a 4 gotas de estévia líquida em lugar do eritritol. Comece com 2 gotas, prove e, se necessário, aumente a quantidade.

VARIAÇÃO: FUDGE DE BACON E MENTA. Diminua a quantidade de baunilha para ½ colher (chá) e acrescente ½ colher (chá) de extrato de menta.

GUARDE: Em recipiente hermético, na geladeira, por até 1 semana, ou no freezer por até 1 mês.

DESCONGELE: Em temperatura ambiente, por cerca de 45 minutos.

PREPARO ANTECIPADO: Derreta a gordura do bacon com antecedência. Você precisa de 370 g de bacon para obter ½ xícara (70 g) de gordura. Mantenha em recipiente hermético, na geladeira, por até 1 semana, ou no freezer por até 1 mês. Se quiser uma receita que usa muito bacon – e rende muita gordura –, confira os Chips de bacon.

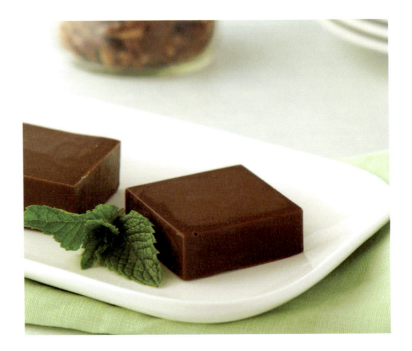

INFORMAÇÕES NUTRICIONAIS (POR PORÇÃO):
calorias: 412 | calorias de gorduras: 396 | gordura total: 44 g | gordura saturada: 21,9 g | colesterol: 27 mg
sódio: 117 mg | carboidratos: 2,5 g | fibras: 1,5 g | carboidratos líquidos: 1 g | açúcares: 0 g | proteínas: 1,5 g

PROPORÇÕES:
gorduras: carboidratos: proteínas:
97% 1% 2%

BARRINHA DE CARDAMOMO E LARANJA

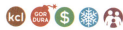

PREPARO: 15 minutos, mais pelo menos 1 hora para gelar   RENDIMENTO: 6 porções

SEM OVOS • SEM SOLANÁCEAS • VEGANO   OPÇÕES: SEM COCO • MENOS FODMAPs • SEM OLEAGINOSAS

Fácil de fazer e rica em gorduras, a barrinha é um dos meus petiscos keto preferidos para o fim da noite. Logo depois do jantar, misturo os ingredientes e coloco no freezer enquanto arrumo a cozinha. Na hora em que tudo está organizado, a barrinha já está pronta! Se quiser ousar, distribua um punhado de gotas de chocolate adoçadas com estévia sobre o doce antes de levar à geladeira ou ao freezer – um pouco de chocolate nunca faz mal.

Você pode usar as nozes cruas, mas por motivos de saúde é melhor deixá-las de molho e tostar antes de acrescentar à receita.

¾ xícara (180 ml) de óleo de coco derretido
2 colheres (sopa) de eritritol de confeiteiro
2 colheres (chá) de gengibre em pó
1¾ colher (chá) de cardamomo moído
½ colher (chá) de extrato de baunilha ou baunilha em pó
½ colher (chá) de extrato de laranja
⅛ colher (chá) de sal marinho cinza fino
⅔ xícara (75 g) de nozes em pedaços, tostadas

1. Bata todos os ingredientes, menos as nozes, no liquidificador em velocidade alta por 20 segundos, até ficar homogêneo e o eritritol dissolver.

2. Junte as nozes e pulse brevemente, até quebrar em pedaços pequenos (cerca de 6 mm).

3. Transfira para uma fôrma quadrada (20 cm) forrada com papel antiaderente ou tapete de silicone. Deixe na geladeira por 2 horas ou no freezer por 1 hora.

4. Desenforme e coloque sobre uma superfície limpa. Com a ponta de uma faca, quebre a barra em pedaços, começando pelo meio e seguindo em direção às bordas. Tente quebrar em seis pedaços grandes (para calcular melhor as porções) ou diversos pedacinhos. Aproveite!

GUARDE: *Em recipiente hermético, na geladeira, por até 2 semanas, ou no freezer por até 2 meses.*

DESCONGELE: *Sirva direto do freezer ou espere descongelar por 1 ou 2 minutos antes de consumir.*

SEM COCO: *Substitua o óleo de coco por manteiga de cacau ou ghee, se tolerável.*

MENOS FODMAPS: *Use 2 a 4 gotas de estévia líquida em lugar do eritritol.*

SEM OLEAGINOSAS: *Em lugar das nozes, use sementes de girassol sem casca e tostadas.*

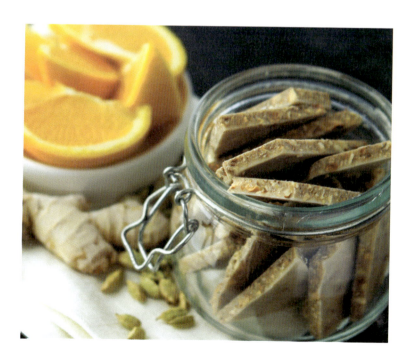

INFORMAÇÕES NUTRICIONAIS (POR PORÇÃO):
calorias: 334 | calorias de gorduras: 316 | gordura total: 35,1 g | gordura saturada: 24,4 g | colesterol: 0 mg
sódio: 51 mg | carboidratos: 2,4 g | fibras: 1 g | carboidratos líquidos: 1,4 g | açúcares: 0 g | proteínas: 2,1 g

PROPORÇÕES:
gorduras: 95% | carboidratos: 3% | proteínas: 2%

PARTE 2: RECEITAS   255

BOLO DE CENOURA

PREPARO: 45 minutos, mais 8 horas para gelar   **COZIMENTO:** 35 minutos   **RENDIMENTO:** 1 bolo de 23 cm (16 porções)

SEM OVOS • SEM SOLANÁCEAS • SEM OLEAGINOSAS

No ano passado, fizemos uma festa surpresa para comemorar o 60º aniversário de minha mãe. Mas na família tem gente alérgica a oleaginosas, sementes, ovos, laticínios, grãos, glúten e açúcar – e eu fui encarregada de preparar um bolo que todos pudessem comer. Bem-vindo, bolo de cenoura sem alérgenos! O segredo desta receita é deixar as camadas descansarem de um dia para o outro. Acho que tem tudo a ver com a gelatina, que fica mais firme. A cobertura de cream cheese sem laticínios também se beneficia de uma noite na geladeira. A vantagem disso tudo é que, no dia de servir, o bolo pode ser montado em um segundo e produz um resultado úmido e intenso.

BOLO:
- 1 xícara (240 ml) de água
- ¼ xícara (40 g) de gelatina sem sabor
- 1 xícara (100 g) de farinha de coco
- ½ xícara (65 g) de araruta
- 1½ colher (chá) de canela em pó
- 1½ colher (chá) de bicarbonato de sódio
- ½ colher (chá) de sal marinho cinza fino
- 1 xícara (240 ml) de óleo de coco derretido
- ⅔ xícara (155 g) de xilitol granulado
- ¾ colher (chá) de extrato de baunilha
- ⅔ xícara (120 g) de cenoura ralada (levemente apertada na xícara)

COBERTURA:
- Creme feito com 400 ml de leite de coco integral, gelado por pelo menos 12 horas
- 3 colheres (sopa) de eritritol de confeiteiro
- 2½ colheres (chá) de vinagre de maçã
- 2 colheres (chá) de suco de limão-siciliano
- ¼ colher (chá) de extrato de baunilha

1. Preaqueça o forno a 163 °C. Unte duas assadeiras redondas (23 cm) com óleo de coco e forre os fundos com papel antiaderente.

2. Coloque a água em uma panela pequena e polvilhe a gelatina. Não mexa. Deixe por 5 minutos, leve ao fogo médio e espere ferver levemente, mexendo de vez em quando. Quando ficar homogêneo, reserve. Se começar a esfriar, vai solidificar. Neste caso, basta reaquecer para voltar ao estado líquido antes de usar no Passo 4.

3. Coloque a farinha de coco, a araruta, a canela, o bicarbonato e o sal na tigela da batedeira e bata com o batedor raquete (também chamado de pá ou leque) até incorporar.

4. Em outra vasilha, misture a gelatina quente, o óleo de coco, o xilitol e a baunilha, até ficar homogêneo.

5. Ligue a batedeira em velocidade média-baixa e acrescente a mistura de ingredientes líquidos aos secos. Quando tudo estiver incorporado, esprema o suco da cenoura colocando em um pano de prato limpo e torcendo sobre a pia. Junte à tigela e bata para misturar.

6. Divida a massa entre as assadeiras e alise o topo com as mãos úmidas ou untadas de óleo. Asse por 33 a 35 minutos.

7. Espere esfriar nas fôrmas por 30 minutos; transfira para uma grade e deixe esfriar completamente. Embrulhe em filme de PVC e mantenha na geladeira durante a noite.

8. Para a cobertura, coloque o creme de coco em um liquidificador possante ou na tigela da batedeira equipada com o batedor globo (balão). Se usar liquidificador, tampe, ligue em velocidade baixa e vá aumentando até chegar à média. Bata por cerca de 30 segundos, até engrossar e adquirir a consistência de chantilly. Na batedeira, bata por 30 segundos, ou até ficar fofo.

9. Acrescente os ingredientes restantes, batendo até combinar. Transfira para um recipiente de fecho hermético e mantenha na geladeira durante a noite, para firmar.

GUARDE: Embrulhe o bolo coberto em filme de PVC e mantenha na geladeira por até 3 dias. As camadas de bolo sem cobertura podem ser congeladas por até 2 semanas.

DESCONGELE: Em temperatura ambiente, por cerca de 30 minutos. Passe a cobertura depois de descongelar.

INFORMAÇÕES NUTRICIONAIS (POR PORÇÃO):
calorias: 239 | calorias de gorduras: 180 | gordura total: 20 g | gordura saturada: 17,8 g | colesterol: 0 mg
sódio: 224 mg | carboidratos: 11,2 g | fibras: 2,7 g | carboidratos líquidos: 8,5 g | açúcares: 0,9 g | proteínas: 3,5 g

PROPORÇÕES:
gorduras: 75%   carboidratos: 19%   proteínas: 6%

Capítulo 14: DOCES

PREPARO ANTECIPADO: *As camadas podem ser feitas com até 2 semanas de antecedência e mantidas no freezer.*

SIRVA COM: *Sorvete de baunilha. Fica ótimo!*

10. Para montar, retire o bolo da geladeira 30 minutos antes de aplicar a cobertura e servir. Coloque a primeira camada em um prato grande e espalhe a cobertura na superfície. Cubra com a segunda camada e espalhe a cobertura nas laterais e na superfície. Caso a cobertura pareça líquida, leve ao freezer por 10 minutos. (É possível deixar o bolo no congelador por até 20 minutos antes de servir.)

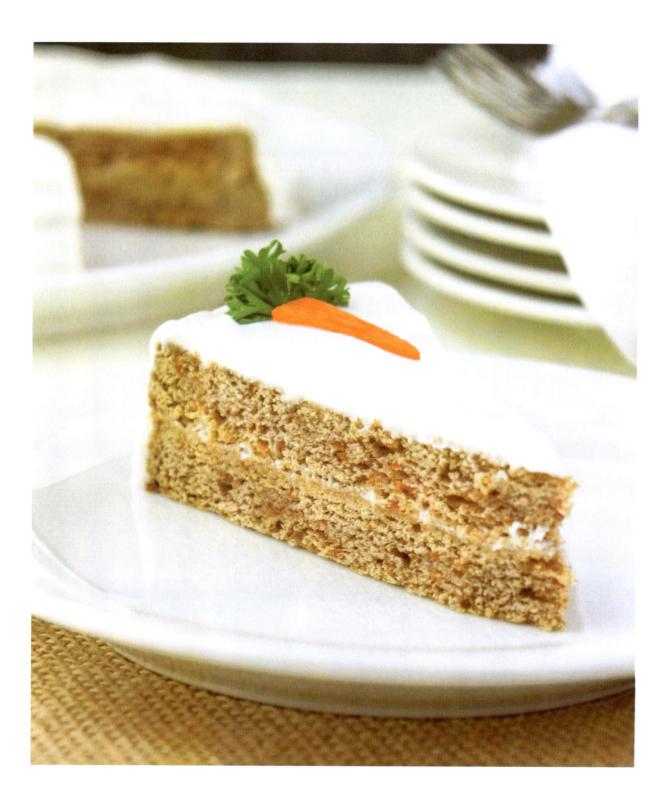

BOLO ST. LOUIS "AMANTEIGADO"

PREPARO: 55 minutos   **COZIMENTO:** 22 minutos   **RENDIMENTO:** 1 bolo de 33 x 23 cm (18 porções)

SEM SOLANÁCEAS • VEGETARIANO

Este é o bolo que você vai fazer para o próximo churrasco, reunião em família ou chá com as amigas. Ninguém acredita que é pobre em carboidratos: apenas 1,8 g por fatia, e olha que o pedaço tem um bom tamanho. Depois de preparar a massa, você pode pensar que não é suficiente. Não se preocupe em conferir se fez algo errado: o bolo vai crescer um pouco enquanto assa, mas não fica particularmente alto. E não é preciso servir logo. No dia seguinte, estará ainda mais pegajoso – e delicioso, em minha opinião.

¾ xícara (85 g) de farinha de amêndoas sem pele, mais um pouco para finalizar

1 colher (chá) de fermento em pó

½ colher (chá) de sal marinho cinza fino

¼ xícara (52 g) de óleo de coco, mais um pouco para untar

¾ xícara (120 g) de eritritol de confeiteiro, mais um pouco para polvilhar

5 ovos grandes em temperatura ambiente

1½ colher (chá) de extrato de baunilha

1 receita de Leite Condensado de Coco, aquecido até ficar morno

GUARDE: Cubra com filme de PVC e mantenha na geladeira por até 3 dias.

PREPARO ANTECIPADO: O leite condensado pode ser feito com até 3 dias de antecedência. Aqueça antes de usar no Passo 7.

1. Preaqueça o forno a 177 °C. Unte levemente uma assadeira (33 x 23 cm) de vidro ou metal com um pouco de óleo de coco; polvilhe um punhado de farinha de amêndoas. Reserve.

2. Em uma tigela pequena, misture a farinha, o fermento e o sal.

3. Bata o óleo de coco com o batedor raquete da batedeira (também chamado de pá ou leque) por cerca de 1 minuto, em velocidade média, até ficar fofo.

4. Diminua a velocidade e junte o eritritol aos poucos, batendo por 1 minuto. Acrescente os ovos, um de cada vez, e bata até incorporar.

5. Adicione a baunilha, misture e, com a batedeira em velocidade baixa, junte a mistura de farinha em três adições. Desligue assim que incorporar.

6. Transfira para a assadeira e leve ao forno por 20 a 22 minutos, até que fique levemente dourado. Deixe esfriar na fôrma por 30 minutos.

7. Quando o bolo estiver frio, fure toda a superfície com um garfo ou palito e regue com o leite condensado morno.

8. Pode servir imediatamente, mas é melhor manter na geladeira por um dia, coberto com filme de PVC. Para a textura ideal, deixe em temperatura ambiente por 30 minutos antes de servir. Corte em dezoito fatias (4,5 x 7,6 cm) e polvilhe eritritol de confeiteiro.

SIRVA COM: Fica ótimo com Chá-verde com óleo de coco, Chá gelado ômega ou Latte Turbinado.

INFORMAÇÕES NUTRICIONAIS (POR PORÇÃO):
calorias: 119 | calorias de gorduras: 98 | gordura total: 10,9 g | gordura saturada: 6,8 g | colesterol: 52 mg
sódio: 91 mg | carboidratos: 1,8 g | fibras: 0,5 g | carboidratos líquidos: 1,3 g | açúcares: 0,7 g | proteínas: 3,3 g

PROPORÇÕES:
gorduras	carboidratos	proteínas
83%	6%	11%

Capítulo 14: DOCES

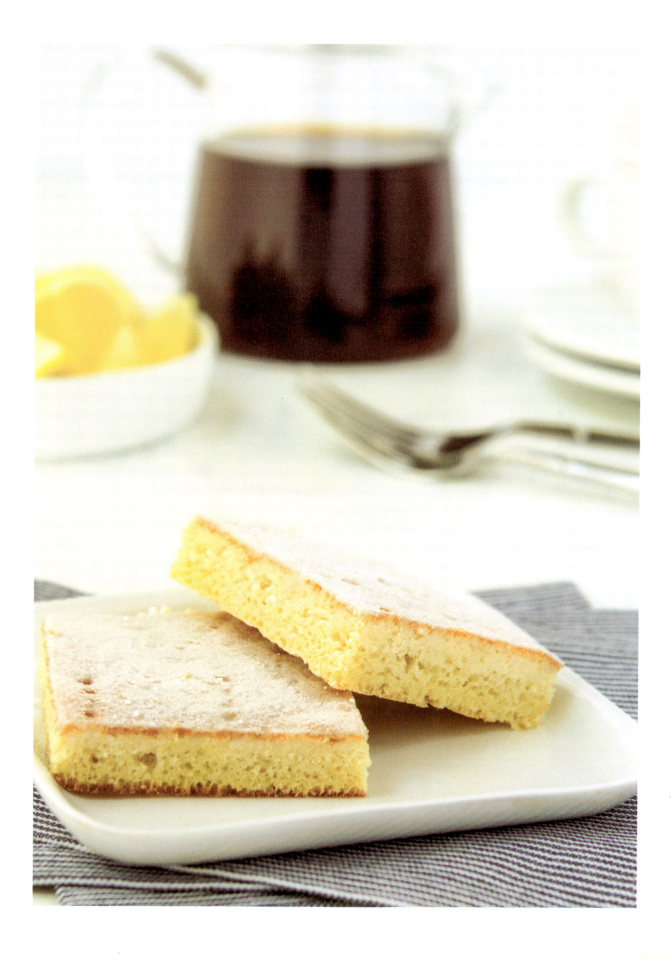

BOLINHO DE RUIBARBO NO MICRO-ONDAS

PREPARO: 5 minutos   COZIMENTO: cerca 2 minutos   RENDIMENTO: 2 unidades (2 porções)
SEM COCO • SEM SOLANÁCEAS • VEGETARIANO   OPÇÃO: SEM OLEAGINOSAS

Se você completar os bolinhos com pasta de oleaginosas ou de sementes, ou se servir com Sorvete de baunilha ou Chantilly de coco, mudará as proporções da receita e a transformará em algo incrível para o perfil Keto Clássico! Caso não encontre ou não goste de ruibarbo, substitua por ¼ xícara (45 g) de mirtilo ou ¼ xícara (50 g) de morango picado. Nos dois casos, aumente o tempo de cozimento para 3 a 3½ minutos.

1 ovo grande

3 colheres (sopa) de óleo refinado de abacate ou óleo de macadâmia

1 colher (sopa) mais 1 colher (chá) de eritritol de confeiteiro (veja nota abaixo)

¼ colher (chá) de extrato de baunilha ou baunilha em pó

¼ xícara (32 g) de sementes de linhaça grosseiramente moídas

1 colher (chá) de canela em pó

¼ colher (chá) de noz-moscada ralada

¼ colher (chá) de fermento em pó

1 pedaço (6,5 cm) de ruibarbo em cubos

1 a 2 morangos frescos sem o talo, em fatias, para finalizar (opcional)

1. Em uma vasilha pequena, misture o ovo, o óleo, o eritritol e a baunilha.

2. Em outra tigela pequena, misture as sementes de linhaça, a canela, a noz-moscada e o fermento. Junte à vasilha com o ovo.

3. Acrescente o ruibarbo e mexa para cobrir os pedaços com a massa.

4. Divida em dois ramequins, xícaras ou recipientes que possam ser levados ao micro-ondas, com capacidade para 240 ml cada. Cozinhe por 2 a 2½ minutos. Se quiser, finalize com fatias de morango.

NOTA: *Eritritol é o melhor adoçante para esta sobremesa; caso não tolere o ingrediente, substitua por 6 gotas de estévia líquida.*

GUARDE: *Cubra com filme de PVC e mantenha na geladeira por até 2 dias.*

REAQUEÇA: *No micro-ondas, por alguns segundos, ou sirva frio.*

SIRVA COM: *Fica ótimo com Sorvete de baunilha ou Chantilly de coco.*

SEM OLEAGINOSAS: *Use óleo de abacate.*

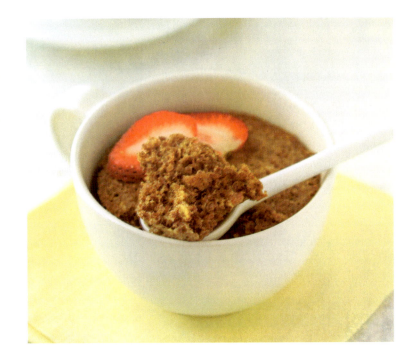

INFORMAÇÕES NUTRICIONAIS (POR PORÇÃO):
calorias: 303 | calorias de gorduras: 250 | gordura total: 27,8 g | gordura saturada: 4,1 g | colesterol: 82 mg
sódio: 37 mg | carboidratos: 7,3 g | fibras: 5,5 g | carboidratos líquidos: 1,8 g | açúcares: 0,9 g | proteínas: 6 g

PROPORÇÕES:
gorduras: carboidratos: proteínas:
82%   10%   8%

Capítulo 14: DOCES

COOKIES DE AVEIA E CHOCOLATE SEM ASSAR

PREPARO: 20 minutos, mais 30 minutos para gelar **RENDIMENTO:** 14 unidades (14 porções)

SEM OVOS • SEM SOLANÁCEAS • SEM OLEAGINOSAS • VEGANO   OPÇÃO: SEM COCO

Gotas de chocolate adoçado com estévia são perfeitas para quem segue uma dieta low carb. Minha maneira preferida de usá-las é nestes cookies que não vão ao forno ou na receita de Barrinha de cardamomo e laranja.

1¼ xícara (185 g) de sementes de cânhamo sem casca

¼ xícara (60 ml) de óleo de coco derretido ou manteiga de cacau

½ colher (chá) de extrato de baunilha ou baunilha em pó

½ colher (chá) de canela em pó

2 gotas de estévia líquida

¼ xícara (56 g) de gotas de chocolate adoçado com estévia

1. Forre uma assadeira com papel antiaderente ou tapete de silicone.

2. Em uma tigela média, misture as sementes de cânhamo, óleo de coco, baunilha, canela e estévia.

3. Transfira para o liquidificador ou processador e pulse três vezes, apenas por 1 segundo de cada vez. Pegue um pouco da massa com os dedos: se ficar unida, está pronta. Caso contrário, pulse mais um pouco.

4. Acrescente as gotas de chocolate.

5. Com uma colher redonda ou de sorvete, ou com um boleador com capacidade para 1 colher (sopa), retire porções da massa e transfira para a assadeira. Repita com a massa restante, até obter 14 cookies.

6. Leve à geladeira por 30 minutos. Melhor servir gelado.

GUARDE: Em recipiente hermético, na geladeira, por até 1 semana, ou no freezer por até 1 mês.

DESCONGELE: Em temperatura ambiente, por cerca de 15 minutos.

SIRVA COM: Deliciosos com Milk-shake dourado para queimar gordura ou Latte turbinado.

SEM COCO: Substitua o óleo de coco por manteiga de cacau ou ghee (se tolerável).

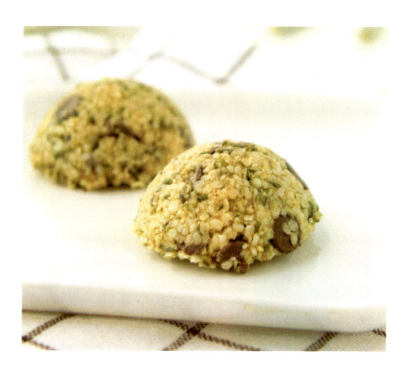

INFORMAÇÕES NUTRICIONAIS (POR UNIDADE):
calorias: 126 | calorias de gorduras: 97 | gordura total: 10,8 g | gordura saturada: 4,7 g | colesterol: 0 mg
sódio: 0 mg | carboidratos: 2,6 g | fibras: 1,9 g | carboidratos líquidos: 0,7 g | açúcares: 0 g | proteínas: 4,7 g

PROPORÇÕES:
gorduras: 77% carboidratos: 8% proteínas: 15%

PARTE 2: RECEITAS — 261

BROWNIE SEM NOZES

PREPARO: **20 minutos, mais 30 minutos para esfriar**   COZIMENTO: **30 minutos**   RENDIMENTO: **16 unidades (16 porções)**

SEM OVOS • SEM SOLANÁCEAS • SEM OLEAGINOSAS   OPÇÃO: SEM COCO

Existem três tipos de brownies: os que têm o interior bem úmido, como um fudge, os que são mais parecidos com bolo e o meio-termo – e só o fato de eu dizer isso já mostra como levo a sério esse assunto. Recém-assada, esta receita fica mais para o fudge; depois de um tempo na geladeira, passa para o meio-termo. Sem a cobertura, vira uma opção sem coco! Para uma grande extravagância, cubra com marshmallow caseiro.

½ xícara (120 ml) de água
2 colheres (sopa) de gelatina sem sabor
1 xícara (260 g) de tahini
¼ xícara (60 ml) de óleo refinado de abacate ou ghee derretida (se tolerável)
¾ xícara (120 g) de eritritol de confeiteiro
⅔ xícara (53 g) de cacau em pó
¼ colher (chá) de sal marinho cinza fino
¼ colher (chá) de fermento em pó

COBERTURAS OPCIONAIS:
1 xícara (240 ml) de Chantilly de coco adoçado e com sabor de chocolate
Cacau em pó, para polvilhar

1. Preaqueça o forno a 177 °C e forre uma assadeira quadrada (20 cm) com papel antiaderente, deixando as pontas para fora (facilita na hora de desenformar).

2. Coloque a água em uma panela pequena e polvilhe a gelatina. Não mexa. Deixe por 5 minutos, aqueça em fogo médio e espere ferver levemente, mexendo de vez em quando. Quando ficar homogêneo, reserve. Se começar a esfriar, vai solidificar. Neste caso, basta reaquecer para voltar ao estado líquido antes de usar no Passo 4.

3. Bata o tahini e o óleo com o batedor raquete da batedeira (também chamado de pá ou leque) até incorporar.

4. Junte a gelatina quente, o eritritol, o cacau, o sal e o fermento. Bata apenas até misturar.

5. Transfira para a assadeira e pressione com a palma das mãos, para uniformizar.

6. Asse por 25 a 30 minutos, até que as bordas fiquem crocantes.

7. Deixe esfriar na assadeira por 30 minutos. Corte em dezesseis quadrados.

8. Se quiser, cubra cada brownie com uma colherada de chantilly e polvilhe cacau em pó antes de servir.

GUARDE: *Em recipiente hermético, na geladeira, por até 1 semana, ou no freezer por 1 mês. Para a textura ideal, deixe em temperatura ambiente por 30 minutos antes de servir.*

DESCONGELE: *Em temperatura ambiente, por cerca de 30 minutos.*

SEM COCO: *Não use o Chantilly de coco.*

INFORMAÇÕES NUTRICIONAIS (POR UNIDADE, SEM COBERTURA):
calorias: 161 | calorias de gorduras: 124 | gordura total: 13,8 g | gordura saturada: 2.2 g | colesterol: 0 mg
sódio: 45 mg | carboidratos: 3,7 g | fibras: 3 g | carboidratos líquidos: 0,7 g | açúcares: 0 g | proteínas: 5,6 g

PROPORÇÕES:
gorduras: 77%   carboidratos: 9%   proteínas: 14%

Capítulo 14: DOCES

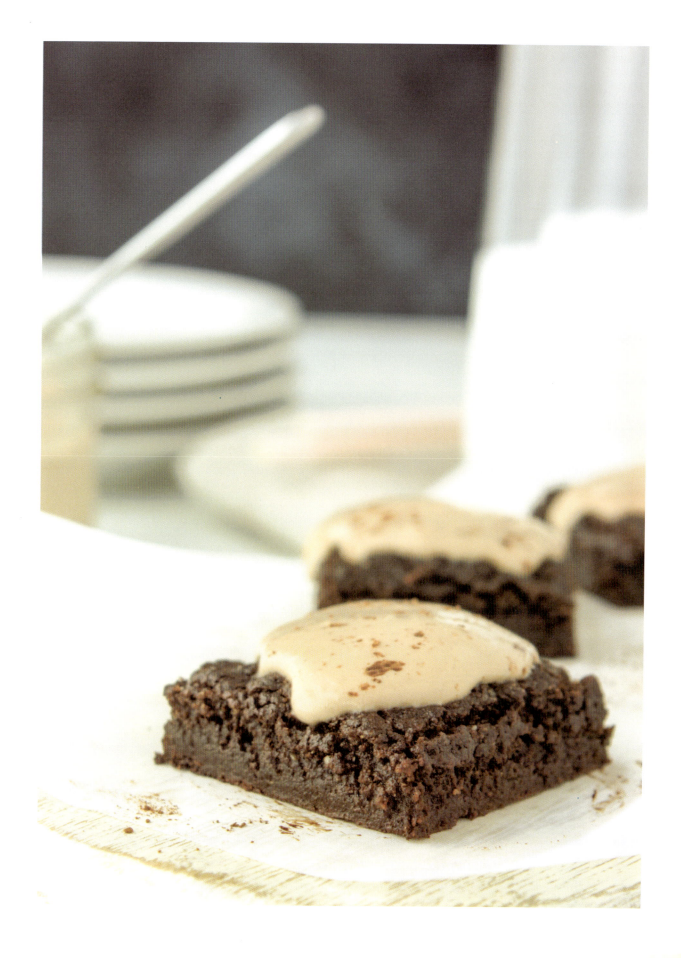

TORTA DE GELEIA NO VIDRO

PREPARO: 20 minutos, mais 1 hora para esfriar   **COZIMENTO:** cerca de 15 minutos   **RENDIMENTO:** 4 porções de 120 ml

SEM SOLANÁCEAS   OPÇÕES: SEM COCO • MENOS FODMAPs • VEGETARIANO

Esses vidrinhos valem por uma torta – e você não precisa abrir a massa nem ficar com medo de que o recheio transborde. Vitória! O segredo para fazer as camadas bem compactadas é pressionar o recheio antes de assar e esperar que tudo esfrie antes de montar. Sei que dá vontade de colocar tudo no vidro e comer logo, mas é importante esperar!

Óleo de coco, para untar

BASE:
1 xícara (110 g) de farinha de amêndoas sem pele
1 colher (sopa) mais 1½ colher (chá) de ovo batido (cerca de ½ ovo grande)
1 colher (sopa) de banha
2 gotas de estévia líquida
¼ colher (chá) de canela em pó
Uma pitada de sal marinho cinza fino

RECHEIO DE GELEIA:
1½ xícara (260 g) de amora fresca
⅓ xícara (80 ml) de água
1½ colher (chá) de extrato de baunilha
3 gotas de estévia líquida
¼ xícara (38 g) de sementes de chia
1½ colher (chá) de vinagre balsâmico

COBERTURA DE AMÊNDOAS:
¾ xícara (210 g) de manteiga de amêndoas lisa e sem açúcar
¼ xícara (60 ml) de óleo de coco ou ghee (se tolerável) derretidos
1 colher (chá) de canela em pó
2 a 4 gotas de estévia líquida

PARA FINALIZAR (OPCIONAL):
16 a 24 amoras frescas

1. Preaqueça o forno a 163 °C. Unte oito vidrinhos de conserva (cada um com capacidade para 120 ml) com um pouco de óleo de coco e coloque em uma assadeira.

2. Para a base, coloque todos os ingredientes em uma tigela grande e misture com um garfo, até incorporar.

3. Divida a massa por igual nos vidros, pressionando bem e alisando com os dedos. Asse por 15 a 17 minutos, até dourar. Retire do forno e espere esfriar completamente por pelo menos 30 minutos. Prepare o recheio.

4. Em uma panela média, misture a amora, a água, a baunilha e a estévia. Tampe e cozinhe em fogo médio por 5 minutos.

5. Abaixe o fogo, junte as sementes de chia e o vinagre balsâmico. Cozinhe com a panela destampada por 3 a 4 minutos, mexendo com frequência, até engrossar. Transfira para um refratário e espere esfriar em temperatura ambiente por pelo menos 30 minutos.

6. Coloque todos os ingredientes da cobertura em uma vasilha pequena e bata até incorporar.

7. Para montar, divida a geleia fria entre os vidros; procure manter as camadas o mais lisas possível. Devagar, para evitar que espirre, cubra com o creme de amêndoas. Leve à geladeira por 30 minutos.

8. Se quiser, finalize cada vidrinho com duas ou três amoras antes de servir. Aproveite!

GUARDE: Feche os vidros com as tampas e mantenha na geladeira por até 3 dias, ou no freezer por até 1 mês. (Se congelar, não finalize as tortinhas com as amoras.)

DESCONGELE: Em temperatura ambiente, por cerca de 15 minutos.

PREPARO ANTECIPADO: A base pode ser feita com até 3 dias de antecedência, dos Passos 1 a 3, e mantida na geladeira. Prepare o recheio 1 dia antes, seguindo os Passos 4 e 5; guarde em recipiente hermético.

SEM COCO: Substitua o óleo de coco por ghee (se tolerável) ou óleo de avelã.

MENOS FODMAPS: Substitua a manteiga de amêndoas por manteiga de sementes de girassol. A quantidade de farinha de amêndoas usada na base totaliza cerca de 2 colheres (sopa) por porção – deve ser adequada, dependendo de sua tolerância.

VEGETARIANO: Substitua a banha por óleo de coco.

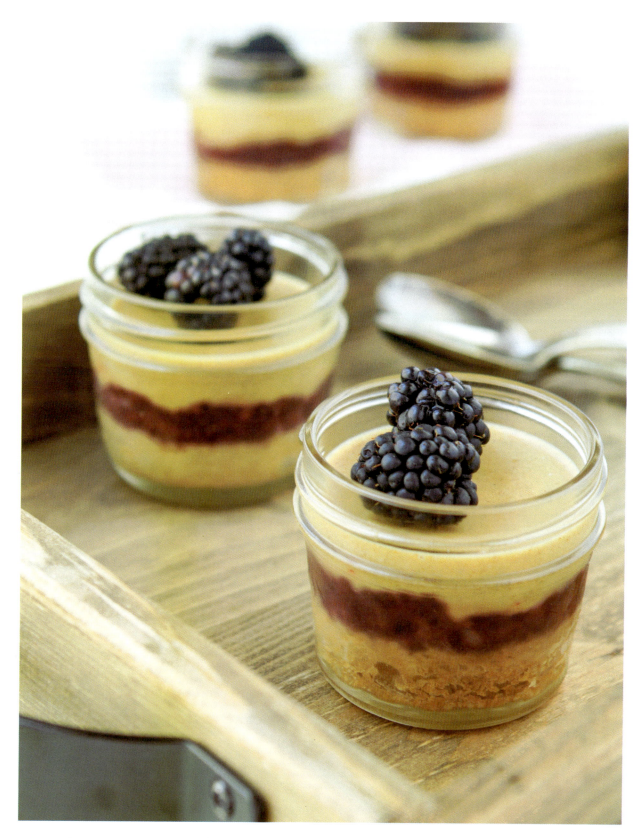

INFORMAÇÕES NUTRICIONAIS (POR PORÇÃO):

calorias: 388 | calorias de gorduras: 290 | gordura total: 32,2 g | gordura saturada: 8,9 g | colesterol: 13 mg
sódio: 27 mg | carboidratos: 13,1 g | fibras: 8,9 g | carboidratos líquidos: 4,2 g | açúcares: 3 g | proteínas: 11,1 g

PROPORÇÕES:
gorduras: carboidratos: proteínas:
75%　　13%　　12%

PARTE 2: RECEITAS

BALA DE CHÁ GELADO COM LIMÃO

PREPARO: 10 minutos, mais 1 hora para gelar   **COZIMENTO:** 5 minutos   **RENDIMENTO:** 36 unidades de 2,5 cm (4 porções)

SEM COCO • SEM OVOS • SEM SOLANÁCEAS • SEM OLEAGINOSAS   **OPÇÃO:** MENOS FODMAPs

Mastigar essas balas é uma das coisas que mais gosto de fazer quando as "bombinhas" de gorduras não parecem suficientes. Se você adora docinhos, como eu, pode encontrar consolo nesta receita caseira. E embora eu use uma fôrma de silicone, ela não é fundamental: dá para colocar a massa em uma assadeira de 33 x 23 cm e cortar 36 quadradinhos quando a bala firmar. O rendimento desta receita depende inteiramente da fôrma que você usar.

¾ xícara (180 ml) de água fervente

3 saquinhos de chá

¼ xícara (40 g) de gelatina sem sabor

¾ xícara (180 ml) de suco de limão-siciliano

2 colheres (sopa) de eritritol de confeiteiro ou xilitol granulado

UTENSÍLIO ESPECIAL:
Fôrma de silicone com 36 espaços (15 ml cada um)

1. Ponha a fôrma dentro de uma assadeira.

2. Sirva a água fervente em uma caneca e prepare o chá seguindo as instruções da embalagem. Quando ficar pronto, retire os saquinhos e torça para espremer a maior quantidade de líquido possível. Polvilhe a gelatina sobre o chá e reserve.

3. Em uma panela pequena, aqueça o suco de limão e o eritritol por cerca de 5 minutos, em fogo médio, até ferver levemente. Retire do fogo.

4. Misture o chá até a gelatina dissolver. Junte ao suco de limão e mexa, para incorporar.

5. Despeje nos espaços da fôrma e leve à geladeira por pelo menos 1 hora, até firmar. Desenforme e sirva!

> **GUARDE:** Em recipiente hermético, na geladeira, por até 5 dias.
>
> **MENOS FODMAPS:** Use 2 a 4 gotas de estévia líquida em lugar do eritritol ou xilitol.
>
> **VARIAÇÃO:** BALA DE MATCHÁ COM LIMÃO. Substitua os saquinhos de chá por 1 colher (sopa) de matchá em pó (foto abaixo).

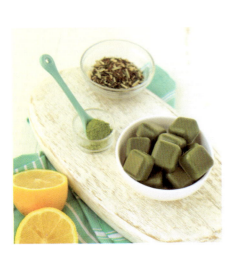

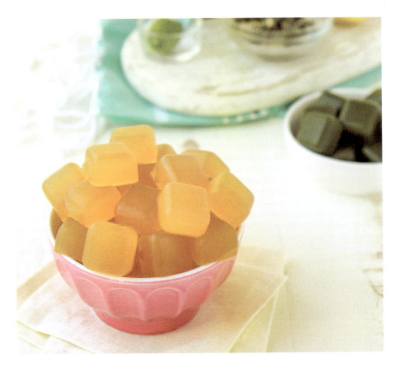

INFORMAÇÕES NUTRICIONAIS (PORÇÃO DE 9 UNIDADES COM ERITRITOL):
calorias: 48 | calorias de gorduras: 3 | gordura total: 0,4 g | gordura saturada: 0 g | colesterol: 0 mg
sódio: 9 mg | carboidratos: 1 g | fibras: 0 g | carboidratos líquidos: 1 g | açúcares: 1 g | proteínas: 10,2 g

PROPORÇÕES:
gorduras: 8%   carboidratos: 8%   proteínas: 84%

BOCADOS DE LIMÃO

PREPARO: **5 minutos, mais 1 hora para gelar**   RENDIMENTO: **20 unidades (4 porções)**

SEM OVOS • SEM SOLANÁCEAS • SEM OLEAGINOSAS • VEGANO   OPÇÕES: SEM COCO • MENOS FODMAPs

Se você adora limão-siciliano, vai enlouquecer com estas "bombinhas" de gorduras! Tanto faz se fizer em uma fôrma de silicone (comum ou decorada) ou em uma assadeira quadrada (20 cm) e então quebrar em vinte pedaços quando firmar: ninguém se decepciona. Gosto de juntar magnésio em pó para dar uma carga extra de nutrientes. Tem um sabor de framboesa e limão que dá um toque ácido, quase como um pirulito azedinho. Mas é perfeitamente possível deixar de fora. O caso é que eu amo essa acidez!

¼ xícara (60 ml) de manteiga de cacau derretida (mas não quente)

¼ xícara (60 ml) de óleo de coco derretido (mas não quente)

1½ colher (chá) de eritritol de confeiteiro

1 colher (chá) de extrato de limão

UTENSÍLIO ESPECIAL:
Fôrma de silicone com 20 espaços redondos (15 ml cada um)

1. Ponha a fôrma dentro de uma assadeira.
2. Em uma tigela pequena, misture a manteiga de cacau, o óleo de coco e o eritritol, até o adoçante dissolver.
3. Junte o magnésio em pó (se utilizar) e o extrato de limão; misture.
4. Distribua nos espaços da fôrma, enchendo até a borda. Leve à geladeira por 1 hora, para firmar.
5. Desenforme e sirva imediatamente.

GUARDE: Em recipiente hermético, na geladeira, por até 2 semanas, ou no freezer por até 2 meses.

DESCONGELE: Sirva direto do freezer ou espere descongelar por 1 a 2 minutos antes de consumir.

SEM COCO: Substitua o óleo de coco por ghee, se tolerável.

MENOS FODMAPs: Use 2 a 4 gotas de estévia líquida em lugar do eritritol.

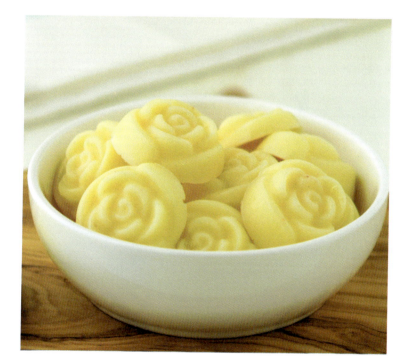

INFORMAÇÕES NUTRICIONAIS (PORÇÃO DE 5 UNIDADES):
calorias: 258 | calorias de gorduras: 258 | gordura total: 28,6 g | gordura saturada: 22,2 g | colesterol: 0 mg
sódio: 0 mg | carboidratos: 0,2 g | fibras: 0 g | carboidratos líquidos: 0,2 g | açúcares: 0 g | proteínas: 0 g

PROPORÇÕES:
gorduras: 100% carboidratos: 0% proteínas: 0%

PARTE 2: RECEITAS

DOCINHOS DE CAFÉ COM CHOCOLATE

PREPARO: 10 minutos, mais pelo menos 1 hora para gelar   **RENDIMENTO:** 8 unidades (8 porções)

SEM COCO • SEM OVOS • SEM SOLANÁCEAS

O café instantâneo que você usar tem grande importância nesta receita. Escolha direito!

DOCINHOS:
¼ xícara mais 2 colheres (sopa) (90 g) de manteiga de cacau
½ xícara (75 g) de macadâmias tostadas
1 colher (sopa) de eritritol de confeiteiro ou 1 a 2 gotas de estévia líquida
½ colher (chá) de café instantâneo, normal ou descafeinado
2 colheres (sopa) de peptídeos de colágeno

COBERTURA:
¼ xícara de gotas de chocolate adoçado com estévia, derretidas

PARA FINALIZAR:
Cerca de ¼ colher (chá) de sal marinho em flocos grandes

UTENSÍLIO ESPECIAL:
Fôrma de silicone com 8 espaços semiesféricos (30 ml cada um)

1. Bata a manteiga de cacau, a macadâmia, o eritritol e o café em um liquidificador possante ou processador de alimentos, em velocidade alta, por cerca de 20 minutos, até quebrar grosseiramente as nozes.

2. Junte o colágeno e pulse para misturar.

3. Com uma colher, retire porções da massa e preencha os espaços da fôrma. Leve à geladeira por 2 horas, ou ao freezer por 1 hora, até firmar.

4. Forre uma assadeira com papel antiaderente ou tapete de silicone; reserve.

5. Desenforme os docinhos e transfira para a assadeira. Cubra com o chocolate derretido e acrescente uma pitada de sal. Volte à geladeira por cerca de 10 minutos, até o chocolate firmar. Aproveite!

GUARDE: *Em recipiente hermético, na geladeira, por até 2 semanas, ou no freezer por até 2 meses.*

DESCONGELE: *Sirva direto do freezer ou espere descongelar por 15 minutos antes de consumir.*

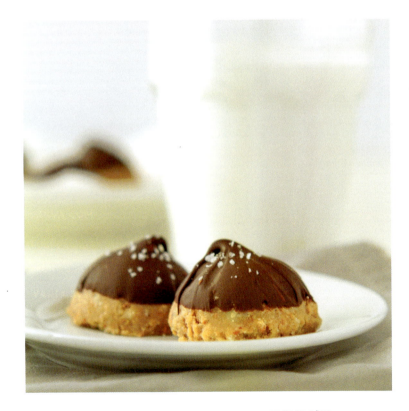

INFORMAÇÕES NUTRICIONAIS (POR PORÇÃO):
calorias: 213 | calorias de gorduras: 183 | gordura total: 20,4 g | gordura saturada: 10,2 g | colesterol: 0 mg
sódio: 89 mg | carboidratos: 3,8 g | fibras: 1,8 g | carboidratos líquidos: 2 g | açúcares: 0 g | proteínas: 3,6 g

PROPORÇÕES:
gorduras: 86%   carboidratos: 7%   proteínas: 7%

BOCADOS DE MORANGO

PREPARO: 10 minutos, mais 1 hora para gelar   **RENDIMENTO:** 12 unidades (12 porções)
SEM OVOS • SEM SOLANÁCEAS • SEM OLEAGINOSAS • VEGANO   OPÇÃO: MENOS FODMAPs

Desde que comecei a dieta cetogênica, meu petisco preferido é pasta de oleaginosas ou de sementes com frutas vermelhas. Uns meses atrás, descobri que podia ter essa combinação por perto para beliscar sempre que quisesse sem ter que pegar o vidro e besuntar as frutas uma por uma. Se gosta da mistura, você também vai adorar esta receita fácil! Às vezes, nem espero gelar para comer.

½ xícara (135 g) de manteiga de sementes de girassol sem açúcar
¼ xícara (60 ml) de óleo de coco derretido
2 colheres (chá) de eritritol de confeiteiro
Uma pitada de sal marinho fino (caso a pasta não tenha sal)
8 morangos frescos sem o talo, em cubos

1. Forre uma assadeira com papel antiaderente ou tapete de silicone.
2. Coloque a manteiga de sementes de girassol e o óleo de coco na tigela da batedeira e bata com o batedor raquete (também chamado de pá ou leque) em velocidade média, até incorporar.
3. Junte o eritritol e o sal; bata para incorporar.
4. Acrescente o morango e misture.
5. Transfira colheradas da massa para a assadeira. Leve à geladeira por 1 hora e aproveite!

GUARDE: Em recipiente hermético, na geladeira, por até 3 dias.

MENOS FODMAPS: Use 2 a 4 gotas de estévia líquida em lugar do eritritol.

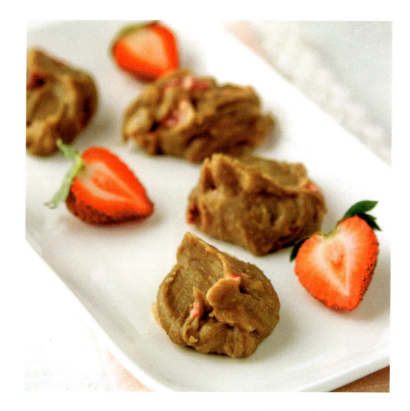

INFORMAÇÕES NUTRICIONAIS (POR PORÇÃO):
calorias: 111 | calorias de gorduras: 89 | gordura total: 9,9 g | gordura saturada: 4,6 g | colesterol: 0 mg
sódio: 52 mg | carboidratos: 3,1 g | fibras: 1,5 g | carboidratos líquidos: 1,6 g | açúcares: 1,5 g | proteínas: 2,4 g

PROPORÇÕES:
gorduras: carboidratos: proteínas:
80%   11%   9%

PARTE 2: RECEITAS   269

SORVETE DE BAUNILHA

PREPARO: cerca de 30 minutos, mais 3½ horas para gelar   **RENDIMENTO:** 3 xícaras (672 g) (6 porções)

SEM SOLANÁCEAS • VEGETARIANO   OPÇÃO: SEM OLEAGINOSAS

Se você não tiver uma sorveteira, mas tiver paciência, qualquer sorvete pode ser feito com uma tigela grande, um garfo e um liquidificador ou processador. Depois de preparar e gelar a massa, coloque na vasilha e leve ao freezer por 30 minutos; misture com o garfo e repita até que a mistura esteja firme, mas ainda maleável. A quantidade de tempo depende do volume – esta receita rende 3 xícaras, então leva cerca de 3 horas (e seis mexidas com o garfo). Se o sorvete endurecer demais, transfira os pedaços para o liquidificador ou processador e bata até ficar homogêneo. Só não deixe se transformar em um cubo de gelo, ou será bem difícil reverter o processo.

400 ml de leite de coco integral
6 gemas grandes
2 colheres (chá) de extrato de baunilha ou baunilha em pó
½ xícara (120 ml) de óleo de coco derretido (mas não quente)
2 colheres (sopa) de xilitol granulado
Uma pitada de sal marinho cinza fino

COBERTURA OPCIONAL:
2 colheres (sopa) de lascas de amêndoas sem pele tostadas

UTENSÍLIO ESPECIAL:
Sorveteira (opcional; leia acima)

1. Coloque no freezer um recipiente de fecho hermético com tampa, feito de vidro e com capacidade para 950 ml (ou use uma tigela ou fôrma de bolo inglês).

2. Bata todos os ingredientes no liquidificador, em velocidade alta, até ficar homogêneo.

3. Transfira para um recipiente de fecho hermético, como um vidro de conserva grande, e leve à geladeira por 2 horas.

4. Passe para a sorveteira e bata de acordo com as instruções do fabricante.

5. Transfira para o recipiente gelado (se usar uma fôrma de bolo inglês, forre com papel antiaderente). Tampe e volte ao freezer por pelo menos 1h30.

6. Antes de servir, deixe em temperatura ambiente por 5 a 10 minutos, para amolecer um pouco. Se quiser, decore cada porção com 1 colher (chá) de amêndoas tostada.

GUARDE: Mantenha no freezer por até 2 semanas.

PREPARO ANTECIPADO: Bata os ingredientes e mantenha na geladeira por até 2 dias antes de transferir para a sorveteira.

SIRVA COM: Fica ótimo com o Brownie sem nozes.

SEM OLEAGINOSAS: Elimine a cobertura de amêndoas.

INFORMAÇÕES NUTRICIONAIS [PORÇÃO DE ½ XÍCARA (112 G), SEM COBERTURA DE AMÊNDOAS]:
calorias: 356 | calorias de gorduras: 326 | gordura total: 36,2 g | gordura saturada: 29,7 g | colesterol: 210 mg
sódio: 52 mg | carboidratos: 3,7 g | fibras: 0 g | carboidratos líquidos: 3,7 g | açúcares: 1,2 g | proteínas: 3,8 g

PROPORÇÕES:
gorduras: 92%   carboidratos: 4%   proteínas: 4%

Capítulo 14: DOCES

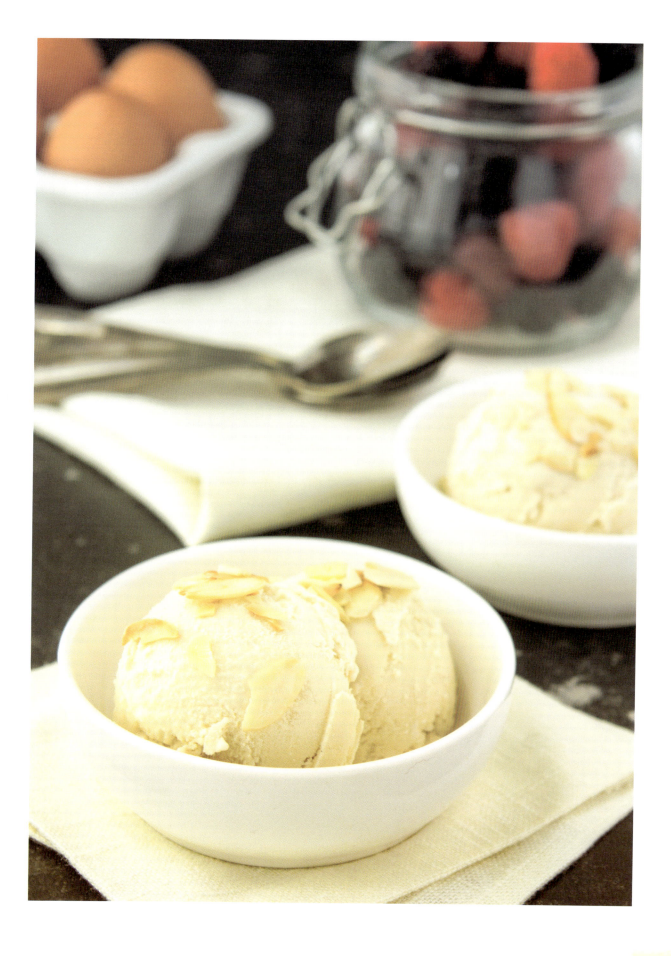

MARSHMALLOW DE COCO TOSTADO

PREPARO: 15 minutos, mais 1 a 2 horas para firmar   **COZIMENTO:** 15 minutos   **RENDIMENTO:** 64 unidades (16 porções)

SEM OVOS • SEM SOLANÁCEAS • SEM OLEAGINOSAS   OPÇÃO: SEM COCO

Fico tão espantada quanto você por poder comer marshmallows na dieta keto. E embora eu não seja fã de devorá-los como um petisco frequente (quase não têm nutrientes além da gelatina), podem quebrar o galho quando você quer algo doce e as "bombinhas" de gorduras não parecem resolver. Se você bater a massa por muito tempo, os picos ficam duros e difíceis de espalhar, o que resulta em docinhos disformes. E, por não conterem açúcar, os marshmallows não podem ser tostados como os tradicionais.

½ xícara (50 g) de coco ralado sem açúcar e tostado
1 xícara (240 ml) de água
3 colheres (sopa) de gelatina sem sabor
1 xícara (160 g) de eritritol de confeiteiro
2 colheres (chá) de extrato de baunilha
¼ colher (chá) de sal marinho cinza fino

GUARDE: Em recipiente hermético, dentro do armário, por 2 a 3 semanas, ou no freezer por até 1 mês.

DESCONGELE: Em temperatura ambiente, por cerca de 30 minutos.

SIRVA COM: Ficam ótimos no Latte turbinado ou com o Brownie sem nozes.

VARIAÇÃO: MARSHMALLOW SIMPLES: Elimine o coco.

VARIAÇÃO: MARSHMALLOW COM CACAU: Elimine o coco e, depois de cortar o doce, coloque 2 colheres (sopa) de cacau em pó em uma tigela. Junte os quadradinhos e mexa, para cobrir.

1. Forre uma assadeira quadrada (20 cm) com papel antiaderente, deixando as pontas para fora (facilita na hora de desenformar). Polvilhe sobre o fundo ¼ xícara (25 g) do coco ralado, espalhando por igual.

2. Utilize o batedor globo (balão) na batedeira manual ou tradicional.

3. Coloque ½ xícara (120 ml) de água na tigela da batedeira e polvilhe a gelatina. Não mexa; reserve enquanto prepara o resto.

4. Em uma panela pequena, aqueça ½ xícara (120 ml) de água, o eritritol, a baunilha e o sal em fogo médio, mexendo de vez em quando até começar a ferver e quase espirrar. Diminua o fogo e cozinhe em fervura leve por 5 minutos.

5. Junte o líquido quente à tigela com a gelatina. Bata em velocidade alta por 6 a 7 minutos, até engrossar e ficar com a consistência de marshmallow de colher. Se você bater demais, vai endurecer e não poderá ser espalhado.

6. Transfira para a assadeira e polvilhe com ¼ xícara (25 g) de coco.

7. Alise o marshmallow com o verso de uma espátula (ou espalhe com as mãos untadas com um pouco de óleo de coco).

8. Espere firmar, em temperatura ambiente, por 1 a 2 horas. Corte em quadrados de 2,5 cm e aproveite.

INFORMAÇÕES NUTRICIONAIS (PORÇÃO DE 4 UNIDADES):
calorias: 30 | calorias de gorduras: 18 | gordura total: 2 g | gordura saturada: 1,8 g | colesterol: 0 mg
sódio: 36 mg | carboidratos: 0,8 g | fibras: 0,5 g | carboidratos líquidos: 0,3 g | açúcares: 0 g | proteínas: 2,1 g

PROPORÇÕES:
gorduras: 61% | carboidratos: 11% | proteínas: 28%

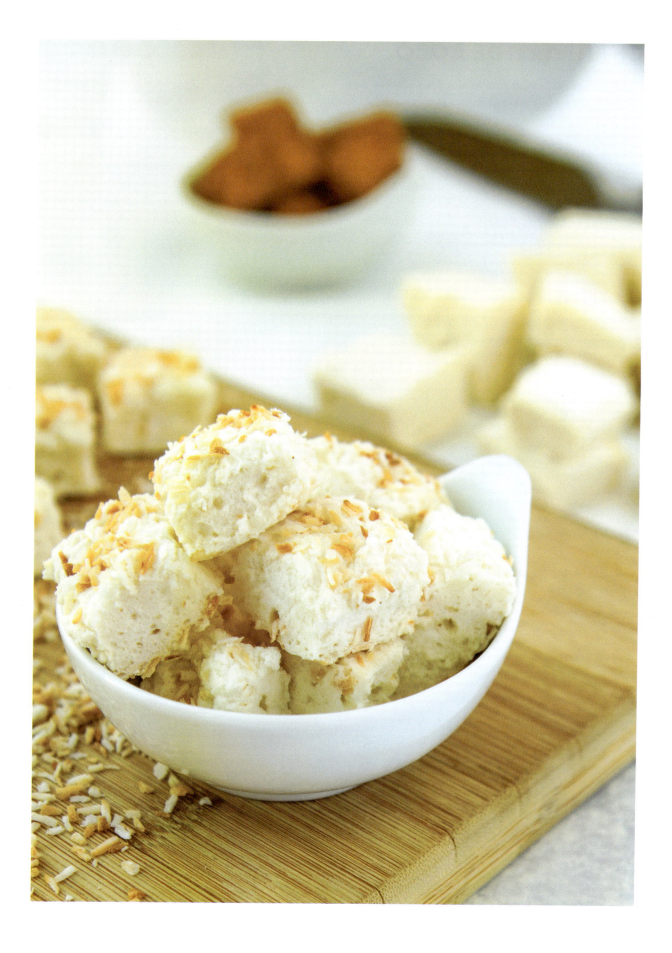

CHANTILLY DE COCO

PREPARO: 5 minutos **RENDIMENTO: 1¾ xícara (475 ml) (7 porções)**

SEM OVOS • SEM SOLANÁCEAS • SEM OLEAGINOSAS • VEGANO

Quando preparei chantilly de coco pela primeira vez, usei para cobrir *shortcakes* de morango adequados à dieta paleo. Não estava colocando muita fé, mas tinha ouvido falar que o creme de coco produz o melhor chantilly sem laticínios, então decidi tentar. E foi impressionante ver a consistência que obtive depois de bater só um pouco! Você pode obter creme de coco a partir de leite de coco integral de boa qualidade. (Veja a dica abaixo.) Quanto mais gorduroso o leite, melhor. É preciso gelar as embalagens por pelo menos 12 horas antes de bater. Nesse processo, o creme separa da água e sobe à superfície. Sirva o chantilly puro ou incremente com adoçantes e outros sabores. Você escolhe!

Creme obtido de 400 ml de leite de coco integral, gelado por pelo menos 12 horas

ACRÉSCIMOS OPCIONAIS:
1 colher (sopa) de eritritol de confeiteiro
1 colher (chá) de extrato de baunilha
2 colheres (sopa) de cacau em pó

1. Coloque o creme de coco no liquidificador ou na tigela da batedeira com o batedor globo (balão). Se usar o liquidificador, tampe, ligue em potência baixa e aumente aos poucos, até chegar à velocidade média. Bata por cerca de 30 segundos (no caso de um aparelho possante), até engrossar e ficar com a consistência de chantilly. Na batedeira, bata por 30 segundos, ou até ficar fofo. Sirva puro ou siga para o Passo 2 caso queira acrescentar algum sabor.

2. Para chantilly adoçado com baunilha, junte o eritritol e a baunilha. Para chantilly com chocolate, junte o eritritol, a baunilha e o cacau. Tampe e bata por mais 10 segundos, até incorporar.

DICA: COMO EXTRAIR O CREME: Pegue uma lata de leite de coco que tenha sido refrigerado por pelo menos 12 horas e vire-o suavemente. Abra o fundo da lata (agora no topo) como uma lata e drene o líquido. Raspe o creme da lata e use como indicado.

GUARDE: Em recipiente hermético, na geladeira, por até 3 dias.

SIRVA COM: Use como base para um parfait keto: basta cobrir com um punhado de frutas vermelhas, oleaginosas, sementes ou raspas de casca de frutas cítricas – ou tudo isso junto – e servir em taças bonitas, para impressionar os convidados. O chantilly fica ótimo com Bocadinhos de granola ou Café gelado turbinado.

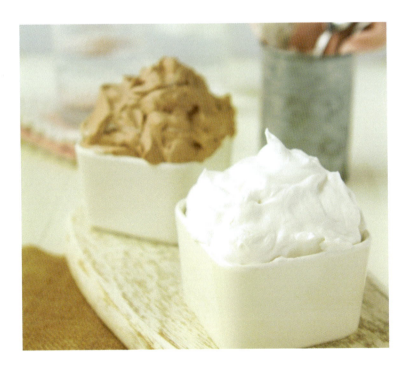

INFORMAÇÕES NUTRICIONAIS [PORÇÃO DE ¼ XÍCARA (60 ML) DA VERSÃO ADOÇADA E COM BAUNILHA]:
calorias: 116 | calorias de gorduras: 104 | gordura total: 11,6 g | gordura saturada: 10,6 g | colesterol: 0 mg
sódio: 14 mg | carboidratos: 1,9 g | fibras: 0 g | carboidratos líquidos: 1,9 g | açúcares: 1 g | proteínas: 1 g

PROPORÇÕES:
gorduras: carboidratos: proteínas:
90% 7% 3%

Capítulo 14: DOCES

LEITE CONDENSADO DE COCO

PREPARO: menos de 5 minutos   **COZIMENTO:** 35 minutos   **RENDIMENTO:** ¾ xícara (180 ml) (12 porções)

SEM OVOS • SEM SOLANÁCEAS • SEM OLEAGINOSAS • VEGANO

Além de ser a estrela de pratos como o Bolo St. Louis "amanteigado" e as Barrinhas de coco, este leite condensado é ótimo em quase qualquer sobremesa ou "bombinhas" de gorduras adequadas à dieta cetogênica: aumenta a intensidade sem acrescentar carboidratos. Use na próxima receita de fudge e em sorvetes, doces e tortas. Aposto que também fica fantástico se você regar sobre os brownies!

400 ml de leite de coco integral
2 colheres (sopa) de eritritol de confeiteiro

Coloque todos os ingredientes em uma panela pequena e leve-os ao forno em fogo médio-alto. Reduza o fogo e cozinhe levemente por 32 a 35 minutos, até que o leite tenha engrossado e reduzido para cerca da metade. Use imediatamente em uma receita ou guarde na geladeira para uso posterior.

GUARDE: *Em recipiente hermético, na geladeira, por até 3 dias.*

REAQUEÇA: *Em uma panela ou no micro-ondas, até amornar. Ou sirva frio.*

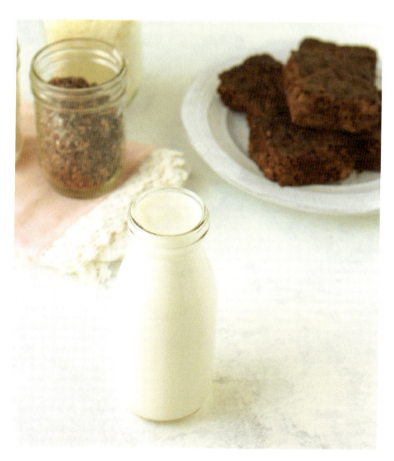

INFORMAÇÕES NUTRICIONAIS [PORÇÃO DE 2 COLHERES (SOPA)]:
calorias: 68 | calorias de gorduras: 61 | gordura total: 6,8 g | gordura saturada: 6,2 g | colesterol: 0 mg
sódio: 8 mg | carboidratos: 1,1 g | fibras: 0 g | carboidratos líquidos: 1,1 g | açúcares: 0,6 g | proteínas: 0,6 g

PROPORÇÕES:
gorduras: 75%   carboidratos: 13%   proteínas: 12%

PARTE 2: RECEITAS   275

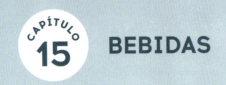

CAPÍTULO 15 BEBIDAS

MILK-SHAKE DOURADO PARA QUEIMAR GORDURAS

 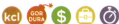

PREPARO: 5 minutos **RENDIMENTO:** 385 ml (1 porção)

SEM OVOS • SEM SOLANÁCEAS • SEM OLEAGINOSAS • VEGANO **OPÇÃO:** MENOS FODMAPs

Em meu blog, *HealthfulPursuit.com*, esta receita é conhecida como "Milk-shake para queimar gorduras". Na versão *on-line*, acrescento 1 colher (chá) de meu magnésio em pó preferido à versão quente ou fria e digo que é um excelente lanchinho para tomar antes de dormir. Junte o magnésio depois de bater e aquecer (caso queira), ou ele fica efervescente e a cúrcuma espirra para todo lado. Adicione à bebida batida, misture um pouco e pronto. Recomendo usar cúrcuma e gengibre frescos, pois intensificam o sabor da receita e têm mais benefícios nutricionais.

1½ xícara (350 ml) de leite vegetal

2 colheres (sopa) de óleo MCT ou óleo de coco derretido

1 pedaço (7,5 cm) de cúrcuma fresca sem casca ou ¾ colher (chá) de cúrcuma em pó

1 pedaço (1,25 cm) de gengibre sem casca ou ½ colher (chá) de gengibre em pó

¼ colher (chá) de canela em pó, mais um pouco para polvilhar

¼ colher (chá) de extrato de baunilha ou baunilha em pó

2 a 4 gotas de estévia líquida

Uma pitada de sal rosa do Himalaia fino

2 cubos de gelo

1. Coloque todos os ingredientes em um liquidificador possante. (Atenção: se o aparelho não for possante, rale ou pique bem a cúrcuma e o gengibre – ou use a versão em pó). Bata em velocidade alta por 10 a 30 segundos. Quanto mais você bater, mais forte ficará o sabor da cúrcuma e do gengibre, principalmente se usar raízes frescas.

2. Transfira para um copo, polvilhe canela e sirva.

GUARDE: *Em recipiente hermético, na geladeira, por até 3 dias. Se consumir frio, misture antes de servir.*

SIRVA COM: *Para transformar o milk-shake em uma refeição completa, junte ¼ xícara (40 g) de peptídeos de colágeno ou proteína em pó. Na variação quente, adicione 2 colheres (sopa) de gelatina sem sabor ou proteína em pó.*

MENOS FODMAPS: *Evite usar leites de castanha-de-caju ou pistache.*

VARIAÇÃO: LEITE QUENTE DOURADO PARA QUEIMAR GORDURAS. *Use óleo de coco em lugar do óleo MCT e elimine os cubos de gelo. Depois do Passo 1, transfira a bebida para uma panela pequena e aqueça em fogo médio, mexendo de vez em quando, por cerca de 8 minutos. Transfira para uma caneca, polvilhe a canela e sirva.*

INFORMAÇÕES NUTRICIONAIS (POR PORÇÃO, FEITA COM CÚRCUMA E GENGIBRE FRESCOS):
calorias: 351 | calorias de gorduras: 316 | gordura total: 35,2 g | gordura saturada: 35 g | colesterol: 0 mg
sódio: 177 mg | carboidratos: 6,9 g | fibras: 1,4 g | carboidratos líquidos: 5,5 g | açúcares: 0 g | proteínas: 1,6 g

PROPORÇÕES:
gorduras: carboidratos: proteínas:
92%   6%   2%

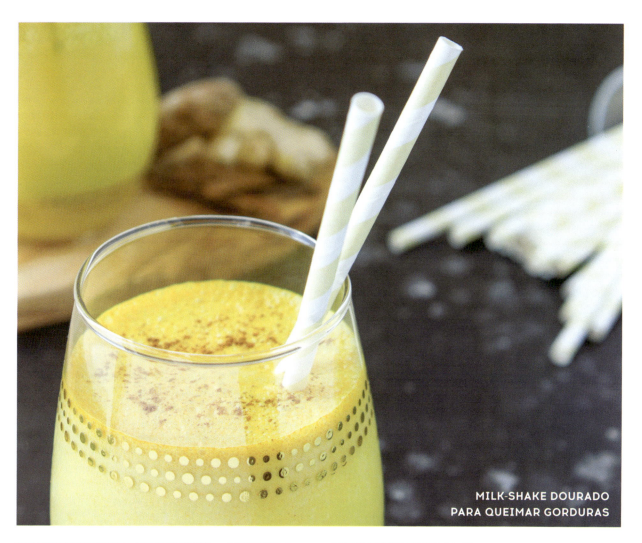

MILK-SHAKE DOURADO
PARA QUEIMAR GORDURAS

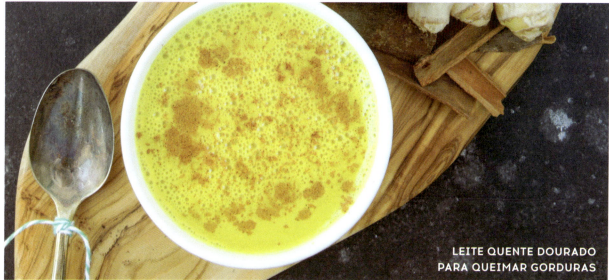

LEITE QUENTE DOURADO
PARA QUEIMAR GORDURAS

INFORMAÇÕES NUTRICIONAIS (POR PORÇÃO, FEITA COM CÚRCUMA E GENGIBRE EM PÓ):
calorias: 356 | calorias de gorduras: 316 | gordura total: 35,2 g | gordura saturada: 35 g | colesterol: 0 mg
sódio: 177 mg | carboidratos: 5,3 g | fibras: 0,8 g | carboidratos líquidos: 4,5 g | açúcares: 0 g | proteínas: 1,7 g

PROPORÇÕES:
gorduras: carboidratos: proteínas:
92%   6%   2%

PARTE 2: RECEITAS   277

CHÁ GELADO COM VINAGRE

PREPARO: 5 minutos   **RENDIMENTO:** 475 ml (1 porção)

SEM COCO • SEM OVOS • MENOS FODMAPs • SEM OLEAGINOSAS • VEGANO   OPÇÃO: SEM SOLANÁCEAS

Como eu adoro tudo o que diz respeito a vinagre, não é surpresa encontrar neste livro uma bebida feita com ele. Não se assuste: o chá é maravilhoso e tem um conceito muito versátil. Crie outras versões usando seus chás preferidos como base e veja como você se sente bem depois de bebê-lo! Fabuloso para equilibrar o açúcar do sangue, iluminar a pele e favorecer a digestão. Gosto de tomar entre as refeições ou de manhã, depois de um reforço de carboidratos.

2 xícaras (475 ml) de chá pronto e gelado (meu preferido para esta receita é o rooibos)
1 colher (sopa) de vinagre de maçã
8 gotas de estévia líquida
2 a 4 cubos de gelo, para servir

1. Coloque todos os ingredientes, menos o gelo, em um vidro com capacidade para 475 ml ou mais. Tampe e chacoalhe um pouco.
2. Na hora de servir, transfira para um copo grande e junte o gelo.

GUARDE: *Em recipiente hermético, na geladeira, por até 3 dias.*

PREPARO ANTECIPADO: *Faça o chá, espere esfriar e guarde na geladeira por até 3 dias.*

SEM SOLANÁCEAS: *Substitua o chá de rooibos por outro tipo, como verde, preto, branco ou herbáceo.*

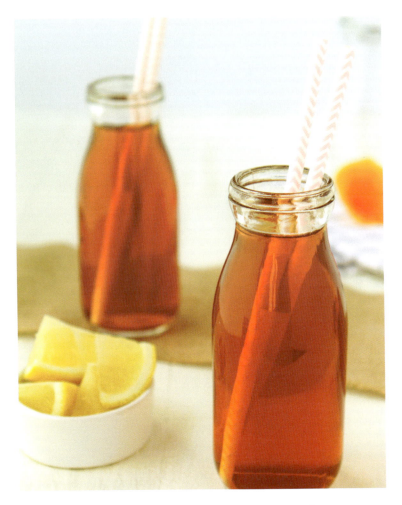

INFORMAÇÕES NUTRICIONAIS:
calorias: 3 | calorias de gorduras: 0 | gordura total: 0 g | gordura saturada: 0 g | colesterol: 0 mg
sódio: 0 mg | carboidratos: 0,8 g | fibras: 0 g | carboidratos líquidos: 0,8 g | açúcares: 0 g | proteínas: 0 g

PROPORÇÕES:
gorduras: 0%   carboidratos: 0%   proteínas: 0%

278 **Capítulo 15: BEBIDAS**

CHÁ-VERDE COM ÓLEO DE COCO

PREPARO: 5 minutos   **RENDIMENTO:** 2 porções (500 ml cada)

SEM OVOS • MENOS FODMAPs • SEM SOLANÁCEAS • SEM OLEAGINOSAS

Feito com chá descafeinado, é a bebida que eu tomo quando ainda sinto um pouco de fome antes de dormir, mas estou muito cansada para preparar algo na cozinha. Quanto mais você bater, mais forte fica o sabor do gengibre. E se for muito fã do ingrediente, pode até manter a polpa! Eu não sou tão radical, mas meu marido adora beber o Chá-verde com óleo de coco sem coar.

4 xícaras (950 ml) de chá-verde quente (descafeinado ou comum)
2 colheres (sopa) de gelatina sem sabor
2 colheres (sopa) de óleo de coco ou óleo MCT
2 colheres (sopa) de gengibre sem casca e picado
2 colheres (sopa) de suco de limão-siciliano
6 a 8 gotas de estévia líquida

1. Bata todos os ingredientes no liquidificador, em velocidade alta, por 10 a 30 segundos. Quanto mais você bater, mais forte será o sabor do gengibre.
2. Coe em uma peneira fina e transfira para um bule.
3. Divida em duas canecas e sirva.

GUARDE: Em recipiente hermético, na geladeira, por até 3 dias. Por causa da gelatina, a bebida fica viscosa quando esfria. Reaqueça segundo as instruções abaixo.

REAQUEÇA: Coloque em uma panela e aqueça em fogo médio, mexendo sempre, até ferver levemente. Ou leve ao micro-ondas até obter a temperatura desejada.

PREPARO ANTECIPADO: Faça o chá e mantenha na geladeira por até 3 dias. Na hora de servir, reaqueça no fogão ou no micro-ondas e junte ao liquidificador com os outros ingredientes.

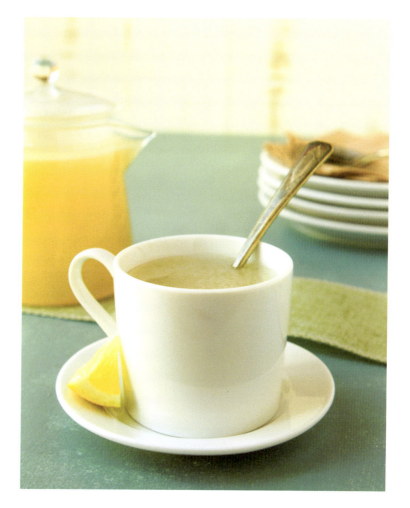

INFORMAÇÕES NUTRICIONAIS (POR PORÇÃO):
calorias: 186 | calorias de gorduras: 126 | gordura total: 14 g | gordura saturada: 12 g | colesterol: 0 mg
sódio: 5 mg | carboidratos: 4,6 g | fibras: 0,7 g | carboidratos líquidos: 3,9 g | açúcares: 0,5 g | proteínas: 10,5 g

PROPORÇÕES:
gorduras	carboidratos	proteínas
68%	10%	22%

PARTE 2: RECEITAS

CHÁ GELADO ÔMEGA

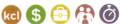

PREPARO: 5 minutos   **RENDIMENTO:** 4 porções (270 ml cada)

SEM OVOS • MENOS FODMAPs • SEM SOLANÁCEAS • SEM OLEAGINOSAS   **OPÇÃO:** VEGANO

Na hora de obter sua dose diária de ômegas, tomar este chá gelado é bem mais divertido do que engolir um punhado de pílulas. Existem diversos óleos aromatizados com ômega no mercado. Meus favoritos são os de peixe e de linhaça. Escolha seu preferido e vá em frente! Caso seja muito sensível a FODMAPs, verifique os ingredientes do óleo antes de usar.

5 xícaras (1,2 l) de chá-verde gelado

¼ xícara (60 ml) de óleo aromatizado de peixe ou linhaça

¼ xícara (40 g) de peptídeos de colágeno ou proteína em pó

¼ xícara (60 ml) de óleo MCT

8 a 10 gotas de estévia líquida (opcional)

8 cubos de gelo, para servir

2 morangos cortados ao meio na vertical, para servir

1. Coloque o chá, o óleo de peixe, o colágeno, o óleo MCT e a estévia no liquidificador. Bata em velocidade alta por 20 segundos, até incorporar.

2. Divida em quatro copos com capacidade para 300 ml ou mais e complete com dois cubos de gelo e meio morango em cada um.

GUARDE: *Em recipiente hermético, na geladeira, por até 3 dias.*

PREPARO ANTECIPADO: *Faça o chá, espere esfriar e deixe na geladeira por até 3 dias.*

VEGANO: *Use óleo de linhaça e uma proteína vegetal em pó.*

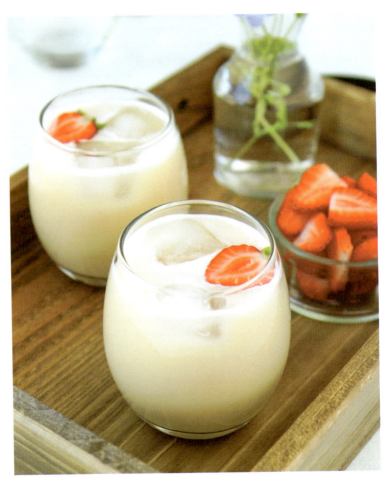

INFORMAÇÕES NUTRICIONAIS (POR PORÇÃO):

calorias: 211 | calorias de gorduras: 172 | gordura total: 19,1 g | gordura saturada: 15,5 g | colesterol: 36 mg | sódio: 29 mg | carboidratos: 5,1 g | fibras: 0 g | carboidratos líquidos: 5,1 g | açúcares: 0 g | proteínas: 4,7 g

PROPORÇÕES:

gorduras: 81% | carboidratos: 10% | proteínas: 9%

KETO COLADA

PREPARO: 5 minutos   **RENDIMENTO:** 4 porções (240 ml cada)

SEM OVOS • SEM SOLANÁCEAS • SEM OLEAGINOSAS • VEGANO

Dei uma olhada na comunidade do Healthful Pursuit e vi que 99% das pessoas disseram que o único drinque alcoólico de que precisavam em suas vidas cetogênicas era uma piña colada. Sinceramente? Eu não achava que esta receita ficaria tão boa quanto ficou. Não se assuste com o vinagre de maçã: ele intensifica os sabores de maneira surpreendente. Prepare a versão sem álcool para crianças ou durante seu período de adaptação ao estilo de vida keto.

1⅓ xícara (315 ml) de leite de coco integral

60 ml de rum escuro (opcional)

2 colheres (sopa) de óleo ômega com sabor piña colada

2 colheres (sopa) de óleo MCT

2 colheres (chá) de vinagre de maçã

4 a 8 gotas de estévia líquida

4 xícaras (640 g) de cubos de gelo

> **ATENÇÃO:** Eu uso um liquidificador possante para fazer esta bebida. Caso você tenha um aparelho comum, o resultado pode ficar mais homogêneo se triturar o gelo antes de juntar à receita: coloque os cubos em um saco, embrulhe em um pano de prato e bata com um martelo.

1. Bata todos os ingredientes no liquidificador em velocidade alta até triturar o gelo e ficar homogêneo. Pode ser que você precise parar e religar o aparelho, empurrando os ingredientes em direção às lâminas.

2. Divida em quatro copos com capacidade para 240 ml e sirva imediatamente.

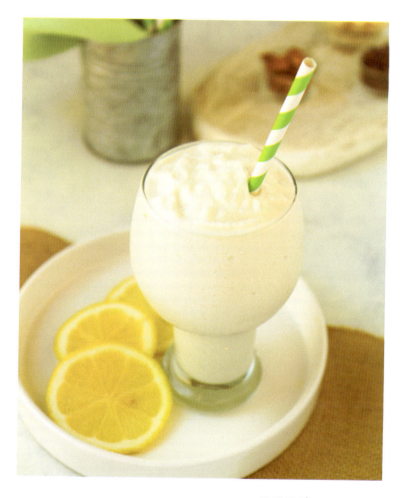

INFORMAÇÕES NUTRICIONAIS (POR PORÇÃO):
calorias: 256 | calorias de gorduras: 230 | gordura total: 25,5 g | gordura saturada: 22,4 g | colesterol: 18 mg
sódio: 20 mg | carboidratos: 5,2 g | fibras: 0 g | carboidratos líquidos: 5,2 g | açúcares: 1,3 g | proteínas: 1,3 g

PROPORÇÕES:
gorduras: 90% carboidratos: 8% proteínas: 2%

PARTE 2: RECEITAS

LIMONADA KETO

PREPARO: 3 minutos   **RENDIMENTO:** 1,1 L

SEM COCO • SEM OVOS • MENOS FODMAPs • SEM SOLANÁCEAS • SEM OLEAGINOSAS • VEGANO

Feita para você beber o dia todo, esta limonada é perfeita para prevenir a temível gripe cetogênica por causa da quantidade épica de eletrólitos que possui naturalmente. Para se garantir, consuma durante sua adaptação à dieta cetogênica. Se não costuma ingerir suco de babosa e quiser experimentar, comece com 1 colher (sopa) e vá aumentando a quantidade. Meu intestino fica fantástico quando acrescento o ingrediente à Limonada keto – e pode funcionar com o seu também! É possível encontrar o suco engarrafado em algumas lojas de produtos naturais e farmácias. Se precisar de proteínas, acrescente umas duas colheradas de colágeno.

4 xícaras (950 ml) de água

⅓ xícara (80 ml) de suco de limão-siciliano

1 a 4 colheres (sopa) de suco de babosa feito da parte central da planta (opcional)

¼ colher (chá) de sal rosa do Himalaia fino

4 a 6 gotas de estévia líquida (opcional)

1 xícara (160 g) de cubos de gelo, para servir

Folhas de hortelã fresca, para decorar (opcional)

1 limão-siciliano em fatias finas, para servir (opcional)

GUARDE: *Em recipiente hermético, na geladeira, por até 3 dias.*

VARIAÇÃO: LIMONADA KETO DE LIMÃO-TAITI. *Substitua o suco de limão-siciliano por suco de limão-taiti.*

1. Coloque a água, o suco de limão, o suco de babosa, o sal e a estévia em um recipiente com tampa, a exemplo de um vidro. Tampe e chacoalhe.

2. Na hora de beber, transfira para um copo e junt

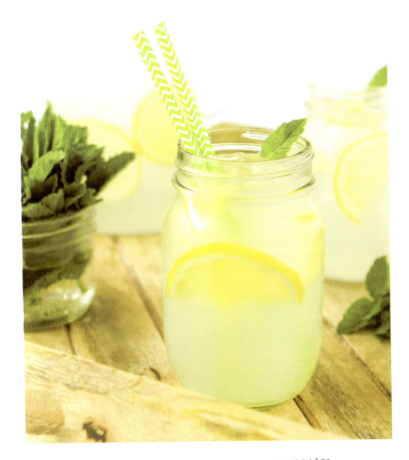

INFORMAÇÕES NUTRICIONAIS:

calorias: 20 | calorias de gorduras: 6 | gordura total: 0,7 g | gordura saturada: 0,7 g | colesterol: 0 mg

sódio: 6 mg | carboidratos: 2,7 g | fibras: 0 g | carboidratos líquidos: 0 g | açúcares: 1,7 g | proteínas: 0,7 g

PROPORÇÕES:

gorduras: 32%   carboidratos: 54%   proteínas: 14%

Capítulo 15: BEBIDAS

MILK-SHAKE KETO

PREPARO: 5 minutos **RENDIMENTO:** 600 ml

SEM SOLANÁCEAS • SEM OLEAGINOSAS **OPÇÃO:** SEM OVOS

Criei a receita enquanto escrevia este livro! Em fases de muita correria, eu literalmente não tinha tempo para comer. Mas embora meu corpo não reclamasse dos dias inteiros de jejum, o cérebro começou a protestar. Então joguei meus ingredientes preferidos no liquidificador e, com alguns ajustes aqui e ali, nascia o milk-shake keto. É um admirável substituto de refeição, ideal para seu estilo de vida cetogênico. Se quiser, junte um punhado de espinafre; a cor fica um pouco estranha, mas não afeta o sabor. Atenção: esta receita usa uma gema de ovo crua. Quem não se sentir confortável com esse acréscimo pode fazer a versão sem ovos.

2 xícaras de leite de coco integral

½ avocado grande sem casca e sem caroço (85 g de polpa)

2 colheres (sopa) de cacau em pó

2 colheres (sopa) de óleo MCT

1 gema grande (opcional)

2 cubos de gelo

6 a 8 gotas de estévia líquida ou 2 colheres (chá) de eritritol de confeiteiro

½ colher (chá) de extrato de baunilha ou baunilha em pó

Uma pitada de sal rosa do Himalaia fino

¼ xícara (40 g) de peptídeos de colágeno ou proteína em pó

1. Coloque o leite de coco, o avocado, o cacau, o óleo MCT, a gema, o gelo, o adoçante, a baunilha e o sal no liquidificador. Bata em potência baixa e vá aumentando; bata em velocidade alta por 30 segundos, até o gelo ficar triturado e a bebida ficar homogênea.

2. Junte o colágeno e bata por mais 10 segundos.

3. Transfira para um copo e sirva!

> **GUARDE:** Em recipiente hermético, na geladeira, por até 1 dia.
>
> **SEM OVOS:** Substitua a gema por 1 colher (sopa) da pasta de oleaginosas ou sementes de sua preferência.

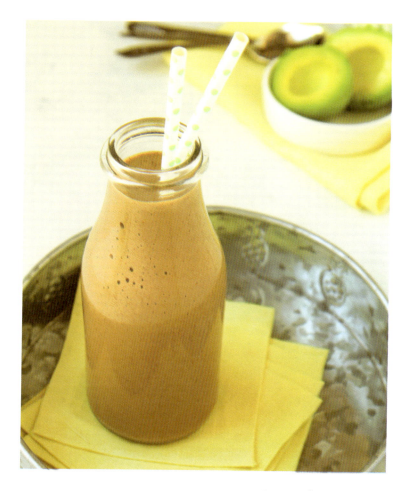

INFORMAÇÕES NUTRICIONAIS:
calorias: 889 | calorias de gorduras: 757 | gordura total: 84,3 g | gordura saturada: 62,9 g | colesterol: 210 mg
sódio: 314 mg | carboidratos: 7,8 g | fibras: 4 g | carboidratos líquidos: 3,8 g | açúcares: 0 g | proteínas: 24,7 g

PROPORÇÕES:
gorduras: 85% carboidratos: 4% proteínas: 11%

PARTE 2: RECEITAS

Cinco anos atrás, os smoothies eram tudo para mim – meus amigos ainda me chamam de a Rainha do Smoothie Verde. E embora hoje em dia você não me veja mais devorando uma combinação batida de meus ingredientes preferidos, ela pode ter lugar em sua rotina cetogênica. Siga estas instruções para preparar smoothies ricos em gorduras e pobres em carboidratos!

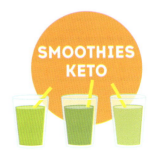

SMOOTHIES KETO

PARA ADOÇAR

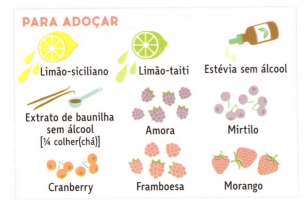

- Limão-siciliano
- Limão-taiti
- Estévia sem álcool
- Extrato de baunilha sem álcool [¼ colher(chá)]
- Amora
- Mirtilo
- Cranberry
- Framboesa
- Morango

PARA ENCORPAR

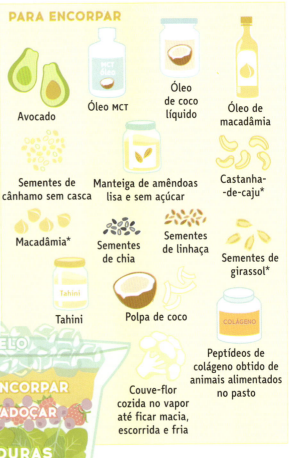

- Avocado
- Óleo MCT
- Óleo de coco líquido
- Óleo de macadâmia
- Sementes de cânhamo sem casca
- Manteiga de amêndoas lisa e sem açúcar
- Castanha-de-caju*
- Macadâmia*
- Sementes de chia
- Sementes de linhaça
- Sementes de girassol*
- Tahini
- Polpa de coco
- Peptídeos de colágeno obtido de animais alimentados no pasto
- Couve-flor cozida no vapor até ficar macia, escorrida e fria

LÍQUIDOS

- Café gelado
- Chá-verde ou herbáceo gelado
- Leite de coco integral sem açúcar
- Leite de coco light
- Água
- Água com 1 a 2 colheres (sopa) de suco de limão-siciliano
- Água com 1 a 2 colheres (sopa) de suco de limão-taiti
- Água com 1 a 2 colheres (sopa) de vinagre de maçã
- 1¾ xícara (175 ml) de água com ¼ xícara (60 ml) de iogurte de amêndoas sem açúcar
- 1¾ xícara (175 ml) de água com ¼ xícara (60 ml) de iogurte de coco sem açúcar
- Kombucha
- Água de kefir
- Leite de amêndoas sem açúcar

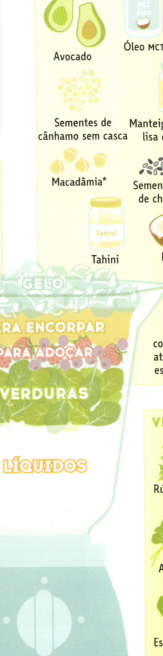

GELO
PARA ENCORPAR
PARA ADOÇAR
VERDURAS
LÍQUIDOS

VERDURAS

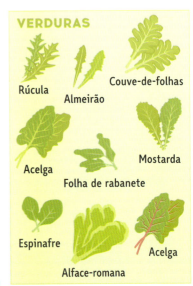

- Rúcula
- Almeirão
- Couve-de-folhas
- Acelga
- Folha de rabanete
- Mostarda
- Espinafre
- Alface-romana
- Acelga

284 Capítulo 15: BEBIDAS

SMOOTHIE MOJITO

PREPARO: 5 minutos   **RENDIMENTO:** 2 porções (265 ml cada)

SEM OVOS • SEM SOLANÁCEAS • VEGANO   **OPÇÃO:** SEM OLEAGINOSAS

Quando eu seguia a dieta vegana, meu smoothie diário era quase todo feito de carboidratos. Com muitas frutas e poucas gorduras, não era à toa que eu sentia fome uma hora depois. Não com esta receita! Cada colherada está repleta de gorduras, e com isso você se satisfaz por um tempão. Se adora smoothies na tigela, como eu, e quiser transformá-lo em uma refeição completa, junte peptídeos de colágeno ou sua proteína em pó preferida e complete com um punhado de frutas vermelhas, sementes de cânhamo sem casca e talvez um pouco mais de macadâmia.

1½ xícara (350 ml) de chá gelado (nesta receita, meu favorito é o chá-verde)

2 colheres (sopa) mais 1 colher (chá) de suco de limão-taiti

2 colheres (sopa) de óleo MCT

1 xícara cheia (70 g) de espinafre fresco

½ avocado grande sem casca e sem caroço (85 g de polpa)

12 macadâmias (bem picadas caso não use um liquidificador possante)

2 cubos de gelo

1 colher (sopa) cheia de hortelã fresca

½ colher (chá) de extrato de baunilha ou baunilha em pó

4 a 6 gotas de estévia líquida (opcional)

1. Coloque todos os ingredientes no liquidificador e bata em velocidade alta até triturar o gelo e a bebida ficar homogênea: são cerca de 30 segundos em um aparelho possante ou um pouco mais, caso use um normal.

2. Distribua igualmente entre dois copos e sirva!

GUARDE: Em recipiente hermético, na geladeira, por até 1 dia.

SIRVA COM: Para uma refeição completa, junte peptídeos de colágeno ou proteína em pó.

SEM OLEAGINOSAS: Substitua a macadâmia por 3 colheres (sopa) de sementes de cânhamo sem casca.

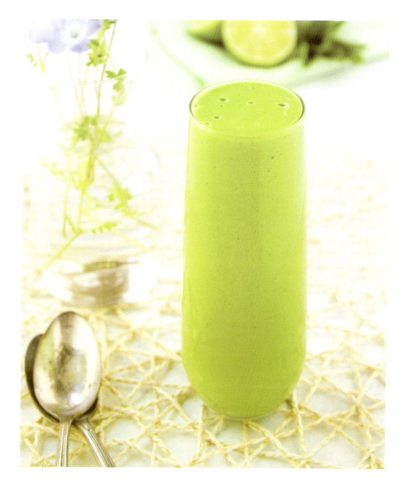

INFORMAÇÕES NUTRICIONAIS (POR PORÇÃO):
calorias: 310 | calorias de gorduras: 310 | gordura total: 30,6 g | gordura saturada: 16,9 g | colesterol: 0 mg
sódio: 25 mg | carboidratos: 6,1 g | fibras: 4 g | carboidratos líquidos: 2,1 g | açúcares: 0,8 g | proteínas: 2,6 g

PROPORÇÕES:
gorduras: 89%   carboidratos: 8%   proteínas: 3%

CALDO DE OSSOS TURBINADO

PREPARO: 5 minutos **RENDIMENTO:** 2 porções (270 ml cada)

SEM OVOS • SEM OLEAGINOSAS **OPÇÕES:** SEM COCO • MENOS FODMAPs • SEM SOLANÁCEAS

Quando preparo caldo de ossos, gosto de mantê-lo um tanto "neutro" para poder temperar como quero dependendo do que vou cozinhar. É difícil que eu faça a receita apenas para bebericar; costumo congelar em quantidades maiores para usar em sopas e pratos semelhantes e em porções de 2 xícaras (475 ml) para esta bebida. Para ter tudo à mão de manhã, descongelo o caldo na geladeira, durante a noite. Perfeito para começar o dia logo cedo, estendendo seu jejum por mais umas duas horas.

2 xícaras (475 ml) de caldo de ossos quente

¼ xícara (60 ml) de óleo MCT, óleo de coco derretido ou banha derretida

1 dente de alho pequeno (picado, caso não use um liquidificador possante)

½ colher (chá) de gengibre descascado e ralado

¼ colher (chá) de sal marinho cinza fino

Uma pitada de pimenta-de-caiena

1. Coloque todos os ingredientes no liquidificador e bata em velocidade alta por 10 a 30 segundos. Quanto mais você bater, mais fortes serão os sabores do alho e do gengibre.

2. Coe a bebida em uma peneira fina e sirva em duas canecas.

GUARDE: Espere o caldo coado esfriar completamente e transfira para um recipiente de fecho hermético. Mantenha na geladeira por até 3 dias ou no freezer por até 1 mês. Quando está frio, o Caldo de ossos turbinado fica viscoso, por causa da gelatina. Para voltar à consistência líquida, siga as instruções abaixo para reaquecer.

REAQUEÇA: Coloque em uma panela e aqueça em fogo médio, mexendo com frequência, até ferver levemente. Ou use o micro-ondas para aquecer até obter a temperatura desejada.

DESCONGELE: Na geladeira, até ficar líquido, ou reaqueça ainda congelado, seguindo as instruções acima.

PREPARO ANTECIPADO: O caldo de ossos pode ser feito com antecedência e mantido na geladeira por até 3 dias ou no freezer por até 3 meses. Se usar congelado, lembre-se de descongelar na geladeira; na hora de preparar a bebida, aqueça no forno ou no micro-ondas e siga as instruções da receita.

SEM COCO: Use óleo MCT ou banha derretida em lugar do óleo de coco.

MENOS FODMAPS: Substitua o alho por ½ colher (chá) de cúrcuma fresca descascada e ralada.

SEM SOLANÁCEAS: Elimine a pimenta-de-caiena.

INFORMAÇÕES NUTRICIONAIS (POR PORÇÃO):
calorias: 273 | calorias de gorduras: 231 | gordura total: 25,7 g | gordura saturada: 10,1 g | colesterol: 24 mg
sódio: 460 mg | carboidratos: 1,5 g | fibras: 0 g | carboidratos líquidos: 1,5 g | açúcares: 0 g | proteínas: 8,8 g

PROPORÇÕES:
gorduras	carboidratos	proteínas
85%	2%	13%

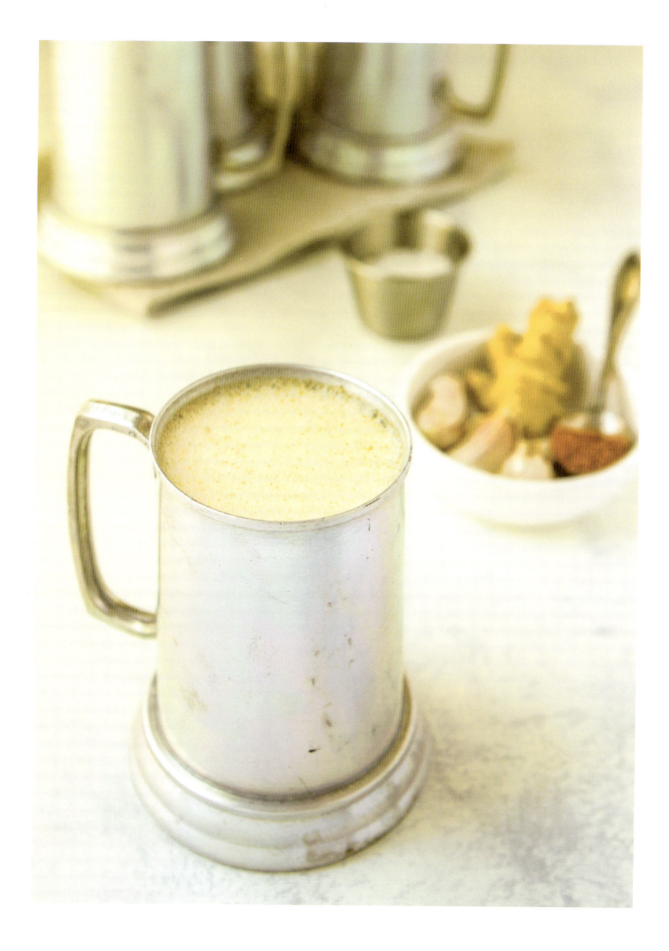

LATTE TURBINADO

PREPARO: 5 minutos **RENDIMENTO:** 1 porção de 475 ml ou 2 porções de 240 ml

SEM OVOS • MENOS FODMAPs • SEM SOLANÁCEAS • SEM OLEAGINOSAS   **OPÇÃO:** VEGANO

Este latte cremoso é uma versão melhorada do clássico café keto amanteigado, mas sem manteiga. E tem um saborzinho de chocolate branco! Criei a bebida especialmente para ajudar mulheres a queimar gorduras durante toda a manhã e, ao mesmo tempo, equilibrar os hormônios e afastar aquela vontade absurda de comer. Se beber o Latte Turbinado sozinho, de manhã, você continuará em jejum. Caso queira comer alguma coisa, pode dividir a bebida em duas porções (guarde uma para o dia seguinte) e servir com delícias keto como bacon, ovos e verduras! Se não tiver um liquidificador possante para bater as sementes de cânhamo, substitua o ingrediente por sua pasta low carb preferida de oleaginosas ou sementes.

1¾ xícara (415 ml) de café (normal ou descafeinado) ou chá quentes

1 colher (sopa) de óleo MCT ou óleo de coco

1 colher (sopa) de manteiga de cacau

1 colher (sopa) de sementes de cânhamo sem casca

2 a 4 gotas de estévia líquida (opcional)

¼ colher (chá) de extrato de baunilha ou baunilha em pó

Uma pitada de sal rosa do Himalaia fino (opcional)

1 colher (sopa) de peptídeos de colágeno ou proteína em pó ou 1½ colher (chá) de gelatina sem sabor

Uma pitada de canela em pó, para decorar

1. Coloque o café quente, o óleo, a manteiga de cacau, as sementes de cânhamo, a estévia, a baunilha e o sal em um liquidificador potente (leia acima). Bata em velocidade alta por 1 minuto, ou até pulverizar as sementes.

2. Durante os 10 segundos finais, acrescente o colágeno e continue a bater.

3. Transfira para uma caneca, polvilhe com canela e sirva.

VARIAÇÃO: "CHOCOLATE" QUENTE. Misture 1¾ xícara (415 ml) de café ou chá quentes (o chá de hortelã fica delicioso nesta versão!), 1 colher (sopa) de manteiga de cacau, 1 colher (sopa) de óleo MCT ou óleo de coco, 1 colher (sopa) de sementes de chia, 1 colher (sopa) de cacau em pó, 2 a 4 gotas de estévia líquida (opcional), uma pitada de sal rosa do Himalaia fino (opcional) e 1 colher (sopa) de peptídeos de colágeno ou proteína em pó, ou 1½ colher (chá) de gelatina sem sabor.

VARIAÇÃO: FESTA DO COCO. Misture 1¾ xícara (415 ml) de café ou chá quentes, 1 colher (sopa) de óleo de coco, 1 colher (sopa) de óleo MCT, 1 colher (sopa) de manteiga de cacau derretida, ¼ colher (chá) de extrato de baunilha ou baunilha em pó, 2 a 4 gotas de estévia líquida (opcional), uma pitada de sal do Himalaia fino (opcional) e 1 colher (sopa) de peptídeos de colágeno ou proteína em pó, ou 1½ colher (chá) de gelatina sem sabor.

VARIAÇÃO: LATTE DE CHÁ-VERDE. Misture 1¾ xícara (415 ml) de água quente, 2 colheres (sopa) de óleo de coco, 2 colheres (sopa) de leite de coco integral, 2 colheres (chá) de matchá em pó, 2 a 4 gotas de estévia líquida (opcional) e 1 colher (sopa) de peptídeos de colágeno ou proteína em pó, ou 1½ colher (chá) de gelatina sem sabor.

VARIAÇÃO: EGGNOG. Misture 1¾ xícara (415 ml) de café ou chá quentes, 2 colheres (sopa) de leite de coco integral, 1 colher (sopa) de óleo MCT, ½ colher (chá) de canela em pó, ¼ colher (chá) de noz-moscada em pó, 2 a 4 gotas de estévia líquida (opcional) e 1 colher (sopa) de peptídeos de colágeno ou proteína em pó, ou 1½ colher (chá) de gelatina sem sabor.

VARIAÇÃO: LATTE AIURVÉDICO. Misture 1¾ xícara (415 ml) de café ou chá quentes, 1 colher (sopa) de óleo de coco, 1 colher (sopa) de óleo MCT, 1 colher (sopa) de tahini, ½ colher (chá) de cúrcuma em pó, ¼ colher (chá) de cardamomo moído, ¼ colher (chá) de gengibre em pó, 2 a 4 gotas de estévia líquida (opcional), uma pitada de sal rosa do Himalaia fino (opcional) e 1 colher (sopa) de peptídeos de colágeno ou proteína em pó, ou 1½ colher (chá) de gelatina sem sabor.

GUARDE: Em recipiente hermético, na geladeira, por até 3 dias.

REAQUEÇA: Em uma panela, em fogo médio, mexendo sempre até começar a borbulhar. Ou no micro-ondas.

PREPARO ANTECIPADO: Faça café ou chá, espere esfriar e guarde na geladeira por até 3 dias. Na hora de preparar o Latte, reaqueça no fogão ou no micro-ondas e siga as instruções acima.

VEGANO: Substitua o colágeno por mais 2 colheres (sopa) de sementes de cânhamo sem casca.

INFORMAÇÕES NUTRICIONAIS (PORÇÃO DE 475 ML):
calorias: 339 | calorias de gorduras: 301 | gordura total: 33,4 g | gordura saturada: 24,9 g | colesterol: 0 mg
sódio: 192 mg | carboidratos: 1 g | fibras: 1 g | carboidratos líquidos: 0 g | açúcares: 0 g | proteínas: 8,5 g

PROPORÇÕES:

gorduras:	carboidratos:	proteínas:
89%	1%	10%

Capítulo 15: BEBIDAS

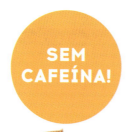
SEM CAFEÍNA!

Café
Cafeína por porção de Latte Turbinado **164**

Chá-mate
Cafeína por porção de Latte Turbinado **141**

Café espresso
2 doses (30 ml)
Cafeína por porção de Latte Turbinado **140**

Matchá em pó
1½ colher (chá)
Cafeína por porção de Latte Turbinado **116**

Chá-preto
Cafeína por porção de Latte Turbinado **82**

Mushroom coffee com cordyceps, da Four Sigmatic Foods
2 sachês
Cafeína por porção de Latte Turbinado **79**

Chá-branco
Cafeína por porção de Latte Turbinado **46**

Chá-verde
Cafeína por porção de Latte Turbinado **42**

Cacau em pó cru
colher (sopa)
Cafeína por porção de Latte Turbinado **12**

Chá-preto descafeinado
Cafeína por porção de Latte Turbinado **0 a 20**

Chá-verde descafeinado
Cafeína por porção de Latte Turbinado **0 a 3**

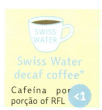
Swiss Water decaf coffee*
Cafeína por porção of RFL **<1**

Espresso descafeinado
2 doses (30 ml)
Cafeína por porção de Latte Turbinado **20**

Chaga mushroom elixir, da Four Sigmatic Foods
2 sachês
Cafeína por porção de Latte Turbinado **0**

Chá herbáceo
Cafeína por porção de Latte Turbinado **0**

Chá de rooibos
Cafeína por porção de Latte Turbinado **0**

Água quente
Cafeína por porção de Latte Turbinado **0**

---

*O café Swiss Water é 100% livre de química; água, café, tempo e temperatura são os únicos elementos utilizados pela empresa para remover a cafeína.

Para os chás, o cálculo de cafeína é baseado em uma infusão de 3 minutos. O tempo de infusão afeta a quantidade de cafeína: aumentar de 1 para 5 minutos faz o nível subir até 276%.

Todos os níveis de cafeína são medidos em miligramas.

SINAIS DE QUE É HORA DE DIMINUIR SEU CONSUMO DE CAFEÍNA: Você não consegue passar um dia sem ela. Você fica levemente nervoso, ansioso ou em pânico na maior parte dos dias. Sua qualidade de sono está uma droga. Você divaga e tem pensamentos aleatórios. Você sente mais sede do que o normal. Você precisa daquela xícara de café para começar o dia ou para dar uma levantada durante a tarde. Se qualquer uma dessas situações for familiar, prepare uma versão menos estimulante de seu Latte turbinado substituindo o café por alternativas com menos cafeína.

ATENÇÃO: O nível de cafeína do chá varia conforme a marca. Caso se preocupe a respeito de seu consumo de cafeína, melhor escolher um produto que apresente 0 mg.

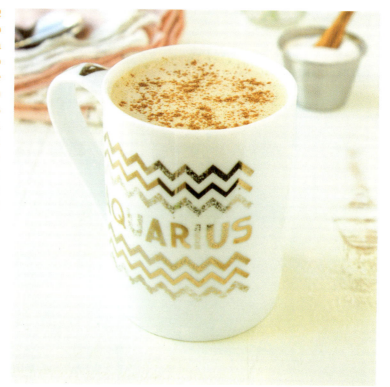

Seja criativa! Invente seu próprio sabor, tire uma foto e marque com #rocketfuellatte. Uma boa quantidade de gorduras, para começar, são 2 colheres (sopa). Adoraria ver o que você elaborou!

PARTE 2: RECEITAS

CAFÉ GELADO TURBINADO

PREPARO: 5 minutos **RENDIMENTO:** 1 porção (475 ml)

SEM OVOS • SEM SOLANÁCEAS • VEGANO   OPÇÕES: MENOS FODMAPs • SEM OLEAGINOSAS

Este café cremoso e refrescante é um aperfeiçoamento do clássico Latte turbinado – e, por não ter colágeno, é vegano! Criei esta versão gelada para, assim como o Latte turbinado, ajudar mulheres a queimar gordura durante toda a manhã ao mesmo tempo em que equilibram os hormônios e se livram do desespero para comer. E para você que adora cafés gelados, incluí também um frapê, com cobertura e tudo! Se não tiver um liquidificador possante para pulverizar as sementes de cânhamo, use a manteiga de amêndoas indicada na receita.

1¾ xícara (415 ml) de café gelado (normal ou descafeinado)

1 colher (sopa) mais 1 colher (chá) de manteiga de amêndoas lisa e sem açúcar ou 2 colheres (sopa) de sementes de cânhamo sem casca

1 colher (sopa) de óleo MCT

¼ colher (chá) de extrato de baunilha ou baunilha em pó

¼ colher (chá) de canela em pó

2 a 4 gotas de estévia líquida (opcional)

Uma pitada de sal rosa do Himalaia fino

4 a 6 cubos de gelo

1. Coloque todos os ingredientes no liquidificador, exceto o gelo, e bata até ficar homogêneo.

2. Transfira para um copo ou embalagem de vidro, junte o gelo e sirva!

GUARDE: Em recipiente hermético, na geladeira, por até 3 dias. Chacoalhe um pouco antes de consumir.

PREPARO ANTECIPADO: Faça o café com até 3 dias de antecedência, espere esfriar e guarde na geladeira.

VARIAÇÃO: CHÁ GELADO TURBINADO. Substitua o café pelo chá de sua escolha.

VARIAÇÃO: FRAPÊ DE CAFÉ TURBINADO. Depois de completar o Passo 1, junte o gelo ao liquidificador e bata por cerca de 45 segundos, até triturar e ficar homogêneo. Caso não use um aparelho possante, triture um pouco o gelo antes de juntar à máquina. Caso contrário, o liquidificador tem que ficar ligado por mais tempo, e isso esquenta a bebida! Despeje em um copo ou vidro grande, cubra com ¼ xícara (60 ml) de Chantilly de Coco, finalize com 1 colher (chá) de grãos de cacau e sirva.

MENOS FODMAPS/SEM OLEAGINOSAS: Use tahini em lugar da manteiga de amêndoas.

INFORMAÇÕES NUTRICIONAIS DO CAFÉ GELADO:

calorias: 274 | calorias de gorduras: 235 | gordura total: 26,1 g | gordura saturada: 15,3 g | colesterol: 0 mg | sódio: 242 mg | carboidratos: 4,5 g | fibras: 3 g | carboidratos líquidos: 1,5 g | açúcares: 0,7 g | proteínas: 5,2 g

PROPORÇÕES:

gorduras	carboidratos	proteínas
86%	6%	8%

Capítulo 15: BEBIDAS

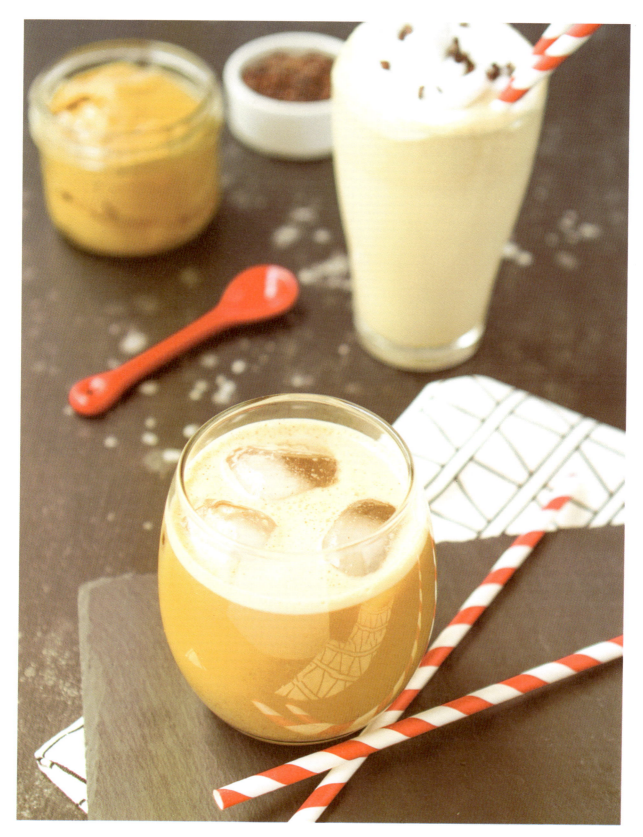

INFORMAÇÕES NUTRICIONAIS DO FRAPÊ DE CAFÉ COM COBERTURAS:

calorias: 357 | calorias de gorduras: 331 | gordura total: 36,8 g | gordura saturada: 24,9 g | colesterol: 0 mg
sódio: 257 mg | carboidratos: 8,7 g | fibras: 4,8 g | carboidratos líquidos: 3,9 g | açúcares: 0,7 g | proteínas: 6,6 g

PROPORÇÕES:
gorduras: carboidratos: proteínas:
84% 9% 7%

PARTE 2: RECEITAS

GUIA RÁPIDO DE RECEITAS

• corresponde ao critério | O opção | *(ver página 33 para detalhes)*

Receita	PG	kcl	ktu	✚	GORDURA	$	❄	🍽	👥	⏱	SEM COCO	SEM OVOS	MENOS FODMAPS	SEM SOLANÁCEAS	SEM OLEAGINOSAS	VEGANO	VEGETARIANO
Molho de Queijo	78	•		•		•		•		•	O	•	O	•	•	O	O
Maionese	80	•			•	•		•	•	•	•	O		•	•	O	•
Pasta de Avocado e Manjericão	82	•			•	•		•		•	•	•		•	•	•	•
Ketchup Excelente	83					•		•		•	•	•	•	O	•	•	•
Molho Caesar Clássico	84	•			•	•		•		•	O	O	O	•	•	O	O
Molho Ranch	86	•			•	•		•		•		O	O	•	•	O	•
Vinagrete de Vinho Tinto	87	•			•	•		•		•	•	•	•	•	•	•	•
Óleos Aromatizados	88	•			•	•		•		•	•	•	•	•	•	•	•
Tempero Grego	92					•				•	•	•	•	O	•	•	•
Tempero Cajun	92					•				•	•	•	•	•	•	•	•
Tempero Mediterrâneo	93					•				•	•	•	•	•	•	•	•
Tempero Bahârât	93					•				•	•	•	•	•	•	•	•
Tempero Shichimi	94					•				•	•	•	•	•	•	•	•
Tempero Italiano	94					•				•	•	•	•	•	•	•	•
Curry em Pó	95					•				•	•	•	•	•	O	•	•
Sal Temperado	95					•				•	•	•	•	•	O	•	•
Panqueca	96	•												•	•	O	•
Muffin de Pimenta-da-jamaica	98	•				•	•	•	•	•				•			•
Muffin de Canela e Sementes de Linhaça	99					•	•	•	•	•	O			•			•
Quiche Para Quem Ama Bacon	100					•		•	•					•			O
Jambalaya Matinal	102	•				•					•	•	•	O	•		
Tigela de Linguiça e Verduras	103	•				•					•	•	O	•			
Mingau de Sementes de Cânhamo	104	•			•					•	O	•	O	•	O	•	
Bocadinhos de Granola	106	•						•			O			•			
Crisps de Frango	108	•				•					•	•		O	O		
Rodelas de Abobrinha à Italiana	110	•			•	•		•	•				O	•	•	•	•
Chips Picantes de Repolho	112					•		•					O	•	•	•	•
Chips de Bacon	114					•		•						•	•		
Dip de Bacon e Espinafre	115					•					O	•		•		O	O
Homus de Couve-flor	116	O		•	O	•					•	•	O	•	O	•	•
Patê de Pizza	118	•			•	•				•	O	•	•		O		
Patê de Couve-galega	119	•			•	•					O		•		•	•	
Guacamole de MCT	120				•	•					O		•		•	•	
Bolinho Bahârât	121	•			•	•					O		•		•	•	
Aspargos com Bacon e Molho de Raiz-forte	122	•			•	•		•		•	•	O	•				
Frango com Molho Buffalo	124			•		•		•			O	O	•		•		
Brócolis Cajun Assado	126					•		•			O		O	O	•	•	
Sushi com Molho de Amêndoas	128			O		•		•			O	•		O	O	•	
Asas de Frango com Sal e Pimenta	130	•				•				•	•	•	•	•	•		
Biscoitos de Carne-seca	131		•			•		•			O	•	O	O	•		
Bolinhos de Ação de Graças	132	•				•				•	•	•		•	•		
Fígado do Único Jeito que Eu Como	134		•			•				•	•	•		•	•		
Sopa de Frango com Macarrão	136		•	•		•					O	•	O	•	•		
Chowder de Camarão	138	•				•					O	•	O	•			
Sopa de Bacon	140	•				•					O	•	O	•			
Creme Vegano de Brócolis	142					•					O			•		•	
Salada de Espinafre com Tirinhas de Frango Empanado	144	•				•					O	O	•	O	•		
Barriga de Porco Cajun com Salada	146					•					•	•	•	O			
Salada de Lula	148		•	•		•		•			•	•		•			
Salada Caesar com Alcaparras Crocantes	149	•				•		•					O	•		O	O
Salada de Vieira e Alface Grelhada	150		•	•				•			•	•		•	O		
Salada de Espinafre Com Carne	152							•			•	•		•		•	
Salada de Avocado e Frutas Vermelhas	154					•		•	•	•	•	•		•			•

GUIA RÁPIDO DE RECEITAS

• corresponde ao critério | O opção | (ver página 33 para detalhes)

Receita	PG	kcl	ktu	+	GORDURA	$	❄	🍳	👥	⏱	SEM COCO	SEM OVOS	MENOS FODMAPS	SEM SOLANÁCEAS	SEM OLEAGINOSAS	VEGANO	VEGETARIANO
Salada de Acelga-chinesa Marinada	155					•			•		O	•		•	O	•	•
Salada de Quiabo ao Curry	156	•				•			•		O	•		O		•	•
Salada de Pepino e Salmão Defumado	157		•			•		•	•		O	•	O			O	O
Bolinho de Carne com Bacon	158		•			•			•		•	•	O	•			
Estrogonofe de Carne	160	•				•			•		O	•	O	•			
Sloppy Jolene Indiano	162	•				•			•		O	•			O		
Avocado com Chili	164	•				•			•		•	•		•			
Filé com Manteiga de Ervas	166	•		•		•			•		•	•		O	•		
Hambúrguer Surpreendente	168	•				•			•		•	O	O	O			
Hambúrguer no Prato	170		•			•			•		•	•	•	•			
Rolinhos de Abobrinha	171	•				•			•	•	•	•	O	O			
Pizza de Pepperoni do Michael	172					•			•		•	•	O		O		
Taco de Carne Desfiada	174	•				•			•		•	•	•	•			
Curry de Cordeiro e Coco	176	•				•			•			•		O			
Kebab de Cordeiro	178	•				•			•		O	•		O			
Mac'n'cheese com Bacon	180		•			•			•			•			•		
Almôndegas com Pimenta Chipotle	182					•			•			•	•	•			
Sanduíches com Saladá de Presunto	184	•				•			•	•	•	•	O		•		
Costeleta Suína com Ervas	186					•			•		O	•		•	•		
Porco Kung Pao	188		•			•			•		O	•	O	O	•		
Costelinha com Sal e Pimenta	190					•			•		O	•	O	O	•		
Costeleta Suína com Molho de Limão e Tomilho	192	•				•			•		•	•	O	O	•		
Lombo Recheado com Molho de Ervas	194					•			•		•	•		•	•		
Frango Assado com Azeitonas	196					•			•		•	•		O	•		
Sobrecoxa de Peru ao Balsâmico	198	•				•			•		•	•		•	•		
Frango Indiano	200		•			•			•		•	•		O	•	O	
Frango Alfredo	202	•				•			•		O	•		O	•		
Frango Completo para o Jantar	203	•				•			•		•	•		O	•		
Torta Crumble de Frango	204	•				•			•		•	•		•	•		
Frango Grego com Molho e Aspargos	206	•				•			•		O	•		O	•		
Pato Assado com Molho de Laranja	208	•				•			•		O	•		O	•		
Asas de Frango com Girassol e Acelga-chinesa	210	•				•			•		O	•		O	O		
Tomates Waldorf Recheados	211	•		•		•		•	•		O	•	O	O	O	O	
Torta de Lagosta	212					•			•		O	•		•	•		
Taco de Caranguejo	214		•			•			•		•	•		O	•		
Truta Recheada	215					•			•		•	•		•	•		
Filé de Salmão Crocante com Repolho Agridoce	216		•			•			•		•	•	O	•	O		
Peixe com Presunto e Hortaliças Mediterrâneas	218		•	•		•			•		•	•	O	•	O		
Bolinho de Salmão com Molho Cremoso de Endro	220	•		•		•			•		O	•		•	O		
Wraps com Bolinhos de Sardinha	222	•		•		•			•	•	•	•	O	O	O		
Arroz de Couve-flor	224		•	•		•			•		O	•		•	•	O	
Pão Crocante para Sanduíche	226		•	•		•			•		•	•		•	•		
Biscoitos Amanteigados Clássicos	228		•			•			•		•	•		•	•		
Tortilhas Flexíveis	230		•	•		•			•		•	•		•	•		
Focaccia de Linhaça com Azeitona e Tomate	232	•		•		•			•		O	O		O	•	O	•
Croutons de Alecrim e Alho	234	•			O	•			•		•	•	O	O	•	O	•
Macarrão de Abobrinha e Nabo-japonês	236		•			•			•		•	•	O	•	•		
Avocado Frito com Molho	238	•				•	•		•		•	•		•	•		
Couve Shichimi	239	•				•			•		O	•		O	•		
Assado Cremoso de Aspargos	240	•				•			•		•	O		•	•		
Macarrão de Abobrinha com Pesto	241		•			•			•		•	•		•	•		
Purê Cremoso de Nabo	242		•			•			•		O	•		•	O	O	
Rabanete com Ervas	244		•			•			•		•	•		•	•	O	•

LOW CARB 293

GUIA RÁPIDO DE RECEITAS

• corresponde ao critério | O opção | *(ver página 33 para detalhes)*

Receita	PG	kcal	ktu	+	GORDURA	$	❄	🍽	👥	⏱	SEM COCO	SEM OVOS	MENOS FODMAPS	SEM SOLANÁCEAS	SEM OLEAGINOSAS	VEGANO	VEGETARIANO
Repolho com Bacon	245					•		•	•				•		•	•	
Salada de Batata... Sem Batata!	246			•		•		•	•		•	O		•	•	O	•
Couves-de-bruxelas Assadas com "Queijo" de Nozes	248					•	•				O	•		•		O	O
Barrinhas de Coco	250				•	•						•			O	•	•
Trufa de Amêndoas e Chai	252	•			•	•						•	•		O	•	•
Fudge de Bacon	254	•				•						•	O		•		
Barrinha de Cardamomo e Laranja	255	•			•	•		•			O	•	O		•	•	
Bolo de Cenoura	256					•							•		•	•	
Bolo St. Louis "Amanteigado"	258	•			•	•						•			•		•
Bolinho de Ruibarbo no Micro-ondas	260					•		•	•		•			•	O		
Cookies de Aveia e Chocolate Sem Assar	261	•				•		•			O	•			•	•	•
Brownie Sem Nozes	262	•				•		•			O				•		•
Torta de Geleia no Vidro	264				•	•		•			O		O		•		O
Bala de Chá Gelado com Limão	266		•					•			•	•	O		•		
Bocados de Limão	267	•			•		•				O	•	O		•		•
Docinhos de Café com Chocolate	268	•			•		•				•	•			•		
Bocados de Morango	269				•		•					•	O		•	•	•
Sorvete de Baunilha	270	•			•	•	•								•	O	•
Marshmallow de Coco Tostado	272					•	•	•			O	•			•	•	
Chantilly de Coco	274	•					•		•			•			•		
Leite Condensado de Coco	275					•						•			•		
Milk-shake Dourado para Queimar Gorduras	276	•			•		•					•	O		•		
Chá gelado com Vinagre	278					•						•	O		•		
Chá-Verde com Óleo de Coco	279				•							•			•		
Chá Gelado Ômega	280	•			•							•			•	O	O
Keto Colada	281			•			•					•			•		
Limonada Keto	282				•		•					•			•		
Milk-shake Keto	283			•		•						•	O		•		
Smoothie Mojito	285	•				•	•					•			•	O	
Caldo de Ossos Turbinado	286					•			•		O	•	O	O	•		
Latte Turbinado	288					•						•	•		•	O	O
Café Gelado Turbinado	290	•					•					•	O	O	•		•

ÍNDICE DE RECEITAS

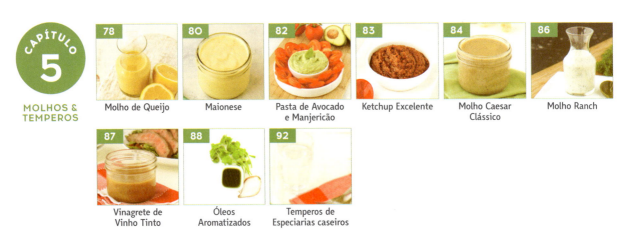

CAPÍTULO 5 — MOLHOS & TEMPEROS

- 78 Molho de Queijo
- 80 Maionese
- 82 Pasta de Avocado e Manjericão
- 83 Ketchup Excelente
- 84 Molho Caesar Clássico
- 86 Molho Ranch
- 87 Vinagrete de Vinho Tinto
- 88 Óleos Aromatizados
- 92 Temperos de Especiarias caseiros

294 GUIA RÁPIDO DE RECEITAS

CAPÍTULO 6
CLÁSSICOS DO CAFÉ DA MANHÃ

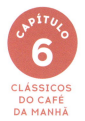
96 Panquecas

98 Muffin de Pimenta-da-jamaica

99 Muffin de Canela e Sementes de Linhaça

100 Quiche Para Quem Ama Bacon

102 Jambalaya Matinal

103 Tigela de Linguiça e Verduras

104 Mingau de Sementes de Cânhamo

106 Bocadinhos de Granola

CAPÍTULO 7
PETISCOS & LANCHINHOS

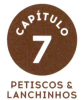
108 Crisps de Frango

110 Rodelas de Abobrinha à Italiana

112 Chips Picantes de Repolho

114 Chips de Bacon

115 Dip de Bacon e Espinafre

116 Homus de Couve-flor

118 Patê de Pizza

119 Patê de Couve-galega

120 Guacamole de MCT

121 Bolinho Bahârât

122 Aspargos com Bacon e Molho de Raiz-forte

124 Frango com Molho Buffalo

126 Brócolis Cajun Assados

128 Sushi com Molho de Amêndoas

130 Asas de Frango com Sal e Pimenta

131 Biscoitos de Carne-seca

132 Bolinhos de Ação de Graças

134 Fígado do Único Jeito que Eu Como

CAPÍTULO 8
SOPAS & SALADAS

136 Sopa de Frango com Macarrão de Abobrinha

138 Chowder de Camarão

140 Sopa de Bacon

142 Creme Vegano de Brócolis

144 Salada de Espinafre com Tirinhas de Frango Empanado

146 Barriga de Porco Cajun com Salada

148 Salada de Lula

149 Salada Caesar com Alcaparras Crocantes

150 Salada de Vieira e Alface Grelhada

152 Salada de Espinafre com Carne

154 Salada de Avocado e Frutas Vermelhas

155 Salada de Acelga-chinesa Marinada

156 Salada de Quiabo ao Curry

157 Salada de Pepino e Salmão Defumado

LOW CARB 295

CAPÍTULO 9 — CARNE BOVINA & CORDEIRO

 158 Bolinho de Carne com Bacon
 160 Estrogonofe de Carne
 162 Sloppy Jolene Indiano
 164 Avocado com Chili
 166 Filé com Manteiga de Ervas
 168 Hambúrguer Surpreendente
 170 Hambúrguer no Prato
 171 Rolinhos de Abobrinha
 172 Pizza de Pepperoni do Michael
 174 Taco de Carne Desfiada
 176 Curry de Cordeiro e Coco
 178 Kebab de Cordeiro

CAPÍTULO 10 — CARNE SUÍNA

 180 Mac'n'cheese com Bacon
 182 Almôndegas com Pimenta Chipotle
 184 Sanduíches com Salada de Presunto
 186 Costeleta Suína com Ervas
 188 Porco Kung Pao
 190 Costelinha com Sal e Pimenta
 192 Costeleta Suína com Molho de Limão e Tomilho
 194 Lombo Recheado com Molho de Ervas

CAPÍTULO 11 — AVES

 196 Frango Assado com Azeitonas
 198 Sobrecoxa de Peru ao Balsâmico
 200 Frango Indiano
 202 Frango Alfredo
 203 Frango Completo para o Jantar
 204 Torta Crumble de Frango
 206 Frango Grego com Molho e Aspargos
 208 Pato Assado com Molho de Laranja
 210 Asas de Frango com Girassol e Acelga-chinesa
 211 Tomates Waldorf Recheados

CAPÍTULO 12 — FRUTOS DO MAR

 212 Torta de Lagosta
 214 Taco de Caranguejo
 215 Truta Recheada
 216 Filé de Salmão Crocante com Repolho Agridoce
 218 Peixe com Presunto e Hortaliças Mediterrâneas
 220 Bolinho de Salmão com Molho Cremoso de Endro
 222 Wraps com Bolinhos de Sardinha

296 ÍNDICE DE RECEITAS

CAPÍTULO 13
ACOMPANHAMENTOS

224 Arroz de Couve-flor

226 Pão Crocante para Sanduíche

228 Biscoitos Amanteigados Clássicos

230 Tortilhas Flexíveis

232 Focaccia de Linhaça com Azeitona e Tomate

234 Croutons de Alecrim e Alho

236 Macarrão de Abobrinha e de Nabo-japonês

238 Avocado Frito com Molho

239 Couve Shichimi

240 Assado Cremoso de Aspargos

241 Macarrão de Abobrinha com Pesto

242 Purê Cremoso de Nabo

244 Rabanete com Ervas

245 Repolho com Bacon

246 Salada de Batata... Sem Batata!

248 Couves-de-bruxelas Assadas com "Queijo" de Nozes

CAPÍTULO 14
DOCES

250 Barrinhas de Coco

252 Trufa de Amêndoas e Chai

254 Fudge de Bacon

255 Barrinha de Cardamomo e Laranja

256 Bolo de Cenoura

258 Bolo St. Louis "Amanteigado"

260 Bolinho de ruibarbo no micro-ondas

261 Cookies de Aveia e Chocolate Sem Assar

262 Brownie Sem Nozes

264 Torta de Geleia no Vidro

266 Bala de Chá Gelado com Limão

267 Bocados de Limão

268 Docinhos de Café com Chocolate

269 Bocados de Morango

270 Sorvete de Baunilha

272 Marshmallow de Coco Tostado

274 Chantilly de Coco

275 Leite Condensado de Coco

CAPÍTULO 15
BEBIDAS

276 Milk-shake Dourado para Queimar Gorduras

278 Chá Gelado com Vinagre

279 Chá-Verde com Óleo de Coco

280 Chá Gelado Ômega

281 Keto Colada

282 Limonada Keto

283 Milk-shake Keto

285 Smoothie Mojito

286 Caldo de Ossos Turbinado

288 Latte Turbinado

290 Café Gelado Turbinado

LOW CARB 297

REFERÊNCIAS

Abdel-Aal, El-Sayed M., Humayoun Akhtar, Khalid Zaheer, and Rashida Ali. "Dietary Sources of Lutein and Zeaxanthin Carotenoids and Their Role in Eye Health." *Nutrients* 5, no. 4 (2013): 1169–85. doi: 10.3390/nu5041169.

Afaghi, Ahmad, Helen O'Connor, and Chin Moi Chow. "High-Glycemic-Index Carbohydrate Meals Shorten Sleep Onset." *American Journal of Clinical Nutrition* 85, no. 2 (2007): 426–30. http://ajcn.nutrition.org/content/85/2/426.full.

Ainslie, Deborah A., Joseph Proietto, Barbara C. Fam, and Anne W. Thorburn. "Short-Term, High-Fat Diets Lower Circulating Leptin Concentrations in Rats." *American Journal of Clinical Nutrition* 71, no. 2 (2000): 438–42. http://ajcn.nutrition.org/content/71/2/438.full.

Alberts, Bruce, Alexander Johnson, Julian Lewis, Martin Raff, Keith Roberts, and Peter Walter. *Molecular Biology of the Cell.* 4th ed. New York: Garland Science, 2002.

Alirezaei, Mehrdad, Christopher C. Kemball, Claudia T. Flynn, Malcolm R. Wood, J. Lindsay Whitton, and William B. Kiosses. "Short-Term Fasting Induces Profound Neuronal Autophagy." *Autophagy* 6 no. 6 (2010): 702–10. doi: 10.4161/auto.6.6.12376.

Alsheikh-Ali, Alawi A., Prasad V. Maddukuri, Hui Han, and Richard H. Karas. "Effect of the Magnitude of Lipid Lowering on Risk of Elevated Liver Enzymes, Rhabdomyolysis, and Cancer." *Journal of the American College of Cardiology* 50, no. 5 (2007): 409–18. doi: 10.1016/j.jacc.2007.02.073.

Anson, Michael R., Zhihong Guo, Rafael de Cabo, Titilola Iyun, Michelle Rios, Adrienne Hagepanos, Donald K. Ingram, Mark A. Lane, and Mark P. Mattson. "Intermittent Fasting Dissociates Beneficial Effects of Dietary Restriction on Glucose Metabolism and Neuronal Resistance to Injury from Calorie Intake." *Proceedings of the National Academy of Sciences of the United States of America* 100, no. 10 (2003): 6216–20. doi: 10.1073/pnas.1035720100.

Bannai, Makoto, Nobuhiro Kawai, Kaori Ono, Keiko Nakahara, and Noboru Murakami. "The Effects of Glycine on Subjective Daytime Performance in Partially Sleep-Restricted Healthy Volunteers." *Frontiers in Neurology* 3 (2012): 61. doi: 10.3389/fneur.2012.00061.

Batterham, Rachel L., Helen Heffron, Saloni Kapoor, Joanna E. Chivers, Keval Chandarana, Herbert Herzog, Carel W. Le Roux, E. Louise Thomas, Jimmy D. Bell, and Dominic J. Withers. "Critical Role for Peptide YY in Protein-Mediated Satiation and Body-Weight Regulation." *Cell Metabolism* 4, no. 3 (2006): 223–33. doi: 10.1016/j.cmet.2006.08.001.

Béliveau, Richard, and Denis Gingras. "Role of Nutrition in Preventing Cancer." *Canadian Family Physician* 53, no. 11 (2007): 1905–11. www.ncbi.nlm.nih.gov/pmc/articles/PMC2231485/.

Berg, J. M., J. L. Tymoczko, L. Stryer. "Fuel Choice During Exercise Is Determined by Intensity and Duration of Activity." Section 30.4 in *Biochemistry*, 5th ed. New York: W. H. Freeman, 2002. www.ncbi.nlm.nih.gov/books/NBK22417/.

Bielohuby, Maximilian, Dominik Menhofer, Henriette Kirchner, Barbara J. M. Stoehr, Timo D. Müller, Peggy Stock, Madlen Hempel et al. "Induction of Ketosis in Rats Fed Low-Carbohydrate, High-Fat Diets Depends on the Relative Abundance of Dietary Fat and Protein." *Journal of Physiology—Endocrinology and Metabolism* 300, no. 1 (2010): E65–76. doi: 10.1152/ajpendo.00478.2010.

Bosse, John D., and Brian M. Dixon. "Dietary Protein to Maximize Resistance Training: A Review and Examination of Protein Spread and Change Theories." Journal of the International Society of Sports Nutrition 42, no. 9 (2012). doi: 10.1186/1550-2783-9-42.

Burdge, Graham C., and Philip C. Calder. "Conversion of Alpha-Linolenic Acid to Longer-Chain Polyunsaturated Fatty Acids in Human Adults." *Reproduction Nutrition Development* 45, no. 5 (2005): 581–97. doi: 10.1051/rnd:2005047.

Campbell-McBride, Natasha. "Cholesterol: Friend or Foe?" *Weston A. Price Foundation.* Posted on May 4, 2008. www.westonaprice.org/know-your-fats/cholesterol-friend-or-foe/.

Campos, Hannia, Jacques J. Genest, Jr., Erling Blijlevens, Judith R. McNamara, Jennifer L. Jenner, José M Ordovas, Peter W. F. Wilson, and Ernst J. Schaefer. "Low Density Lipoprotein Particle Size and Coronary Artery Disease." *Arteriosclerosis, Thrombosis, and Vascular Biology* 12, no. 2 (1992): 187–95.

Canadian Medical Association. "Intermittent Fasting: The Science of Going Without." *Canadian Medical Association Journal* 185, no. 9 (2013). doi: 10.1503/cmaj.109–4451.

Carr, Richard D., Marianne O. Larsen, Maria Sörhede Winzell, Katarina Jelic, Ola Lindgren, Carolyn F. Deacon, and Bo Ahrén. "Incretin and Islet Hormonal Responses to Fat and Protein Ingestion in Healthy Men." *American Journal of Physiology—Endocrinology and Metabolism* 295, no. 4 (1990): E779–84. doi: 10.1152/ajpendo.90233.2008.

Chalon, Sylvie, Sylvie Vancassel, Luc Zimmer, Denis Guilloteau, and Georges Durand. "Polyunsaturated Fatty Acids and Cerebral Function: Focus on Monoaminergic Neurotransmission." *Lipids* 36, no. 9 (2001): 937–44. doi: 10.1007/s11745-001-0804-7.

Chavarro, J. E., J. W. Rich-Edwards, B. Rosner, and Walter C. Willett. "A Prospective Study of Dairy Foods Intake and Anovulatory Infertility." *Human Reproduction* 22, no. 5 (2007): 1340–47. doi: 10.1093/humrep/dem019.

Conn, Jerome W. "The Advantage of a High Protein Diet in the Treatment of Spontaneous Hypoglycemia: Preliminary Report." *Journal of Clinical Investigation* 15, no. 6 (1936): 673–78. doi: 10.1172/JCI100819.

Conn, Jerome W., and L. H. Newburgh. "The Glycemic Response to Isoglucogenic Quantities of Protein and Carbohydrate." *Journal of Clinical Investigation* 15, no. 6 (1936): 665–71. doi: 10.1172/JCI100818.

Connor, William E., and Sonja L. Connor. "The Importance of Fish and Docosahexaenoic Acid in Alzheimer Disease." *American Journal of Clinical Nutrition* 85, no. 4 (2007): 929–30. http://ajcn.nutrition.org/content/85/4/929.full.

Dahl-Jorgensen, Knut, Geir Joner, and Kristian F. Hanssen. "Relationship Between Cows' Milk Consumption and Incidence of IDDM in Childhood." *Diabetes Care* 14, no. 11 (1991): 1081–83. doi: 10.2337/diacare.14.11.1081.

Daley, Cynthia A., Amber Abbott, Patrick S. Doyle, Glenn A. Nader, and Stephanie Larson. "A Review of Fatty Acid Profiles and Antioxidant Content in Grass-Fed and Grain-Fed Beef." *Nutrition Journal* 9, no. 10 (2010). doi: 10.1186/1475-2891-9-10.

Davis, P. G., and Stephen D. Phinney. "Differential Effects of Two Very Low Calorie Diets on Aerobic and Anaerobic Performance." *International Journal of Obesity* 14, no. 9 (1990): 779–87.

de Roos, Nicole M., Evert G. Schouten, and Martijn B. Katan. "Consumption of a Solid Fat Rich in Lauric Acid Results in a More Favorable Serum Lipid Profile in Healthy Men and Women than Consumption of a Solid Fat Rich in Trans-Fatty Acids." *Journal of Nutrition* 131, no. 2 (2001): 242–45.

de Souza, Russell J., Andrew Mente, Adriana Maroleanu, Adrian I. Cozma, Vanessa Ha, Teruko Kishibe, Elizabeth Uleryk et al. "Intake of Saturated and Trans Unsaturated Fatty Acids and Risk of All Cause Mortality, Cardiovascular Disease, and Type 2 Diabetes: Systematic Review and Meta-Analysis of Observational Studies." *British Medical Journal* 351 (2015): h3978. doi: 10.1136/bmj.h3978.

Dinan, T. G., and J. F. Cryan. "Melancholic Microbes: A Link Between Gut Microbiota and Depression?" *Neurogastroenterology and Motility* 25, no. 9 (2013): 713–19. doi: 10.1111/nmo.12198.

Dulloo, A. G., M. Fathi, N. Mensi, and L. Girardier. "Twenty-Four-Hour Energy Expenditure And Urinary Catecholamines Of Humans Consuming Low-To-Moderate Amounts Of Medium-Chain Triglycerides: A Dose-Response Study In A Human Respiratory Chamber." *European Journal of Clinical Nutrition* 50, no. 3 (1996): 152–58.

Eckel, Robert H., Alan S. Hanson, Arnold Y. Chen, Jeffrey N. Berman, Trudy J. Yost, and Eric P. Brass. "Dietary Substitution of Medium-Chain Triglycerides Improves Insulin-Mediated Glucose Metabolism in NIDDM Subjects." *Diabetes* 41, no. 5 (1992): 641–47. doi: 10.2337/diab.41.5.641.

Enig, Mary. "Saturated Fats and the Lungs." *Weston A. Price Foundation.* Posted on June 30, 2000. www.westonaprice.org/know-your-fats/saturated-fats-and-the-lungs/.

Enriori, Pablo J., Anne E. Evans, Puspha Sinnayah, and Michael A. Cowley. "Leptin Resistance and Obesity." *Obesity* 14, no. S8 (2006): 254S–58S. doi: 10.1038/oby.2006.319.

Faeh, David, Kaori Minehira, Jean-Marc Schwarz, Raj Periasamy, Seongsoo Park, and Luc Tappy. "Effect of Fructose Overfeeding and Fish Oil Administration on Hepatic De Novo Lipogenesis and Insulin Sensitivity in Healthy Men." *Diabetes* 54, no. 7 (2005): 1907–13. doi: 10.2337/diabetes.54.7.1907.

Faris, Mo'es Al-Islam E., Safia Kacimi, Ref'at A. Al-Kurd, Mohammad A. Fararjeh, Yasser K. Bustanji, Mohammad K. Mohammad, and Mohammad L. Salem. "Intermittent Fasting During Ramadan Attenuates Proinflammatory Cytokines and Immune Cells in Healthy Subjects." *Nutrition Research* 32, no. 12 (2012): 947–55. doi: 10.1016/j.nutres.2012.06.021.

Forsythe, Cassandra E., Stephen D. Phinney, Maria Luz Fernandez, Erin E. Quann, Richard J. Wood, Doug M. Bibus, William J. Kraemer, Richard D. Feinman, and Jeff S. Volek. "Comparison of Low Fat and Low Carbohydrate Diets on Circulating Fatty Acid Composition and Markers of Inflammation." *Lipids* 43, no. 1 (2008): 65–77. doi: 10.1007/s11745-007-3132-7.

Gao, Zhanguo, Jun Yin, Jin Zhang, Robert E. Ward, Roy J. Martin, Michael Lefevre, William T. Cefalu, and Jianping Ye. "Butyrate Improves Insulin Sensitivity and Increases Energy Expenditure in Mice." *Diabetes* 58, no. 7 (2009): 1509–17. doi: 10.2337/db08-1637.

Gibson, A. A., R.V. Seimon, C. M. Lee, J. Ayre, J. Franklin, T. P. Markovic, I. D. Caterson, and A. Sainsbury. "Do Ketogenic Diets Really Suppress Appetite? A Systematic Review and Meta-Analysis." *Obesity Reviews* 16, no. 1 (2015): 64–76. doi: 10.1111/obr.12230.

Ginsberg, Henry, Jerrold M. Olefsky, George Kimmerling, Phyllis Crapo, and Gerald M. Reaven. "Induction of Hypertriglyceridemia by a Low-Fat Diet." *Journal of Clinical Endocrinology & Metabolism* 42, no. 4 (2016): 729–35. doi: 10.1210/jcem-42-4-729.

Hamazaki, T., H. Okuyama, Y. Ogushi, and R. Hama. "Towards A Paradigm Shift in Cholesterol Treatment: A Re-Examination of the Cholesterol Issue in Japan." *Annals of Nutrition & Metabolism* 66, suppl. 4 (2015): 1–116. doi: 10.1159/000381654.

Hanif Palla, Amber, and Anwar-ul Hassan Gilani. "Dual Effectiveness of Flaxseed in Constipation and Diarrhea: Possible Mechanism." *Journal of Ethnopharmacology* 169 (2015): 60–8. doi: 10.1016/j.jep.2015.03.064.

Havemann, L., S. J. West, J. H. Goedecke, I. A. Macdonald, A. St. Clair Gibson, T. D. Noakes, and E. V. Lambert. "Fat Adaptation Followed by Carbohydrate Loading Compromises High-Intensity Sprint Performance." *Journal of Applied Physiology* 100, no. 1 (2006): 194–202. doi: 10.1152/japplphysiol.00813.2005.

Heilbronn, Leonie K., Steven R. Smith, Corby Martin, Stephen D. Anton, and Eric Ravussin. "Alternate-Day Fasting in Non-Obese Subjects: Effects on Body Weight, Body Composition, and Energy Metabolism." *American Journal of Clinical Nutrition* 81, no. 1 (2005): 69–73. http://ajcn.nutrition.org/content/81/1/69.long.

Henderson, Samuel T. "Ketone Bodies as a Therapeutic for Alzheimer's Disease." *Neurotherapeutics* 5, no. 3 (2008): 470–80. doi: 10.1016/j.nurt.2008.05.004.

Hibbeln, Joseph R., Levi R. G. Nieminen, Tanya L. Blasbalg, Jessica A. Riggs, and William E. M. Lands. "Healthy Intakes of N–3 and N–6 Fatty Acids: Estimations Considering Worldwide Diversity." *American Journal of Clinical Nutrition* 83, no. 6 (2006): S1483–1493S. http://ajcn.nutrition.org/content/83/6/S1483.full.

Higdon, Jane V., Barbara Delage, David E. Williams, and Roderick H. Dashwood. "Cruciferous Vegetables and Human Cancer Risk: Epidemiologic Evidence and Mechanistic Basis." *Pharmacological Research* 55, no. 3 (2007): 224–36.

Ho, K. Y., J. D. Veldhuis, M. L. Johnson, R. Furlanetto, W. S. Evans, K. G. Alberti, and M. O. Thorner. "Fasting Enhances Growth Hormone Secretion and Amplifies the Complex Rhythms of Growth Hormone Secretion in Man." *Journal of Clinical Investigation* 81, no. 4 (1988): 968–75. doi: 10.1172/JCI113450.

Hooper, Lee, Carolyn D. Summerbell, Julian P. T. Higgins, Rachel L. Thompson, Gillian Clements, Nigel Capps, George Davey Smith, Rudolph Riemersma, and Shah Ebrahim. "Reduced or Modified Dietary Fat for Preventing Cardiovascular Disease." Cochrane Database of Systematic Reviews, no. 2 (2000): CD002137. doi: 10.1002/14651858.CD002137.

Howard, Barbara V., Linda Van Horn, Judith Hsia, JoAnn E. Manson, Marcia L. Stefanick, Sylvia Wassertheil-Smoller, Lewis H. Kuller et al. "Low-Fat Dietary Pattern and Risk of Cardiovascular Disease the Women's Health Initiative Randomized Controlled Dietary Modification Trial." *Journal of the American Medical Association* 295, no. 6 (2006): 655–66. doi: 10.1001/jama.295.6.655.

Hu X, R.J. Jandacek, and W.S. White. "Intestinal Absorption of Beta-Carotene Ingested with a Meal Rich in Sunflower Oil or Beef Tallow: Postprandial Appearance in Triacylglycerolrich Lipoproteins in Women." *American Journal of Clinical Nutrition* 71, no. 5 (2000): 1170–80.

Jahoor, F., E. J. Peters, and R. R. Wolfe. "The Relationship Between Gluconeogenic Substrate Supply and Glucose Production in Humans." *American Journal of Physiology—Endocrinology and Metabolism* 258, no. 2 (1990): E288–96.

Johnson, James B., Warren Summer, Roy G. Cutler, Bronwen Martin, Dong-Hoon Hyun, Vishwa D. Dixit, M. Pearson et al. "Alternate Day Calorie Restriction Improves Clinical Findings and Reduces Markers of Oxidative Stress and Inflammation in Overweight Adults with Moderate Asthma." *Free Radical Biology and Medicine* 42, no. 5 (2005): 129–37. doi: 10.1016/j.freeradbiomed.2006.12.005.

Johnston, Carol S., Carol S. Day, and Pamela D. Swan. "Postprandial Thermogenesis Is Increased 100% on a High-Protein, Low-Fat Diet Versus a High-Carbohydrate, Low-Fat Diet in Healthy, Young Women." *Journal of the American College of Nutrition* 21, no. 1 (2002):55–61. doi: 10.1080/07315724.2002.10719194.

Johnstone, Alexandra M., Graham W. Horgan, Sandra D. Murison, David M. Bremner, and Gerald E. Lobley. "Effects of a High-Protein Ketogenic Diet on Hunger, Appetite, and Weight Loss in Obese Men Feeding Ad Libitum." *American Journal of Clinical Nutrition* 87, no. 1 (2008): 44–55.

Kahlon, Talwinder S., Mei-Chen Chiu, and Mary H. Chapman. "Steam Cooking Significantly Improves In Vitro Bile Acid Binding of Collard Greens, Kale, Mustard Greens, Broccoli, Green Bell Pepper, and Cabbage." *Nutrition Research* 28, no. 6 (2008): 351–7. doi: 10.1016/j.nutres.2008.03.007.

Katayose, Yasuko, Mami Tasaki, Hitomi Ogata, Yoshio Nakata, Kumpei Tokuyama, and Makoto Satoh. "Metabolic Rate and Fuel Utilization During Sleep Assessed by Whole-Body Indirect Calorimetry." *Metabolism Clinical and Experimental* 58, no. 7 (2009): 920–26. doi: 10.1016/j.metabol.2009.02.025.

Koppes, Lando L. J., Jacqueline M. Dekker, Henk F. J. Hendriks, Lex M. Bouter, and Robert J. Heine. "Moderate Alcohol Consumption Lowers the Risk of Type 2 Diabetes." *Diabetes Care* 28, no. 3 (2005): 719–25. doi: 10.2337/diacare.28.3.719.

Krikorian, Robert, Marcelle D. Shidler, Krista Dangelo, Sarah C. Couch, Stephen C. Benoit, and Deborah J. Clegg. "Dietary Ketosis Enhances Memory in Mild Cognitive Impairment." *Neurobiology of Aging* 33, no. 2 (2012): 425e19–e27. doi: 10.1016/j.neurobiolaging.2010.10.006.

Kruger, Marlena C., and David F. Horrobin. "Calcium Metabolism, Osteoporosis and Essential Fatty Acids: A Review." *Progress in Lipid Research* 36, no. 2–3 (1997): 131–51.

Langfort, J., W. Pilis, R. Zarzeczny, K. Nazar, and H. Kaciuba-Uściłko. "Effect of Low-Carbohydrate-Ketogenic Diet on Metabolic and Hormonal Responses to Graded Exercise in Men." *Journal of Physiology Pharmacology* 47, no. 2 (1996): 361–71.

Lee, Changhan, Lizzia Raffaghello, Sebastian Brandhorst, Fernando M. Safdie, Giovanna Bianchi, Alejandro Martin-Montalvo, Vito Pistoia et al. "Fasting Cycles Retard Growth of Tumors and Sensitize a Range of Cancer Cell

Types to Chemotherapy." *Science Translational Medicine* 4, no. 124 (2012): 124–27. doi: 10.1126/scitranslmed.3003293.

Linn, T., B. Santosa, D. Grönemeyer, S. Aygen, N. Scholz, M. Busch, and R. G. Bretzel. "Effect of Long-Term Dietary Protein Intake on Glucose Metabolism in Humans." *Diabetologia* 43, no. 10 (2000): 1257–65.

Malosse, D., H. Perron, A. Sasco, and J. M. Seigneurin. "Correlation Between Milk and Dairy Product Consumption and Multiple Sclerosis Prevalence: A Worldwide Study." *Neuroepidemiology* 11 (1992): 304–12. doi: 10.1159/000110946.

Martin, III., W. H., G. P. Dalsky, B. F. Hurley, D. E. Matthews, D. M. Bier, J. M. Hagberg, M. A. Rogers, D. S. King, and J. O. Holloszy. "Effect of Endurance Training on Plasma Free Fatty Acid Turnover and Oxidation During Exercise." *Journal of Physiology—Endocrinology and Metabolism* 265, no. 5 (1993): E708–14.

Mavropoulos, John C., William S. Yancy, Juanita Hepburn, and Eric C. Westman. "The Effects of a Low-Carbohydrate, Ketogenic Diet on the Polycystic Ovary Syndrome: A Pilot Study." *Nutrition & Metabolism* 2, no. 35 (2005). doi: 10.1186/1743-7075-2-35.

McBride, Patrick E. "Triglycerides and Risk for Coronary Heart Disease." *Journal of the American Medical Association* 298, no. 3 (2007): 336–38. doi: 10.1001/jama.298.3.336.

McClernon, F. Joseph, William S. Yancy, Jr., Jacqueline A. Eberstein, Robert C. Atkins, and Eric C. Westman. "The Effects of a Low-Carbohydrate Ketogenic Diet and a Low-Fat Diet on Mood, Hunger, and Other Self-Reported Symptoms." *Obesity* 15, no. 1 (2007): 182–87.

Nanji, Amin A., D. Zakim, Amir Rahemtulla, T. Daly, L. Miao, S. Zhao, S. Khwaja, S. R. Tahan, and Andrew J. Dannenberg. "Dietary Saturated Fatty Acids Down-Regulate Cyclooxygenase-2 and Tumor Necrosis Factor Alfa and Reverse Fibrosis in Alcohol-Induced Liver Disease in the Rat." *Hepatology* 26, no. 6 (1997): 1538–45. doi: 10.1002/hep.510260622.

Nanji, Amin A., Kalle Jokelainen, George L. Tipoe, Amir Rahemtulla, and Andrew J. Dannenberg. "Dietary Saturated Fatty Acids Reverse Inflammatory and Fibrotic Changes in Rat Liver Despite Continued Ethanol Administration." *Journal of Pharmacology and Experimental Therapeutics* 299, no. 2 (2001): 638–44.

Noakes, Manny, Jennifer B. Keogh, Paul R. Foster, and Peter M. Clifton. "Effect of an Energy-Restricted, High-Protein, Low-Fat Diet Relative to a Conventional High-Carbohydrate, Low-Fat Diet on Weight Loss, Body Composition, Nutritional Status, and Markers of Cardiovascular Health in Obese Women." *American Journal of Clinical Nutrition* 81, no. 6 (2005): 1298–306.

Odegaard, Andrew O., and Mark A. Pereira. "Trans Fatty Acids, Insulin Resistance, and Type 2 Diabetes." *Nutrition Reviews* 64, no. 8 (2006): 364–72. doi: 10.1111/j.17534887.2006.tb00221.x.

Phinney, S. D., B. R. Bistrian, W. J. Evans, E. Gervino, and G. L. Blackburn. "The Human Metabolic Response to Chronic Ketosis Without Caloric Restriction: Preservation of Submaximal Exercise Capability with Reduced Carbohydrate Oxidation." *Metabolism* 32, no. 8 (1983): 769–76.

Raatz, Susan K., Jeffrey T. Silverstein, Lisa Jahns, and Matthew J. Picklo, Sr. "Issues of Fish Consumption for Cardiovascular Disease Risk Reduction." *Nutrients* 5, no. 4 (2013): 1081–97. doi: 10.3390/nu5041081.

Redman, Leanne M., Leonie K. Heilbronn, Corby K. Martin, Lilian de Jonge, Donald A. Williamson, James P. Delany, and Eric Ravussin. "Metabolic and Behavioral Compensations in Response to Caloric Restriction: Implications for the Maintenance of Weight Loss." *PLoS ONE* (2009). doi: 10.1371/journal.pone.0004377.

Ridker, Paul M., Nader Rifai, Lynda Rose, Julie E. Buring, and Nancy R. Cook. "Comparison Of C-Reactive Protein and Low-Density Lipoprotein Cholesterol Levels in The Prediction of First Cardiovascular Events." *New England Journal of Medicine* 347 (2002): 1557–65. doi: 10.1056/NEJMoa021993.

Russo, Gian Luigi. "Dietary N-6 And N-3 Polyunsaturated Fatty Acids: From Biochemistry to Clinical Implications in Cardiovascular Prevention." *Biochemical Pharmacology* 77, no. 6 (2009): 937–46. doi: 10.1016/j.bcp.2008.10.020.

Santos, F. L., S. S. Esteves, A. da Costa Pereira, William S. Yancy, Jr., and J. P. L. Nunes. "Systematic Review and Meta-Analysis of Clinical Trials of the Effects of Low Carbohydrate Diets on Cardiovascular Risk Factors." *Obesity Reviews* 13, no. 1 (2012): 1048–66. doi: 10.1111/j.1467-789X.2012.01021.x.

Seale, J. L., and J. M. Conway. "Relationship Between Overnight Energy Expenditure and BMR Measured in a Room-Sized Calorimeter." *European Journal of Clinical Nutrition* 53, no. 2 (1999): 107–11.

Seely, Stephen, and David F. Horrobin. "Diet and Breast Cancer: The Possible Connection with Sugar Consumption." *Medical Hypotheses* 11, no. 3 (1983): 319–27. doi: 10.1016/0306-9877(83)90095-6.

Seyfried, Thomas N., and Laura M. Shelton. "Cancer as a Metabolic Disease." *Nutrition & Metabolism* 7, no. 7 (2010). doi: 10.1186/1743-7075-7-7.

Shimomura, Iichiro, Robert E. Hammer, Shinji Ikemoto, Michael S. Brown, and Joseph L. Goldstein. "Letters to Nature." *Nature* 401 (1999): 73–76. doi: 10.1038/43448.

Siri-Tarino, Patty W., Qi Sun, Frank B. Hu, and Ronald M. Krauss. "Saturated Fat, Carbohydrate, and Cardiovascular Disease." *American Journal of Clinical Nutrition* 91, no. 3 (2010): 502–9. doi: 10.3945/ajcn.2008.26285.

Slavin, Joanne. "Fiber and Prebiotics: Mechanisms and Health Benefits." *Nutrients* 5, no. 4 (2013): 1417–35. doi: 10.3390/nu5041417.

Sofer, Sigal, Abraham Eliraz, Sara Kaplan, Hillary Voet, Gershon Fink, Tzadok Kima, and Zecharia Mada. "Greater Weight Loss and Hormonal Changes After 6 Months Diet with Carbohydrates Eaten Mostly at Dinner." *Obesity* 19, no. 10 (2011): 2006–14. doi: 10.1038/oby.2011.48.

St-Onge, Marie-Pierre, and Aubrey Bosarge. "Weight-Loss Diet That Includes Consumption of Medium-Chain Triacylglycerol Oil Leads to a Greater Rate of Weight and Fat Mass Loss Than Does Olive Oil." *American Journal of Clinical Nutrition* 87, no. 3 (2008): 621–26. http://ajcn.nutrition.org/content/87/3/621.long.

St-Pierre, Annie C., Bernard Cantin, Gilles R. Dagenais, Pascale Mauriège, Paul-Marie Bernard, Jean-Pierre Després, and Benoît Lamarche. "Low-Density Lipoprotein Subfractions And the Long-Term Risk of Ischemic Heart Disease in Men: 13-Year Follow-Up Data from the Québec Cardiovascular Study." *Arteriosclerosis, Thrombosis, and Vascular Biology* 25, no. 3 (2005): 553–59, doi: 10.1161/01.ATV.0000154144.73236.f4.

Stubbs, R. J., and C. G. Harbron. "Covert Manipulation of the Ratio of Medium- to Long-Chain Triglycerides in Isoenergetically Dense Diets: Effect on Food Intake in Ad Libitum Feeding Men." *International Journal of Obesity and Related Metabolic Disorders* 20, no. 5 (1996): 435–44.

Sumithran, P., L. A. Prendergast, E. Delbridge, K. Purcell, A. Shulkes, A. Kriketos, and J. Proietto. "Ketosis and Appetite-Mediating Nutrients and Hormones After Weight Loss." *European Journal of Clinical Nutrition* 67, no. 7 (2013): 759–64. doi: 10.1038/ejcn.2013.90.

Swallow, Dallas M. "Genetics of Lactase Persistence and Lactose Intolerance." *Annual Review of Genetics* 37 (2003): 197–219. doi: 10.1146/annurev.genet.37.110801.143820.

Swanson, Danielle, Robert Block, and Shaker A. Mousa. "Omega-3 Fatty Acids EPA and DHA: Health Benefits Throughout Life." *Advances in Nutrition* 3 (2012): 1–7. doi: 10.3945/an.111.000893.

Tarpila, S., A. Aro, I. Salminen, A. Tarpila, P. Kleemola, J. Akkila, and H. Adlercreutz. "The Effect of Flaxseed Supplementation in Processed Foods on Serum Fatty Acids and Enterolactone." *European Journal of Clinical Nutrition* 56, no. 2 (2002): 157–65. doi: 10.1038/sj.ejcn.1601298.

Taubes, Gary. "The Soft Science of Dietary Fat." *Science* 291 (2001): 2536–45. doi: 10.1126/science.291.5513.2536.

Thomas, Jaya Mary, Joyamma Varkey, and Bibin Baby Augustine. "Association Between Serum

Cholesterol, Brain Serotonin, and Anxiety: A Study in Simvastatin Administered Experimental Animals." *International Journal of Nutrition, Pharmacology, Neurological Diseases* 4, no. 1 (2014): 69–73. doi: 10.4103/2231-0738.124617.

Toth, Peter P. "The 'Good Cholesterol': High-Density Lipoprotein." *Circulation* 111 (2005): e89–91. doi: 10.1161/01.CIR.0000154555.07002.CA.

Van Wymelbeke, V., A. Himaya, J. Louis-Sylvestre, and M. Fantino. "Influence of Medium-Chain and Long-Chain Triacylglycerols on the Control of Food Intake in Men." *American Journal of Clinical Nutrition* 68, no. 2 (1998): 226–34.

Veldhorst, Margriet A. B., Margriet S. Westerterp-Plantenga, and Klaas R. Westerterp. "Gluconeogenesis and Energy Expenditure After a High-Protein, Carbohydrate-Free Diet." *American Journal of Clinical Nutrition* 90, no. 3 (2009): 519–26. doi: 10.3945/ajcn.2009.27834.

Verhoeven, D. T. H., R. A. Goldbohm, G. van Poppel, H. Verhagen, and P. A. van den Brandt. "Epidemiological Studies on Brassica Vegetables and Cancer Risk." *Cancer Epidemiology, Biomarkers & Prevention* 5, no. 9 (1996): 733–48.

Volek, Jeff S., Maria Luz Fernandez, Richard D. Feinman, and Stephen D. Phinney. "Dietary Carbohydrate Restriction Induces a Unique Metabolic State Positively Affecting Atherogenic Dyslipidemia, Fatty Acid Partitioning, and Metabolic Syndrome." *Progress in Lipid Research* 47 (2008): 307–18. doi: 10.1016/j.plipres.2008.02.003.

Volkow, N. D., G. J. Wang, J. S. Fowler, D. Tomasi, and R. Baler. "Food and Drug Reward: Overlapping Circuits in Human Obesity and Addiction." In *Brain Imaging in Behavioral Neuroscience,* edited by Cameron S. Carter and Jeffrey W. Dailey, 1–24. Heidelberg: Springer Berlin Heidelberg, 2012. doi: 10.1007/7854_2011_169.

Wake Forest University Baptist Medical Center. "Trans Fat Leads to Weight Gain Even on Same Total Calories, Animal Study Shows." Published June 19, 2006. www.wakehealth.edu/News-Releases/2006/Trans_Fat_Leads_To_Weight_Gain_Even_on_Same_Total_Calories,_Animal_Study_Shows.htm.

Watras, Abigail C., A. C. Buchholz, R. N. Close, Z. Zhang, and D. A. Schoeller. "The Role of Conjugated Linoleic Acid in Reducing Body Fat and Preventing Holiday Weight Gain." *International Journal of Obesity* 31, no. 3 (2007): 481–87. doi: 10.1038/sj.ijo.0803437.

Weigle, David S., Patricia A. Breen, Colleen C. Matthys, Holly S. Callahan, Kaatje E. Meeuws, Verna R. Burden, and Jonathan Q. Purnell. "A High-Protein Diet Induces Sustained Reductions in Appetite, Ad Libitum Caloric Intake, and Body Weight Despite Compensatory Changes in Diurnal Plasma Leptin and Ghrelin Concentrations."

American Journal of Clinical Nutrition 82, no. 1 (2005): 41–48. http://ajcn.nutrition.org/content/82/1/41.long.

Westman, Eric C., and Mary C. Vernon. "Has Carbohydrate-Restriction Been Forgotten as a Treatment for Diabetes Mellitus? A Perspective on the ACCORD Study Design." *Nutrition & Metabolism* 5 (2008): 10. doi: 10.1186/1743-7075-5-10.

Wolk, Alicja, Reinhold Bergström, David Hunter, Walter C. Willett, Håkan Ljung, Lars Holmberg, Leif Bergkvist, Åke Bruce, and Hans-Olov Adami. "A Prospective Study of Association of Monounsaturated Fat and Other Types of Fat with Risk of Breast Cancer." *Archives of Internal Medicine* 158, no. 1 (1998): 41–45. doi: 10.1001/archinte.158.1.41.

Wu, Felicia, Shaina L. Stacy, and Thomas W. Kensler. "Global Risk Assessment of Aflatoxins in Maize and Peanuts: Are Regulatory Standards Adequately Protective?" *Toxicological Sciences* 135, no. 1 (2013): 251–59. doi: 10.1093/toxsci/kft132.

Yancy Jr., William S., Marjorie Foy, Allison M. Chalecki, Mary C. Vernon, and Eric C. Westman. "A Low-Carbohydrate, Ketogenic Diet to Treat Type 2 Diabetes." *Nutrition & Metabolism* 2, no. 34 (2005). doi: 10.1186/1743-7075-2-34.

Zhong, Zhi, Michael D. Wheeler, Xiangli Li, Matthias Froh, Peter Schemmer, Ming Yin, Hartwig Bunzendaul, Blair Bradford, and John J. Lemasters. "L-Glycine: A Novel Antiinflammatory, Immunomodulatory, and Cytoprotective Agent." *Current Opinion in Clinical Nutrition & Metabolic Care* 6, no. 2 (2003): 229–40.

UMA REVOLUCIONÁRIA VERSÃO DA DIETA LOW CARB, ACRESCIDA DE IMPORTANTES ESTUDOS E UM PROGRAMA QUE PRIVILEGIA O CONSUMO DE ALIMENTOS NÃO INDUSTRIALIZADOS E PREPARADOS EM CASA.

LOW CARB
A DIETA CETOGÊNICA
A DIETA CETOGÊNICA

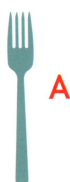

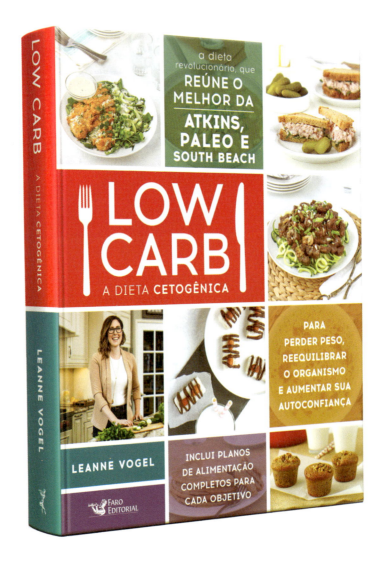

SE VOCÊ QUER SABER COMO CONSTRUIR MÚSCULOS E QUEIMAR GORDURA POR MEIO DE UMA ALIMENTAÇÃO SAUDÁVEL E REFEIÇÕES DELICIOSAS, PRÁTICAS E FÁCEIS DE PREPARAR, ESTE É O LIVRO PERFEITO PARA VOCÊ!

DIETA DE ACADEMIA

120 RECEITAS PARA MALHAR SECAR E DEFINIR

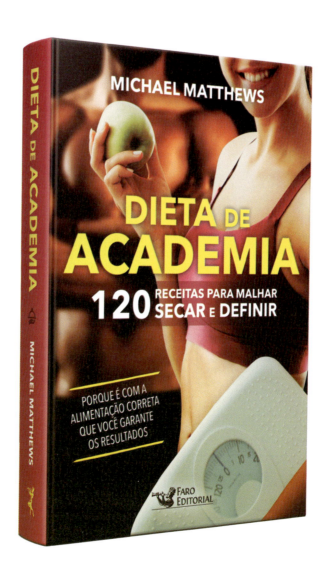

ASSINE NOSSA NEWSLETTER E RECEBA INFORMAÇÕES DE TODOS OS LANÇAMENTOS

www.faroeditorial.com.br

Há um grande número de pessoas vivendo com HIV e hepatites virais que não se trata. Gratuito e sigiloso, fazer o teste de HIV e hepatite é mais rápido do que ler um livro.

FAÇA O TESTE. NÃO FIQUE NA DÚVIDA!
CAMPANHA

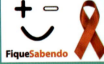

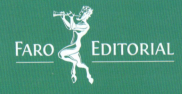

ESTA OBRA FOI IMPRESSA EM SETEMBRO DE 2021